图书在版编目(CIP)数据

张慰丰医学史文集/张慰丰著. —南京:东南大
学出版社,2023.6
ISBN 978－7－5766－0771－0

Ⅰ.①张⋯　Ⅱ.①张⋯　Ⅲ.①医学史－文集　Ⅳ.
①R-091

中国国家版本馆 CIP 数据核字(2023)第 106938 号

◎本书出版得到南京医科大学马克思主义学院的支持

张慰丰医学史文集
zhangweifeng Yixueshi Wenji

著　　者：张慰丰
出版发行：东南大学出版社
社　　址：南京四牌楼 2 号　邮编：210096　电话：025－83793330
网　　址：http://www.seupress.com
电子邮件：press@seupress.com
经　　销：全国各地新华书店
印　　刷：南京凯德印刷有限公司
开　　本：700mm×1000mm　1/16
印　　张：32.75
字　　数：642 千字
版　　次：2023 年 6 月第 1 版
印　　次：2023 年 6 月第 1 次印刷
书　　号：ISBN 978－7－5766－0771－0
定　　价：128.00 元

本社图书若有印装质量问题,请直接与营销部调换。电话：025－83791830
责任编辑：刘庆楚　封面设计：颜庆婷　责任印制：周荣虎

张慰丰医学史文集

张慰丰　著

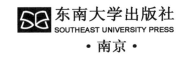东南大学出版社
SOUTHEAST UNIVERSITY PRESS
· 南京 ·

谨以本文集
献给所有孜孜以求、甘于奉献
为医学事业发展和人类文明进步而努力的人们

琳琅萬冊真歸老懷堪慰

醫海千尋擷萃著述彌豐

庚子金秋南京醫科大學賀

张慰丰，1933年生于上海，祖籍浙江省余姚市，我国著名医学史专家、医学教育家。1956年毕业于江苏医学院（南京医科大学前身）医疗专业儿科重点班，后留校任教，师从我国医学通史研究开拓者陈邦贤先生。曾任南京医学院医学史教研室主任、教授，北京医科大学（现北京大学医学部）特聘医学史教授，上海医科大学医史学科顾问，中华医史学会常务委员，《中华医史杂志》副总编，卫生部《中国医学通史》编委，中国科学技术史学会理

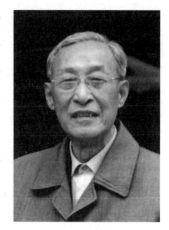

张慰丰教授

事，国际东亚科学技术医学史学会会员等，界内有"北有程之范，南有张慰丰"之美誉。1991年被北京医科大学聘为兼职教授，1994年获国务院特殊津贴，2000年被聘为北京医科大学医史研究中心研究员，荣获吴孟超突出贡献奖，并被全国首届医学发展高峰论坛授予"医学人文突出贡献奖"。

出版著作20余部，担任《中国医学百科全书·医学史》（副主编）、《新中国医学教育史》（共同主编）、《医史学》（副主编）、《医药史话》（合著）、《清史稿·医学卫生志》（主审）、《中外医学教育史》（参编）、《中西医文化的撞击》（主编）、《世界科学家大辞典》（医学卷）（主编）等，发表论文50余篇。注重大众科普，曾为《金陵晚报》撰写医学史话专栏，向大众科普医学发展史。他熟稔南京医科大学发展变迁史和儿科建系渊源，为学校留下多篇珍贵的历史回顾类文章，如《南京医科大学变迁史之回顾》《名师业绩风范录》《我校最早儿科班史事回顾》等。

有两种东西

我对它们的思考越是深沉和持久

它们在我心灵中唤起的惊奇和敬畏

就会日新月异、不断增长

这就是

我头顶的星空和心中的道德定律

文 集 说 明

高山仰止，景行行止。

《张慰丰医学史文集》集中展现了张慰丰教授的医史学思精华、学术探索历程和个人治学风采，体现了张慰丰教授呕心沥血、上下探索、矢志不移、追求真理的坚毅步伐。本书整理了张慰丰教授数十年来潜心研究的医学史相关代表成果，包括其主要参编著作以及公开发表的学术论文、科普文章等内容，并按发表时间为序进行编排，对文章内容进行了勘校和修订，尽可能地保证参考文献基本义项的信息完整性和格式规范性，以飨读者。

张慰丰教授的学术建树和他对后人的培养激励，是这本文集所不能完全容纳的，其公开发表的文章及著作的全部清单已置于本书"附录"，读者可在文献数据库自行检索下载或购买相关书籍阅读。我们希望，本文集能够成为一个集中展示张慰丰教授医史学术研究思想和学术研究成果的窗口、一个具有文化传承价值的载体。由于时间仓促，水平有限，有不足之处，希望读者和同仁给予批评指正。

《张慰丰医学史文集》编委会

2023 年 6 月

本书编委会

（按姓氏笔画排序）

编　　著　张慰丰

审　　校　刘　虹　姜海婷　夏媛媛

特约编辑　姜海婷

整理人员　王　淼　王鸿梅　王馨远　朱昱安　张　纲
　　　　　张笑容　陆钱能　周　敏　周禹欣　姜海婷
　　　　　秦　鹏　郭　欣　鄂子麒　彭　澜　潘依琳

致　　谢　张　纲　张缨

策　　划　南京医科大学医学史研究中心
　　　　　南京医科大学医学人文研究院
　　　　　南京医科大学图书馆
　　　　　南京医科大学马克思主义学院

自 序 一

●━━━━━━━━━●

首先感谢学校为本人出这部文集,激动之情,难以言表。

我们这代人经历了种种磨难与折腾,经历了十四年的抗日战争,三年解放战争,十年"文化大革命",直到二十世纪八十年代,才觉安定,能真正坐下来做学问。

本人在 1951 年考入江苏医学院①,1953 年分专业时选择了儿科专业,在颜守民老师的直接教导下学习儿科专业知识,后来又在颜老带领下于附属医院进行儿科临床实习。本人热爱医学专业,但也喜欢阅读文史哲类的书籍。1951 年陈邦贤教授在我们班上讲授医学史课程,我担任课代表,不意为陈老伯乐相中。1956 年卫生部委托中医研究院与北京医学院举办医学史高级师资班,陈老直接点名要我去北京参加这个学习班。事实上,我的档案、户口都已经迁到了北京,当年中医研究院的领导已经找我谈了话,要把我留在北京工作。由于学校领导坚持要我回校,我服从学校安排,回南京母校工作。

1956 年,卫生部举办医学史高级师资班,正值毛主席提出"百花齐放、百家争鸣"的"双百方针",北京的学术氛围特别好。在这个师资班上聘请了当时国内最著名的大师为我们讲授各门文史哲知识,其中有钱临照、钱宝琮、冯友兰、张岱年、周辅成、邓艾民、侯仁之、裴文中、袁翰青、王重民、叶应聪、章新民、向达、孟庆裕、龚育之等硕学鸿儒。"中国保健史"由钱信忠(1957 年任卫生部副部长)主讲;"中西医学史"由李涛、陈邦贤、程之范等主讲;"中西医"由李光荫、赵燏黄、于道济、陈苏生等讲授。如此众多的大师给一个班上课,可以说是当时学术界的一个盛举、思想界的一道闪光;这样的班从此不可能再现,可谓绝唱。

当年 33 名学员主要来自西医院校(中医学院尚未成立,正在筹办中)。1957

---

① 江苏医学院,前身为 1934 年成立的江苏省立医政学院,于 1957 年从镇江迁到南京,改名为南京医学院,现为南京医科大学。

年学员返回原单位，即碰上了"反右运动"，有的学员被划成了"右派"。随后又有一系列政治运动，尤其是十年"文化大革命"，有的学员当年已是四五十岁的中年人，待到八十年代，大多已经老迈，致使这个班的学员大多不能在这个领域发挥才智，其中仅存姒元翼（哈尔滨医科大学）、郭成圩（华西医科大学）、龚纯（第四军医大学）以及我本人（是当时班上最年轻的学员之一）坚持下来，并留下了著作。其他学员大多改行搞中医、行政、卫生保健，以及其他临床工作。我深为当年办班的领导者的初心惋惜。

自八十年代以来，本人在学校承担几门课的教学任务，又参与了多部书稿的撰写工作。卫生部编《中国医学百科全书·医学史》时，我被聘为副主编，是该书编写条目最多的作者，从第一个条目到最后的索引均参与，并负责全书的修订、统编、定稿工作。原卫生部医学教育司朱潮司长邀请我合作编著《中外医学教育史》《新中国医学教育史》，我为此付出大量的时间与精力。原北京医科大学党委书记彭瑞骢教授主编《医学辩证法试用教材》《医学辩证法》《医学未来学》，我亦付出了大量劳动。其中《医学辩证法试用教材》的手稿寄来南京，由本人修订定稿后交《医学与哲学》杂志社印行出版。此外，本人担任《世界科学家大辞典》医学卷的主编，也是全书撰写条目最多的作者，此书前后经历了二十多年，耗费了本人生命中相当一部分岁月。

上述书稿以及其他多部书稿与论著，有些实际上本人是真正的作者，却添加了他人的名字，有的甚至列为陪座。在具名问题上，本人从不计较。除此以外，校内外多名领导以及师友们提出的种种"不择之务"，本人无不允命协助，为此几乎耗费了我大半精力，因此原计划中的一些课题未能完成。

这部文集所收录的文章，有些是奉命之作（出题约稿），有些是应时的科普文章，无甚创见，深感愧疚，今载入文集，仅作留念。有几篇文章，虽具二人或三人名，具名或在前或在后，实为本人劳作。有几篇是研究生加上的名字，本人付出的劳动不多，不敢掠人之美，特加说明。

文集中收录的《中西医文化的撞击》三章，系本人八十岁以后的著作，此时摆脱了外界的羁绊，得以专心撰写。此篇对中西医的历史进行了回顾，对中西医体系进行了比较，并从控制论、模糊论、黑箱理论、灰色系统、复杂科学等现代新科学观，对中医学术体系进行了探讨，其中的论点或许发前人所未发，惜未能进一步深入，有待后学加以阐发。

　　本人将步入鲐背之年，回顾近百年的中国历史，中国人民在中国共产党的领导下，彻底摆脱了屈辱与贫困，成为世界上的泱泱大国。中国政府不仅为中国人民的幸福创造了新的天地，还提出了人类命运共同体的重要理念，为世界发展指明了方向，又为世界的和平与稳定、为世界人民的福祉展现了大国的担当。生活在这样的盛世，我深感幸福！

　　为报答学校对本人的培养、支持与关怀，我将毕生收集的图书与资料奉献给学校，以供南医师生与后学阅读和利用，继续发挥这批藏书的作用。

　　本人尚有大量的手稿，若天假以年，将整理成稿，有待今后发表。

张慰丰

序于 2020 年国庆节

时年八十有七

自 序 二

医学不仅仅是一门生命科学或技艺科学,医学的发展与哲学思想、民族文化、宗教仪式有着密切的关系,而医药卫生事业的发展与国家的政治体制、经济发展以及法律、伦理、道德、心理、管理科学也有密切关系。现代医学的发展,使人们进一步认识到医学的发展与当代科学技术的进步、国际交流、边缘科学、交叉学科的发展也有密切的联系。因此,医学包含人类一切有关人文、自然、环境等方面的内涵,医学实际上是一门人学。

二十世纪四五十年代,人们把医学作为一门生物、技术科学,在医学教育领域内,医学课程的设置,除了基础医学课(解剖、生理、生化、药理、病理等)与临床医学课(内、外、妇、儿、皮肤、神经、精神卫生等)相关课程外,几乎没有其他有关人文、社会类的课程。当年一些有识之士在医学院校开设了医学史课程,认为一个医学生或医生要了解一些医学发展的历史,这是医学教育领域开设的唯一的医学人文类课程。

医学史是我国最早成立的医学人文学科。早在二十世纪四十年代,江苏省立医政学院(现南京医科大学)的陈邦贤教授与北京医学院(现北京大学医学部)的李涛教授即是国内最早在医学院校讲授医学史的前辈。陈邦贤早在 1919 年就撰写了编年史体例的中国第一本《中国医学史》;王吉民、伍连德合作撰成一部英文版的《中国医史》(*History of Chinese Medicine*,1932);李涛完成了一部中西合璧的《医学史纲》(1940),这几位前辈开创了我国的医学史学科,可谓功不可没。

在生物医学思想主导的年代中,医学史向来不为人们所重视,往往被列在陪衬的地位,正如陈邦贤先生所言,将这门课列为"敬陪末座"。对于从事临床工作的医师来说,外科医生不知道医学史照样开刀;内科医师照样看病。临床医师阅读的是医学领域内最新的文献,并没有学习医学史的迫切性。

陈邦贤在二十世纪四十年代在江苏省立医政学院讲授医学史,新中国成立后继续担任江苏医学院的教职,又兼任镇江市卫生科科长(即今日之局长),1952年调苏州担任苏州医士学校副校长,1955年调卫生部中医研究院(即今日之中国中医科学院)医史研究室任副主任。本人于1951年聆听了陈老讲授医学史,当时担任医学史课代表。陈老于1952年即去苏州任职,因此,1951年可以说是陈老在江苏医学院最后一次讲授医学史课程。

本人当年选读医疗系儿科专业,随颜守民院长学习儿科学,1955年留在学校附院儿科实习,未曾想到要从事医学史工作。1956年卫生部认识到医学院校有必要开设医学史课程,于1956年委托北京医学院李涛与卫生部中医研究院陈邦贤两位先生承担医学史高级师资班的教学任务。不意陈老指名我赴京参加这个班的学习,当年本人的人事档案与户口均已调入北京,学习结业后可留在北京工作。按当年卫生部分配给江苏医学院的两个名额,另一名额结业后即返校工作,由于这名青年教师不愿从事这项工作,故未赴京参加这个班的学习。因此,学习结束后,学校领导坚持要我回校工作,从此,我在南医工作了一辈子。

当医学史高级师资班结束,学员们5月返校后,1957年7月即碰上了"反右运动",随后的年代中又经历了一系列的政治运动。1966年至1976年又经历了十年"文化大革命"的浩劫。因为中医专业本身是学习中医古典文献,必须了解中医发展史,所以医学史课程在中医学院得以存在。但是,在西医院校,医学史课程被认为是宣扬"封资修",讲授外国医学史更被批为崇洋媚外,从此医学史课程几乎被冷落压制了二十余年。

二十世纪的世界医学取得了突飞猛进的发展,八十年代医界先进认识到医学的发展已从生物医学向生物-心理-社会医学模式转变,医学必须与人文、社会科学相结合,从此医学人文学科获得了前所未有的发展,医学伦理学、医学社会学、医学法学、医学经济学、医学哲学以及医学心理、医学史纷纷被列入医学教学的课程中。

二十世纪七十年代以来,医学不仅深入分子、基因领域,同时向社会化、集群化发展。但是临床医学却分科越来越细,有的医生专门治疗一种病,外科医生专门从事一种手术。医学的宏观全面发展与临床医学精细化、专业化倾向,难免使从事临床工作的医生的思维方法出现局限性与片面性,因此,学习医学史,能使专科医生了解医学的总体发展、当今医学存在的问题、今后医学发展的趋势,从而给予自己所从事的工作更好的定位。

韩启德院士也表明:"通过研究医学史,我对医学的本质及发展规律有了更深入的认识,也深刻地认识到当前医学与人文日益脱节的趋势,这就更让我坚定了医学应当回归人文的理念。""回溯医学史,就是对医学价值的精神回归。"在纪念程之范教授诞辰百年的大会上,他进一步指出:"了解医学史,有利于理解医学的本质、内涵和发展方向;了解医学史,有利于深刻认识医学和社会的关系,有利于建立更加完善的医疗卫生体系和更加良好的医患关系;了解医学史,有利于医学教育改革。医学史中的很多故事闪烁着人性的光芒,相信这些故事能感动学生,激发他们学习的兴趣、积极性,有助于他们更加深刻地领会医学的本质。"因此,韩启德院士建议把医学史学科放到医学教育的中心位置上来,这是对医学史在医学教育中作用的深刻定位与评价。

此外,在我国医疗队伍中,当前存在三支力量:中医、西医、中西医结合,但是对于中医始终有人怀疑它的科学性。那么,西学中队伍中的医学家,他们学习了中西医两种理论与方法,应该能说明中医的本质了吗?但是,在西学中队伍中,有人成为典型的中医,按中医整体论古典思维方法来诊疗疾病。还有的西学中医学家仍摆脱不了西医的结构论、还原论思维来思考问题。二十世纪八九十年代,在西学中队伍中,有的学者企图寻找阴证与阳证的物质基础,他们宣告发现环磷酸腺苷(cAMP)是阴证的物质基础;环磷酸鸟苷(cGMP)是阳证的物质基础,他们企图以一种化学指标来证明机体的整体反应状态,这种还原论思想无疑是刻舟求剑,显然是违背了中医的整体论、辨证论治的思想体系的。而自从新冠疫情流行以来,中医药在治疗新冠肺炎方面的效果再次引起关注,然而证明中医药何以能治病,阐明中医理论体系仍然是需要人们研究的任务。

本人经过数十年来研究中西医历史与中西医的理论体系认识到,不超越这两种思维是不可能揭示中西医这两种体系的本质区别的。本人在二十世纪八十年代为硕士生、博士生讲授医学辩证法、科技哲学,因此学习了许多边缘科学、交叉科学等现代新的科学观,得以应用系统论、控制论、模糊论、黑箱理论、灰色理论、复杂科学等新的科学方法来研究、考察这两种医学体系的本质区别。在本文集的《中西医历史理论体系比较研究》中详细阐述了本人对中西医理论体系的新认识,这些体会与认识或许能供中西医界参考。

本文集是在 2020 年原学校内部刊本的基础上进一步梳理而成。为保证文集质量并压缩篇幅,删去了研究生加名、非本人主笔的论文以及多篇书序与科普文章,删去了与医学史研究联系不紧密的论文,亦删去了早期撰写的学术水平有限的文章。本文集的顺利出版,离不开南京医科大学校领导的大力支持,离不开编写组全体成员对文集内容的悉心选编、整理和校对。其中,特别感谢姜海婷、刘虹、夏媛媛三位老师的鼎力协助和全程参与,得使本文集面世,令我备受感动。

生有涯而知无涯,本文集是本人所追求知识的部分一得之见,仅仅是知识海洋中的涓滴。

张慰丰

序于 2022 年 10 月

将临鲐背之年

目　录

医海撷萃：医史相关研究代表作 ……………………………………………… 1

人体解剖学革新者维萨里的生平和业绩
　　——纪念维萨里诞生 450 周年和逝世 400 周年 ……………………… 3

鉴真与中日医药交流 ……………………………………………………… 20

开展医史研究工作的刍议 ………………………………………………… 25

祖国医学关于流行病学的记述 …………………………………………… 29

祖国医学眼科史略 ………………………………………………………… 45

人与自然学说探讨 ………………………………………………………… 65

再探扁鹊之活动年代与事迹 ……………………………………………… 71

早期西洋医学传入史略（自汉唐至明清时代） ………………………… 73

医学史 ……………………………………………………………………… 83

切脉的演变 ………………………………………………………………… 89

人口统计学和生物统计学史略 …………………………………………… 96

从麦斯麦术到催眠术 ……………………………………………………… 103

东西方医学方法论辨析 …………………………………………………… 107

显微镜发明史略 …………………………………………………………… 113

燃素说 ……………………………………………………………………… 121

预防医学的形成 …………………………………………………………… 123

近百年来的医学教育（鸦片战争至中华人民共和国成立前） ………… 126

人脑自我认识的沿革 ……………………………………………………… 190

中国医学史研究的开拓者——陈邦贤
　　陈邦贤先生三部《中国医学史》述评 ………………………………… 197

黄宽传略 ……………………………………………………… 203

医学向何处去？ ……………………………………………… 207

麻醉的历程 …………………………………………………… 213

开展医学文化史的研究 ……………………………………… 218

医药的起源 …………………………………………………… 222

优生学发展述评 ……………………………………………… 229

朊病毒的发现与流行
　　——疯牛病、克雅氏病 ……………………………… 238

关于人类基因组解读计划的某些思考 ……………………… 246

生殖技术革命及其疑难 ……………………………………… 252

克隆技术的伦理争论 ………………………………………… 261

人类基因组计划 ……………………………………………… 272

学贯中西　融汇古今
　　——喜读《医药文化随笔》 ………………………… 282

书海观潮：一部不该遗忘的巨著
　　——王吉民、伍连德合著英文《中国医史》再版影印本评介 ………… 284

三十年回顾：医学人文学科的复兴 ………………………… 287

艾滋病：人类面临的严重挑战 ……………………………… 295

梅毒的起源与传播 …………………………………………… 297

我国医史士林 60 载回顾 …………………………………… 302

中西医历史理论体系比较研究 ……………………………… 310

名师业绩风范录 ……………………………………………… 416

南京医科大学变迁史之回顾 ………………………………… 443

我校最早儿科班史事回顾 …………………………………… 449

对中医理论体系的再认识——中医新解 …………………… 455

1956 年首届医学史高级师资班回忆录 …………………… 461

笔耕不辍：张慰丰出版著作及公开发表文章清单 ………… 471

出版著作 ……………………………………………………… 473

公开发表文章 ………………………………………………… 474

高山仰止：他人眼中的张慰丰教授 ·········· 479

淡泊名利　博学儒雅

——访医学史、自然辩证法教研室张慰丰教授 ·········· 481

学海无涯"乐"作舟

——记退休教授张慰丰的书香人生 ·········· 485

张慰丰：读万卷书的医学史大家 ·········· 489

承前启后：藏书捐赠母校自述及内容概况 ·········· 497

藏书捐赠母校自述及内容概况 ·········· 499

医海撷萃：

医史相关研究代表作

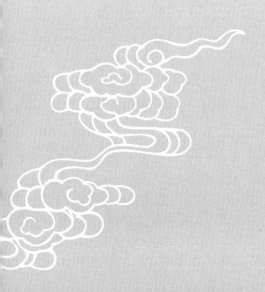

人体解剖学革新者维萨里的生平和业绩

——纪念维萨里诞生 450 周年和逝世 400 周年

维萨里（Andreas Vesalius，1514—1564 简称"维氏"）是文艺复兴时代最杰出的解剖学革新者和近代医学的伟大先驱，他在世界科学史上，占有重要的地位。

1914 年维萨里诞生 400 周年及 1943 年他的巨著《人体之构造》发表 400 周年，均因战事的影响，未能开展纪念性活动。1964 年正值他诞生 450 周年及逝世 400 周年，为了表彰他在人类科学事业中所作出的巨大贡献，特此撰文，介绍他的生平和业绩，作为纪念。

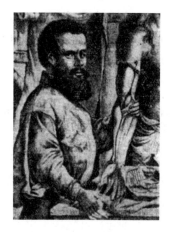

图 1 维萨里

（Andreas Vesalius，1514—1564）

一、时代背景

维萨里生活于十六世纪，人们通常把十五至十六世纪叫作"文艺复兴时期"。这个时期的西欧，正是从封建主义到资本主义的过渡时期，就自然科学来说，正是恩格斯所指出的，是近代科学的发端时期。

在资本主义关系形成的初期，有许多地理发现和技术发明。1492 年哥伦布发现了新大陆，6 年后葡萄牙人又绕过非洲，开辟了通往印度的航路，为新兴的资产阶级开辟了新的活动场所。技术的发明与改进，大大地促进了资本主义的生产力。在这些条件下，大的资本主义工业生产开始以手工工厂的形式建立起来，在农业中也出现了资本主义的生产关系。特别是印刷术的发明与推广，促进了知识和文化的普及。这一切为自然科学的兴起，创造了有利的条件。正如恩格斯所说的："如果说，在中世纪漫长黑夜之后，科学以梦想不到的力量一下子重新兴起,并且以神奇的速度发展起来,那么我们也得把这个奇迹归功于生产。"①

因此,文艺复兴时代最主要的特征之一,即是十五世纪末叶,产生了现代的自然科学。当时生产力的发展和技术的改进,不仅为自然科学提供了大量的观察材料,还提供了许多的科学论证和不同的实验方法。资产阶级为了发展生产力,需要自然科学,因而也关心科学和提倡科学。自然科学如天文学、力学、物理学、解剖学的研究,就在这个优良的条件下繁荣起来了。

自然科学的形成与发展,是与当时占统治地位的经院哲学及教会学说经过了一场生死的搏斗,最后才从中世纪黑暗时代的精神束缚下解放出来的。当时的科学家、思想家、革新家,没有一个不受到反动势力的迫害,也没有一个不经过艰苦顽强甚至是残酷的斗争。例如文艺复兴时代杰出的学者塞尔维特(Michael Servetus,1511—1553),正当他要发现血液循环的时候,却被宗教裁判所绑在火刑柱上活活地烧死了。当时最杰出的思想家、伟大的波兰学者哥白尼(Nicolaus Copernicus,1473—1543),在他的《天体运行论》中,对教会的地球中心说给予了毁灭性的打击。意大利哲学家布鲁诺(Giordano Bruno,1548—1600)根据哥白尼的太阳中心说,提出了深刻的唯物主义和无神论的结论,终被异端裁判所烧死。伽利略(Galileo Galilei,1564—1642)进一步证实与传播了哥白尼的学说,对于力学与机械学作出了巨大的贡献,也受到教会的残酷迫害。这些学者的斗争,动摇了中世纪的经院哲学,为近代的自然科学及唯物主义世界观,奠定了稳固的基础。

总的说来,文艺复兴时代的活动家,乃是新世界的热心宣传者,他们尚无后期资产阶级活动家的局限性。恩格斯这样评论道:"这是一个人类前所未有的最伟大的进步的革命,是一个需要而且产生了巨人——在思想能力上、热情上和性格上、在多才多艺上和学识广博上的巨人的时代。……但他们的特征是他们几乎全都在时代运动中和实际斗争中生活着和活动着,……因此有了使他们成为完人的那种性格上的完满和坚强。"②

这时在医学领域中,也经历了巨大的变革,其中最主要的就是解剖学的革新,维萨里即是当时最杰出的代表人物。

我们知道,中世纪时代,认为肉体的研究是异端,尸体解剖是被完全禁止的。

---

① 恩格斯.自然辩证法[M].北京:人民出版社,1955:149.
② 恩格斯.自然辩证法[M].北京:人民出版社,1955:5.

虽然，中世纪后期开始有了尸体解剖。例如十四世纪初期，为了法律的目的，波隆亚（Bologna，现译为"博洛尼亚"）大学已有法医解剖。后来，波隆亚大学的蒙丁诺①（Mondino，1270—1326，现译为"蒙迪诺"）首先提倡解剖学，并且将解剖学列入医学教育。以后，解剖学相继在蒙披利（Montpellier，1340—1376，现译为"蒙彼利埃"）、巴都阿（Padua，1429，现译为"帕多瓦"）、巴黎（Paris，1478）等大学开设。但是，十四至十五世纪末，尸体解剖究属少见，大学中的人体解剖，不过每年举行几次表演式的实验，教师身穿长袍，手捧盖仑（Claudius Galen，约129—200）的解剖学著作，高坐讲坛之上，照本宣读课本，由助手在下执棒指点，仆从具体操作解剖，学生们则绕桌旁观，因此，实际解剖完全操于第三者之手，即使当时著名的解剖学家蒙丁诺氏，也是如此。由于教师和学生从不亲自实践，因此，解剖学在十六世纪以前，几乎很少进步。

十五世纪末、十六世纪初期，学者们经受了新思潮的洗礼。人文主义者以人作为注意的中心，要求去认识人的肉体本性，鼓舞了当时人们对人体的研究，因此，出现了一批优秀的解剖学者。例如，对于古典文献的译述、整理方面工作较有力的有贝纳特的（Alessandro Benedetti，约1445—1525，现译为"贝纳代蒂"）、蒙太纳斯（G. B. Montanus，1498—1552，现译为"蒙塔纳斯"）、哥哲（Johannes Gunther，1487—1574）、雪尔维斯（Sylvius，又名Jacques Dubois，1478—1555，现译为"西尔维于斯"）等。直接从事尸体解剖，进行实物观察的学者有卡比（Jacopo Berengario da Carpi，约1460—1530，现译为"卡尔皮"）、爱斯太纳（Charles Estienne，约1504—1564，现译为"艾蒂安"）、卡那诺（Giovanni Battista Canano，1515—1579）、欧司太乔（Bartolommeo Eustachio，1520—1574，现译为"欧斯塔基奥"）等。卡比是文艺复兴时代解剖学的最早先驱，他解剖尸体多达百具以上。爱斯太纳是一位私家解剖学者，他所著的解剖学，是维氏以前插图最丰富的著作（*De dissectione partium Corporis humani*，1545）。卡那诺是最早发现静脉瓣的学者之一，他曾经打算写一部体系庞大的解剖学，后来当他看到维氏著作的出版，遂取消了原来的计划，他遗留了一部专门描写臂部肌肉的小册子（*Musculorum hamani Corporis picturata dissectao*，1541）。欧司太乔是维氏同时代的罗马学者，他在解剖学上的成就，几乎可以与维氏比美，可惜他大部分的著作生前未曾发表，因此，当时他的影响不及维氏的深远。

---

① 蒙氏曾经编过一本《解剖学》（*Anatomia*，1316年），300年间先后翻印达40多版，一直沿用到十六世纪，影响颇大。

此外，当时著名的艺术家如达·芬奇（Leonardo da Vinci，1452—1519）、拉斐尔（Raffaello Sanzio da Urbino，1483—1520）、米凯郎吉罗（Michelangelo Buonarroti，1475—1564，现译为"米开朗琪罗"）、维洛启欧（Andrea Verrochio，1435—1488，现译为"韦罗基奥"）、求列尔（Albrecht Dürer，1471—1528，现译为"丢勒"）等人，对于解剖学也有很大的兴趣，他们都进行过解剖学研究，而且取得了出色的成绩。

由上所述，人体的研究已成为十六世纪科学和文化领域中的一个特征，可见维萨里并不是当时偶然的产儿。但是，在上述众多的解剖学家中，唯有维氏的工作，才促使解剖学出现巨大的革新，并且对于后世解剖学的发展，发生了重大的影响。

二、生平和活动

1514 年 12 月 31 日，维萨里出生于比利时布鲁塞尔（Brussels）的一个世医家庭中。这个家族原姓维廷（Wittings、Witings、Wytings），因迁自克莱维斯公国（Duchy of Cleves）的韦瑟尔（Wesel）地方，因此改姓韦瑟尔（Wesel 或 Wessale）。维氏早年在鲁汶（Louvain）大学学习。当时著名的研究古希腊文的学者哥哲正在那里执教，维氏从他那里学得了希腊文及拉丁文知识。在他的老师影响下，开始热爱自然科学，特别是解剖学，已经自己动手解剖老鼠、猫、狗等小动物。维氏为了继承家业，首赴蒙披利学医。因慕巴黎大学之名，于 1533 年又转至当时的医学中心巴黎大学。该校有不少著名学者，其中有雪尔维斯及巩特尔等人，因此，吸引了许多青年学者。雪尔维斯名闻当时，他的讲堂内听课的学生多达四五百人。巩特尔又是维氏早年鲁汶大学的老师，他把盖仑的著作从希腊原文译成拉丁文，是当时欧洲的流行读本。维氏在巴黎大学，就在上述两位名师教导下学习医学。

但是，巴黎大学并未接受新思潮的洗礼，雪尔维斯教授的解剖学，仍以盖仑的著作为经典，采用老方法教学，教授与学生从不自己动手解剖尸体，巩特尔的教学法也没有打破这一陈规。据维氏所述，他在巴黎学习三年，前后只参加了两次尸体解剖，实际解剖乃操在仆役之手。维氏对此深感不满。于是他开始自己动手解剖动物。他通过刻苦的自学与独立的研究，终于成为当时精通骨学的专家。他的才能赢得了师生们的赏识。哥哲颇为支持维氏的学习方式；但是，维氏与保守成性的雪尔维斯发生了抵触。雪氏认为人们的知识不可能超过盖仑，后人只要学好他的经典就可以了。因此,他不赞成维氏的那种离经叛道的行为。1536 年,维氏协助哥哲,校订了一部盖仑体系的解剖学。年轻的维萨里,在这部书的校订工作中,已经显露了革新精神。例如,他首次证明左右两侧的精索静脉与精索动脉是不同的,而且各有不同的起源。

1536 年,维氏在巴黎学习已有 3 年,只差半年的时间,就可以获得巴黎大学的博士学位。由于查理五世与法兰西斯一世宣战,因此中途辍学,回到鲁汶故乡。当时鲁汶城外有许多受绞刑而死的尸体,经鸟兽剥喙,其中有关节韧带相连的完整骨骼。维氏与友人数学家吉玛(Regnie Gemma)一起去刑场盗取尸骨,作为研究骨学的标本。同时,维氏在鲁汶开始他第一次公开解剖。据说由于他谈论到灵魂的居所,几乎被教会指控为异端。据史籍记载,这时维氏还参加查理五世的军队,当过短期的军医。

1537 年,维氏赴当时欧洲的科学中心意大利,途经威尼斯,当时威尼斯是一个自由城市,没有禁止尸体解剖的清规戒律,容许自由研究学问。维氏在当地又做了一次公开解剖,并结识了他的同乡大画家铁馨(Titian,现译为"泰坦")的门徒卡尔喀(Jan van Calcar,1499—1546,现译为"卡尔卡")。维氏与卡尔喀合作编绘了一本解剖学图谱(*Tabulae anatomicae sex*. *Venice*,1538)。

1537 年底,维氏偕同卡尔喀赴巴都阿,同年 12 月 5 日,维氏获得了巴都阿大学的博士学位,并立即被选为该校的外科学及解剖学教授,当时他的年龄才23 岁。自从他担任了巴都阿大学教职以后,他的研究活动进入狂热的高潮,全力进行解剖学研究。在实践过程中,他发现从尸体所见与盖仑的记载不符。1538 年,威尼斯出版商古音泰(Giunta,现译为"琼塔")准备编纂一部盖仑全集,聘请了有关的学者来参加工作。维氏负责校订哥哲早年所译的盖仑的《解剖学程序》(*De anatomicis administrationibus*,1531)一书。通过这次工作,他对盖仑的解剖学有了进一步的了解,发现盖仑的记载大部分来自动物,主要是猴子与猪。维氏也深切体会到解剖学在外科学中的重要性。因此,他决心摆脱旧传统的束缚,寻求人体的真知识,从此维氏就更加努力从事尸体解剖。在教学方面,维氏也进行了彻底的改革,他亲自执刀剖验,并以实物教授学生。他的革新立即引起了全欧洲的注意,学者们接踵而至,当地的各界人士也闻名而来。他的讲堂内听众常逾五百人之多,可谓极一时之盛。维氏在巴都阿执教,还曾两度走访波隆亚,进行解剖与演讲。

经过了 4 年的艰苦工作,维氏在 1542 年 8 月 1 日,完成了他的划时代巨著:

七大卷《人体之构造》（*De humani corporis fabrica*）。① 当时维氏年龄尚不到 28 岁。《人体之构造》于 1543 年 6 月印刷问世。此外，维氏又出版了一部《人体解剖学纲要》（*Suorum de humani corporis fabrica librorum epitome*）。这是一本 32 页的小册子，为了提供学生参考，因此又译成希腊文与德文。《人体解剖学纲要》完成于 1542 年 8 月 13 日。此书在艺术方面的着墨已越出了医学实用的目的。维氏说它是《人体之构造》一书的摘要、索引、附录。事实上这两部书可视为姊妹本，可以互相补充、互相说明。

《人体之构造》一书改正了盖仑在解剖学上的错误达 200 余处之多。刊行以后，立即引起法国、

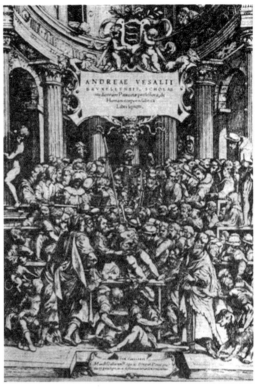

图 2 《人体之构造》一书的扉页 1543 年第一版

意大利、德国的先进医学家的重视，同时也遭到保守派及神学家的剧烈反对。以他的老师雪尔维斯为首的盖仑主义者，群起攻击维氏。雪尔维斯甚至谩骂维氏为两腿蠢骡、狂人，谓维氏的毒气已蔓延整个欧洲。维氏在此书出版时，曾尊敬地写信询问雪尔维斯的意见，雪氏不仅要维氏放弃科学真理，还对其加以百般辱骂。他坚信盖仑的学说为真理，如果解剖的尸体与盖仑所述的不同，也不认为这是盖仑的错误，而强辩这是盖仑时代的人和后世不同的缘故。例如维氏指出盖仑所描述的弯曲腿骨是狗的骨骼，雪尔维斯却认为盖仑时代人的腿骨本来是弯曲的，现今是由于人们穿狭腿裤而使它变直的。教会与神学家一致认为维氏在

---

① 当时，维氏并未就近在威尼斯出版，反而选中远离 350 英里以外的巴塞尔。从巴都阿到巴塞尔，需要越过险峻的阿尔卑斯山，他不畏风险，把手稿与版图用骡子驼过了阿尔卑斯山，交给巴塞尔的出版商奥波林（Oporin）出版。维氏之所以要在巴塞尔出版，是有他内在动机的。一方面，奥波林本人是当时著名的人文主义者，深知此书的价值，对维氏极为赞赏；另一方面，维氏认为巴塞尔地临莱茵河畔，经水路可直达欧洲各国，又邻近德、法两国，是当时欧洲的一个中心城市，维氏希望此书在此出版后广泛流传，因此才选中巴塞尔为他的书籍出版地。

散播有害的学说。当时流行着一种教义,认为男子的肋骨少一根,以符合圣经的记载:夏娃(Eve)是亚当(Adam)的一根肋骨所生。维氏认为男人两侧肋骨数相等。不仅如此,他还进一步对教义表示了轻视。当时教会认为人体中有一种所谓"不可毁灭的复活骨",维氏认为这只是神学的问题,不属于解剖学范围。维氏根据观察所得,明确地指出,心脏中并无这种复活骨。总之,他的记载与教会的学说发生了不可调和的冲突。从此以后,维氏就不断地遭到教会的迫害。各方面的攻击和诬蔑,使他陷入愤怒的境地。连他在巴都阿的学生柯仑布(Realdo Colombo,1516—1559)也对他进行毁谤。维氏经受了种种的恐吓与威胁,在愤怒与懊丧的情绪下,遂焚毁了已经完成的书稿及有关信函,最后被迫辞去巴都阿的教职,结束了他的科学生涯,当时他的年龄尚不过 30 岁。

维萨里辞去了巴都阿教职以后,不久就接受了西班牙国王查理五世的邀请,做了宫廷医生。虽然他有了相当的财富与名望,却一直处在僧侣的怀疑和监督之下。这期间他没有可能进行真正的科学研究,只是写了一些回答批评者的文章,并继续修改《人体之构造》,于 1555 年刊行了第二版。其后,维氏继续担任腓力二世的宫廷医师,在马德里(Madrid)宫廷中,过着平淡无聊的生活。

马德里是当时反动教士的居留地,那里充满着愚昧与迷信,自然科学的研究被认为是异端。腓力二世较查理五世更顽固、迷信,根本不同情自然科学的研究。维氏作为一个客籍医师,经常遭到同僚的猜忌与排斥。盖仑主义者继续不断地对他进行攻击。例如 1551 年雪尔维斯 73 岁时,还写了一本专门反对维氏的著作:《反驳维萨里对希波克拉底及盖仑在解剖学上的毁谤》(Depulsio Vesani Cuiusdam Calumniarum in Hippocratis et Galeni remanatomicam),对于维氏进行了恶毒的辱骂。1562 年另一个盖仑主义者普托(Franciscus Puteus)也出版专书(Apologia in Anatome pro Galeno contra Andream Vessalium)来攻击维氏。维氏又经常被宗教裁制所传讯,在这种黑暗、愚昧的环境下,维氏对于宫廷生活,早已厌倦。当时,他得悉法罗比奥(G. Fallopius,1523—1562,现译为"法洛皮乌斯")写了一本解剖学,书中批评及改正了维氏的错误,这使他十分激动,重新唤起他对科学研究的强烈兴趣。因此,他在 1561 年 12 月 27 日给法罗比奥的回信中,已有重新回到巴都阿大学执教的表示。他曾经这样说:"我一直抱着希望活着,希望有一天交好运,可以再重新研究'圣经',即我们所说的人体和人的性质。"这说明他一直渴望着回到解剖学的研究岗位上去。①

---

① William A. Locy:The Story of Biology[M]. New York:Garden City Publishing Company,1925:175.

1564 年 4 月的某一天,维氏突然离开马德里,要去圣城耶路撒冷(Jerusalem)朝拜。① 他在去耶路撒冷的途中,接到巴都阿大学的邀请,要他去继任法罗比奥的职位(法罗比奥于 1562 年逝世)。当他途经伊奥尼亚海(Ionian)时,不幸遭到风暴的袭击,在海上漂流了 40 余天,历经了饥渴病患之苦,最后流落在希腊的一个荒凉小岛上——赞特岛(Zante),身罹重病(可能是伤寒),不及回到意大利,在 1564 年 10 月 15 日客死于异乡,当时年仅 50 岁。可惜这样一位杰出的科学战士,竟就这样被黑暗的旧势力吞没了。

虽然,维萨里被反动势力迫害而死,但是,他的革新精神及科学上的成就,已得到了各国科学家的响应,在意大利的巴都阿、波隆亚、那不勒斯、罗马,以及法国、瑞士、德国等地,都有继承他事业的学者。他在解剖学上的贡献,一直受到人们的颂扬。

三、在解剖学上的贡献

维萨里在完成《人体之构造》一书之前,早年曾与卡尔卡合作,编绘过一套解剖学图谱,目的是为教学而用的。这套图谱共计六大张,是以活页形式刊行的。他在序言中指出:"人们不能只从图谱来学习解剖学,但是,图谱对于传授知识,也是有价值的手段。"②其中 3 幅是由画家卡尔卡所画,其余是维氏自己的手笔。6 幅图谱的次序如下:

(1) 门脉系统和生殖器官;

(2) 腔静脉和大静脉;

(3) 大动脉和心脏;

(4) 骨架的正面图;

(5) 骨架的侧面图;

(6) 骨架的背面图。

图谱是用木板印成,长 16 英寸。值得注意的是 6 幅中有 3 幅是骨骼图,说

---

① 对于他去圣城的原因,有各种不同的说法。有谓维氏遭受种种迫害,可能精神上发生了变化,才想去圣城朝拜。有谓维氏借口去圣城朝拜,目的是为了离开宫廷,去威尼斯要求政府恢复他巴都阿的旧职。有谓教会控告他解剖了一具尚未死去的人体,发现心脏还在跳动,经腓力二世的调解,才罚他去耶路撒冷朝拜赎罪。我们认为,维氏由于反动势力的迫害,且他不甘于宫廷生活,才借口去圣城朝拜而离开宫廷。

② James Moores Ball. Andreas Vesalius:The Reformer of Anatomy[M]. Saint Louis Medical Press,1910:Chapter 8.

明维氏早年接触尸骨的机会较多,已有比较完整的骨学知识。但是,此书基本上仍属于盖仑体系的解剖学,例如女性生殖器的子宫,维氏与盖仑一样,保留了双角子宫的错误。这套图谱是他在解剖学上的第一次贡献,对于当时解剖教学,起相当的作用。这是维氏早年的创作,为他后来写作《人体之构造》一书,打下了基础。然而,在科学史上发生重大影响的,还是他的《人体之构造》一书。

《人体之构造》一书与哥白尼的《天体运行论》同时出版于 1543 年。这两部巨著是近代科学史中的双子星,共同推翻了中世纪的经院哲学,奠定了近代科学的实验观察方法与科学思想方法的基础。哥白尼的《天体运行论》建立了近代天文学,推翻了中世纪的大宇宙观念,是近代科学思想方法与推理分析的典范。维萨里的《人体之构造》建立了近代生物学,取代了中世纪的小宇宙观念,确立了对有机体系统的、严密的观察方法,充分显示出近代科学的态度。

维萨里在《人体之构造》一书的序言中指出:"医学必须要有解剖学的基础。"[1]同时,他再三强调解剖学必须亲自操作,如果委之于仆从,是无法获得正确知识的。维氏尖锐地批评了盲目崇拜古说的风气。他说:"我要以人体本身的解剖来阐明人体之构造为己任。盖仑所曾经行的尸体剖验,不是人的,而是动物的,特别是猴子的。这不是他的过失,因为他没有机会解剖人体。但现在有了人体器官可供观察,却仍坚持错误的那些人们才是有罪的。难道为了纪念一位伟大的活动家,必须表现为重复他的错误么?决不可自己不亲身观察,坐在讲坛上重复书本里的内容,像鹦鹉一样。那样对听讲人来说,倒不如向屠夫学习更好些。"[2]

《人体之构造》是一部 663 页对折版的巨著,内有 278 幅精美的木板图,一部分插图出自卡尔喀之手。该书的插图精美绝伦,所画的尸体都有生动的姿态,有的拿着劳动工具,有的扭着特殊的姿态,同时也给予了部分器官的机能概念,背面往往衬托着愉快明朗的大自然背景,避免了历来解剖图的枯燥形式。这些插图反映了文艺复兴时代肯定生活的观点及乐观主义情绪,说明维萨里不仅是一个自然科学家,还是一个艺术家、一个人文主义者。他融合了三方面的特性,充分表现了文艺复兴时代巨人多才多艺的特征。在思想方法上,维萨里的时代也与今日不同,对于维氏来说,人体的知识完全是一片处女地,因为维氏的著作是

---

① Андрей Везалий：Остроенни уеловеЧеского тела. Том первый［М］. Издательство Академии Наук СССР，1950：7-21.

② Андрей Везалий：Остроенни уеловеЧеского тела. Том первый［М］. Издательство Академии Наук СССР，1950：7-21.

为了正确描述人体的结构,他所要探索的是人体的那些结构是怎样分布的,以及为何要有这样的结构。维氏以解剖学家兼艺术家的方法来描写人体解剖,他常常把局部结构联系到整个活体上去,因此,他的图画是一幅有生活背景的、有运动性的整个躯体。虽然,维氏没有以自己的名字命名任何结构,但实际上维氏在《人体之构造》一书中,"对整个人体,几乎都遗留了他的大名。"①

《人体之构造》共计七大卷,以下简单介绍七卷的内容。

第一卷骨骼关节软骨(共 68 页):维氏大体上遵循盖仑的分类系统,书中首先描写了人类的头颅,他注意到不同种族的人,头骨形状具有不同的特征。维氏把头形分为几型:广颅、长颅、圆颅等,并指出德人为圆颅,比利时人为长颅,至今人类学家仍旧采用这种分型。维氏是最早正确地描绘人类蝶骨的学者(后世把蝶窦孔称为 Vesallius 孔),对于中耳的听骨,他报告了砧骨与锤骨,可惜遗漏了镫骨。维氏否认盖仑所述成人有上颌间骨存在,又指出下颌骨并不是两块骨骼构成的。维氏为了说明盖仑所描的上颌骨是动物的,因此,他特地把人与狗的上颌骨画了一张对照画,以示盖仑的错误。维氏在这一卷内正确地描绘了人类的脊柱,他恰当地显示了脊柱的弯曲形态与各部结构,并且与猿猴的脊柱作了对照比较。当然,此卷也有不足之处,例如对肋骨图的描绘,看来还不够完善,舌骨及喉头软骨可能是来自狗的。但是,锁骨、肩胛骨、盆骨、胸骨图都是正确的。这里,维氏改正了 1538 年出版的早期著作中的一些错误。因为他曾在六幅解剖图谱中,沿袭了盖仑的旧说,认为人类的胸骨是由七块骨骼组成。这次,已正确地指出胸骨是由三块小骨组成。维氏特别注意到人类和动物四肢构造的区别,他指出盖仑的四肢骨完全是动物的,而人体的四肢骨不应该是弯曲的,而是直的。维氏是最早较正确地记述手骨及腕骨的学者,同时,他反驳了盖仑关于手骨没有骨髓的说法。此卷维氏又正确地记述手及两膝的关节面,并且证明骶骨是由三块骨骼组成。最令人感兴趣的是三幅人体骨骼全图,他以生花妙笔赋予了枯骨以生气。在解剖史上,维氏是最早的而且是比较全面描述骨学系统的学者。

第二卷肌肉韧带(共 188 页):此卷的绘图可以与骨骼图相媲美,画得十分成功。维氏通过各种各样的姿态,显示了肌肉的结构和功能,企图规定每一条肌肉、肌腱的活动式样。维氏关于人体浅层肌肉图,是其中最完美的插图,画得非

① Charles Singer. A Short History of Anatomy from the Greeks to Harvey[M]. New York: Dover Publications,1957:115.

常生动,好像剥了皮的活人一样。① 后世很多解剖学著作的肌肉图,都转载他的图谱,甚至连艺术家也常常引用。此卷对于深层肌肉的插图,大部分也是正确的。维氏是最早叙述内翼状肌的解剖学者,并且指出腱与韧带具有相同的结构,并不是两种不同的组织。总的来说,此卷虽有一些错误,没有完全达到第一卷那样的成就,但是,我们不论从绘图的艺术水平及科学性来看,均超过了过去及维氏同时代的学者,因此,仍旧不愧为肌肉解剖学中的杰作。

第三卷血管系统(60 页):此卷主要是介绍动静脉系统的,这是全书中较差的一卷。但维氏对于人体血管分布的描述,大体说来还是正确的。他记述血管是由三层膜组成。此卷第一幅是腔静脉图,其后是整个静脉系统图。对于动脉系统,维氏也有详尽的叙述。他另有一图表示动静脉的自然分布,维氏发现走向任何器官去的动脉,均伴随一条静脉。维氏对于心肺之间的动静脉关系,有正确的描述,为今后发现血液循环,提供了重要的根据。对于脑血管也有很好的叙述。维氏不仅记述了静脉的结构,而且给静脉下了定义。他发现下腔静脉的肝静脉口有一种瓣样褶,又发现奇静脉的静脉瓣。维氏受了古代血液循环理论的影响(古人一向认为血液的流动是一种液体的涨潮和退潮活动),因此,他也没有能正确地认识到血液循环的真正作用。于是,他把静脉瓣当作隆起物、突出物或偶然的绉褶,他认为这种瓣膜与血液流动无关。最后维氏描绘了全身血管分布图及各个脏器的血管图。对于血管的生理功能,他仍旧保留着古典的观念,认为动脉是运送生命精气的,静脉是流通血液的。

第四卷神经系统(40 页):此卷主要介绍周围神经,内中不免有错误及遗漏之处。对于颅神经的描述不太完善,他把脑神经分为七对,其中有嗅神经、视神经、动眼神经、滑车神经、外展神经、三叉神经、听神经等,但是都描绘得不太正确。脊髓神经中提到五对颈神经、十二对胸神经、五对腰神经和三对骶骨神经,可惜他没有能区别脊髓神经的两个根部。对于臂丛的描述也不十分完善;对于骶丛的描写则比较正确。交感神经的描绘也嫌含糊,这方面的记载,维氏不及同时代的欧司太乔氏来得出色完备。本卷最可称道的是喉返神经,他用图画确切地显示了两侧喉返神经的不同径路(按:盖仑对此已有正确描述)。维氏否定了当时流行的神经中空说,为以后推翻神经液体学说作了准备。

第五卷腹腔脏器及生殖器官(100 余页):此卷维氏通过各种描绘方式,显示

---

①   Benjamin Ward Richardson. Vesalius and the Birth of Anatomy. Disciples of Aesculapius. Vol. 1[M].
New York:[s. n.], 1901: 76-94.

了腹腔内的各个脏器,对于腹膜、肠系膜、大网膜及泌尿生殖系统,均有比较正确的描述。蒙丁诺(Mondino)氏把肝脏描绘成五叶,以前的学者均深信不疑,直到维氏才驳正了这种错误。维氏首先证明肝脏并不是一个无构造的实质,而是由门静脉、肝静脉和胆管的分支组成。虽然,此卷仍有不少缺点及描写过于简陋的地方,但是,对于胃、肝、脾、肾等器官的描述,与前人相比,还是有不少贡献的。例如,他画出胃的三层组织,即外层、肌层、内层;还画出了胃的内部及各种肠道、胆管、胰管,尤其是肠系膜腺图,画得特别出色。维氏在文字的叙述中,没有提到阑尾,但是,他在图画中,前后至少有三次显示了阑尾的部位,可能当时维氏还不知道阑尾在外科学上的重要性。生殖器官方面,他第一个提出睾丸的输精管及卵巢的黄体。对于女性生殖器的描写仍有一些错误,他把子宫的形象画成梨形,略呈分歧状态,但与盖仑的双角子宫及他早年的著作相比,无疑要正确得多。对于男性生殖器官的形态、血液供给及周围关系,描绘得很清晰。总之,此卷介绍了大量的正确材料,对于腹腔脏器的知识,有不少贡献。

第六卷胸腔及心肺脏器(50页):此卷有不少出色的描绘。最令人注意的是心脏解剖部分,他对于心的位置、形状及结构的描述,是以前解剖学家所不及的;对于心室、心房和瓣膜,都有正确的描述。虽然维氏没有正确的血液循环概念,但是,对于盖仑的记述,已经开始怀疑。

维萨里在 1543 年第一版《人体之构造》中,一方面仍然采用盖仑关于心室中隔有孔的说法;另一方面对于盖仑的学说表示了怀疑。他这样写道:"两心室之间壁颇厚,其两侧有多数小孔。在观察的限度内,这些小孔实非左右相通的。因此,我对此所谓血液自右心室经肉眼无从察见的小孔而通至左心室之神奇现象,实在不胜惊异。"①

在 1555 年第二版《人体之构造》中,维氏已比较明确地指出盖仑的错误,认为心室中隔与心脏其他部分一样,也是致密和结实的组织,连最小量的血液也通不过。他曾经用猪鬃来穿刺中隔上的凹痕,证明左右心室确实不通。因此,他这样写道:"我曾遵循盖仑关于心的结构,以及关于其各部分功能的学说。并不是因为这些说法是真理,而是因为我对心脏的许多部分的功能,仍然不能相信自己……。我仍然不知道甚至最小量的血液怎么能透过实质的中隔而从右心室到达左心室。"②从这段文

---

① Андрей Везалий. Остроенни уеловеЧеского тела. Том первый [M]. Издательство Академии Наук СССР,1950:7-21.
② James Moores Ball. Andreas Vesalius:The Reformer of Anatomy[M]. Saint Louis:Medical Science Press,1910:Chapter 8.

字来看,维氏的治学态度十分实事求是的。虽然他对于血液循环的认识不正确,但对心脏解剖的记述仍很突出。例如他记述了心瓣,因而为肺循环的发现以及十七世纪哈维(William Harvey,1578—1657)血液循环的发现,提供了前提。

第七卷脑及感觉器官(约60页):维氏对于脑的记述,不仅在当时来说是相当细致的,甚至与以后的许多解剖学者比较,他的描述也可以说是非常高明的。他全面地记述了脑的位置,脑膜、脑室、大小脑的区分,髓质的区分,脑底的解剖及脑神经的起源,等等。依据维氏的观点,脑是感觉和随意运动的源泉。他指出人脑在大小及结构上,皆与动物不同。维氏以一系列优美的图画描绘了脑的解剖,特别是他通过一系列的水平横切面图,清晰地显示了脑表、脑内的结构及灰白质成分。他的图画很清楚地描示了中脑膜动脉在硬脑膜上曲折上升的情况。维氏以正确巧妙的标本制作技术及绘图才能,完善而正确地记述了各个脑室。对于脑的微细结构,他描绘了尾状核(caudate nucleus)、视丘(thalamus)、终纹(stria terminalis)、脉络丛(choroid plexus)、穹隆(fornix)、内囊(internal capsule)、豆状核(lenticular nucleus)、壳核(putamen)、苍白球(globus pallidus)、松果体(pineal gland)、丘脑枕(pulvinar)、四叠体(corpora quadrigemina)、小脑上脚(superior cerebellar peduncle)、小脑中脚(middle cerebellar peduncles)一直到延髓(medulla oblongata)等,都非常清晰。因此,维氏被尊为近代神经解剖学的开创者。对于感觉器官,维氏也有不少贡献。例如他指出视神经并不是个凹陷的管道,认为它不是在前后轴内进入眼球内的。但是,维氏也有不少错误,对于感觉器官的功能,他仍旧沿袭了中世纪作家的说法,还没有正确的概念。例如他把水晶体绘成圆球形,位于眼球的中央,并错误地认为它是眼睛的视觉中心等等。

这一卷最后附有"论活体动物解剖",其中记述了许多出色的生理实验,他继承及发展了盖仑的动物实验方法,虽然有不少实验已为盖仑做过,但维氏仍不失为再创造的功绩。他在实验中观察了肌肉以及分布于肌肉的神经,他通过结扎或切断神经的方法来确定肌肉的功能;证明肌肉横断后即丧失收缩能力,而纵割的肌肉并不影响它的功能。维氏又证明内肋间肌是扩张胸廓的,切断喉返神经,动物会发生喉肌麻痹并丧失发音的能力。维氏重复了盖仑切断脊髓的实验,证明躯干及四肢的肌肉都是经过脊髓由脑支配的,并指出传导神经冲动的是神经本体而不是鞘膜。他又做了呼吸器官的病理生理实验,发现胸壁穿孔后肺脏立即萎缩。维氏是第一个应用人工呼吸来维持剖开胸膛动物生命的学者,他证明心力衰竭时,人工呼吸也能恢复心脏的活动能力。在实验中他观察了活体动物的肠蠕动。他证明脾脏摘除后,动物仍能维持生命。维氏在猿身上进行的胎盘剥离实验,这对进一步理解子宫和子宫外新陈代谢,具有重大的意义。维氏曾经剖开活狗的颅骨,他破坏脑组织,判明动物因此丧失了运动能力和感觉能力。这项实验开创了解决大脑机能定位问题的实验方法。

有些作者在介绍维萨里的著作时,给人们一个印象,似乎维氏叙述的一切都完全正确,以为他一次就充分地描述了人类结构的法则,这是不符合事实的。我们知道,为了掌握人体这样复杂的结构,一个人的生命就显得十分短促了,因此,无论个人如何努力,都是无法完成这项任务的。维萨里生活在那个时代,就只能在当时的技术能力范围内进行工作,因此,《人体之构造》一书,难免有错误及记载不确之处,这并不奇怪。对于这些错误,我们不能任意责难,因为我们不能忘记维氏所处的困难条件。

维萨里当时最大的困难是不易获得尸体标本。有时他不得不借助于动物的标本。即使是合法的标本,由于当时尚未发明尸体防腐法,人多用的浸渍标本,保持的时间不过数天,维氏只能在极短促的时间中来完成全部解剖过程,故难免疏忽与遗漏。因此,除了骨骼的研究较为方便外,其他软组织及精细结构,很难仔细观察。当时女尸标本更难获得。据史籍记载,他在 1537 至 1542 年间,总共只解剖了六次女尸标本。[①] 因此,维氏书中的错误,不能认为是他的过失或有意忽略,而是历史条件限制之故。

维萨里在解剖学上获得如此重大的成就,这与他在解剖技术上及教学法上的革新,是有密切联系的。

维萨里在解剖标本制作方法上,也有许多创举。他所记述的标本制作法和今日我们所知道的一些基本方法大致相同,只不过今日的方法比维氏时代的更加细致和准确而已。例如他在接受了巴都阿大学解剖学教职以后,很快就剥制了一具人体骨骼标本,作为课堂教学之用。维氏关于脑室的完善记述,证明他已经巧妙地掌握了这方面的标本制作技术。他通过连续的水平横断法,显示了脑室的形态及脑的微细结构。我们知道,标本制作法直到今日仍然是研究解剖学的主要手段之一。维氏所创用的标本制作法,为后世解剖学的发展,开辟了方向和道路。

---

① 其中三次是作为公开表演的机会获得解剖的。第四次是从荒塚内盗来的一具六岁女孩的腐败尸体,已经无法观察生殖器官,而且这具孩尸的女生殖器官尚未发育成熟。第五次是一个被暗杀的妊娠妇女;第六次是一个自缢而死的妇女,这两次均是利用法医解剖的机会得以看到女性生殖器官。

在教学方面,维萨里也是一个坚决的革新者。他用骨架、尸体和模型示教,甚至用活体模特儿来示教浅表肌肉。他经常应用动物做活体实验,并把动物和人体进行比较对照。教学过程中,维氏不仅是讲演者,又是示教者和解剖者,一切都是自己动手。他不用仆役,改用学生为助手。教学时他常常用图画来表示骨和软组织的关系,并且经常在体表上画出关节的轮廓,用墨水标记头颅的缝合等等,这是以前解剖教学中从未应用过的方法。因此,人们认为,维萨里是近代真正的解剖学讲座的奠基者。

四、对于后世的影响

维萨里的著作自第一版出现后,从 1543 年到 1782 年之间,至少重版了二十五次,并且译成了俄、英、德、法等国文字,分别在奥格斯堡(Augsburg)、巴塞尔(Basel)、科隆(Cologne)、英戈尔施塔特(Ingolstadt)、莱顿(Leyden)、伦敦(London)、纽伦堡(Nuremberg)、巴黎(Paris)及威尼斯(Venice)等地刊行,引起了先进医学家的广泛重视。他的书的插图一再地被人转载,有的作者竟直接抄袭而不注出来源,由此可见它的影响了。

维萨里以自己的革新活动,推翻了统治欧洲达一千三百年之久的解剖学权威——盖仑。他引导人们用自己的眼睛亲自去观察人体,用自己双手亲自去接触尸体,打破了有史以来对于尸体的恐惧,揭露了人体的秘密,从而推进了对人体本性的唯物主义理解。他向世界宣告了新的解剖学。著名生理学家巴甫洛夫说得好:"这是人类近代史上第一部人体解剖学,它并不是仅仅重复古代权威的指示和意见,而是依靠自由探索的智力劳动所完成的。"①

维萨里的工作为以后的生物学研究开创了道路。他正确地揭示了人体的结构,在形态学上为生理学的研究准备了条件。有了这样的条件,十七世纪的哈维才能进一步用实验方法去证明人体某些结构的功能。维氏的解剖学研究和哈维的生理学研究是相互补充的,他们的工作是研究活体的两个主要方面——结构和功能。没有事先对结构的研究,便不可能对功能有深入的了解。解剖学家考虑机体的静力学方面,生理学家则进一步考虑机体的动力学方面。二者结合起来,才能促进对机体有较全面的了解。可见维氏的工作是机体研究中不可缺少的一环。

---

① Андрей Везалий: Остроенни уеловеЧеского тела. Том первый[М]. Издательство Академии Наук СССР, 1950: 1023.(这是巴甫洛夫在 1936 年 1 月 12 日在列宁格勒为维萨里《人体之构造》俄译本所写的后记中的话。)

从医学科学发展上看,可以这样说:没有十六世纪解剖学的革新,便不会有十七世纪生理学的革新,而没有十七世纪生理学的革新,便不会有十八世纪病理学的革新。没有上述的革新,便不会有十九世纪以后医学科学上的许多进展。如此看来,维氏在人体解剖学上的革新,对后世医学发展的影响是有着十分深远的意义的。俄国著名的外科学家皮罗戈夫(Николай Иванович Пирогов)对维氏在此方面的功绩做出了公正的评价:"解剖学资料对于医生,犹如地图之对于旅行家一样。维萨里建立了真实的人体解剖学,把人体的第一幅地图交给了医生,根据这幅地图,医生才得以建设一切现代的科学医学。"①

当然,维氏的工作,并不完全局限于结构方面。实际上,他在自己著作的论述部分和插图中,充分显示了他对人体构造的兴趣是在于生命,而不在于死亡;他所注意的还在于器官和系统的功能。这一点,可以说他的工作已经孕育了解剖学的功能方面的萌芽。同时,他对人体的描绘和观察,大部是利用人和动物做对照的方法进行的。他用这种方法强调了人和动物的产生和发展的共性,特别有意义的是,他还指出了人类所具有的特点。这里可以说又孕育了人体解剖学的比较解剖学方法和进化思想的萌芽。

由于维氏的努力和坚持不懈的实践精神,才使科学进展上不可缺少的方法——观察,得以确立。他的解剖学革新运动,为全世界对人体的研究提供了新的方法,开辟了新的途径,大大地鼓舞了后世的科学工作者,进一步去寻求更新的手段和方法。可以说,他对医学科学乃至自然科学的唯物主义发展,起了无可置疑的推进作用。

维萨里真正的科学生命只可说是在三十岁以前。但是,他短促的一生,却为人类的科学事业作出了巨大的贡献。维氏一生在科学上表现出他是一个敢于革新的人和肯于孜孜不倦地向实践学习的人。他不是像恩格斯所说的当代那种"书斋里的学者",那种"第二流或第三流的人物"和"生怕烧坏了自己手指的小心翼翼的庸人"。② 毫无疑问,他是科学史上最杰出的科学家之一。

我们看到他那个时代进行科学研究的条件如此困难,坚持真理要遭到种种迫害。今天我们在社会主义社会中,有这样优良的条件进行科学研究,对此,不能不使我们感到无限的幸福。我们今日纪念维萨里,不仅是表扬他在科学上的

---

① С. Н. Касаткнн. Андруй Везалий. его трудыи ЗнаЧение их в нстории. Анатомии и Меднцины[J]. Вестhик Академии Меднциискнх Наук СССР. Медги3 1956:92-96.

② 恩格斯.自然辩证法[M].北京:人民出版社,1955:5-6.

贡献,最主要的是学习他那种坚持真理,敢于推翻过时的权威,为真理而斗争的精神,以及躬身实践的科学态度,为我们今日社会主义的科学事业而奋斗。

本文摘录自《科学史集刊》,1965 年第 8 期,第 1-14 页

(整理:陆钱能　审校:郭欣)

鉴真与中日医药交流

原刊"编者按"：一千二百多年前，唐代扬州高僧鉴真大师应日本僧徒之邀请，不顾沧海之险，远涉重洋，东渡日本，为增进中日两国人民的友谊和文化交流，作出不朽的贡献。今年(1979)鉴真和尚生前的塑像回国探亲，日本文化界、宗教界、医药界人士也将随同来江苏扬州等地与我国人民共同集会，举行纪念活动。本刊特刊此文，以志纪念。

中日两国是一衣带水的邻邦，两国人民的友好关系和文化交流有着悠久的历史，千百年来，无数先驱不顾生命安危，冒着惊涛骇浪，冲破重重险阻，为两国人民的友好往来及经济文化交流作出了贡献，在成千上万的先行者之中，鉴真的事迹是中日文化交流史上最感人的篇章。

1978年10月22日，国务院副总理邓小平应日本政府邀请，前往日本进行正式友好访问，28日参观唐招提寺，应森本孝顺长老之请，慨然允诺鉴真和尚的坐像回国探亲。这样，经历了一千二百多年人间沧桑的鉴真坐像，今年(1979)要回到他的出生地扬州，供我国人民瞻仰。江苏尤其是扬州各界人士将隆重集会，欢迎这位盲圣坐像重回故地。今特撰文介绍鉴真的生平、六次东渡经过及赴日后对日本医药之影响。

早年经历　慷慨以赴

鉴真(688—763)，唐垂拱四年(688)出生于广陵江阳县(今扬州)，俗姓淳于。他父亲是一个佛教徒，鉴真十四岁时在大云寺出家，成为智满禅师的沙弥。鉴真的出生地扬州，地处大运河与长江的交汇处，是当时全国商品的集散地，又是中外交流的国际城市。鉴真早年生活在扬州，有机会接触到中外各界人士，又能看到世界各地的货物，使得他的知识有很大的长进。鉴真十八岁时，当时的法门领袖道岸律师为他授了菩萨戒。二十岁随道岸游学洛阳、长安二京，道岸的师父文纲、师兄弘景等也在京师，鉴真从这些高僧那里学到了深厚的佛学知识。鉴真在二京不仅广泛接触各界人士,而且有机会随师到"太医署""药园"参观,到"弘文馆"阅读古今典籍。景龙元年(707),自京师至山东、河北一带大疫,鉴真又参与了当时的救灾疗病活动,获得很多临床经验。

通过广泛实践与刻苦学习,鉴真成为当时最有学问的高僧,二十六岁即登坛讲律疏。七年后回故乡主持龙兴寺、大明寺工作,成为"淮南江左,独秀无伦"的大师。鉴真是开元、天宝盛唐年间培育出来的人物,充分吸收了当时文化的精华,掌握了唐代的文学、艺术及科学技术知识,并在之后东渡弘法事业中圆满地完成了那个时代的使命。

隋唐年间,佛教在日本已成为国家宗教,日本统治阶级为了把佛教事业掌握在自己手中,企图以国家的名义来制定授戒制度,当时,佛教界也深感戒法之不全,佛教界的长老隆尊向政府提议,派遣荣睿、普照两个青年僧徒来唐土求法,聘请传戒高僧。在这样的历史背景下,两位日本僧徒随第九次遣唐使于唐玄宗开元二十一年(733年)来到中国。荣睿、普照在洛阳、长安前后居留十年,他们从大安国寺的道航那里,知道了他的师父扬州高僧鉴真和尚,于是,他们邀请了二京的一批僧徒一起来扬州拜谒鉴真。当他们来到大明寺向鉴真陈述来意后,鉴真即询问周围的弟子有谁愿去的。他的弟子祥彦说:"彼国太远,性命难保,沧海淼漫,百无一至。"但是,鉴真深感日本是"有缘之国",当众指出:"为是法事也,何惜身命! 诸人不去,我即去耳!"语气是如此的坚决,弟子们也纷纷表示决心随师东渡。从此,鉴真开始了他那照耀史册、可歌可泣的事业。

出生入死　六次东渡

鉴真自接受了日僧邀请,在十一年的时间里,前后六次东渡,五次失败,他不仅要克服"沧海淼漫"的自然障碍,而且还要对付更为复杂的社会阻力。为了达成东渡的夙愿,鉴真一行经历了一场惊心动魄的斗争,成就了中日文化交流史上最为激动人心的诗篇。

唐天宝二年(743),鉴真等人进行了第一次东渡准备,三月一切工作就绪,正待启行,不意浙东一带发生海盗骚扰,随行的僧徒中又发生了纠纷,道航认为高丽僧人如海品行不检,学行欠缺,不应带他同行。如海遂向官府诬告,说道航等私通海盗,淮南采访使班景倩即将荣睿、普照、道航等拘捕,事后真相大白,淮南采访使谓"今海贼大动,不须过海",还没收了他们的船只。第一次东渡计划失败了。

同年十二月下旬,鉴真出钱八十贯,买了岭南道采访使刘巨麟的一艘军船,备了大批物资,十二月下旬一行一百八十五人乘帆东下,但船到浪沟浦即遇风暴,浪击船破,停留一月修船,再度下海,船出扬子江口,又遇风浪,停泊一月,再次起航,不幸在衢州群岛触礁船沉,全体人员仅以身免,被官船送回明州(宁波),十七位僧徒被送到鄮山(浙江鄞县)居留阿育王寺。第二次东渡又告吹了。

第二年春,鉴真一行受聘到越州(绍兴)龙兴寺讲律授戒,天宝三年(744)秋归阿育王寺,因越州僧人不理解鉴真东渡的意义,向官府控告说日僧引诱鉴真,官府即逮捕了荣睿,普照因躲在百姓家未被逮去。荣睿于押送途中,在杭州得病,假称病死,才得脱难。第三次东渡计划又失败了。

天宝三年冬,鉴真派人先去福建购买船只,备办海粮,自己率徒众三十余人,声称巡礼圣迹,秘密从浙江小路往福州取齐。但扬州龙兴寺的弟子灵祐不忍老师远适异域,发动僧徒阻止鉴真赴日。江东道采访使下牒诸州,追踪拦截,鉴真一行在黄岩禅林被官差截获,押回了扬州。第四次鉴真东渡计划又失败了。

荣睿、普照为了回避风潮,移居安徽同安郡三年。唐天宝七年(748)两位日僧又来到扬州崇福寺,鉴真又悄悄作第五次东渡准备。鉴真及其弟子加上荣睿、普照等十四位僧徒,尚有申请同行的三十五人,船员十八人,共计六十多人。他们在六月二十六日夜,从扬州新河登舟,尚未出海,即遇风浪,飘到浙江海面,先后在三塔山、署风山各停住一月。十月十六日登程后,又遇狂风怒涛,在大海中整整漂流了十四天,最后漂到海南岛西南角的振州(今海南三亚)。然后辗转从雷州海峡,经由广西、广东、江西、安徽,返回扬州。前后历时二年,一路上历尽艰辛。日僧荣睿在路过端州(今广东崖庆寺)时不幸逝世。跟随鉴真始终如一的学生祥彦,在途经吉州时也死了。鉴真因受南方暑热,得了眼疾,医治无效,双目失明。鉴真虽遭受接二连三的沉重打击,但是、始终有一股强大的力量支持着他。当时,普照在不得意的情况下,辞别了鉴真,去鄮山阿育王寺,以待他日趁便船回国。一系列的挫折并未消磨掉鉴真东渡的意志,鉴真不顾双目失明,又准备作第六次东渡的壮举。

最后的时机终于来到了。天宝十二载(753),日本第十次遣唐使回国时,鉴真及其弟子一行二十四人,避开了当时官府及僧徒的阻拦,在十月十九日夜秘密乘船离开扬州,至黄泗浦与日僧普照会合。终于在十一月十五日夜搭上了遣唐使的海船。次年(754)二月到达当时日本的首都奈良,那时他已经是六十六岁的失明老人了。

鉴真在日本居留十年,直到公元 763 年 6 月 21 日圆寂于日本。在日本期间,鉴真把盛唐的文化全面地介绍给日本人民,对日本的佛学、建筑、雕塑、书法、工艺以及医药学等方面均作出了巨大的贡献。

据载,鉴真圆寂前,由他的弟子思托根据鉴真生时形象,制成干漆夹纻坐像一尊,现存唐招提寺开山堂内,即是今年(1979)回家探亲的坐像。这是一千二百多年前的珍品,是日本艺术史上肖像雕塑中最出色的杰作,他以形神兼备的技法表达了这位盲圣不屈不挠的坚强性格与坚毅沉潜的精神世界,这是日本最早的以真实人物作为对象的优秀塑像,是中日美术史上的一件重宝。

鉴真渡日的贡献是多方面的,今就医药学方面作扼要介绍。

过海大师　医药始祖

鉴真的一生与医药始终有着密切的关系。鉴真早年学习佛典里的"五明学",其中"医方明"即是研究药物及治疗疾病的。后来鉴真随师游学二京,曾从融济、文纲学习佛学,而融济、文纲是律宗始祖道宣的弟子,道宣与孙思邈有极深的友谊,在医学和佛学方面,两人是互相影响,互相学习的。现在治疗神经衰弱的天王补心丹,即是道宣自己患心气不足时创制的方药。鉴真间接从弘景那里也得到许多验方。后来鉴真带往日本的药方,其中日本佛教界常用的"奇效丸",据北川智海说,此方是鉴真通过弘景而得自道宣的。

鉴真之知医,更主要的是参与了一系列的实践活动。游学两京时,曾参观了"太医署""药园",阅读了"弘文馆"的藏书。景龙元年又参与了救灾医疗活动。后来,鉴真回扬州主持龙兴寺、大明寺,这两所寺院均设有悲田、福田等院,鉴真当时积极参与社会活动,送诊施药,自制丸、散、膏、丹。鉴真生活了大半辈子的扬州,正是国内物资的集散地与中外交流的国际城市。在市场上不仅可以看到来自世界各地的药材,同时可以学到对药材的产地、品种、规格、真伪、加工等方面的一套鉴别经验。鉴真生活在这样的环境下,使得他有机会学到这方面的丰富知识。

鉴真抵日后,除讲律授戒,传授其他技能外,又积极从事医药活动。他初到日本后,因治愈了光明皇太后的疾病,皇室把备前国水田一百町赐予鉴真。当时日本寺院也都置有敬田、悲田、疗病、施药寺院,鉴真抵日后,无疑会继续从事送诊施药活动。

隋唐年间,中国的医药知识及医学典籍虽已传入日本,但日本人民对于鉴别药物品种的真伪、规格、好坏，尚缺乏经验。鉴真抵日后，尽管双目失明，但是他利用鼻子的嗅觉、舌头的味觉、手指的触觉，将有关药物的鉴别知识传授给日本人民，纠正了过去不少错误。同时，对于药物的收藏、炮炙、使用、配伍等知识，也毫无保留地传授给日本人民。惟田浅常在《皇国名医传》里指出，鉴真东渡面授医药知识，得使日本"医道益辟"。

鉴真历次东渡，都备办有大宗药材。现今日本奈良东大寺正仓院内，尚收藏有六十种药物。据日本学者考证，其中有些药物可能即是鉴真带去的，或是鉴真同时代由中国运去的。

鉴真在日本从事医药活动，后来通过他的门徒对日本医药学继续发生影响，例如他的弟子法进在日本也曾讲授医药，后来传其术的尚有东大寺的惠山、元兴寺的圣一、山田寺的行潜等。

据藤原佐世的《日本国见在书目》，曾著录过鉴真著有《鉴上人秘方》一卷；在江深仁辅的《本草和名》和浅田惟常的《皇国名医传》里，都提到过这本书。可惜此书后来失传了。目前尚能在《医心方》里找出三四个方子来，如卷三里的"诃黎勒丸方"，卷八的"脚气入腹方"，卷十九的"鉴真服钟乳随年齿方"等。另外还有几个方子如"奇效丸"或"万病药""丰心丹"等，都是鉴真带去的方子。他的大弟子法进又传下"三陈丸""患冷丸""冷疾方""热病房""换痢方""心痛方""霍乱转筋方"等。

十四世纪以前，日本医道把鉴真奉为始祖，直到德川时代，日本药袋中还贴有鉴真的图像，可见其影响之深。《皇国名医传》《日本医学史》里，都把鉴真列在重要地位。

鉴真东渡日本，对日本的文化建设及科学技术产生深远的影响，日本人民以崇敬的心情缅怀鉴真的功绩，将鉴真尊为过海大师。

"鉴真盲目航东海，一片精诚照太清。舍己为人传道艺，唐风洋溢奈良城。"这是我国已故科学院院长郭沫若同志在1963年为纪念鉴真圆寂一千二百周年所做的七律。此诗歌讴歌了鉴真舍己为人的崇高精神，高度评价了鉴真和尚为促进中日两国人民的友好往来与文化交流所作出的不朽贡献。后代子孙决不会忘怀先人的业绩。鉴真大师的千秋功业，将永垂史册。

本文发表于《江苏医药》（中医分册）1979年第3期，第33-35页

（整理：郭欣　审校：陆钱能）

开展医史研究工作的刍议

医学史的整理研究,是继承发扬祖国医药学和推进中西医结合工作所不可缺少的一项内容,新中国成立以来,取得了不少成绩。今后,中国医学史的整理研究应从哪些方面着手,需要注意哪些问题,以下仅就个人的认识,提出一个初步设想,供同志们参考,以期共同来完成这项任务。

(一)根据什么原则来判断祖国医学中的精华与糟粕,根据什么标准来评价历史人物与文献典籍。实践是检验科学理论的唯一标准,评价医史人物、医学理论及有关事件,主要是看它在防治疾病斗争过程中所起的实际效果,较之前代作出了那些新发现、新贡献,对当时的疾病防治有否起过积极的影响,是否在历史上起推动医学发展的作用,等等。明确了这些标准,才能对这份遗产进行评价与总结。

(二)医学史的研究,应有助于我国医学科学事业的发展,促进中西医结合,为创造我国新医学新药学服务。因此,医学史不能仅仅是一部编年史,或是人物传记、典籍介绍等资料性汇编。医史工作者有责任发掘祖国医药宝库中的合理思想、科学见解及有效的防治方法,为中西医结合工作提供线索。医史研究的目的应阐明我国医学发生、发展规律,总结我国医学理论的形成及医学体系的特点,为今后医学发展提出方向。要创立新医学新药学,必须同时学习研究现代医学的理论与新技术,研究现代医学的发展规律及其历史发展过程,以便从中西医两种不同的理论体系及其方法论来探讨中西医结合的途径。

(三)医药学的发生发展与社会生产力的发展、经济制度的变革存在密切关系。但是,医学发展又有它相对的独立性,因此,医史研究,除了阐明医学发展与生产力水平、社会制度之间的关系,还要揭示医学自身发展的规律性。阐明这些问题,医史的分期也能取得统一的认识。

(四)医学虽不是上层建筑,但各个时代的哲学思想对医学的发展有着深刻的影响,至今我们对各个时代唯物论与唯心论之间的斗争如何影响到医学思想史,线索不清,必须作为专题进行研究。

（五）我国医药学具有丰富的临床经验及独特的理论体系。中国医学史不仅要介绍我国古代医学的成就及其发明创造,同时必须阐明我国医学理论体系的特点及其发生、发展过程,例如:我国医学朴素辩证法思想是如何发生发展的,整体观念与脏象学说是如何形成与演变的,辨证施治及理、法、方、药又是怎样形成演变的,各个医学学派的渊源及其对后世的影响,等等,这些问题均有待整理研究。

（六）医学是人民群众在生产和生活实践中逐渐积累起来的经验总结。医史研究必须揭示人民群众对医学发明创造所作的贡献。

（七）马列主义肯定历史是人民群众创造的,但从不否认杰出人物在历史发展中的作用。因此,我国古代医学家的生平业绩、学术思想及其对后世的影响,仍需进行系统的研究与评价,这方面还有大量的工作要做。

（八）医学是在社会生产力所提供的物质基础上发展起来的,中国医学独特的理论体系与方法论,是否与长期的封建社会的生产力水平有内在联系,必须进行探讨。

（九）医学是一门自然科学,它本身并无阶级性,但是,在阶级社会中,医学的服务对象是分阶级的,历代统治阶级设立的各种医疗、教育机构,主要是为他们自身的利益服务的,但是,这些机构的设立,在某些情况下起到了推动医学发展的历史作用。因此,我们必须深入研究历代医事制度沿革史,既要揭露它的阶级本质,又要根据历史条件对它进行恰当的评价。

（十）我国是个多民族国家,我国医药学这一伟大宝库是各兄弟民族在与疾病作斗争过程中共同创造的精神财富。至今,我们对各兄弟民族的医学史研究很少,切须着手整理。因为搞中西医结合,必须吸收各兄弟民族的宝贵经验及有效方药,这不仅是贯彻民族政策问题;做好这项工作,还更有利于创造我国的新医学新药学。

（十一）世界各民族的文化是在相互交流中发展的。中国医药学不仅对世界医药学的发展作出了贡献,同时也善于吸收外来的文化科学知识。因此,我们必须认真总结整理中外医药交流史。了解这方面的历史,有利于增进各国人民的友谊,也可以推动当前各国人民的文化交流。

（十二）近百年医学史,需要从大量的内部档案及报刊资料中去发掘,这方面的工作亟待人们进行整理。例如,西医传入的过程中,帝国主义利用医药进行侵略的罪行史,旧中国医学教育、医疗卫生的落后状况,反动政权对中医的摧残及中医界的反抗斗争史,等等,总结这段历史,既能揭露帝国主义及反动政权的腐朽本质,又可反映中国人民不屈不挠的斗争精神。通过新旧对比,更能体现社会主义制度的优越性,这对推动当前的中西医结合,端正思想路线,是有很大作用的。

(十三)新中国成立以来,我国的医药卫生事业取得了蓬勃的发展。我们必须肯定新中国成立以来,在毛主席革命路线指引下,在敬爱的周总理的关怀支持下,我国的医疗卫生战线所取得的巨大成绩,我们必须重新整理这段历史,还其历史真面目同时,我们必须大力歌颂……党中央粉碎"四人帮"后在医疗卫生战线出现的新气象,宣传新时期的总任务,鼓舞斗志,为加速实现四个现代化努力工作。

(十四)专科史、疾病史的整理研究,是医史工作不可缺少的一项课题。专科史可以揭示各个专科的特点与发展规律,疾病史总结自古以来人们对某些疾病的认识与防治经验,为当前中西医结合提供线索,可以推动中西医结合工作。

(十五)为了正确辨明中医学术的源流,中医文献的整理如书籍的辨伪,年代的考证,古书辑佚、校订,是中国医学史研究工作中不可缺少的环节,必须给予重视。

(十六)医史研究不仅要分析历史背景,从事文献考证,还要结合现代科学知识与理论进行分析。例如我国医学史中出现的天人关系学说,认为大小宇宙息息相应,内中无疑掺杂了天人感应及谶纬迷信成分;但是,我国医学认为生命活动与自然环境的变化是密切相关的,这包含有近代生物学机体与环境统一性思想。又如祖国医学注意到一日之间的阴阳盛衰及一年四时的变迁对人体生理病理活动的影响。针灸学中又出现了"子午流注""灵龟八法"等,其中虽有机械论与形而上学的成分,但也包含有近代生物钟的概念。又如五运六气学说,有人把它作为唯心主义糟粕,因运气学家将十天干配阴阳五行,医家临证按六十年气运推算病候,预制方药,这显然背离了中医辨证施治的原则。但是,运气学说认为自然气候存在周期性活动,这种周期活动对人体的生理病理活动有一定的影响,这又包含了现代医学气候学的内容。由此可见,要对我国医学理论及医学学派进行恰当的评价,必须结合当前的科学知识与理论才能剥离形形色色的外壳,发掘合理的内核及精华,使这份历史遗产更好地为现代服务。

(十七)医史研究必须吸收考古学的成就与发现。前些年,在甘肃武威发现的汉代医方简牍和近几年在马王堆三号汉墓出土的帛书医书,对于研究我国古代医学理论,如经络学说的起源与发展、诊断学的脉法、早期的医疗体育以及辨证施治的形成,提供了重要资料。湖北江陵凤凰山汉墓出土的男尸、湖南长沙马王堆一号汉墓出土的女尸,为人们提供了古代疾病史、古代病理学及古代细菌学等直接资料。考古工作者在河北满城的西汉刘胜夫妇墓中,发现了多种医疗器具,如"医工"铜盆,金银制的"九针"及其他医疗器具,为人们了解古代医疗情况提供了极为宝贵的实物资料。

以上仅是笔者对医史工作的一些粗浅认识,难免错误与遗漏,加上篇幅的限制,只能择要述之,以供同道参考。

本文发表于 1979 年《上海中医药杂志》第 3 期,第 41-42 页

（整理：姜海婷　审校：张纲）

祖国医学关于流行病学的记述

在我国历代典籍中,屡有瘟疫流行的记载。在春秋时代的著作中,已经有多次传染病的流行。到了汉代,有关瘟疫的记载更为翔实,以桓帝、灵帝、献帝三代(147—220)举例,仅据《汉书·五行志》所载,疫情严重者就有九次之多,张仲景的《伤寒杂病论·序》与曹植的《说疫气》,即是记载当时疫病的情况。金元时期,由于战乱频繁,人民流离失所,疫病流行更为猖獗。明清时代,据不完全统计,明代从 1408 年至 1643 年间,大疫流行 39 次,清代 267 年竟流行 328 次之多。我国的劳动人民就是在与传染病的斗争中获得了防治疫病的方法。

一、对传染病流行特点的认识

我国古代劳动人民很早就认识到某些疾病可以传染并具有流行性的特点。《素问·刺法论》曰:"五疫之至,皆相染易,无问大小,病状相似。"《说文解字》曰:"疫者,民皆病也。"王叔和在《伤寒例》中说:"一岁之中,长幼之病多相似者,此则时行之气也。"以上这些记述,对传染病的流行特性给予了简要的说明。《周礼·天官篇》曰:"四时皆有疠疾,春时有痟首疾,夏时有痒疥疾,秋时有疟寒疾,冬时有嗽上气疾。"这说明古代人民已知某些疾病与季节、气候有密切关系。汉代王充在《论衡·命义篇》中写道:"温气疫疠,千户灭门。"曹植在《说疫气》中又这样写道:"建安二十二年,疠气流行,家家有僵尸之痛,室室有号泣之哀,或阖门而殪,或覆而丧。"这又对传染病流行的惨痛景象作了生动的描述。

随着人们的实践不断深入,对传染病流行的特性及社会原因也有一定的认识。例如吴又可认为戾气之流行,"多见于兵荒之岁,间岁亦有,但不甚耳"。张璐在《医通》中指出:"时行疫疠,非常有之病,或数年一发,或数十年一发,多发于饥馑兵荒之后,发则一方之内,沿门阖户,老幼皆然,此大疫也。亦有一隅偶见数家或一家只一二人或三五人,病证相似,此常疫也。"

综上所述,可见我国医学文献中,有关疫、疫气、厉气、疫疠、温热、天行、时气等名称,指的是那些具有流行性的急性传染病。

二、对传染病原因的认识

祖国医学的病因学说,包括发病机理与致病学说两方面的内容。在发病学上,祖国医学从朴素的辩证法思想出发,它不单着眼于致病的外因作用,特别重视内因的主导作用。《素问·刺法论》曰"正气存内,邪不可干";《素问·评热病论》又曰"邪之所凑,其气必虚";《灵枢·百病始生篇》说"风雨寒热,不得虚,邪不能独伤人。卒然逢疾风暴雨而不病者,盖无虚,故邪不能独伤人"。由此可知,我国医学认为外邪之所以使人发病,是由于内在正气不足之故。

古代医学有关传染病的病因学说,大致可概括为疫气说、病虫说与气候说三种。

(一)疫气说

由于历史条件的限制,古代人民除了肉眼能看到的肠内及体表寄生虫外,没有可能发现病原微生物。但是,人们从传染病发病的一系列现象上,认识到自然界存在有某些致病的因子,古代人民则以疫气、厉气、毒气、瘴气、邪气、蛊毒、风等名称来概称这些致病因子。《素问·刺法论》云:"不相染者,正气存内,邪不可干,避其毒气。"《素问·上古天真论》曰:"虚邪贼风,避之有时。"葛洪的《肘后备急方》曰:"岁中有疠气,兼挟鬼毒相注,名为温病"(治伤寒时气温病方)。巢元方的《诸病源候论》曰:"人感乖戾之气而生病,则病气转相染易,乃至灭门"(温病候)。由上所述,可见古代所说的疫气,指的是物质性的致病因素。

明代医学家吴又可在《温疫论》(1642)一书中进一步发展了疫气说,他认为疫病的原因是感染了天地间的一种"戾气",戾气是通过空气或接触而传染,经口鼻诸窍侵入人体。吴又可认为多种多样的传染病,是感染了不同的戾气所然(故又称"杂气"),某种特殊的戾气只能引起相应的疾病,不同的戾气"专入某脏腑经络,专发为某病",这与近代病原体的特异性定位说是完全一致的。吴又可又肯定戾气也是一切外科感染疾患的病因,把传染病的病因和外科感染疾患的病因划入同一范畴,这对防治外科感染具有非常重要的理论和实践意义。吴又可又进一步提出戾气的偏中性,也即是人和动物及不同种属的动物之间,对戾气具有不同的感染性,这和现代所说的种属间的先天免疫的说法是相吻合的。过去医家对于散发性的疾病,尚不认识它的传染性。吴又可首先指出瘟疫可以是流行的,也可以是散发的,这种认识对于传染病的预防具有指导意义。吴又可认为戾气是可以防治、可以消灭的；他提出一项大胆的设想，期望能有制服戾气的特效药，"一病只须一药之到，而病自已"。吴又可对传染病病因学提出了一系列合乎科学的见解，这在当时来说是十分难能可贵的。可惜由于种种历史原因，这些认识未能得到应有的发展。

（二）病虫说

与疫气说并存的尚有病虫说。殷墟甲骨文中已有"蛊"字，许慎《说文解字》虫部云："蛊，腹中虫也，从虫从皿。"后来我国医学著作中常有把传染病的原因归之于病虫者。隋唐时代认为结核病系尸虫所引起，明代《上清紫庭追痨仙方》提出六代尸虫说，并绘出了图形，图中显见当时误将蛔虫作为痨虫。病虫说，对于由细菌、病毒引起的传染病的病原，显然没有观察到实物，但此说将这些传染病也归因于外来的生物病原体。

（三）气候病因说

由于古代人民观察到有些疾病的发生与流行常与季节气候的变化相伴而行，因此古代医学把疫病的发生归因于季节气候的变化。

古代医学对气候致病说约有以下两种认识：

一种认为外感病的发生是感受时令之气所致。一年四季各有主气，如春主风、夏主暑、秋主燥、冬主寒、长夏主湿，此为四时之常气。如人体正气不足，即可感受时令之气而致病。正如《素问·阴阳应象大论》说："冬伤于寒，春必温病；春伤于风，夏生飧泄；夏伤于暑，秋必痎疟；秋伤于湿，冬生咳嗽。"后世温病学派根据《内经》等理论，按发病季节将温病分为风温、暑温、湿温、秋燥、冬温等类型，进行辨证施治。

另一种观点认为人体的发病，是感受了四时不正之气。《礼记·月令》曰："孟春行秋令，则其民大疫"；"季春行夏令，则民多疾疫"；"仲夏行秋令，民殃于疫"。张仲景继承了这一学说，在《金匮要略》卷上"脏腑经络先后病脉证第一"中指出，"客气邪风，中人多死"，同时又论述了时令气候之太过与不及，"有未至而至，有至而不至，有至而不去，有至而太过"，认为这些都是致病的因素。王叔和在《伤寒例》中又阐述了这种见解，"凡时行者，春时应暖而反大寒，夏时应热而反大凉，秋时应凉而反大热，冬时应寒而反大温，非其时而有其气。是以一岁之中，长幼之病，多相似者，此则时行之气也"。王叔和将这类病称之为时行病，后世称为外感温病。隋唐医家承袭此说，如《诸病源候论》认为疫疠之发生"皆由一岁之内，节气不和，寒暑乖候，或有暴风疾雨，雾露不散，则民多疾疫"。

气候病因学说在祖国医学中一脉相承,历久不衰,其原因是古代人民限于当时历史条件,未能发现致病的微生物,因此,古代医家不可能判明季节气候对病原体的影响以及季节气候与传染病发生流行之间的关系。但是从临床实践来看,六气致病说并不是单纯指的致病原因,更重要的是作为临床症状的概括,是中医辨证的证候类型。临床医家通过"辨证求因,审因论治",据此确定治疗原则。

三、对传播途径的认识

对于传染病感染的途径,我国人民在长期的医疗实践过程中已经观察到,传染病是分别通过口(肠道)、鼻(呼吸道)、皮肤(接触)等不同途径感染的,因此提出了不同的预防措施。

(一)肠道传播

《易经》中有"噬腊肉遇毒"及《国语》中有"厚味实腊毒"的记载。《素问·痹论》中指出:"饮食自倍,肠胃乃伤。"张仲景《金匮要略》又指出:"谷饪之邪,从口入者。"《金匮要略》又介绍了许多不可食用的食物,如"猪肉落水,浮者不可食","秽饭、馁肉、臭鱼,食之皆伤人",可见古人早就观察到食物中毒现象。"生果停宿多日,有损处,食之伤人","肉中有如朱点者,不可食","菌仰卷及赤色者,不可食","六畜自死,皆疫死,则有毒,不可食之","蜘蛛落食中,有毒勿食之","凡蜂蝇虫蚁等集食上,食之致瘘","果之落地经宿,虫蚁食之者,人大忌食之"等等。张仲景从食物的来源、色泽、气味,停宿场所、污染情况,乃至应用基本物理知识来判别食物的可食与否,这是十分科学的。《肘后备急方》又明确记载:"凡所以得霍乱者,多起于饮食。"《诸病源候论》又进一步说明:"人有因吉凶坐席饮啖,而有外邪恶毒之气,随饮食入五脏。"同书对于鼠瘘候、蝇瘘候的病因,认为这些疾病都是通过饮食感染的;对于寸白虫(绦虫)的病因,认为是"饮白酒以桑枝贯牛肉炙食",知道是吃半生不熟的牛肉引起的。由于古代人民知道"病从口入",因此主张吃熟食,提出"百沸无毒"的观念。这对预防肠道疾病有其积极意义。

(二)呼吸道传播

据《释名》(成书于东汉)记载:"注病,一人死一人复得,气相灌注也。"《中藏经》"传尸论"中说:"人之血气衰弱,脏腑羸虚,……钟此病死之气,染而为疾。"《肘后备急方》"尸注鬼注"载:"其病变动,……累年积月,渐就顿滞,以至于死,死后复传之旁人,乃至灭门。"《诸病源候论》载:"虚劳而咳嗽者,脏腑气衰,邪伤于肺,故也。"虞抟《医学正传》曰:"其侍奉亲密之人,或同气连枝之属,熏陶日久,受其恶气,多遭传染,名曰传尸。"以上这些记载,说明古代人民已知结核病是通过呼吸道传染的。宋代杨士瀛在《仁斋直指方论》中指出:"不可入痨瘵之门吊丧问疾,衣服器用中,皆能乘虚而染触焉。"在与疾病作斗争的过程中,人们又发现一些其他传染病也是经呼吸道传染的。如王清任《医林改错》"痘非胎毒篇"载,"遇天行触浊气之瘟疫,由口鼻而入气管,由气管达于血管,将血中浊气逐出,自皮肤而出",指出天花是经口鼻传染的。又据《疫痧草》记载,"家有疫痧人,吸受病人之毒而发者为传染",认为猩红热也是通过呼吸道传染的。

(三) 接触传播

古代人民对于跌扑、金刃、虫兽所伤以及某些可见的病原体,很早就认识到这些疾病是通过接触传染的。汉代王充在《论衡》中写道:"人之病疥,亦希非常,疥虫何故不为灾?"《诸病源候论》曰:"疥者有数种,……并皆有虫,人往往以针头挑得状如水内㾦虫。"葛洪在《肘后备急方》中指出:"马鼻疽乃因人体上先有疮而乘马,马汗及毛入疮中";"沙虱病乃因沙虱钻入皮里";狂犬病乃猘犬咬人后引起。《诸病源候论》认为麻风病系风邪或五虫入皮肤而起。《肘后备急方》《诸病源候论》《千金方》等所介绍的水毒候或水蛊候,极似近代之血吸虫病,《肘后备急方》提出用苦苣菜汁滴在被咬的皮肤表面进行消毒或杀虫。宋《太平圣惠方》已明确指出破伤风系损伤处中风邪所引起。在未发现病原体之前,能认识到马鼻疽、血吸虫病、破伤风等是通过皮肤接触感染的,并且已注意到不接触这些致病的病原体,又试图用药物进行消毒,这表明古代人民的观察是细致的,对预防医学有一定的指导意义。梅毒于十五世纪末、十六世纪初始见于广州(故又称"广疮"),明汪机《外科理例》已指出梅毒是同床同厕所传染,李时珍更明确指出此病由"男女淫猥"所得,窦汉卿《疮疡经验全书》(1569)则肯定梅毒由性交传染,并且还认识到此病可由父母遗传给胎儿,可见我国古代医学家对梅毒的传染途径已有正确的认识了。

(四) 传染病的证候分类及其治疗原则

由于古代未发现传染病的病原体,祖国医学对传染病的命名与诊断就不可能建立在病原体的基础上。中医对传染病的辨认与治疗,主要是从病人的症状入手,将传染病的证候特性及其在发展过程中各个阶段的症状表现加以分类归纳,在辨证的基础上,再确定治疗原则。

后汉张仲景在《伤寒论》一书中,首先将热性病的症状及其在发病过程中的症状表现,概括为太阳、阳明、少阳、太阴、厥阴、少阴六大证候类型,并以阴阳、表里、寒热、虚实八纲加以归纳,为热性病制定了一系列治疗规范。张仲景的另一本著作《金匮要略》是以脏腑病机的理论进行证候分类的,这种分类方法为那些具有脏腑见证的传染病(如疟疾、黄疸、虚劳等)又提供了一种分类方法。

自晋唐至宋金元时代,广大医学家通过长期的临床实践,在他们的著作中,对于多种传染病,如血吸虫病、疟疾、肺结核病、肝炎、天花、麻疹、伤寒、痢疾、麻风等病的症状与治疗,均有所论述。金元医家对急性传染病的认识与治疗又有发展。明清时代,温病学派又提出卫、气、营、血以及三焦等辨证概念,同时又结合温热病发病的季节性特点,将温病分为风温、温热、温疫、温毒、暑温、伏暑、湿温、寒湿、秋燥、冬温、温疟等证候类型。在治疗上,温病学派创用清热凉血、清热解毒等法,大大地丰富和提高了对急性传染病的治疗效果。总之,从张仲景到明清之间的温病学派,为传染病的辨证与治疗寻到了确实有效的方法,对传染病的医疗作出了贡献。

祖国医学对传染病的治疗,是从整体论出发,结合病人的性别、年龄、籍贯、体质、病因、症候、生活习惯、季节气候以及疾病在发展过程中不同阶段的证候表现,因人、因时、因地制宜地采取不同的治疗方法,这是中医辨证论治的特点。

在发病学上,中医认为传染病的证候表现,是邪正相争的反映。因此,临床治疗十分注重扶正与祛邪的辩证关系。"邪实"为主时,治疗上则立足于"祛邪",认为邪去才能正安。诸如解表、清热、化湿、攻下、凉血、解毒等方法,都是为祛邪而设的。如正气偏虚,感邪后出现正虚邪恋的虚实夹杂症,治疗上在祛邪的同时兼以扶正。

总之,祖国医学有关传染病的辨证分型及治疗方法,具有独特的理论体系与丰富的临床经验,非本篇所能概述,可参阅有关专著。

(五)预防与防疫措施

《素问·四气调神大论》写道:"不治已病,治未病,不治已乱,治未乱,……夫病已成而后药之,乱已成而后治之,譬犹渴而穿井,斗而铸锥,不亦晚乎!"《素问·八正神明论》又提出:"上工救其萌芽,……下工救其已成。"《灵枢·逆顺篇》又说:"上工治未病,不治已病。"金元四大家之一的朱丹溪在《丹溪心法》中也这样指出:"与其救疗于有病之后,不若摄养于无病之前。"可见我国古代医学历来重视预防医学,为了达到未病先防,我国人民提出了一系列的防疫措施。

1. 环境卫生

我国人民历来就注意环境卫生,它在保护人民健康,消灭传染病的发生,曾经起过积极的作用。在殷商甲骨文中已见到"帚"字，商周的青铜器上又见到"持帚做洒扫形"铭文，汉代又发掘得许多"箕帚俑"。《礼记》中则明确记载："鸡初鸣……洒扫室堂及庭。"为了维护环境卫生，汉代已设立公共厕所，称之为"都厕"，这种都厕自唐宋以后已很普遍了。宋代陈旉在《农书》中又介绍了垃圾处理与积肥相结合的方法："凡扫除之土，燃烧之灰，簸扬之糠秕、断藁、落叶，积而焚之，沃以粪汁，积之既久，不觉其多，凡欲播种，筛去瓦石，取其细者，和匀种子，疏把撮之，待其苗长，又撒以壅之。"这种处理方法是很科学的，不但清除了垃圾中的病原体及媒介物，又为农业生产提供了丰富的肥料，这是古代劳动人民在生产实践中所总结的宝贵经验，是卫生工作与农业生产相结合的典范。

2. 防疫与消毒

人们在生产斗争与疾病斗争过程中，已意识到有些害虫可能与某些疫病的发生有关。因此，古代人民采取了一系列防疫与除害灭病的措施。据《周礼·夏官》及《后汉书·礼仪志》等记载，古代人民每逢年终岁首，举行一种称之为大傩（疫）的仪式，企图以此来达到消灾除禳。在生产力及科学技术水平十分低下的历史时代，古人的这种活动无疑带有迷信成分。但是，山东嘉祥县武氏祠出土的一千八百多年前的汉代石刻"逐傩（疫）图"中，看到古代人民在举行逐傩仪式的同时，手中高举扑虫的工具，以及用罐碗等物挥洒的动人情景，在画面上还可以看到有两条虫豸，可见古代人民已将驱虫与防疫活动联系起来了。据史籍记载，在举行这种仪式的同时，人们还播撒"赤丸、五谷"。查考汉晋时代的医学著作，赤丸、黄丸实际上是丹砂、雄黄等药物。我国民间每逢端午节，常用雄黄喷洒潮湿的地方，进行室内消毒；同时焚烧苍术、白芷、艾叶、丁香、硫黄等药，进行空气消毒；又习惯在那个时候吃大蒜，涂擦雄黄酒，进行个体消毒。这些风俗习惯，原是古代人民所采取的一种消毒防疫措施。现经实验研究，证明大蒜含有植物杀菌素，艾叶、苍术、雄黄、白芷等药物，经烧熏，对某些致病菌有一定的杀灭作用；苍术、菖蒲的水溶液也有杀菌效能。

3. 烟熏消毒法

我国人民很早就利用火及烟熏等方法来防疫灭虫。据《周礼·夏官》记载："司爟，掌行火之政令，四时变国火，以救时疾。""司爟"是古代专门掌管用火的官吏，负责动员人民，利用火来烧燎防疫。《管子》曰："当春三月，萩室熯造"，"熯"是指用火烘干之意，其意是指人们在新造的居室内用火烘干以消除瘟疫。从敦煌发现的一幅"殷人熯火防疫图"中，看到古代人民已将烧燎防疫与清洁活动结合起来了。又据《周礼·秋官》记载,当时尚有翦氏与庶氏等官吏,他们应用莽草、嘉草等来烧熏驱虫。后来,熏蒸法成为我国民间传统的消毒驱虫法。汉代人民为此又发明了专门用于烟熏的"熏炉",考古工作者曾发掘得古代人民用于不同用途的熏炉,可见此法已在民间广泛使用了。晋唐时代的医学著作中,介绍有许多熏蒸灭虫的方药。明代李时珍又进一步认识到熏蒸消毒法的效果,他在《本草纲目》中明确记载道:"天行瘟疫,取出病人衣服,于甑上蒸过,则一家不染。"罗世瑶在《行军方便便方》(1852)一书中又这样写道:"将初病疫气人贴肉布衫,于蒸笼内蒸一炷香久,则全军不染。"据现代科学证实,熏蒸法在杀虫灭菌方面,确有显著的效果。可见我国人民在与传染病作斗争过程中,逐步摆脱了迷信的成分,总结并发现了确有实效的杀虫灭菌方法,这是在与传染病作斗争中获得的一大胜利。

4. 饮水消毒法

由于古代人民发现饮水与疫病的关系,因此很早就注意饮水卫生。考古工作者在殷墟遗址上发现水井,周代劳动人民已知道烧砖垒井。汉代的水井,不仅外面有井栏保护,上面还有遮盖。宋沈括在《忘怀录》中提出:"井上设楹,常扃锁之,恐虫鼠坠其间,或为庸人孺子所亵。"为了保护井水卫生,春秋时代,我国人民规定每年冬末春初为淘井日期;汉代规定每年夏至日为淘井换水日期,当时称之为"浚井改水"。对于饮水的消毒,后魏贾思勰《齐民要术》记载用茱萸叶消毒井水。宋沈括的《忘怀录》介绍用钟乳、磁石、朱砂、硫黄、金纪玉等矿石消毒井水。《本草纲目》中载有:"凡井水,其城市近沟渠污水杂入者成碱,用须煎滚停一时,候碱澄乃用之。"又说:"雨后水浑,须擂入桃杏仁澄之。"我国人民很早就提倡饮用开水。《吕氏春秋·本味篇》记载伊尹和商汤谈话时,已提到饮水须"九沸九度"。宋代庄绰也说:"纵细民在道路上,亦必饮煎水。"饮茶是我国人民的优良习惯,早在西汉时已有饮茶记载,魏晋以后,饮茶之风已很普遍了。我国人民的这些优良习惯对减少肠道传染病的发生起到了重要作用。

5. 洒灰灭虫法

据《周礼·秋官》记载:"赤犮氏,掌除墙屋,以蜃炭攻之,以灰洒毒之,凡隙屋除其狸虫。""蜃"即大蛤。从这段文字,说明古代已有专职人员(赤犮氏)应用含有大量碳酸钙和磷酸钙的牡蛎及草术灰等来进行防疫杀虫。同书又记载:"蝈氏,掌去蛙黾,焚牡菊,以灰洒之则死,以其烟被之,则凡水虫无声";"壶涿氏,掌除水虫,以炮土之鼓殴之,以焚石投之"。这是用牡菊灰、烟熏或投热石于水中等方法来杀灭病虫害的记载。后来,古代人民一直沿袭这种优良习惯,如《千金月令》载"惊蛰日,取石灰糁门限外,可绝虫蚁",《月令辑要》记载"北人二月二日,皆以灰围室,云避虫蚁,又以灰围仓,云避鼠也"。至今民间仍常用生石灰等物洒布屋角墙脚或用火焰来杀灭病虫害,可见此法有很古的渊源。

6. 药物预防

我国古代人民很早就企图运用药物来预防传染病。《山海经·中山经》载"其中多鯩鱼……食者无蛊疾",《东山经》载"其中多箴鱼……食之无疫疾"。《诸病源候论》则明确提出:"人感乖戾之气而生病……故须预服药及为法术以防之。"从此,人们力图寻找预防传染病的药物。孙思邈《千金方》治传尸骨蒸的金牙散,还兼作预防之用。书中介绍用"绛囊盛带之",企图以此来辟秽气。后来我国民间流传佩带香药囊,燃点安息香等习俗,其意即欲以药物来起到防病作用。又以麻疹为例,元朝滑寿在《麻疹全书》中主张在流行季节应用消毒保婴丹、代天宣化丸等来防患于未然。《青囊琐探》则提出煎服紫草根预防麻疹。主张麻疹系外感天时者,谓时气之毒从口鼻而入,又提出用药物涂抹鼻孔来预防之。应用药物预防传染病,这对近代医学来说,尚是一个新的课题,古代人民虽未解决这个问题,但是,这种努力探索的精神是应该肯定的。

7. 隔离和检疫

据《晋书·王彪之传》记载:"永和末多疾疫,旧制朝臣家有时疾染易三人以上者,身虽无疾,百日不得入宫。"对于某些传染病,如结核病,认为是互相传染的,因此反对问病吊丧。对麻风病,则采取严格的隔离措施。据《肘后备急方》载:"赵瞿病癞,历年医不瘥,家乃赍粮送于山穴中。"可见我国古代对于麻风患者,已有移居深山密林进行隔离了。据唐释道宣《续高僧传》载,唐代已设有"疠人坊","收养疠疾,男女别坊,四时供承,务令周给"。吴子存《避疫说》(1891)提出鼠疫流行期间,主张居室外大树下阴凉当风处或泛舟水上。清代熊立品受吴又可戾气说的启发,他在《治疫全书》(1776)中写道:"当合境延门,时气大发,瘟疫盛行,递相传染之际,……毋近病人床榻,染具秽污,毋凭死者尸棺,触其臭恶,毋食病家时菜,毋拾死人衣物……"。这已是十分周密的隔离预防办法了。

清代初期,由于天花猖獗流行,清朝统治阶级为了自身的安全,特设"查痘章京"一官,专事检查痘疹,一经发觉天花患者,即强令患者迁出四五十里以外,以防传染给他们。据《癸巳存稿》云:"国初有查痘章京,理旗人痘疹及内城民人痘疹迁移之政令。"这是公元十七世纪中叶的事。又说:"西洋地气寒,其出洋贸易回国者，官阅其人有痘发，则俟平复而后使之人。”嘉庆谢清高《海录》也这样说：“凡有海艘回国，及各国船到本国，必先遣人查看，有无出痘疮者，若有则不许入口，须待痘疮平愈，方得进港内。”

六、除害灭病

远在三千多年前的殷商甲骨文中，已有“虫”“蚀”字，殷商甲骨文中又看到一个“寇”字，其中“宀”代表屋室；左边的“九”代表卷曲着尾巴的虫子；右边的“殳”象征把虫子驱到室外，可见我国人民远在三千多年前已经进行灭虫工作了。

（一）灭鼠

古代人民已经观察到鼠类能传播疾病。《诸病源候论》曰“勿食鼠残食，作鼠瘘”；宋张杲《医说》认为“鼠泪坠器中食之得黄疸”。明代李时珍进一步指出：鼠涎、鼠粪可以引起黄疸病。清代洪亮吉在《北江诗话》中写道：“赵州有怪鼠，白日入人家，即伏地呕血死。人染其气亦无不立殒（死）者。”师道南在《天愚集·鼠死行》一诗中这样描写：“东死鼠，西死鼠，人见死鼠如见虎，鼠死不几日，人死如圻堵。”《俞曲园笔记》中翔实地描写了腺鼠疫的症状，而且已明确到死鼠与鼠疫的关系。但是，由于历史条件的限制，以上这些作者均未认识到鼠蚤是传播鼠疫的媒介。

早在三千多年前，古代人民已用烟熏、抹墙、堵洞等办法来灭鼠。《诗经》中即有“穹窒熏鼠，塞向墐户”的诗句。此外我国人民还应用挖洞、灌洞、药物毒杀及饲养家猫等方法来捕杀老鼠。尤其对工具捕鼠积累有丰富的经验，如：用木盆、大碗、抽匣等扣鼠法；鼠笼、滚洞等笼鼠法；木猫、夹子等捕鼠法。其方法之多，实难胜举，这些方法至今仍为民间所采用。

（二）灭蝇

宋《续博物志》云：“蛆化为蝇，蝇又自生蛆，蛆又生蝇，岂有穷乎？”明代李时珍《本草纲目》写道“蛆，蝇之子也，凡物败臭则生之”；又云“蝇，处处有之，夏出冬蛰，爱暖恶寒，……蛆入灰中蜕化为蝇，如蚕蝎之化蛾也”。上述记载对蝇类的生活史作了科学的描述。

古代人民已知蝇类与某些疾病的发生流行有关。《金匮要略》曰：“凡蜂、蝇、虫、蚁等多集食上，食之致瘘。”《医心方》引《食经》云：“饮食上有蜂、蠮螉并有苍蝇者，有毒。”隋唐时代的医学著作，如《诸病源候论》《千金方》等，均记载有吃了苍蝇生过卵的食物可以得蝇蛆病。清代《外科心法》(1775)说：“夏月诸疮，溃烂腐臭,或孤单及懒惰之人,失于洗浴,积脓污秽,苍蝇闻秽丛聚,以致生蛆。"明代《颖上县志》载"崇祯十四年(1641)四月大疫,士民死者过半,青蝇大如枣,飞蔽天日,丁尽户绝者无数",已将瘟疫流行与苍蝇联系起来。清代道光八年(1828)汪期莲在《瘟疫汇编》中明确指出蝇类是传播瘟疫的媒介,他说,"忆昔年入夏,瘟疫大行,有红头青蝇千百为群,凡入人家,必有患瘟而亡者"。

在防蝇、灭蝇措施上,我国人民一向重视环境卫生与清洁扫除。此外,我国人民早就使用竹帘、纱窗、蝇拂等物作防蝇工具了。在药物灭蝇方面,我国古代人民常用百部、藜芦、楝子、蟾蜍、油类、矾水等药物灭蝇;应用草乌、芥子、皂荚等药物灭蛆。据实验证实,百部等药确有灭蝇效果。

(三)灭蚊

《庄子·天运篇》曰:"蚊虻嗜肤,则通昔(夕)不寐矣!"汉代《说文解字》给蚊下的定义是"啮人飞虫",都明确地记载蚊咬人吸血的特性。

汉代《淮南子》已知"孑孓为蚊",《列子》中指出:"春夏之月有蠓蚋者,因雨而生。"晋代葛洪曰:"蛣蟩之滋于污淤"。宋代《续博物志》曰:"地湿则生蚊。"上述这些著作,已指出蚊的孳生条件。李时珍《本草纲目》曰:"蚊,处处有之,冬蛰夏出,昼伏夜飞,细身利喙,咂人肤血,大为人害,……产子于水中,为孑孓虫,仍变为蚊也。"对蚊的习性、生活史作了科学的记录。宋代文献中已指出"有豹脚者尤毒",这即是伊蚊。

关于蚊与疟疾的关系,由于历史条件的限制,古代一向认为疟疾是由瘴气引起的。但《左传》(定公四年,公元前506年),已指出"水潦方降,疾疟方起",将水潦与疟疾的流行联系起来。另一方面,古代人民已知蚊类孳生于水湿地区,经常把疟疾与水潦、蚊与沼泽相提并论。

在与病虫害作斗争中,我国人民创造了许多行之有效的防蚊灭蚊方法。例如:《礼记》提出"仲夏之月,刈杂草";宋《琐碎录》认为"沟渠通浚,屋宇洁净无秽气,不生瘟疫病"。王孟英在《霍乱论》中主张:"平日宜疏浚河道,毋使积污,毋使饮浊,直可登民寿域。"这些都是消灭蚊类孳生地的有力措施。在药物灭蚊方面,《周礼》中已记载用莽草、嘉草等烟熏法。汉化总结得蚊"嗜肉恶烟"的特性,故唐代孙思邈采用五月浮萍作烟熏剂。南宋时代,我国民间已有专门制造蚊烟的作坊,可证当时已普遍应用蚊香来驱蚊了。劳动人民在实践中,发现了许多适于农村的经济有效的烟熏药物,其中有浮萍、荆叶、麻叶、艾、驼粪、苦楝子、菖蒲、苍术、臭樗皮、芫花、阿魏、夜明砂、雄黄、莳花、除虫菊等,这些熏烟药物,至今仍在民间广泛应用。

（四）灭臭虫

明代李时珍在《本草纲目》中对臭虫的形态、习性作了生动的描写："壁虱，即臭虫也，状如酸枣仁，咂人血食，与蚤皆床榻之害。"赵学敏《本草纲目拾遗》对臭虫的特性及其危害性作了进一步的描写："壁虱，俗呼臭虫，以其气腥秽触鼻故名，……今江南北人家多有之，稍不洁即生之，……极易蕃育，……其形俨如半粒豌豆，老则黑，次则枣皮红，初生者色黄而细小。其子如蚁子，白色卵生，与虱同，初生便咂人。……多藏藁荐中及壁内，或桌凳床缝间，……其咂人尤狡黠，……无分昼夜，潜身床褥及几阁间，善识人气，伺人一徙倚，即嘬其膏血。"故赵学敏将蚊、蝇、蚤、虱、臭虫列为暑时五大害。

我国民间曾采用多种措施来杀灭臭虫。一般常用的有拆床、烟熏、开水冲泡、嵌堵板缝及药物灭虫等。宋明时代的医学著作中，曾介绍用菖蒲、蒴藋、楝花末、辣蓼、葱、浮萍、枸杞子、樟脑、雄黄等置席下来杀臭虫，又介绍用百部、雄黄、牛角屑、黄檗、木瓜、荞麦秸等烟熏。《本草纲目拾遗》所介绍的方法与药物更为详细，有些方法至今仍有推广价值。

（五）灭虱、蚤

虱、蚤也早被我国人民列为是危害人体健康的害虫。汉代《说文解字》说："虮，虱子也"；"蚤，啮人跳虫也"。清段玉裁注解，"虱，啮人虫也；子，共卵也"；"虱但啮人，蚤则加之善跃，故著之恶之甚也"。汉王充《论衡》曰："蚤虱食人，贼人肌肤。"《抱朴子》书中又说"蚤虱群攻，卧不获安"，说明蚤、虱是妨碍人们休息睡眠的害虫。《山堂肆考》指出"蚤生积灰"，《格致总论》也说"蚤出于尘土间"，说明古代人民已知跳蚤孳生于尘埃积灰中。

我国古代人民早知沐头浴身是消灭虱、蚤的重要措施。《淮南子》已明确记载："汤沐具，而虮虱相吊。"

关于药物灭虱的方法：《神农本草经》中已介绍用水银、雄黄、藜芦等灭虱。《本草经集注》曰："百部，……亦主去虱，煮作汤，洗牛、犬，虱即去。"《本草拾遗》："带砒霜，辟蚤虱。"《本草纲目》中介绍了多种灭虱药物，其中有"虱建草、大空、藜芦、百部、白矾、水银、银珠、轻粉、铜青"等。此外，古人尚有用药烟熏及药液浆洗衣服的杀灭方法。如《琐碎录》云"百部、秦艽两合捣为末，以焚香样著熏笼盖放衣服向上熏之，虱自落尽"；又曰"煮汤用洗衣服，妙"。其他尚有用火烤、熨斗烙杀等方法，均是行之有效的灭虱方法。

灭蚤的方法,除清洁扫除外,也采用药物灭蚤。《淮南子》有"昌羊(菖蒲)去蚤虱"的记载。《琐碎录》:"以菖蒲末撒席下,其蚤自皆死",又"三月三日采苦楝花,无花即叶,于卧席下,可避蚤虱"。《澄怀录》:"芸,香草也,……置席下,能去蚤虱"。据实验证明,菖蒲、苦楝花叶确有灭蚤效果。

(六)狂犬的驱避

我国人民早就认识到狂犬咬人会发病致死,对于狂犬历来就主张坚决驱逐捕杀之。远在二千五百多年前,我国人民就进行过驱逐狂犬的活动。据《左传》(襄公十七年,公元前 556 年)记载:"十一月甲午国人逐瘈狗,瘈狗入于华臣氏,国人从之。"唐孙思邈《千金方》指出:"凡春末夏初,犬多发狂,必诫小弱持杖以预防之。"他不仅指出狂犬病的流行季节,而且强调人人都有预防和捕杀疯狗的责任。

七、预防接种——人工免疫法的发明

我国古代人民在与传染病作斗争过程中,通过长期的观察,发现得过某种传染病的人,可以长期或终身不得这种病。人们由这个现象得到了启发,懂得了"以毒攻毒"的原理,通过不断的摸索与实践,终于发现了人工免疫法——人痘接种术。

早在葛洪的《肘后备急方》中,已记载用疯狗的脑子敷在被疯狗咬伤的局部创口,认为能预防疯犬病的发生。巢元方的《诸病源候论》也提到了同类性质的防病方法,书中记载的射工病,有人认为与现代医学的恙虫病、斑疹伤寒相似,书中提到"若得此病毒,仍以为屑,渐服之",这一记载类似于现代应用疫苗的人工免疫法。以上所述仅是我国医学史上有关免疫思想的萌芽,这些方法尚未达到防治疾病的实际效果。

据清初朱纯嘏《痘疹定论》(1713)记载,谓宋真宗时(公元十一世纪),有峨眉山人为丞相王旦之子王素接种人痘,这无疑是我国有关人痘接种的最早记载,由于此说缺乏旁证,不足据此证实我国十一世纪已发现种痘术。

据清初俞茂鲲《痘科金镜赋集解》(1727)记载:"……又闻种痘法起于明朝隆庆年间(1567—1572)宁国府太平县,姓氏失考,得之异人丹传之家,由此蔓延天下,至今种花者,宁国人居多。"十六世纪下半时,人痘接种术已在我国民间广泛流传。清张琰在其《种痘新书》(约 1681 年以后著作)中称:"余祖承聂久吾先生之教(按:系十七世纪初年人),种痘箕裘,已经数代";又说"种痘者八九千人,其莫收者,二三十耳"。张璐《医通》(1695)一书已记载有痘浆、旱苗、痘衣等法,并记载种痘法"始自江右,达于燕齐,近者遍行南北"。《医宗金鉴》(1742年)介绍了四种种痘法:(1)痘衣法——把痘疮患者的内衣给接种的人穿上,以引起感染,这是最原始的一种方法;(2)痘浆法——采取痘疮的泡浆,用棉花蘸塞于被接种者的鼻孔,以引起感染;(3)旱苗法——采取痘痂,研末,以银管吹入鼻孔;(4)水苗法——采取痘痂调湿,用棉花蘸塞于鼻孔。

早期的种痘术,所采用的是天花的痂或浆,叫作"时苗",这类疫苗危险性大,有时可造成一次人工接种的天花。我国人民在种痘的实践过程中,逐步取得选择苗种的经验。清代郑望颐在《种痘方》中主张用毒力减低的"熟苗",并提出在小儿身上连续接种以养苗。俞茂鲲指出,苗种递传愈久愈好。朱奕梁《种痘心法》中说:"其苗传种愈久,则药力之提拔愈清,人工之选练愈熟,火毒汰尽,精气独存,所以万全而无患也。若'时苗'能连种七次,精加选炼,则为'熟苗'。"这种通过连续接种和选炼多次来减低痘苗毒性的方法,是合乎科学原理的,它对提高种痘的有效性与安全性是确有实效的。

我国的人痘接种法,不久即引起其他国家的注意与仿效。公元1688年俄国首先派医生来北京学习种痘。据清代俞正燮《癸巳存稿》记载:"康熙时,俄罗斯遣人至中国学痘医。"十八世纪二十年代前后,我国的人痘接种术传入土耳其、英国等地。要比英国伯克利(Berkeley)的乡村医师琴纳(Jenner E.)发明种痘预防天花至少要早六七十年。

自古以来,勤劳、勇敢、聪明的中华民族,在与传染病作斗争的过程中,不仅逐渐积累了对传染病的病因、发生与流行特性有了深刻的认识,而且逐步地掌握了许多防治传染病的方法,为人类的医药事业作出了贡献。但是,由于祖国医学是在漫长的封建社会中发展和成长的,它必然具有时代的局限性。因此,对待这份历史遗产,应取其精华,弃其糟粕,才能真正做到"古为今用,洋为中用""推陈出新"。

参考文献

[1] 祝振纲,昝希昭.说痘[M].上海:商务印书馆,1951.

[2] 范行准.中国预防医学思想史[M].上海:华东医务生活社,1953.

[3] 李耀南.麻风的细菌学检查[J].中华内科杂志,1953(1):470-471.

[4] 姜春华.黄帝内经现代语解释(十一)[J].新中医药,1957(4):29-32.

[5] 朱颜.祖国医学在传染病的认识和防治方面的成就[J].中医杂志,1955(8):5-9.

［6］孙方成.祖国医学历代纪录结核病的概况［J］.中医杂志,1955(9)：53-54.

［7］朱师晦.我国古代岭南的恙虫病［J］.中华医史杂志,1955(4)：251-253.

［8］刘广洲.祖国医学对体外寄生虫的认识和处理［J］.中医杂志,1956(1)：44-47.

［9］李蔚普.祖国医学文献中有关血吸虫病的证候和治疗的记载［J］.中医杂志,1956(2)：62-67.

［10］行健.中医对于血吸虫病症候的认识和治疗［J］.中医杂志,1956(4)：184-188.

［11］刘广洲.祖国医学对蚊、蝇和其他有害昆虫的认识及其扑灭方法［J］.中医杂志,1956(2)：104-106.

［12］刘广洲.祖国医学对于消灭老鼠和捕杀狂犬的资料简介［J］.中医杂志,1956(6)：329-332.

［13］庞京周.中国疟疾概史［J］.医学史与保健组织,1957(1)：32-39.

［14］史常永.试论传染病学家吴又可及其戾气学说［J］.医学史与保健组织,1957(4)：180-187.

［15］陈邦贤.中国医学史［M］.上海：商务印书馆,1937.

［16］刘广洲.中国古代灭虫除鼠资料选集［M］.北京：人民卫生出版社,1958.

［17］江静波.中医对喉科的一般治疗方法［J］.新中医药,1955(7)：35-36.

［18］欧阳锜.伤寒温病的学术源流与辨证论治［J］.新中医药,1958(5)：3-7.

［19］吴安然.用于诊断流行性乙型脑炎几种补体结合试验抗原的比较［J］.微生物学报,1956,4(2)：371-378.

［20］徐春为.中医对肺结核病的认识和处理［J］.新中医药,1958(8)：14-18.

［21］张承道.我国古代人民对于"四害"的认识及其"除四害"的方法［J］.医学史与保健组织,1958(4)：297-305.

［22］程之范.我国梅毒病的历史［J］.中华皮肤科杂志,1959,7(1)：1-5.

［23］汪慎之.祖国医学对麻疹的认识和治疗［J］.哈尔滨中医,1959(10)：12-16.

［24］黄朝南.吴又可氏的学术思想及其"温疫论"［J］.人民保健,1959(12)：1164-1168.

［25］朱颜.中医对麻疹的预防和治疗［J］.中医杂志,1960(1)：51-56.

［26］汪宗海.祖国医学在讲卫生、除四害上的贡献［J］.中医杂志,1960,(7)：58-60.

［27］苏德隆.流行病学［M］.北京：人民卫生出版社,1960.

［28］蔡景峰.麻疹史述要［J］.中医杂志,1963(3)：33-36.

［29］蔡景峰.痢疾史述要［J］.中医杂志,1963(5)：38-41.

［30］李经纬.疟疾史述要［J］.中医杂志,1963(8)：24-26.

［31］江苏新医学院.温病学［M］.南京：江苏新医学院,1976.

［32］黄可泰.我国人工免疫法的始创及其对世界医学的贡献［J］.医学文选(宁波地区卫生局科技组编),1976(3).

[33] 吴有性.《温疫论》评注[M].浙江省中医研究所评注.北京：人民卫生出版社,1977

[34] Arturo Castiglioni. A history of medicine[M]. New York：Alfred A Knopf, 1958.

本文发表于 1979 年人民卫生出版社出版耿贯一主编《流行病学》上册第十六章，第 347-357 页

（整理：王鸿梅　姜海婷　审校：朱昱安）

祖国医学眼科史略

按：本文撰于二十世纪七十年代江苏新医学院时期，以蜡纸刻版油印本作学术会议交流论文。不意流传于外，近年（2010 年），网上以两千元价出售，今发现于家中的故纸堆中，或可反映本人治学之足迹，今收入文集中。

中国医药学是一个伟大的宝库，应当努力发掘，加以提高。

中医眼科是我国医药学伟大宝库的组成部分，总结这份历史遗产，使它更好地为社会主义事业服务，这是摆在我们中西医医务工作者面前的一项重要任务。

眼病在生物界及人类历史中，与生物当是共存的，但由于古生物及古尸体的保存不易，特别是眼软组织不易保存，故我们对古代眼科知之甚少，特别是对史前的眼病所知更少。

我国古代人民在与疾病作斗争的过程中，很早就获得了有关眼病的知识。随着社会生产力的发展，眼科学也逐渐地得到发展和成长。原始人治疗眼疾，可能有热敷、揉擦、压迫、冲洗、敷药等法，山顶洞人发明了骨针，可用于外科脓疡，推而广之，也可用于眼局部脓肿，针刺疗法最早也可用于眼疾。

以下根据我国眼科发展的特点，兹分为五个阶段概述我国眼科发展的历史。

一、春秋战国至秦汉时代——萌芽时期

早在殷商甲骨卜辞中，已有"目"字与"疾目"的记载。古代奴隶主阶级在宴会或祭祀时，常用瞽人打鼓，《诗经》中有"瞽奏鼓"的记载，后来宫廷中常用盲人来掌管音乐。《诗经》把眼球破坏的盲人称为"瞍"，眼球完好的盲人称为"矇"。《山海经》中记有治瞢的蓇（葵本而杏叶，黄花而荚实，名曰蓇）、治眛的褚（赤色）草，表明我国人民很早就用药物治疗眼病了。

殷周奴隶制时代，奴隶主阶级为了维护其反动统治，假借天命鬼神对奴隶进行精神统治，在其统治机构中设置了"大祝""大卜""司巫"等官职。据殷墟甲骨

卜辞,奴隶主贵族把眼病也视为鬼神作祟的结果,他们企图通过祈祷、祭祀、占卜、诅咒等方法来"逐疫""驱疾"。这种鬼神致病说,严重地阻碍了人们对眼病的认识。

春秋战国时期,社会经历在奴隶制向封建制过渡的大变革时期,奴隶主阶级继承并发挥了殷周的天命观与鬼神致病说。当时医界卓越的代表人物医和、扁鹊等人,通过自己的医疗实践,与巫术迷信进行了坚决的斗争,医和提出朴素的唯物主义六气致病说;扁鹊把"信巫不信医"作为"六不治"之一,公开向巫医进行宣战。据《史记》记载:"扁鹊过洛阳,闻周爱老人,即为耳目痹医。"可见当时扁鹊已初步掌握了眼病的诊疗技术。

春秋战国时代,先进医学家冲破反动天命观和巫术迷信的阻碍,通过实践,总结了劳动人民与疾病作斗争的宝贵经验,出现了很多医药学著作。

如《内经》,其中有关眼科的成就主要有以下三个方面。

(1) 眼的解剖结构:《内经》中出现了有关眼的最基本的解剖术语,如珠、瞳、乌睛、瞳仁、眉、眶、睑、睫、夹、眦、睛、目窠、约束(眼肌)、裹撷(眼窠软组织)、目系(视神经及脉管)等。《灵枢·大惑论》记有"眼系入于脑",表明当时已初步认识到眼与脑的神经联系。《内经》首先将眼分为五部,即瞳子(瞳孔)、黑睛(角膜)、白眼(球结膜)、络(泪阜)及约束(眼睑、眼肌)。

(2) 对眼病的认识:《内经》中记载了一系列眼科的疾病与症状,如目盲、目动、目下肿、泣出、目赤、目黄、目赤痛、眦疡、羞明、倒睫、目瞑、戴目(上视)、目环(直视)、妄见、歧视(复视)等。"五脏所主病证蕴于内,必形色见于外。"(王肯堂:《证治准绳》)

(3) 整体观念:《内经》把眼看作是整体的一部分,认为眼与内脏活动有密切关系。《灵枢·邪气脏腑病形篇》曰:"十二经脉三百六十五络,其血气皆上于面而走空窍,其精阳气上走于目而为睛。"《素问·五藏生成篇》曰:"诸脉者皆属于目……肝受血而能视。"《内经》已认识到目肿与肾病的关系,尤其突出肝与目的关系。《素问·金匮真言论》曰"肝,开窍于目";《素问·五藏生成篇》曰"肝受血而能视";《灵枢·脉度篇》曰"肝气通于目,肝和则目能辨五色矣"。"目者宗脉之所聚也"(《灵枢·口问篇》),"肝病者虚则肮肮无所见"(《藏气法时论》)。与此同时,《内经》又把眼与中枢神经联系起来,《素问·脉要精微论》曰:"头者精明之府,头倾视深,精神将夺矣。"《灵枢·海论》曰:"髓海不足,则脑转耳鸣,胫酸眩冒,目无所见。"《灵枢·大惑论》:"脑转则引目系急,目系急则目眩以转矣……精散则视歧,视歧见两物。"

在整体论的思想指导下,《内经》把眼的各部与脏腑活动联系起来,《灵枢·大惑论》写道:"五脏六腑之精气皆上注于目而为之精,精之窠为眼,骨之精为瞳子,筋之精为黑睛,血之精为络。其窠气之精为白眼,肌肉之精为约束,裹撷筋骨血气之精而与脉并为系,上属于脑后,出于项中。"这段记载,成为后世五轮说之渊源。

《医心方》引我国太素杨注"导引谓熊颈鸟伸五禽戏等,近愈痿癖万病,远取是长生久视也",证明古人注意体疗方法以增进视力。《素问·生气通天论》:"圣人陈阴阳,筋脉和同,骨髓坚固,气血皆从,如是则内外调和,邪(病)不能害,耳目聪明,气立如故。"这是《内经》对眼病预防的影响,与《内经》的"正气存内,邪不可干"的观点是一致的。

秦汉以来,人们对眼病的认识又有所发展。许慎《说文解字》曾有三十余字描写眼病与视力异常,《说文解字》中把一目小称为"眇",睑缘炎称为"矊",目翳、白眼、目不明称为"眊";目摇称为"眩",目萎缩为"冤"等。《汉书·王莽传》记载任永、冯信等皆伪托青盲不任。对于眼病的治疗,《淮南子》中记有"目中有疵,不害于视,不可灼也",可见当时已应用烧灼法治疗眼病(斑翳),并对此法的应用特加注意,认为不可妄用。在药物治疗方面,《淮南子》记有梣木(秦皮)治眼病,《神农本草经》记载有"细辛明目利九窍,蒺藜明目","决明子治青盲、目淫、白膜、眼赤、丹砂、瞿麦明目去翳","黄连治目痛泣出,戎盐主目痛";又载"狗胆明目"和"鲤鱼胆治目热、赤肿、青盲",这些药物至今仍为中医眼科的通用药。

据《晋书》记载,华佗曾用割治法治疗景王的目疾;《晋书》又有司马师割治目瘤的记载,可见我国民间医生很早就施行手术治疗目疾了。《名医别录》就有"牛肝补肝明目"的记载;《中藏经》有眼外病三方;《神医秘方》有四十二方,两书系托名华佗所著。

公元三世纪,张仲景在《伤寒论》与《金匮要略》中,除前述《内经》所述诸症外,尚记有目黯、目眩、目注、目如脱、目瞤、目不识人、眼脓肿等症。晋代王叔和在《脉经》中介绍"察目病以辨病之生死"外,还提出"目病脉"一项,把眼病与脉搏活动联系起来。

随着对眼病的认识,人们对于眼病的预防也提出了相应的见解。据《晋书·张湛传》记载,范宁尝苦目病,就张湛求良方,湛因是答之曰:"省读书一,减思虑二,专视内三,简外观四,早起晚五,夜早眠六。"可见张湛对目疾的预防较重于方药。

由上所述，可见我国眼科学自春秋战国至秦汉魏晋时代，人们对眼的解剖生理及眼病的诊疗技术已积累了初步经验。但是，在这个时期中，尚无眼科专著问世，眼科学还未成为一门独立的学科，尚处于萌芽时期。

二、隋唐时代——奠基时期

隋唐时代，社会生产力和科学技术迅速发展。另一方面，由于唐代交通发达，不断地吸收并融合其他民族的医学，眼科学因此得到迅速的发展，形成一门独立的专科。唐代太医署设有耳目口齿专科，并由专职的"耳目口齿"的"医博士"和"助教"担任教学，并且规定耳目口齿四年成。隋唐时代，不仅综合性的医学著作中有专门的眼科章节，又出现了眼科专著。据《隋书·经籍志》记载，有《陶氏疗目方》（五卷）和《甘濬之疗耳眼方》（十四卷），这是我国最早的眼科书，惜以上两书均已佚失。

东汉时期，佛教自印度传入我国，东汉末之安世高，在译经的同时兼传印度医学，唐义净在介绍印度医学方面用力最勤。据史籍记载，自汉以迄南北朝，由印度传入医方明之译品计有二十八种。东晋时竺云无兰所译之《佛说咒目经》（一卷），计咒文共四十余字，似为婆罗门之一种咒语；另有义净所译之《佛说能净一切眼疾病陀罗尼经》，以上两书，显系佛教咒语一类著作，于眼科原毫无裨益。唐刘禹锡诗有"光明咒龙树菩萨论"。由于佛教的影响，唐代太医署设有咒禁科。《诸病源候论》《千金方》《外台秘要》等隋唐著作中，也掺杂了佛教禁咒等唯心主义内容，它对医学发展只能起干扰和阻碍作用。我国人民对待外来医学，主要是通过临床实践加以吸收。隋唐时代，传入我国的两部眼科著作《天竺经》与《龙树眼论》，不久就融在了我国人民自己的创造发明中，成为我国医学的组成部分。

唐王仁裕的《玉堂闲话》记载，高骈镇维扬的时代，曾经在扬州延揽方技之士，唐代赵璘的《因话录》也谈到相国崔铉，介绍扬州眼科谈简为相国崔慎由割除左目赘疣事，及崔慎由委托淮南判官杨员外，邀请扬州眼医穆中医眼事。可见当时已有专业眼科医师。

隋代巢元方等集体编撰的《诸病源候论》（610）总结了魏晋以来的医疗经验和成就，对临床各科的病源和症状均有描述，其中也包括眼科学，载有眼病三十八候，另加妇人病和小儿病中所载眼病八条，共达四十六候。此书对各类眼科症候均有介绍。例如对沙眼各期症状（如目风赤候、见风泪出候、目睑皆赤候、目候、目风肿候、睚候等)均有记载,在论目青盲候中这样写道:"青盲者,谓眼本无异,瞳子黑白分明,直不见物耳;……有热则赤痛,无热但生内障。"书中所描述的眼科症候,显然是从长期的临床实践中观察得来的。《诸病源候论》载:"被打陷骨伤脑,头眩不举,戴眼真视。"(《医心方》引)

孙思邈(581—682)的《备急千金方》(简称《千金方》),总结了唐以前医药学的成就。其中有关眼病的记载,包括论一首,证三首,方六十九首,灸法二十八首。书中对雀目(夜盲症)、青盲、目痛、目暗、目瞥、睑生风粒(沙眼)以及老视眼等都有较详的叙述。同时,又提出十六种丧明的原因:"生食五辛、接热饮食、热餐面食、饮酒不已、房室无节、极目远视、数看日明、夜视星火、夜读细书、月下看书、抄写多年、雕镂细作、博弈不休、久处烟火、泣泪过多、刺头出血过多……并是丧明之本。"唐初李谏议《近效方》亦有类似记载,其论目病五忌:"凡目疾,不问少长男女等,所忌有五:一、房室,二、面酒,三、目冲风冷霜雪,向日远视,四、哭注嗔怒,五、终身不用吃生五辛。"(《外台秘要》卷二十一)由此可见唐代医学家对丧明的原因已有一致的认识了。

《千金方》对各种眼病提出了很多具体的验方,例如神曲丸(又名磁朱丸),后世用以治疗慢性青光眼与白内障,据临床验证,此方对白内障确有一定的疗效。《千金翼方》载:"青羊胆主青盲,明目","鸡胆主疗目不明",近已证明胆汁治青盲确有卓效。《千金方》应用羊肝、决明子等治疗夜盲症、角膜软化症,据分析这些药物确含丰富的维生素 A。除应用内服药外,《千金方》还应用点眼药、洗眼剂等外用药。眼科药中一般选用黄连、黄柏、秦皮等药,据分析这些药物都有消炎杀菌作用。《千金方》开始应用铜青治疗沙眼,并认识到在角膜溃疡时不宜应用此药,这与今日应用硫酸铜治疗沙眼的禁忌证没有出入。对于严重的结膜炎、角膜炎,书中介绍用包毡法,可见当时已应用物理疗法治疗眼疾了。《千金方》又介绍眼科的手术疗法,例如对翼状胬肉的手术割治法叙之颇详:"治人马白膜漫睛方,以鸡翎截之,近黑睛及当白睛嘣之,膜自聚,钩针钩挽之,割去即见物,以绵当眼上著血断,三日瘥。"可见手术已着眼于黑睛与白睛之间,即从胬肉的颈部入手,用钩针钩起后切除,这与今日方法已十分近似了。至《龙术论》进一步提出割了以火熨,令断其势,即不再生。较《千金方》又有进步。

由上所述,可见《千金方》在总结唐代的眼病与防治方面,确有一定的历史功绩。

王焘撰《外台秘要》(752),此书搜集了唐以前的眼科著作。在眼科范围内吸取谢道人所撰的《天竺经》内容。据《外台秘要》所载《天竺经论眼序》并注云："庞上道人撰。俗姓谢。住齐州,于西国胡僧处授。"可见《天竺经》系外来眼科著作。《外台秘要》采纳了印度的四大学说,谓人身由地、水、火、风四原质所成,眼珠由水所成。更谓白睛由三层膜所成,黑睛由一层膜所成。

《外台秘要》有关眼病的记载,计总论五首,眼病十九类。对白内障、绿内障、倒睫等病叙之尤详。书中不仅描述了白内障症状,并首次提到金针拨障术:"……皆苦眼无所因起,忽然膜膜,不痛不痒,渐渐不明,久历年岁,遂致失明,令观容状,眼形不异。唯正当眼中央小珠子里,乃有其障,作青白色,虽不辨物,犹知明暗三光,知昼知夜。如此之者,各作脑流青盲眼,未患时,忽觉眼前时见飞蝇黑子,逐眼上下来去。此宜用金篦决,一针之后,豁若开云而见白日。针讫,宜服大黄丸,不宜大泄。此疾皆由虚热兼风所作也。"(《外台秘要》卷二十一"出眼疾候一首",见人民卫生出版社 1955 年版卷中第 562 页)。

金针拨障术据考传自印度,细考《外台秘要》对于白内障症状作了较具体的描述,最后才提出用金针拨障术治疗。但书中关于这项手术的来龙去脉及操作方法未作说明。或许此术需印度眼医亲授手法,我国医家也需面授亲传,非文字所能表达。

《外台秘要》对青光眼(称"黑盲乌风"或"绿翳青盲")也有翔实的描述,指出此病"状与前青盲(即白内障)相似,而眼中一无所有"。可见当时已能区别白内障与青光眼。尤其可贵的是已知青光眼是由前房水流通不顺所致,"此疾之源,皆从内肝管缺,眼孔不通所致也",并提出早期治疗的重要性,若已成病便不复可疗。

在论治方面,《外台秘要》曾介绍有血管翳烧法与倒睫毛拨除法。书中收集治疗眼病验方一百五十多首。所用药物如秦皮、黄连、决明子、地肤子、细辛等,动物药如羊肝、猪肝、贝子、珍珠等,矿物药如硼砂、盐、胡粉、矾石等,都是有相当疗效的。

唐代后期出现了一部眼科名著《龙树眼论》。公元 752 年所著的《外台秘要》未见引用此书,公元九世纪白乐天的眼病诗内有"案上谩铺龙树论,盒中虚撚决明丸,人间方药应无益,争得金篦试刮看"。据此推测,此书为隋唐间人所译,可能成书于八世纪下半叶。现原书已佚,后人从朝鲜的《医方类聚》中辑出。

除上述医学著作中,在有关历史文献中,也常有治疗眼疾的记载。据载唐高宗苦头重,目不能视,召侍医秦鸣鹤诊之,请刺头出血可愈,刺百会、脑户二穴出血,果然减轻。这表明唐代医学已用针刺出血疗法治疗眼病。此外,唐代尚有安装义眼之记载。据《太平御览》记载:施肩吾与赵瑕不睦,瑕旧失一目,以假珠代其睛,故施嘲之曰:"二十九人同及第,五十七只眼看花。"据《吴越备史》所载,唐王尝赐周宝木睛,可见当时义眼初为木制。至元代《辍耕录》记载,劳动人民已发明用瓷睛作义眼了。

由上所述,可见隋唐医学家在吸取外来文化的基础上,通过临床实践,积累了丰富的眼科诊疗技术,奠定了眼科学的基础,使眼科学成为一门独立的学科。

三、宋元时代——成长时期

宋代封建社会已经走向下坡路,农民起义此起彼伏,直接打击了宋王朝的统治。以王安石为代表的革新派,采取了一系列的变法措施,在一定程度上促进了农业生产和科学技术的发展。

北宋时我国出现了具有世界意义的三大发明:火药、罗盘针、印刷术。特别是毕昇对印刷术的改进以及造纸业的发达,有力地促进了文化知识的传播。由于王安石推行新法,改革教育制度,医学教育也采用"三舍法"。1076年成立的太医局,内设九科,眼科已成为独立的专科,《龙木论》被列为小经,作为医师必读之书。眼科知识因此得到普及,引起医界的重视。宋代大部丛书如《太平圣惠方》(992)、《圣济总录》(1125),均有多卷论眼病。其他如金元四大家的著作中,对眼病亦有涉猎。在这个时代,出现了几部极为重要的眼科专著,眼科学呈现出迅速发展的局面。

《太平圣惠方》其中论眼病者共二卷,记有病源四十四首(主要来自《巢氏病源》);其中新增的十余证,称沙眼为睑生风粟(疑来自《龙树眼论》)。书中介绍了眼科手术(钩割针镰法);对于内障手术的术前注意、患者姿势、手术方法、止血、止痛、止呕方法以及术后处理,均有详细论述。

《圣济总录》其中论眼病者多达十二卷,所记疾病次序与《太平圣惠方》同,理论则以《内经》为主,并屡引用《龙木论》。药方喜用大方,药物多达二十余味,是与《太平圣惠方》不同之处。书中所介绍的眼科器械较前有改进,如滴眼工具用铜筋或棉棍,盛眼药用小瓷瓶,用铜器盛热水行温罨法。最后所载钩割针镰法较为具体,但仅限于外障,至于拨内障法反略而不载。

金元四大家对眼科亦有发挥。刘完素认为目昏赤肿翳脂皆属于热;张从正亦附和目不因火则不病;李杲则谓目病多由脾胃虚弱;朱震亨则综合其说,谓眼病所用不过虚实二者面已。因此,各家所提出的治疗方法亦各不同,但皆有所长。诸如李杲论瞳子散大宜苦宜酸宜凉,大忌辛热之物,创滋阴地黄丸,重用五味子以收敛瞳子,临床上确有卓效。

南宋以后眼科学出现了几部专著。其中以《龙树论》、《日华子鸿飞集论》及《刘皓眼论准的歌》为代表。

《龙树论》虽于八世纪下半叶传入,但今日的传本约定于十三世纪。《龙木论》卷一"三因论治"系录自陈无择文。《审视瑶函》也有类似文字(卷二:"目病有三因"即直言陈无择曰)。

《龙木论》可能即为《龙树论》原本,因避宋英宗(赵曙)讳,故于十二世纪后改称《龙目论》,《圣济总录》则称《龙木论》。按现行《秘传眼科龙木论》,卷一至卷六"龙木总论"及"七十二证方论",卷七系南宋"诸家秘要名方"。内容为:一、《巢氏论针眼候》;二、《三因方》(1174);三、《本事方》;四、《百一选方》(1196);五、《和剂局方》等,卷八为《针灸经》,卷九、十为《诸方辨论药性》。宋附《葆光道人眼科龙木集》一卷,内容有论五轮八廓、钩割针镰法、论眼睫法及"七十二问"。所论病名与《龙木总论》不同。按《百一选方》作于1196年,故现行《龙木论》可能为十三世纪以后改编而成。

《龙木论》(现存眼科第一部专书)将眼疾分为七十二症(巢氏病源分三十八候)。其中论内障二十三症、外障四十九症。内障包括白内障、青盲和雀目等病。对于白内障论之尤详,书中提到的十四症,几与先天性、外伤性以及老年性各型相吻合。书中还详述白内障的针拨法。它不但指出了手术前后的准备与发现方法,同时亦提到适应证与禁忌证。外障包括眼睑、结膜、泪器、角膜、虹膜、眼肌、眼眶等病,除记述前人已提出的各种眼病外,更有沙眼(睑生风粟和胞肉胶凝)、虹膜脱出(鳌眼)、前房出血(血灌瞳仁)和眼珠震颤(辘轳转关)等症。眼科手术则介绍钩割针割四种方法。例如对胬肉手术所介绍的穿线法:"以细针以线穿,用口唧定线头捧起,以钹针折起,令离黑珠。向日割之,割了以火熨,令断其势,即不再生。"这种方法,至今仍广为应用。《龙木论》对沙眼治疗,主张用"利刃洗出血,三五度去根本即瘥。"此法与近代的挑破压挤法类似。对沙眼引起的角膜血管翳,称之为"赤膜下垂",主张用"镰洗上睑出血"或用"熨熔法治之"。总的说来,此书在我国眼科史上具有极大的影响,作出了一定的贡献。

《日华子鸿飞集论》,此书已佚。近人陈任意见,现存《龙木论》"七十二问"可能即为《日华子鸿飞集论》之内容。

《刘皓眼论准的歌》此书早佚。据各家考证,认为《龙木论》七十二症方论每段挽以歌括,卷首所附之审的歌,即为刘皓准的歌之内容,主要是根据病七十二症的症状与治疗,编以歌括,以便于学习。

由上所述,可见宋代医学在吸收《龙木论》七十二症之后,用各种不同的方式,或以问答、或以诗歌形式来加以阐发。这表明《龙木论》一书在宋人的医疗实践基础上,不断增录补辑,而成为目前的传本,可见这是一部集体的经验总结。

《龙木论》为十世纪以后眼科的必读书,除上述单行本外,宋人医书也多辑录此书内容。如《圣济总录》及危亦林的《世医得效方》(1377),均吸取《龙木论》的内容。

据史籍记载,我国人民在十三世纪已发明供人们调节视力的眼镜,这项发明应该说是劳动人民在长期生产实践中获得磨制镜(晶)片的结果。据宋朝开封赵希鹄所撰《洞天清录》记载:"老人不辨细书,用叆叇掩目则明。"按赵希鹄此书撰于公元1240年间。又据清赵翼《陔余丛考》(第三十七卷"眼镜")记载:刘跂暇日记:"史沆断狱,取水精十数种以入,初不喻,既而知案赎故暗者,以水晶目照之则见。"据《增广尚友录》,史沆系南宋眉山人,十三世纪前半纪人,曾举进士,此条又进一步证明十三世纪我国已有眼镜。明朝张自烈《正字通》已明确记载:"叆叇即眼镜。"

宋代眼科理论中出现了"五轮八廓"学说。此说之出现,有其历史背景。因宋代极力提倡理学,理学的开创者周敦颐著《太极图说》,用《易经》推衍宇宙生成。儒医们把这种观点搬到医学中来。因此,宋元以后,不仅医学理论中充斥着五运六气学说,在眼科领域中也出现五轮八廓学说。五轮八廓学说与运气学说是否有渊源之联系,尚待研究。《圣济总录》满载运气学说,却不及五轮八廓学说。

按五轮说最早渊源于《内经·灵枢·大惑论》,但汉唐之医籍未见记载此说。至宋元医家始及五轮五脏相关说。如《圣济总录》谓:"折而言之,通于五脏,合而言之,则主于肝。"金《河间六书》说:"眼通五脏,气贯五轮。"金张子和《儒门事亲》说:"夫目之五轮,乃五脏六腑之精华,宗脉之所聚。"宋杨士瀛《仁斋直指方》始给予定位:"眼属五脏,首尾赤眦属心,满眼白睛属肺,其乌睛圆大属肝,其上下肉胞属脾,而中间黑瞳一点如漆者,肾实主之。"但宋金时代,五轮八廓说并未赢得普遍的承认。如金刘河间、宋严用和以及《圣惠方》等,只引用五轮而未及八廓。其他如李东恒、戚无已、朱丹溪以及《圣济总录》等医家及著作,均未采用五轮八廓说。

至《龙木论》始系统阐述五轮八廓说。《龙木总论》及《葆光道人眼科龙木集》中,均有"五轮歌",将眼之五轮与五脏、五行相配合,并陈述了五脏、五行之主病。《葆光道人眼科龙木集》中又记载有"八廓歌",将八种眼病与五脏六腑及八种生理机能(关泉、养化、抱阳、传导、水谷、津液、清净、会阴)相适应。按唐代之《龙树眼论》业已失传,目前流传的《龙木论》系宋元间人所编,故《龙木论》所述之八廓说,究起于何时,有待考证。

元代危亦林《世医得效方》(1343)进一步发挥了五轮八廓说。他将八廓配上了"八卦"(乾、坤、离、坎、震、巽、艮、兑),并和"天、地、火、水、风、雷、山、泽"等名称结合起来,同时还补充了五轮八廓主病的内容。危亦林强调五轮八廓说分眼病为内障二十三症,外障四十五症,可算是中医眼科的初步总结。自此以后,医家在眼科著作中均言及五轮八廓说,逐成为眼科学中的重要理论。

四、明清时代——成熟时期

明清时代,我国封建社会进入后期,开始出现资本主义的萌芽。明清时期,自然科学有了较大的发展,在医药领域中开始出现了新趋势,出现了李时珍的《本草纲目》(1578)与王清任的解剖学著作《医林改错》(1830),同时又形成了温病学说,眼科学也开始走上了科学化与现代化的道路。

这个时期,在医学全书中系统介绍眼科学的有徐春甫的《古今医统》(1556),王肯堂的《证治准绳》(1602)及吴谦等编著的《医宗金鉴》(1742)。眼科专著有《银海精微》、《原机启微》(1370)、《审视瑶函》(1644)、《眼科全书》(1667)、《青囊完璧》(1673)、《一草亭眼科全书》(1712)、《异授眼科》、《银海指南》(1809)(又名《眼科大成》)及《目经大成》(1818)等书,可谓洋洋大观。

徐春甫的《古今医统》充实了危亦林的五轮八廓之说,并增证为七十二,同时对五轮八廓说提出了疑问,据《四库全书总目》说:"《银海精微》旧本题唐孙思邈撰,唐宋艺文志均不著录,思邈本传亦不言有是书,其曰银海者,盖取目为银海之义。"可是这书的后部方药杂论是齐一经所增加的,齐氏在《银海精微》引中也提到不知是何人所撰,他认为眼科是一种精细的工作,不论此书是何人所作,其内容却非常丰富。

明代眼科学中出现了一部极为重要的文献,即《银海精微》(二卷)。此书原题孙思邈所著,但孙思邈本传未言及有是书,唐宋艺文志皆不著录,亦不见明以前藏书家目录。故本书刊出年月尚不明确。由于此书明代始有刻本,故人们把它列入明代作品。据李涛、毕华德两教授意见,谓此书前有河南等处提刑按察司副使齐一经序,序称管河北道时得于同僚李氏,亦不著时代年月,莫知为何许人也。按提刑按察司为元代始设之官,故李毕两氏推测为元人作品。据陈任意见,此书在某些病症上与徐春甫的《古今医统》相同而与别家不同。故陈长谓《银海精微》与《古今医统》可能系同时代作品。明代楼英《医学纲目》(1565)中首次引用此书。

据余嘉锡《四库提要辨证》:"考千顷堂书目卷十四医家类有银海精微二卷,在明代不知撰人之内,书各卷数,皆与四库著录本同。由于此书明代始有刻本,故人们把它列入明代作品。本不题撰人,亦未尝依托古书。不知何人忽题为孙思邈,盖方技家辗转传抄,因其书不著姓名,恐其术不足以取重。"

《银海精微》是我国医学在大量的临床实践基础上对眼科学的进一步总结与发展。在解剖学上首先正确地认识了虹膜与瞳孔的关系(黄仁伸缩与瞳仁之大小),它跳出了传统的七十二症,在某些方面超过了七十二症方论的成就。书中列举了眼科疾病八十症(又说八十一症),扼要申述了眼病的症状、原因及治疗方法,每症都绘以图样,企图把病的变化表述于画中。《银海精微》对于睑缘疖(麦粒肿)、睑外翻、急性结膜炎、前房出血、虹膜睫状体炎(青光眼)、虹膜脱出、绿内障、角膜溃疡等,均有详细论述。首先对沙眼的各期症状及治法均有介绍:称沙眼为睑生风粟、粟疮、鸡冠蚬肉;将沙眼性角膜血管翳则分别称为垂簾翳、赤膜下垂与血翳包睛等症;对沙眼后遗症睑内反(拳毛倒睫)的症状描述十分细致。其次对于远视、近视亦有论述。

《银海精微》对于检眼法也作了详细介绍,卷下记载有审症秘论看眼法、察翳法等项。对于眼的检查,则提出了检查瞳孔、角膜(包括虹膜)、结膜与眼睑四个要则。书中这样写道:"凡看眼法,先审瞳人神光,次看风轮,再察白仁,四辨胞睑二眦,此四者眼科之大要。"尤其对瞳孔的色泽与反应,认为是检查中最主要项目。书中结合临床病症指出:"瞳人干缺者……金井不圆,上下东西如锯齿,偏缺参差。久则渐渐细小,视物濛濛,难辨人物。……此症失于医治,久久瞳多锁紧,如小针眼大,内结有云翳,或黄或青或白,阴看不大。阳看不小(对光反应消失),逐成瞽疾耳。"

《银海精微》对眼病的治法较《龙木论》为进步,除内服药外,兼用针灸及各种手术,包括沙眼的刷法(鸭翎涮洗法)、密针刺法、氧化铅(密陀僧)涂抹法、烙法、角膜溃疡的温罨法、敷药法、浴洗法、滴眼法以及各种手术法,如睑内翻时的夹法和白内障的开金针法,书中对针刺可能发生的变化如前房出血及其后处理都有具体交代。《银海精微》曾将烙法广泛应用于各种眼疾,除沙眼外,对于冀状胬肉、眼睑胬肉切除后,都主张用烙法以防止再发。

卷末附有药性篇,论眼病用药的方法,阐明各种眼病用药之生药学、炮制方法及其药性之特点,计有一百二十多种药物,并简述其用法和禁忌证,这种编辑体例是十分科学的。由于历史条件的限制,书中也夹杂有迷信成分,故对此书也需持批判态度。

元倪维德(1303—1377)之《原机启微》(二卷)于明初刊出。书分二卷及附录一卷。上卷论眼目致病之原因及施治经验,下卷叙述眼症的制方例法,申述药物的君臣佐使、从逆反正之义,附一卷乃薛己校订时增补,内容(内有十一论附)有论目为血脉之宗,论目昏赤肿翳膜皆属于热,论眼症分表里治。论目疾宜出血最急,论内障外障,论瞳子散大,论倒睫赤烂,论目不能远视为阴气不足,论目疾分三因,论偷针眼,先哲治验等,附方三十九首。最后附东垣诸先生治法、肾脏风眼治法,对小儿眼病之治法尤详加阐述,如小儿五脏目疾、小儿雀盲眼、小儿肝脾等眼疾及小儿飞丝尘垢入目等,颇为详尽。

《原机启微》对于眼科诸病作系统的解释,视眼病与全身疾病有密切关系,企图从不同的眼病中寻求共同的根源,这种思想是符合现代观点的,是眼科发展史中一个极为重要的成就。此书按病因将眼病分为十八类(淫热、风热、七情五贼、血凝、气散、血气不分、热积、阳衰、阴弱、水衰、内急外弛、奇经客邪、物伤、伤寒、强阳抟阴、亡血、疱疹、深疳等),每因总结其症候群,并根据病因服不同的汤剂,这是企图从病理病因观上去分析眼病的一种尝试,使眼病与人体功能和外部环境等联系起来,改变了过去眼科书上每病孤立的缺点,从而使眼科学有系统的理论可据,这是对眼科理论的一大提高。

明代以后,有一派眼科家遵循这一指导思想,认为眼病与全身病有关,如邓苑的《一草亭眼科全书》、顾锡的《银海指南》、陈国笃的《眼科六要》,即是这派的代表。此派重视内服药,其用药原则同于内科,如因风所致的眼病用发散药,因火所致者用凉泻药,因虚所致者用补药,因劳神所致者用镇静药,等等,它反映了我国眼科的特点。

十六世纪眼科学出现了一个巨大的进步,它突破了唐以来的七十二症范围。1602年,王肯堂著《证治准绳》,此书虽非眼科专著,却总结了当时所知的眼病证候,将眼病分为41大类,共得178症(又说160症)。王肯堂将内障分25症,他的分类与现代眼科分类颇相似,他所记载的症候与治法也极为详尽,为以前任何医书所不及,今日肉眼所能检出的症状,几乎已罗列无遗了。

《证治准绳》对眼病的症状描写极为详细,单以角膜疾患而论,就提出二十余症,几乎把所有角膜疾病都包括了。例如对角膜溃疡(凝脂翳)发病的初起、发展情况及预后等问题,均有翔实的描述。王肯堂对"拳毛倒睫"一证也述之颇详,并指出此证虽用夹法可治,但常易复发,"未几复倒"、"复倒复夹"者可致"皮急紧小症"(即眼裂缩小症),故作者又提出用三棱针刺内睑出血法治之。又如对青光眼症状与现代教科书所述之原发性青光眼症状可谓无甚差异。它又从壁孔的颜色来鉴别青光眼与白内障:"夫青盲者,瞳神不大不小,无缺无损。仔细视之,瞳神内并无些少别样,气色俨然,与好人一般,只是自看不见,方为此证,若有何气色者。即是内障非青盲也。"同时,它又认识到青光眼的发病与情绪(伤于七情)有密切关系。《证治准绳》对以往眼科书没有记载的色盲、眼肌麻痹、某些眼底病等,也有详细论述。对于眼科手术施行的原则论之颇详,手术种类可能包括"内眼"和"外眼"各种类型,内眼手术以金针拨瞳神为代表。从此书的内容来看,堪称中医眼科的代表著作。

明末清初刊出的《审视瑶函》(1644),又名《眼科大全》。此书由江宁傅允科(字仁宇)所著,由其子傅国栋(字维蕃)刊出。书分六卷,卷首介绍五轮八廓、五运六气说及前人医案二十三则。第一卷为总论,叙述五轮八廓所属论,目为至宝论、钩割针烙宜戒慎论、内外二障论等。第二卷是以病因病机论证,录自《原机启微》。第三至第六卷为症论,依病证性质将眼病分为二十二类[计目痛、寒热、目赤、白痛、目痒、肿胀、外障(翳膜)、目疡、目疣、漏睛、脾病、妊娠、痘疹、斑疹、疳伤、惊搐、目昏、妄见、内障、目泪、风沿、诸因],共一百零八症。对于每症之症状、原因及治疗方法,均有详细论述,论前并附歌括,便于读者记忆。附小儿目闭不开,睊目直视,目仰视,目睛动,目箚诸验方。他在凡例中这样写道:"昔人载一百六十症,则失之滥,上古著七十二症,则失之简,是函摘要删繁,纤巨各当,定为一百有八症。"卷一中对一些诽谤性成语"眼不医不瞎"特立专论驳斥,告诫患者"目病若不早医,病必日深,而眼必瞎矣。"书中记载多种手术器械,并绘图说明,更载有煮铖法,且对术前洗眼、手术方法及术后处理均有详细记载。最后附录眼科铖(针)灸要穴图像,定针灸适应症为十三症,介绍常用穴位三十六。又附各类眼药的配置方法。此书系作者根据家传眼科三十余年的临床经验,综合各家名著编撰而成,此书卷一之"五轮所属论""八廓所属论""目为至宝论""钩割针烙宜戒慎论"及卷三:此书一百零八症内容,均录自《证治准绳》,症名及其说明全相符合,唯说明较为简明而已,据笔者查核,此说确实。此书在整理保存眼科文献方面具有一定的价值。

《眼科全书》(三卷)及《青囊完璧》(七卷)两书清初由王协刊出,此两书现已不存。《医籍考》载有王协之序。据序文所言,《眼科全书》的证候较传统的七十二症多出一倍有奇(一百四十余症)。《青囊完璧》之内容较《眼科全书》更为完备。王协言傅仁宇的《审视瑶函》"全窃此书",但也有人认为《眼科全书》的内容录自《证治准绳》。

《证治准绳》《审视瑶函》《眼科全书》《青囊完璧》四书内容无疑有相同之处,盖古代印刷版本流传不广,医家常用手抄辗转交流。这只能表明这些著作并非个别医家之创作,而是汇集和整理广大劳动人民及无数医家的治病经验而成。

清代医家张璐之子张飞畴为十七世纪眼科家,精于金针拨障术,在《张氏医通》(1695)内曾详细记载此法,他不但将手法、适应证、禁忌证及术前术后的各项问题作了具体说明,还根据自己经验,提出宝贵意见,并附有病案报告七例。该书作者又指出:"凡初习针时,不得以人目轻试,宜针羊眼,久久成熟,方可治人(如过梁针)。"

《医宗金鉴》系乾隆四年(1739)吴谦奉敕撰,乾隆七年(1742)成书,系综合性医书。内有论眼病二卷:首卷包括目睛原始歌、内叙五轮八廓所属部位、眼病原因、内障各论;后卷论外障,最后附以外治药方。方药中如石燕丹等用以退翳,是很有效验的。此书是综合前人著作编撰而成的,内容简要,以歌诀形式刊出,便于初学,不失为一部入门的教科书。

清代眼科著作甚多,有黄岩的《眼科纂要》、王锡鑫的《眼科切要》、王行冲的《眼科百问》、刘延年的《眼科金镜》、陈国笃的《眼科六要》等,但其中当推黄庭镜的《目经大成》成就最大。

黄庭镜生于1703年,《目经大成》初稿完成于1741年,后经四次易稿,最后完成于1774年。1811年黄庭镜之门生邓赞夫录读其书以《目科正宗》之名刊出。1818年由黄庭镜之孙以《目经大成》之名正式刊行于世。

《目经大成》乃继《审视瑶函》后最系统的中医眼科著作,在科学性和创造性方面,均超过《审视瑶函》,使中医眼科向前推进了一大步。著者不仅集中前人成就,并结合临床经验提出自己的看法,故此书是历代中医眼科的总结。

《目经大成》的主要成就有以下几点：

1. 本书是一部总结广大劳动人民及医家临床经验的创造性著作，并非单纯的古书抄录汇集。全书纲目分明，次序井然。上卷总结，包括诸药外治章。中卷各论，论述眼病十二因及眼病八十一症。下卷类方，即眼科药物学。

2. 本书具有现代科学的基本概念，坚持了唯物主义观点，与传统的错误思想及宗教迷信进行了斗争。卷一下有"信巫不信医论"节云："原夫鬼神之说，渺茫无准，惟巫人得交鬼神而愈疾病尤荒谬不足道。"

黄庭镜是我国最先研究眼解剖的学者，他通过解剖猪眼来观察瞳孔之结构，从而明确了水轮（虹膜）与风轮（角膜）的关系："水轮贴风轮而生，质最脆嫩，中空而薄，能舒能敛。正看似在乎，斜视显然在内。凡鸟兽鳞介之目皆如此。其空处俗谓之瞳子。"历来古书皆称前房蓄脓为"黄膜上冲"，黄庭镜则改积为"黄液上冲"，并说："液类浆水比喻恰切。膜系皮属，凡薄而嫩，厚而韧。不动紧着者皆是，讵能上冲?！看牛猪膜猪膏膜可晓。明明浆汁之物，混沌名症，岂字典字通字汇俱未谋面耶?"

3. 此书对中医眼科的病症学作了巨大的推进。黄庭镜总结了前人所述眼病的症候，按眼病原因分为十二因，将眼病症状分为八十一症。这种分类方法已具有现代意义。本书由博返约，《龙木论》将内障分二十三症，《目经大成》最后归结为一。与此同时，在每论一症时，必与人体功能、情绪与生活环境联系起来。为了使学者了解眼与全身的关系，著者在书中详细地介绍了人体功能的生理变化。这种整体观点是十分可贵的。又此书述流金凌木："此症目无甚大弊，但三处两处似膜非脂，从气轮而蚀风轮，故曰流金凌木，状如胬肉攀睛，然色白而薄，位且不定……万勿妄施钩割，徒致人丧明也。"此议十分中肯。

黄庭镜对八十一症的描述作出了不少贡献。古人在内障一名中包括了青光眼与眼底病，而黄庭镜则分出青光眼和眼底病，明确地说明了内障的病症："金井之中，有翳障于神水之上曰内障。……障在睛内，犹悬布幔于纸窗之上。"他把内障初起称为"神水变色"。黄庭镜对胬肉和假性胬肉（流金凌木）进行了区别。

4. 本书对眼科治疗学作了全面的、系统的陈述。治疗方剂遵循张景岳的八阵法原则，提出了与眼病有关的方剂229首，又介绍了局部应用的眼药制法及用法，卷下提出外用眼药19方。在手术学方面也有发挥。介绍了多种眼科手术法，如内障的针拨法（有拨眼八法：审机、点睛、射覆、探骊、扰海、卷帘、圆镜、完璧）。另有治疗倒睫之法、翼状胬肉割除法等，并能注意到手术适应证及术前后的处理。对于眼科器械,介绍有竹夹、眉刀、月斧、银钩、火烙、银针、金针、三棱针、钩镰、毫针、钳、剪等,并附有图形。止血一般用烙法,并提出在术前用冷水浇淋眼球以减少手术疼痛和止血。此书对手术之叙述较《审视瑶函》又有进步。

由上所述,可知《目经大成》乃中医眼科学中极为宝贵的文献,它是我国医学遗产中的一部卓越的著作,它反映中医眼科走上了现代科学的道路。

明清时代,五轮八廓说又有进一步发展。但是围绕五轮八廓说的斗争也颇为激烈。倪维德的《原机启微》并未采纳此说,可见五轮八廓说仍未获得眼科界的普遍承认。

《银海精微》一书不仅继承并发挥了五轮八廓说,并将此说尊之为"眼目之根本"。《银海精微》因八廓说"无位有名",故增绘了五轮八廓图,将眼及附件分为八个区域,和自然界的天、地、火、水、风、雷、山、泽相比拟,记载了八廓疾病,并以"五行生克""五脏表里""七情六气"等学说作为疾病的成因和发病机制的解释。

王肯堂在《证治准绳》也阐释了五轮八廓说的含义,并以五行生克制化之理阐述五轮的相互关系。"大小眦为血轮、黑睛为风轮,瞳人(仁)为水轮,白人(仁)为气轮,上下眼睑为肉轮"(《银海精微》)。王肯堂对八廓说也作了补充:"八廓应乎八卦,脉络经纬于脑,贯通脏腑,达血气往来,以滋于目;廓如城郭然,各有门路往来,而匡廓卫御之意也。"同时,他将八廓看作是眼与脏腑相通的八条血脉经络。王肯堂谓五脏六腑皆有细络通目,"故凡病发,则有形色丝络显见而可验内之何藏府受病也。"可见中医眼科已把眼与全身脏腑(整体论)联系起来。

傅仁宇的《审视瑶函》扼要综述了各家关于五轮八廓的见解,并在卷一中特撰《五轮不可忽论》和《勿以八廓为无用论》两文,以示其重要性。他在后文中写道:"五轮为病,间有知者。至于八廓之病,位且不知,况欲求其知,经络之妙用乎?故古人云:经络不明,育子夜行。夫八廓之经络,乃验病之要领,业斯道者,宜可忽哉。盖验廓之病,与轮不同,轮以通部形色为证,而廓惟以轮上血脉丝络为凭,或粗细连断,或乱直赤紫,起于何部,侵犯何部,以辨何脏何腑之受病。浅深轻重,血气虚实,衰旺邪正之不同,察其自病传病,经络之生克,逆顺而调治之耳。……八廓则明见于外,病发则有丝络之可验者,安得谓无用哉。"傅仁宇发挥了王肯堂的见解,使人们在临症时注意眼部血管的变化,具有一定的指导意义。

张景岳对五轮八廓说也提出了意见:"眼目一症,虽古有五轮八廓及七十二症之辨,余尝细察之,似皆非切当之论,徒资惑乱,不足凭也。"

清黄庭镜的《目经大成》,对八廓说又作了某些补充和修改。其他如《银海指南《医宗金鉴》《异授眼科》等书继续沿用了轮廓说。

历代医家对五轮说的观点比较一致,但对八廓说始终未取得统一的看法。例如,对八廓命名与脏腑之相配以及八廓与八卦的结合等问题上,各家记载不一。对八廓在眼部的定位,《银海精微》谓"八廓有名无位",明李梴给予了定位,但并未获得医界的统一认识,后来黄庭镜的定位仍与李梴的不一致。故明清有些医家,只赞成五轮说而不同意八廓说。例如明楼英的《医学纲目》说:"八廓之说,于义无据,今删之不入焉。"徐春甫在《古今医统》中特撰《八廓辩》一文,文中这样写道:"经云:'眼属五脏六腑,百脉之精而具明。'故五轮之说有所本也,八廓之说无义可据,纲目所以删之。甫考:八廓乃后世龙木禅师论五行八卦配合之意,于义不切。奈何传误既久,俗习一辞,遽尔鳌删,似为脱简,夫何世谓眼科,开口五轮八廓若遗言者,即谓弗工。姑存而辨之,以俟杜断。"徐氏虽反对八廓说,但因当时'俗习一辞',仍抱着"姑存而辨之,以俟杜渐"的态度,把当时医家对八廓的阐述归纳地记载下来。张介宾在《景岳全书》中虽记述了龙木禅师的轮廓学说,但是他是反对轮廓说的,谓"眼目一症,虽古有五轮八廓及七十二症之辨,余尝细察之,似皆非切当之论,徒资惑乱,不足凭也"。清张璐也只赞成五轮说而反对八廓说的,他在《张氏医通》中说:"逮乎八廓,有名无位……此虽眼目之源派,其实无关于治疗也。"

五轮八廓说是中医眼科理论中的重要学说,五轮说发端于《灵枢·大惑论》,它从整体观出发,从眼与肝脏的相关发展为眼之五部与五脏五行相配合,把眼与内脏及环境联系起来,这种思想包含有朴素唯物主义内容,有其合理的方面。宋代以后,由于理学的影响,引入了八卦说,从而使这一学说逐渐趋向烦琐的道路。

对待五轮八廓说,应该持分析的态度,取其精华,弃其糟粕。历代医家在辨证时广泛应用五轮说,并据此来处方用药,它对临床实践具有一定的指导意义。至于八廓说,历对医家对八廓的部位、含义、作用以及病因和主病等记载,从未取得统一的意见,而且常常互相矛盾,使人无所适从,据此也难以指导临床实践。因此,对待这份历史遗产,必须采取批判继承的态度。至于如何应用历史唯物主义观点,从临床实际出发,正确地评价五轮八廓说,这正是当前中西医结合过程中广大医务工作者所需要进一步探讨研究的问题。

五、近百年眼科概况

1840 年鸦片战争以后,中国沦为半封建半殖民地社会,帝国主义用枪炮和鸦片侵入我国,而宗教与医学也被帝国主义分子利用来作为侵略的工具,从此西医随着帝国主义的入侵也大规模地传入我国。首先在我国行医的玛礼逊、郭雷枢、伯驾等,都是眼科医生,他们在澳门、广州活动行医,企图借此来笼络蒙骗我国人民。帝国主义分子同时又在我国各地开设医院与学校,并以此作为侵略我国基地,收集我国的情报。

随着西医的输入,有部分学者站在民族虚无主义立场上,蔑视与排挤中医药,从此我国医药学遭到了排斥与摧残,造成近百年中西医对立的局面,我国医学的眼科学也受到了阻碍。在这个时期中,中医眼科家结合自己的临床经验曾编撰了一部分眼科著作,其中有陈国笃的《眼科六要》(1851)等,但是,由于国民政府对中医采取限制与消灭的政策,中医眼科学也未能取得应有的进展。

在中西汇通的思潮影响下,近人陈滋著《中西眼科汇通》(1936)一书。他根据现代医学分类,将眼科分为十三类,提出眼病九十八症,每病皆有中西医名称、症状及治疗方法,书后并附中医眼科处方集,搜集中医验方内服约845方,眼药96方,外用药31方,并对每方的效用遂下断语。由于历史条件的限制,加上作者缺乏正确的指导思想,因此,作者也不可能做到中西医汇通。

结　语

综观我国眼科学的发展,它是在劳动人民的长期医疗实践中发展成长起来的,它不仅对劳动人民的视力保护、眼病防治发挥了历史作用,而且对世界眼科文献也有一定的贡献。但是,我国眼科学在历史发展过程中也渗透有一些糟粕,对待这份历史遗产,我们必须秉持"一分为二"的观点,加以批判地继承,取其精华,弃其糟粕;并遵照毛主席"古为今用,洋为中用","推陈出新"的指导方针,应用现代的科学方法给予整理提高。

新中国成立后,在党中央和毛主席的英明领导下,我国医学获得了新生,中西医结合的群众运动蓬勃开展,中医眼科学也得到巨大的发展。通过中西医结合,古老的金针拨除白内障手术提高到新的科学的高度。许多眼病通过中西医结合,疗效有了很大的提高,中医眼科学正在为人类作出新的贡献。因此,中西医务工作者更应通力合作,为创造我国的新医学新药学贡献一份力量。

参考文献

[1]张隐庵.黄帝内经素问集注:九卷[M].上海:上海科学技术出版社,1959.

［2］张稳庵.黄帝内经灵枢集注[M].上海：上海科学技术出版社,1958.

［3］巢元方,等.诸病源候论[M].影印本.北京：人民卫生出版社,1955.

［4］王焘.外台秘要[M].影印本.北京：人民卫生出版社,1955.

［5］赵佶.圣济总录：上册[M].北京：人民卫生出版社,1962.

［6］王怀隐.太平圣惠方[M].北京：人民卫生出版社,1958.

［7］危亦林.世医得效方[M].上海：上海科学技术出版社,1964.

［8］葆光道人,等.秘传眼科龙木论：十卷[M].北京：人民卫生出版社,1958.

［9］孙思邈.银海精微中医眼科[M].北京：人民卫生出版社,1956.

［10］倪维德.原机启微：2卷[M].薛己,校补.上海：上海卫生出版社,1958.

［11］王肯堂.证治准绳：二类方；8卷[M].影印本.上海：上海卫生出版社,1957.

［12］楼全善.医学纲目[M].上海：世界书局,1937.

［13］傅仁宇.审视瑶函[M].上海：上海卫生出版社,1958.

［14］邓苑.一草亭眼科全书异授眼科[M].胡芝樵,校订.上海：上海卫生出版社,1957.

［15］吴谦,等.医宗金鉴：第十一分册 眼科心法要诀[M].北京：人民卫生出版社,1963.

［16］张璐.张氏医通：十六卷[M].上海：上海科学技术出版社,1963.

［17］丹波元胤.中国医籍考：八十卷[M].北京：人民卫生出版社,1956.

［18］广州中医学院.中医眼科学讲义[M].重订本.上海：上海科学技术出版社,1964.

［19］广州中医学院眼科教研组.中医眼科学讲义[M].北京：人民卫生出版社,1960.

［20］黄庭镜.目经大成[M].广州：广东中医学院五官科教研组翻印.

［21］李涛,毕华德.中国眼科学史大纲[J].中华眼科杂志,1956,6(5)：398-403.

［22］刘广洲.略述祖国医学在眼科学上的成就[J].中级医刊,1955(3)：38-40.

［23］郭秉宽.祖国医学在眼科方面的成就[J].上海第一医学院学报,1956(1)：1-6.

［24］董竟成.在祖国医学的眼科文献中有关沙眼的记载(一)[J].中医杂志,1955(10)：53-56.

［25］周济.我国传来印度眼科术之史的考察[J].中华医学杂志(北京),1936(11)：1060-1076.

［26］陈耀真.中国眼科之外科手术[J].中华医学杂志(北京),1936(11)：1056-1059.

［27］林六梅.中医的眼科[J].中医杂志,1955(1)：20-21.

［28］陈任.关于祖国眼科历史研究的方法论及分期问题[J].武汉医学院学报,1957(2)：257-264.

［29］姚和清,姚芳蔚.从历代医学文献著作中看到眼科学的发展和改进[J].浙江中医杂志,1957(1-6)：26-29.

［30］陈任.五轮八廓学说的历史考[J].武汉医学院学报,1958(1)：23-29.

［31］胡用霖.祖国医学在眼科上的贡献[J].中华眼科杂志,1959(2)：68-71.

[32] 孙桂毓."五轮八廓"学说及其历代争辩[J].山东医学院学报,1962(1):60-62.

[33] 文天俊.中医眼科"五轮八廓"学说的探讨[J].中医杂志,1964(6):23-28.

[34] 丁景豫.中医眼科简史[J].江苏中医,1958(1):41-42.

[35] 孙桂毓.读中医眼科古典文献"银海精微"心得[J].山东医刊,1957(1):27.

[36] 毕华德.我国青光眼历史考[J].中华医史杂志,1955,7(4):241-251.

[37] 陈耀真.我国青光眼病的史料摘录[J].中华眼科杂志,1955(4):303-305.

[38] 陈耀真.诗人白乐天的眼病考[J].中华医史杂志,1955,7(3):164-169.

[39] 来生.中国眼镜的历史[J].梅晋良,译.中华医学杂志(北京),1936(11):1077-1107.

[40] 聂崇侯.中国眼镜史[J].医史杂志,1952,4(1):9-13.

[41] 孙桂毓.元明名医家倪维德及其眼科巨著原机启微简介[J].中华眼科杂志,1958(1):41-42.

[42] 陈任.目经大成考[J].武汉医学院学报,1957(4):493-495.

[43] 刘广洲.略述祖国医学在眼科学上的成就[J].中级医刊,1955(3):38-40.

[44] 雒定中.学习中医眼科的一些体会[J].中医杂志,1955(12):21-24.

[45] 姚和清.针灸治疗白内障的初步介绍[J].中医杂志,1955(12):25-28.

本文撰于20世纪70年代的江苏新医学院时期,以蜡纸刻版油印本作学术会议交流论文

（整理：秦鹏　姜海婷　审校：周敏）

人与自然学说探讨

　　人与自然关系学说,是中医理论体系中的重要内容。古代医家视天地为一大宇宙,人体为一小宇宙,谓大小宇宙息息相通,《灵枢·邪客篇》称之为"人与天地相应"。当前要继承发扬我国医学遗产,如何对待这一学说,是必须重视的一个问题。

　　人与自然关系学说包含有两方面的内容:阴阳气化学说与五运六气学说。现分别加以阐释探讨。

一、阴阳气化学说

　　古代医家在朴素辩证法思想指导下,认为天地万物无时不在运动变化之中,人生于天地气交之中,自然界阴阳气化密切地影响着人体的生命活动。《内经》分析了昼夜交替、四时变更的阴阳消长过程,认为一日十二时辰中的子、午、卯、酉四个时辰,一年廿四节气中的二分(春分、秋分)二至(冬至、夏至)四个节气,是阴阳交替的枢机。子午与二至正是阴阳转折时期;卯酉与二分则是阴阳平衡之际。我国医学认为人体的生理活动是随着阴阳消长过程发生的相应变化。例如皮肤腠理的开合、脉象的变化(春浮、夏洪、秋毛、冬石)、十二经脉气血的运行,也随着阴阳消长存在有规律性的涨退,经穴也相应地出现定期的开合。在摄生方面,提出了"春夏养阳,秋冬养阴"。人体的病理变化也无不受到阴阳消长的影响。《灵枢·顺气一日分为四时篇》认为,因昼夜阴阳交替,疾病也有旦慧、昼安、夕加、夜甚的变化。在阴阳变化之际,阳胜的病能冬不能夏,阴胜的病能夏不能冬。年老、体弱、衰虚者,每当二至、二分时,即不能适应甚或导致死亡。在治疗上强调"必先岁气,毋伐天和",即是要注意阴阳气化、四时节气的特点,用药要遵循"四时药法"。这种从阴阳气化理论来阐释人体的生理病理活动,并据此指导治疗、预防,这是祖国医学整体论的合理成分。

　　近代科学证明,一切生命活动随着昼夜的交替、四时的变更,呈现着周期性活动。人的体温、心率、血压、血糖、激素的分泌、尿中电离子的排泄、基础代谢率、生长激素和睡眠醒觉周期以及经络电势等，均有近似 24 小时的节奏。人体内尚有年周期以及其他不同周期的变化。例如肾上腺皮质激素与尿中 17 - 羟皮质酮类的排泄量，除了昼夜周期外，尚有一星期、二十天、一月、一年等不同周期。又如肝的解毒功能和胆汁分泌，一般是夏天降低、冬天升高，这与夏天食欲减低人体消瘦有一定关系。总之，整个生物界以及人类生活，乃是对季节及昼夜变化的一种历史性适应。近代生物学把这种周期性活动称之为"生物钟"，又分别以"日钟"与"年钟"来说明之。阴阳气化学说实质上包含有生物钟的内容。

现代临床家已注意到人体的周期活动，认为很多原有生化指标，有待在时间结构上重新评价。例如上午做葡萄糖耐量曲线完全正常，下午测定却发现糖尿病曲线。由此可见，必须从动态过程来加以考察，才能把握病理活动规律。

祖国医学历来重视时间因素，并从动态过程来进行辨证施治。张仲景指出用桂枝汤时，"又不汗，后服小促其间，半日许令三服尽"；用理中汤则要求"日三四，夜二服"。对于四承气汤、五泻心汤、六栀子豉汤、柴胡类方四逆辈等，均要求从时空角度来随证施治。元代王好古的《此事难知》在讲到中医汗法时，认为应在中午以前阳分时间（即上午）用。"子午流注法"即是根据气血流注经穴开合的法则，主张不同时间选取不同的穴位来治疗疾病。近来我国著名老中医岳美中报道，他昔年经治一中年妇女，患者每在上午发生经血崩漏，岳老根据阴阳气化理论，认为白昼属阳，上午为阳中之阳，因阳气虚无力摄持阴血，故有上午崩漏之证，处以四物汤加炮姜炭、附子炭、肉桂，服药三剂而漏止。另有一患儿，每当子午两时阴阳交替之时，出现痴迷及四肢不收之病象，想到小柴胡汤为调和阴阳之方，试投二帖，霍然而愈。

近年来人们发现，在 24 小时不同时间服药，治疗效果出现明显的差异。如心脏病人对洋地黄的敏感性，上午 4 时大于平时 40 倍；糖尿病人也在上午 4 时对胰岛素最敏感。有人根据肾上腺皮质激素分泌释放的自然周期规律，建议给病人服用激素时，最好选择肾上腺皮质活性周期的最高峰，例如上午 6～8 时服药，这时效果最好，而且对肾上腺皮质功能抑制的副作用大为减少。据动物试验，用大白鼠作苯巴比妥半致死量实验，白天服药死亡 50%，下午服药死亡100%，晚间服药死亡率很低。由此表明，药物的吸收、代谢和排泄速度与生物钟的周期活动存在密切关系。为了提高疗效，探索合理的服药时间、程序，是值得人们重视的一个课题。

我国医学中有关阴阳气化、四时节气等内容，正是从时空条件来考察人体的生理病理活动，并据此作为诊断、治疗的依据。历代中医积累了丰富的经验，值得我们认真继承发扬，为创立新医学写出新的篇章。

二、五运六气学说

五运六气学说实质上是从更为广袤的时空观来考察人体的生理病理活动及治疗问题。由于此说烦琐神秘，掺有唯心成分，是非功过，历来评价不一。

宋元以来，医家谓《内经》七篇大论及《六节藏象论》的部分内容系唐王冰篡入，宋林亿疑此七篇为张仲景《伤寒论·序》所言的《阴阳大论》之文。其实，运气学说并非王冰所创，秦汉以来的文献已包含有运气的内容。运气学说中的节气、候应、二十八宿、日月行度及九宫分野，基本上是沿袭秦汉以来天文、历法的内容。运气学说与汉代的谶纬、灾异说也有关系。汉代纬书《易纬河图数》已见五运六气之名，七篇大论与汉代纬书《易纬乾凿度》《易纬通卦验》《易纬是类谋》《尚书纬·考灵曜》《白虎通义》等书的文字有类同之处。汉王充《论衡·明雩篇》谓："尧遭洪水，汤遭大旱……如非政治，是运气也。"可见他把运气视作客观的气候规律。

古代医家很早就发现气候异变可以导致民病。医和的六淫致病说是我国气候病因说之滥觞。《周礼》中也认识到了四时气候失常与流行病的关系。张仲景《金匮要略》卷上"脏腑经络先后病证第一"提到气候的异变："有未至而至，有至而不至，有至而不去，有至而太过。"由此可见我国古代医家在实践中已发现节气的早迟、气候的太过不及均可导致民病。

四时、六气、廿四节气乃一年中气候变迁之"常律"。但是，人们发现各年气候并非简单的重复，四时、廿四节气虽有固定的日期，但四时气候常中有变，变中有常。时令气候有太过不及之变，即使同一节气，各年之间气温有高低、雨水有多少。从整个年运来说，各年也不尽相同。由于"岁化"的影响，各年的作物成熟有早迟、多少，色、味有厚薄之分。医家发现各年民病有轻重、证候有差异，遂企图从气候的变化来推究疾病的发生与证候特性。由于古代不知道大气环流，为了说明各年以及四时六气的"变律"，他们不得不借助于当时人们习用的一套逻辑推理方法，即把阴阳五行与天干地支配合，创造了一套玄奥的理论。

运气学说把十天干配阴阳五行，把年运分为金、木、水、火、土五种类型，每种年运又有太过、不及之分，遂有年运十年周期说。六气指风、寒、暑、湿、燥、火六种气候类型,分属一年六个阶段(每气六十日有余)。运气学说以主气来说明一年六个阶段中气候的"常律",用客气来说明各年气候的"变律",用客主加临来分析各年气候的变化,以运与气的相互关系来推演各年气候与病候的复杂关系。这套独特的逻辑推理方法,意在说明气候与病候的变化。但是,任何逻辑推理如果脱离了客观实践,就会走上主观唯心论的歧途。有的运气学家把六十年运气定式化,机械地推演六十年病候,"按图索骥","以方待病",完全是形而上学,是与祖国医学辨证施治原则相违背的,必须予以批判。

宋元时代,由于大力提倡理学,运气学说遂盛行一时。1099 年刘温舒著《素问入式运气论奥》,宋徽宗刊行《圣济经》《圣济总录》,宋王朝把运气学说作为医学教育、医学考试科目之一。陈无择的《三因极一病证方论》(简称《三因方》)根据六十年运气主病,分别处制方药。元代马宗素、程德斋的《伤寒钤法》,按病人得病的日期和出生年月,用五行、干支来推定病在哪经,然后归号用药。这就更加篡改了祖国医学中天人关系学说中的唯物主义成分,把医学引向宿命论的泥坑。

历代医家从不否认气运的变化对人体的影响,肯定气运的异变可导致人病。王充《论衡·变动篇》承认:"天气变于上,人物应于下。"张仲景则专门论述了气之太过、不及,并以气候变化来验证病情。宋沈括《梦溪笔谈》明确提出:"医家有五运六气之术,大则候天地之变,寒暑风雨,水旱螟蝗,率皆有法。小则人之众疾,亦随气运盛衰。"

但气候的异变与病证的发生,是否如某些运气家所言,按着六十年气运之印板文字,有其气必有其病?《素问·至真要大论》已经指出:"时有常位,而气无必也。"《五常政大论》谓:"地有高下,气有温凉,高者气寒,下者气热。"可见《内经》已意识到不能离开时空条件机械地搬用运气学说。五代《褚氏遗书》中指出:"五运六气是耶非耶?……气难预测,故疾难预定。气非人为,故疾难人测。"沈括对机械搬用运气学说也进行了批判:"今人不知所用,而胶于定法,故其术皆不验。假令厥阴用事,其气多风,民病湿泄,岂溥天之下皆多风?溥天之民皆病湿泄邪?至于一邑之间而旸雨有不同者,此气运安在,故无不谬,不可得也。大凡物理有常有变,运气所主者常也,异夫所主者皆变也。……随其所变,疾厉应之。皆视当时当处之候,虽数里之间,但气候不同,而所应全异,岂可胶于一定。"这些议论,切中要害,十分中肯。

明代何瑭在《医学管见》中写道:"盖年岁之干支,天下皆同,且通四时不变也,天气之湿暑寒凉,民病之虚实衰旺,东西南北之殊方,春夏秋冬之异候,岂有皆同之理,此其妄诞,盖不待深论而可知也。"清代吴东旸《医学求是》说:"阴阳之胜复无常,人病之变现不一,若不能应病之变,而拘于运气之说,以为宜寒宜热,固无是理……夫六十年甲子原不能一一符合,且亦无此印板文字……特因病以测岁气,非执岁气以求病。若云某岁系何运气,则在人应得何病,应用何药,则固失之拘矣!"可见古代医家是反对脱离时空条件不从具体病情出发而盲目搬用运气学说的。

其实,运气学说不单是解释天时气候的,也是说明证候变化的理论。清代何梦瑶在《医碥》中指出:"运气之说,其大旨在详举六气……以明人之病源,一以例人之病情耳。明人之病源者,言人感六气而生病,欲人细推所感之气,其中有无夹杂他气,当兼治也。例人之病情者,天地之气,变幻无定,则人身之气,亦变幻无定,而病情不可一律拘也。"明代李梴《医学入门》也这样写道:"要之有在天之运气,有在人之运气,天时胜则舍人之病而从天之时;人病胜则舍天之时而从人之病。"这无疑是从临床总结出来的经验之谈,符合具体情况分别对待的辩证法观点的。

五运六气学说有无客观根据?首先对照气候变化。天文学证明太阳活动存在9～11年的周期,而太阳活动对地球气候变化有决定性的影响。我国著名气象学家竺可桢指出,我国气候波动存在从2～3年、11年、30～50年、80年、150年乃至1800年的长短不同周期。我国气象工作者根据历年雨量的统计资料研究得出,长江下游及华北地区的雨量具有35年的周期变化。地球上的气候变化十分复杂,局部地区的小气候更是变化万端,但是,在广大的地域范围内,存在有气候周期活动,这也是不可否认的事实。运气学说中提出的不同周期,特别是十年、三十年周期与近代统计所得的气候周期近似。不论现代气象学所得的气候周期还是运气学说所言的周期,如果与各个局部地区的气候变化进行对照,自难节节符合,但是,人们也断不可认为周期活动纯属虚妄。总之,运气学说中所推演的气候"变律",有待于今后在长期的气象对照过程中予以鉴定,或许能发现新的规律。

其次,气候周期是否能影响地球上生命及人体的活动?植物学家发现树木年轮的11年周期与太阳活动周期一致。日本学者和达清夫指出,十九世纪日本稻类作物的生长与太阳黑子活动一致。竺可桢指出:"物候现象的周期性波动与太阳黑子变动多少有关,即太阳黑子最多年为物候特迟年。"(《物候学》)太阳活动对微生物及人类的生理病理活动具有一定的影响。据报道,太阳活动与血沉速率、血红蛋白、血压周期性起伏以及与流行性传染病、呼吸系统病、心血管疾病的发病率与死亡率有一定的影响关系。近年来国外成立了医学太阳气象的研究机构及预报中心,来观察太阳活动、气候变化对人体的影响,并试图预报及采取预防措施,且将其称为"医学气候学"。太阳活动、气候变化对生命的影响,并不是以机械决定论的形式表现出来,它是通过大数法则以概率的形式反映出来。中暑是夏天的时令病,但夏临时节并非每人都会中暑。在发病学上,气候仅仅是一个条件,要真正了解疾病的原因,尚需联系社会环境、个体差异性及其他种种因素。如果认为有其气非得此病不可,就会陷入形而上学的机械论;相反,若因有其气而未见其疾,就否定气候、节气对人体的影响,这种认识显然也是片面的。

《素问·阴阳应象大论》指出:"治不法天之纪,不用地之理,则灾害至矣。"这就是说,医生治病应考虑天时地利。运气学说根据气候之常变来辨别证候特性、制订处方用药,这正是祖国医学独特的临诊方法。例如中医治疗外感发热病人,在气候干燥或阴雨太过的情况下,前者宜辛凉解表,后者宜芳香化浊。又如1955年石家庄乙脑流行,"证"偏于热,用清热解毒法获效;1956年北京也流行乙脑,但气候多雨偏湿,"证"偏于湿,用原方不效,采用清热透湿法后获效。可见这种根据气候特性指导临症用药,正是祖国医学辨证施治的特点之一。我国著名老中医蒲辅周治病就十分重视季节气候,他生前发表的外感热病治疗经验,就根据六气特性分别用药,这些宝贵经验是值得我们继承发扬的。

人与自然关系学说是在长期的封建时代中发展形成的,内中不免掺杂有唯心论与形而上学成分,对待这一学说,既不能夸大它的作用,也不能把它神秘化,只有采取批判继承的态度,取其精华,弃其糟粕,才能使这份历史遗产真正做到"古为今用""推陈出新",发挥它应有的长处,为现代医学增添新内容,创造出具有我国民族特点的新医学新药学,为人类作出新的贡献。笔者知识谫陋,漏误难免,仅作引玉之砖,以供读者参考。

本文发表于《新中医》1980年第1期,第8-11页

（整理：王鸿梅　审校：朱昱安）

再探扁鹊之活动年代与事迹

关于扁鹊的活动年代与事迹,这是多年来争论不休的问题。扁鹊的事迹散见于战国、秦汉的典籍如《战国策》《韩非子》《淮南子》《韩诗外传》《史记》《新语》《说苑》《新序》《盐铁论》《法言》《伤寒论序》等中。汉后的著作如《鹖冠子》《列子》《养生论》《文选》等书也有记载。

今就扁鹊的史料择要作初步排比:《韩非子·喻老篇》载扁鹊望蔡桓侯疾,蔡桓侯在位时间系公元前 714 年—公元前 694 年。《史记·扁鹊列传》、刘向《新序》则作齐桓侯,据裴骃《史记·集解》,齐桓侯即田和之子田午,年代则推迟到公元前 375 年—公元前 356 年。《史记》载扁鹊治虢太子疾,一向被认为是可靠的信史,南虢于公元前 655 年为晋所灭。又说扁鹊所到之虢国,乃被晋灭后继续保留宗祠之虢国,时间则推迟到公元前 368 年左右。《战国策·秦策》载扁鹊诊秦武王疾,秦武王在位时间系公元前 310—公元前 306 年。据上述资料,扁鹊活动年代漫衍四世纪,上限在公元前七八世纪,下限在公元前三四世纪。

郎需才同志谓扁鹊系公元前七世纪人,他将有关扁鹊下限之史料,如望齐桓侯,诊赵简子、秦武王事迹均不作为信史。又谓秦武王系秦武公(公元前 697 年—公元前 677 年在位)之误。何爱华同志断定扁鹊生活于战国中期(即公元前 386? —310? 年间),将有关扁鹊上限之史料均加删除,把扁鹊望齐桓侯,过邯郸、雒阳、咸阳及诊秦武王疾到被害断为可靠之史实。东人达同志则将古代典籍中的资料概视为信史,谓从黄帝、神农时代到春秋战国时均有扁鹊存在。

考订扁鹊之活动年代,不仅要从考据学进行辨伪,而且必须把人物的活动放在具体的历史环境中来考察。黄帝、神农时代,断不能出现扁鹊这样一位医家。扁鹊也绝不是春秋时代人,春秋时代的著作均不见扁鹊之名,若与春秋时代的医缓、医和相对照,扁鹊的医疗活动显然较为进步。扁鹊的医疗活动属于朴素的经验医学,尚未形成完整的理论,因此,扁鹊也不可能迟到秦汉以后。扁鹊的活动大致可框在战国时代。但如何论定扁鹊活动的上下限?春秋战国时代,我国医学正处于一个大变动时期,民间医学崛起,重视临症经验,抛弃了巫术迷信,用直观(四诊)法诊病,用汤药、针灸、熨帖、手术等法治疗。经验医学要战胜巫术迷信,绝非一时一人所能完成。据传,周秦间凡称良医皆谓之扁鹊。《史记》载秦越人到虢国时,自称"齐,秦越人",尚未用"扁鹊"这个称号,后抵赵国,申言"为医或在齐,或在赵,在赵者名扁鹊",始自称"扁鹊",可见"扁鹊"乃当时医生通用的名称或标识。古代游说家在议政时,常借用他所知的扁鹊事迹作比喻,因所涉非一人一时之事迹,遂有年代之漫衍。司马迁撷拾古书,未经剪裁,他不知道扁鹊非一人,书中所载或许是不同时、地的扁鹊。如硬要把这些史迹作为一人之行状,就会意见纷然了。

至于史料的取舍,不能以今日之观点强加于古人,如对非此即彼,带有寓言色彩或神秘思想的内容,一概否认它的史料价值,这是不够慎重的。古人思想蒙有神秘主义尘土,这是毫不奇怪的。直到新中国成立前,尚有打鬼弄神活动,何况战国时代!《扁鹊传》中扁鹊饮上池水而尽见五藏症结,长桑君授禁方书后忽然不见;再如诊虢太子与望桓侯,都有传奇色彩。如果剥离其神秘外衣,扁鹊的形象及其医疗事迹就跃然纸上了。

当然,有关扁鹊之史料,并非全属信史。《史记》"赵世家"和"扁鹊列传"所载之扁鹊诊赵简子疾,诚如郎需才、何爱华同志所言,这则史料把扁鹊打扮成一个披着神秘黑衣的巫者,这是统治者为了他们的政治目的所杜撰的故事。《列子·汤问篇》所载之换心术,显属荒唐怪诞之神话,《列子》为晋人所撰,显然不符合历史现实。清除这些资料,当无异议。然将《韩非子·喻老篇》与《史记》所载望桓侯疾,作为寓言而将这段史料删掉,就不够妥当了。这则医案虽有夸张渲染之词,但大体上符合当时历史的真实性与科学性。郎需才同志谓此案不符合急性热病的病程,扁鹊断桓侯病自腠理至骨髓,示病情之由浅入深,非断定为热病也。我们也应该想到某些脏腑内伤疾病,病患隐伏于内而突然发病死亡以及早期诊断并非完全不可能。又如《战国策·秦策》中诊秦武王疾,扁鹊因秦武王不信他的建议怒而投石,这也是符合扁鹊"六不治"原则的。

总之,我们在评价古代人物与史事时,不宜以今日之观点强加于古人,也不宜强裁史料为自己的观点服务,应该将史料中的人与事放在历史背景中来加以考察,这样才能认清历史人物的面目,并给予正确的评价。以上仅是个人的浅见,恳请同道批评指正。

本文发表于《江苏中医杂志》1981 年第 1 期,第 58-59 页

(整理:王鸿梅　审校:朱昱安)

早期西洋医学传入史略（自汉唐至明清时代）

西医传入我国，考其端倪，则始于汉唐，历经宋元明清，与近百年相衔接。总结早期历史，有助于了解近百年史之前因后果。

一、汉唐时代中外交通与西方医药传入

《史记·大宛列传》中所提到的最西之国"黎轩"（又称"大秦""拂菻""犁靬"等），经中外学者考证，"黎轩"乃 Rome 之译音，即罗马帝国和东罗马帝国。自张骞出使西域（前 139—前 126），打通了亚洲大陆内部之通路。《史记·大宛列传》载，汉武帝曾发使抵"黎轩"，史家意见谓中国使者仅抵达亚洲极西。汉和帝永元九年（97），班超出使西域，遣甘英去大秦，甘英因安息西界（即波斯湾）船人劝阻而未继续西行。《史记·大宛列传》《汉书·西域传》载："汉武帝遣使安息国，安息王遣使随汉使来观汉地，并以大鸟卵及犁靬眩人（杂技演员）献于汉。"《后汉书·西南夷传》载：安帝永宁元年（120），掸国（今缅甸）王雍由调也献上大秦（自称"海西人"）之幻人。《后汉书·西域传》载："桓帝延熹九年（166），大秦王安敦遣使自日南（越南）徼外献象牙、犀角、玳瑁。"据史家意见，象牙、玳瑁并非欧洲产物，或系当时商人假借罗马皇帝名义，企图获得中国政府给予商业上的优待[①]。汉代东西方之间的往来，以波斯作为交接点，罗马从中国获得丝织品、铁器、皮货等，中国从罗马获得玻璃品、石械、布、彩绣、颜料、宝石及药材等。

唐代东西方交流较汉代更为频繁。据《旧唐书·拂菻传》载，大秦遣使来中国有五次之多。乾封二年（667），大秦使节曾献上底也迦。底也迦系 Theraica 之译名，内含多种成分，鸦片为主要成分。底也迦早在苏敬等所修的《新修本草》（即《唐本草》）（659）中已有记载。又《医方类聚》引《五藏论》云："神方千卷，药名八百中，黄丸能差千痾，底也迦善除万病。"考《五藏论》见录于《隋书·经籍志》，由此推测，鸦片制剂在隋前已传入我国。

---

① 齐思和.中国和拜占庭帝国的关系[M].上海：上海人民出版社,1956：5.

唐代因东西方物资交流,于《唐本草》《食疗本草》《本草拾遗》《海药本草》《胡本草》《四声本草》以及《酉阳杂俎》中,均记载有大秦之方物、矿石及动植物药物。所载药物,有的已进贡来唐,有的可能为传闻①。唐代也有中国学者游历至欧洲学习西方医学。伊本·奈迪姆(Ibnal-Nadim)《科学书目》(*Fihnist al-Ulum*)记载,当时巴格达城居有一位中国学者,曾请阿拉伯医师和炼丹士拉齐读盖仑的著作,中国学者当即正确地抄录了盖仑的著作。李约瑟(Joseph Needham)博士认为公元十世纪盖仑的著作至少有一种中译本②。惜我国古代文献中未见痕迹,或许此书未能传回唐土。

唐代西方景教之传入使东西方交流出现了一个高潮。据大唐景教流行中国碑,唐贞观九年(635),有聂思脱利(Nestorius)派景教徒阿罗本(Alopen)从波斯来中国传教。贞观十二年(638)在京师义宁坊建大秦寺一所,有度僧二十一人。高宗时(650—683)景教寺院已发展到"法流十道……寺满百城"之盛况,长安、洛阳远至成都,都建有景教寺院。继阿罗本后,复有罗含、大德及烈、估和、普论等来中国传教。景教徒除传教外,复有翻译经典与医治疾病等活动。据碑文记载:"每岁集四寺僧徒,虔事精供,备诸五旬,馁者来而饭之,寒者来而衣之,病者疗而起之,死者葬而安之。"聂派教徒中有精通医术者,《旧唐书·让皇帝宪传》载:"开元二十八年(740)冬,宪寝疾,上令中使送医药及珍膳,相望于路;僧崇一疗宪稍瘳,上大悦,特赐绯袍鱼袋,以赏异崇一。"《资治通鉴·唐鉴》第十九载,弘道元年(683),高宗风眩疾,头目不能见物,召秦鸣鹤来诊治,鸣鹤刺其百会脑户两穴而愈。此事《太平广记》(卷218)"秦鸣鹤"条及周守忠《历代名医蒙求》均有记载。据桑原骘藏诸人推测,秦鸣鹤可能是大秦人。又据杜环《经行记》载:"大秦人善医眼及痢,或未病先见,或开脑出蠱。"(杜佑《通典》引)《新唐书·拂菻传》载:"拂菻有善医能开脑出虫,以愈目眚(音'省')。"亨利·玉尔(Henry Yule)的《古代中国闻见录》亦谓:"聂派教徒,多精岐黄术。"德国学者夏德(F. Hirth)指出:"景教徒多擅医术,在西亚负有盛名。他们译希腊医书为阿拉伯文……《希波克拉底》第九卷第159页曾载有类似治目眚之事例,"当无其他疾病而双目失明时,则应在太阳部位(脑盖骨的两旁)施用手术、剖肉、洗骨、清血便愈。"唐代景教徒应用此法治病,也是有可能的③。

---

① 张星烺.中西交通史料汇编:第一册[M].北京:中华书局,1977:130-140

② 李约瑟.中国科学技术史:第一卷第二册[M].北京:科学出版社,1975:489-493.

③ 夏德.大秦国全录[M].北京:商务印书馆,1964:134-135.

唐会昌五年（845）武宗颁布灭佛诏谕后，景教从此一蹶不振。后来中国进入五代十国，西域来华之路阻塞。但在西北民间仍有人信奉景教，故东西方交流并未完全中绝。

汉唐年间，东西方交流主要以中亚为中介，当时虽有少数人员和物资间的交流，由于西方医药尚处于幼稚阶段，它对我国之影响可说是微乎其微。

二、元代中外交通与西方医药传入

十三世纪，蒙古民族崛起东方，海道陆路交通远至意大利，东西方通路重获开放，潜伏在西北及蒙古内地的景教，又卷土重来。元代在中国传教的有聂思脱利派（即唐之景教）与天主教的方济各会（Franciscans）两派，当时概称为也里可温教。元蒙统治阶级中有许多人信奉景教，景教寺院也遍及各地。

据《马可·波罗游记》、至顺《镇江志》记载，元时有一个从萨马尔刚（Samarkand，今译作"撒马尔罕"）来的名叫马·薛里吉斯（Mar Sarghis）的也里可温，官至镇江副达鲁花赤，他利用职权于1279—1282年间，在镇江城内外兴建了六所景教寺院，甚至将金山寺也改为也里可温寺，又在杭州荐桥门建大普兴寺[①]。据载，这些寺院都曾经有过为平民而设的医疗活动。马·薛里吉斯之外祖撒必为太医，曾为太祖皇帝之子也可那治病。其家世精造舍里八法，舍里八者是以葡萄、木瓜、香橙等和水调蜜煎成的一种药剂，当时有专人司其职，名舍里八赤，又名"舍儿别、舍里别、砂哩别"[②]。马·薛里吉斯曾得到专司其职的金牌。至元九年（1272）马·薛里吉斯偕同赛典赤至云南，十二年至闽浙，都是为了造舍里八。马·薛里吉斯出生于一个世医家庭[③]，可见糖浆制法元时已传入我国。

据《元史·爱薛传》载，有西域拂菻人爱薛来中国。爱薛生于宝庆二年（1226），卒于元至大元年（1308），卒年82岁。据载，爱薛精通西域数国语言，熟谙天文、医药。元定宗贵由年间（1246—1248），爱薛二十岁，已在元朝任职。忽必烈接位后，于中统四年（1263）任命他掌管西域星历、医药二司事务（京师医药

---

① 张星烺.中西交通史料汇编：第一册[M].北京：中华书局，1977：298-303.

② 舍里别，乃拉丁文 Syrup 之音译，《药典》翻译为"糖浆"。朱丹溪《局方发挥》谓："舍利别者，皆取时果之液，煎熬如饧而饮之，稠之甚者调以沸汤，南人因名之曰煎，味虽甘美，性非中和。且如金樱煎之……发胃火……积而至久，湿热之祸，有不可胜言者。仅有桑葚煎无毒，可以解渴。"赵学敏《本草纲目拾遗》（卷七"宜母条"）："以里木子（即柠檬）榨水煎糖也，蒙古人以为舍里别，即渴水也。"可见，舍里别乃各种水果取汁煎糖而成，稀时为浆，稠时如饴，这类制煎所取果品不同，具有不同的性能和效用，中性者可作饮料。马·薛里吉斯辈用拉丁文命名，足证他们系来自西欧之医师。

③ 方豪.中国天主教史论丛：甲集.上海：商务印书馆，1947：117.

院）。至元十年（1273）正月改医药院为广惠司，仍由爱薛主持。据《元史·百官志》载："广惠司秩正三品，掌修制卸用回回药物及和剂，以及疗诸宿卫士及在京孤寒者。"可见广惠司的工作，有配制回回药物，治疗患病卫兵，兼治疲癃、残疾、贫穷无靠的百姓。据载，广惠司另一著名也里可温医师聂只耳是一个治外科跌扑的名医。杨瑀《山居新语》（卷一）载："元统甲戌（1334）三月二十九日，瑀在内署，退食余暇，广惠司卿聂只耳（原注也里可温人）言去岁在上都有刚哈剌咱庆王，今上皇姊之驸马也，忽得一症，偶坠马，扶起则两眼睛俱无，而舌出至胸，诸医束手，惟司卿曰：我识此症，因以剪刀剪之，剪下之舌尚存。广惠司者，亦回回人隶焉。"明陶宗仪《辍耕录》（卷九奇疾条）也载此事。此事虽属离奇夸张，意在称颂也里可温医师聂只耳医术之高明。

元时尚有罗马天主教徒来我国，罗马教廷在中亚设传道总机关，当时有方济各派与多明吾派两教派。罗马教廷一方面梦想攫取东方财富，另一方面震慑于元蒙之武力，企图讲信修睦，劝止杀戮。教皇英诺森四世于 1245 年 4 月 16 日派了一个意大利的方济各派修士贾比内（Giovani da Piano di Carpino）出使中国，次年 7 月 22 日抵蒙古都城喀拉库伦朝觐定宗贵由，呈递教皇文书，十一月得定宗复书后返欧，于 1247 年回到法国。据贾比内《行纪》所述，大汗的御医即为西方教友，是否即是爱薛，未明言。后来，法兰西王圣路易（St. Louis）也多次遣使。元时天主教在中国影响最大的是意大利圣方济各派的约翰·孟德高维诺（Giovanni da Montervino，1247—1328），他是 1292 年奉教皇命来中国，1306 年在汗北里（北京）创建教堂二所，1330 年增至三所；在泉州建寺二所，修院一所。后来他呈书教皇，克利蒙特五世于 1307 年春正式任命他为中国上都（北京）的大主教，并于 1307 年派了七位副主教来中国，结果于 1308 年只有三个抵达大都，他们在泉州、北京等地建立教堂、修院，这些教堂都曾经有过为平民而设的医疗活动。

元蒙王朝后期，由于统治阶级的内讧，帝国瓦解，突厥人崛起，封锁了欧亚与远东的水陆交通，从此，欧亚的交流又整整中断了二百年。

中古时代，阿拉伯是沟通中亚与欧洲文化的一条渠道，很多希腊古典著作都被译成阿拉伯文，阿拉伯和欧洲的科学事实上已形成一个整体。因此，元蒙时代人们把西方来的医师与阿拉伯医师视同一体。从《回回药方》四册残本来看，内有阿拉伯医学成分，其中有许多药名与人名系音译，或许此书也经过广惠司也里可温之手。元蒙时代，虽有西方医药传入我国，由于当时欧洲医药操之于僧侣，医院大权掌握在教会手中，欧洲医学尚未成为一门独立的科学，因此，元蒙时代传入之西医，不足以取代我国医学之地位。

三、明清间耶稣会士来华及其传入之医药

十五世纪末至十七世纪后半期，欧洲正处于封建制度解体和资本主义生产关系发展的阶段。新兴的资产阶级为了寻找市场，努力向世界各地开拓殖民地，中国与印度是他们梦寐以求的目标。欧洲资本主义国家葡萄牙、西班牙、荷兰、英国等相继侵入我国。跟在商人后面的即为传教士，同时也传来了一部分医药。

十六世纪第一个来华的耶稣会士是西班牙的方济各·沙勿略（Francisco Javier，1506—1552），他一踏上珠江口的上川岛，于1552年12月3日便一命呜呼了①。1557年，葡萄牙人侵占了我国的领土澳门，"葡萄牙探险家所到之地，不久必见一教堂与一堡垒及一货仓同时建立"②。1568年教皇庇护五世任命卡内罗（Belchior Carneiro）为澳门区主教。卡内罗于1569年在澳门创办了仁慈会，还设立两所医院：一为圣拉斐尔医院（St. Raphael Hospital）；一为麻风病院。圣拉斐尔医院是外人在华创办的第一所教会医院。当时仁慈会设有董事会，有董事十三人，公举董事长、秘书及司库各一人，任期一年，以每年七月三日为年度终止期。经费来源系取自商品百分之一的附加税。圣拉斐尔医院共有病床七十张，1640年及1667年重修，1747年更大事扩充。又说万历二十二年（1594）以前，澳门有一所圣保罗学院，后扩充为大学，内附设有医科实习班。澳门医院局限于一隅，主要为欧洲商人服务，国人知者甚少，影响不大。

1573年，意大利耶稣会士范礼安（Alessandro Valignani）被任命为远东视察员，在印度、中国沿海活动达三十二年之久。他认为要到中国传教，首先要熟悉中国语言，故函请印度区长物色人才。1579年教会推选罗明坚（Michele Ruggieri）来澳门学习官话，他曾随葡国商人数度来广州。1582年范礼安又召请巴范济（Francesco Pasio）、利玛窦（Matteo Ricci）来华协助罗氏工作，先行来澳门学习华语。1582年罗明坚获两广总督许可，与巴范济进入肇庆，住在关东的一所佛寺内。后因广州总督黜职，他俩被迫返回澳门。1583年，罗明坚得到新总督郭公的同意，偕同利玛窦重赴肇庆，并在那里安居下来。利玛窦为了投合中国

---

① 张星烺.欧化东渐史［M］.上海：商务印书馆，1947：20-21.

② 沙不列（Robert Chabrie）.明末奉使罗马教廷耶稣会士卜弥格传［M］.冯承钧，译.上海：商务印书馆，1940：10-11.

人民心理,模仿中国人民的饮食起居与礼仪生活,改称中国姓(字西泰),同时积极学习中国语言及经史子集。利玛窦在肇庆居住时,某日在城墙下见到一个病者,借此机会,他们进入病人寓所为之诊治,随即为病人受洗入教,这是传教士首次利用医药进行传教的活动。1589 年 8 月 25 日,利玛窦移居到韶州。1595 年 5 月 31 日初次到南京,未获允许,便折回南昌办了一座教堂。1598 年 9 月 7 日抵京,"未有朝见之机",折回南方,却获准在南京住下。1601 年 1 月 24 日第二次北上,获准在北京住下,直到 1610 年 5 月 11 日去世。利玛窦在京居住十年,结识了瞿太素、徐光启、李之藻、杨廷筠、王征、金声等士大夫,被他先后劝说入教。据载李之藻当时独居京师,适患重病,乏人照料,利玛窦朝夕于床第之间调护,及病笃时,乃劝其奉教,并为施洗,后来病情逐渐愈转。可见利玛窦已把医药与传教活动结合起来了。自此以后,大批耶稣会士涌入我国。耶稣会于 1773 年被迫解散,在中国前后经历一百九十年,来华活动的达四百七十二人。

十七世纪中叶以后,清王朝统治中国,传教士继续利用天文、历法等西学,投靠新的主子,医药仍然是他们进行活动的工具。据载,1693 年 5 月,康熙患疟疾,久治不愈,传教士洪若翰、刘应献上从西南亚寄来的金鸡纳一磅,张诚、白晋又进其他西药,康熙服药后疟愈,随即重赏这批传教士,并赐皇城西安门广厦一所——救世堂(即北堂)①。从此传教士益得康熙信任,当时以医药进行活动的尚有以下几个传教医师。

(1)罗德先(1645—1715):字慎斋,法国都罗斯(Toulouse)人。精外科,尤善配药,并谙脉理。1699 年入中国,先居厦门,旋奉召入京,尝自制药品,曾为康熙治疾二次,一为心悸症,一为上唇生瘤。据载康熙自废立允礽后,心情沉痛而心脏病发作,卧病几死,罗德先修士进药痊愈,荣任内廷御医。帝尝作十次旅行,修士均随侍左右。帝颇感激,乃赐价值二十万佛郎(法郎的旧译)之金锭云。

(2)樊继训(1664—1703):法籍修士,外科医师。1700 年入中国,为康熙小孙病危时授洗。

(3)罗怀忠(1679—1747):字子敬,曾从名师习制药及手术,1715 年入中国,在京中为教内外人治病,历三十年,在京设一施诊所,并不时奉召入官。又据《正教奉褒》(卷二第 128-136 页)载:怀忠于康熙五十四年,以精明外科医理,奉召进京,内廷行走,卒后帝赐葬银二百两。

(4)安泰(1689—1758):1719 年入中国,精医,康熙最后数次巡行,修士皆

扈从,清晨与午后,往往户限为穿。乾隆二十三年(1758)染毒疮卒。任广储司员外郎。

(5)罗启明(1725—1764):字曜东,1751年入中国,以治病传道,1764年染肺结核去世。

(6)巴新(1712—1774):字懋修,曾任波斯王首席医官,后至印度,于1765年至广州,粤督不准逗留,返毛里斯岛度岁时,适乾隆第五子病,往召,粤督遣舟至毛里斯岛相迎。次年,乘原舟返。10月18日与汪洪司铎晋京,在宫内供职,居七载于1773年去世。

(7)韩国英(1727—1780):1759年入中国,尝与俄国教士诊治民间疾患。[①]

明代来华之旧派教徒尚未认识医药之作用,邓玉函、罗启明等均被认为是欧洲比较高明的医师,但邓玉函来京后主要是做修改历法的工作,没有在医药上发挥作用。后来,当他们认识医药的作用,遂有意识地派遣一些专业传教医师来华,即使一般传教士,有的也先行进行速成的医疗训练,以便于他们来华活动。

由于世界资本主义国家发展的不平衡性,十八世纪以后,英美帝国主义取代了欧洲早期资本主义国家的地位,他们以东印度公司为大本营,对中国进行了一系列的掠夺。十八世纪初,东印度公司就有船医随商船来到中国。1779年英国商人团体来华,在随员中即有医师,当时在广州、澳门两地已有英国医师驻住,其中有一名叫叶赖斯的医师,还兼放高利贷。嗣后,相继来华的有皮尔逊、斯当顿、马礼逊、李文斯顿、哥利支、裨治文、伯驾、洛克哈德等。裨治文是1830年美国第一个来华的传教士,后与伯驾(1835年来华)在广州创办"博济医院"。经过多年的摸索,哥利支提出"任用医生在中国传教商榷书",引起英美帝国主义的重视。裨治文更明目张胆地提出:"欲介绍基督教于中国,最好的办法是通过医药,欲在中国扩充商品的销路,最好的办法是通过教士。医药是基督教的先锋,而基督教又是推销商品的先锋。"他一语道出了他们利用医药的目的与意图。

1842年《南京条约》后,开放五大商埠,传教士大批涌入我国内地。耶稣会于1814年重新获得恢复,1842年又卷土重来。十七世纪中叶,各教会划分了势力范围。到十九世纪下半叶,来华的天主教约有三十多种,另有八十多个女修会

---

① 请参阅以下四书:费赖之.入华耶稣会士列传[M].冯承钧,译.上海:商务印书馆,1938;方豪.中外文化交通史论丛:第一辑[M].上海:独立出版社,1944:94-95;方豪.中国天主教史论丛:甲集,上海:商务印书馆,1947:117-124;Wong Wu. History of Chinese Medicine[M]. Shanghai:Mercury Press,1936:267-269.

深入我国各地活动。"这些来华的传教士,因着条约的关系,所以在以前做过的传教外……还做着许多新工作,如创办医院、孤儿院、留养院等,尤其是各种学校。"①从此进入了近百年帝国主义侵略中国的医药活动史。

四、关于明清间耶稣会士传入医药的内容、影响及评价

耶稣会士是代表欧洲封建贵族的旧教派,他们介绍到我国来的西学,并不是欧洲的新学,主要是中世纪的神学和经院哲学。据载明万历四十六年(1618)金尼阁、邓玉函等二十二个教士自罗马来华,曾带来西书七千部。1938年在北京天主堂(北堂)整理藏书楼时,发现残余数百册②。据范行准先生抄录北堂书库医学书目,发现内有维萨留斯《人体构造》一书的第七卷,巴累全集及法罗比氏全集。但是,在耶稣会士的译著中却从未道及。他们译述的大多属于宗教书籍,在讨论神学问题时,间或涉及一些医药或解剖生理知识。穆尼阁的《天步真原》是一部占星术著作,谓天上星辰的变迁能决定人体疾病的部位、性质、吉凶以及人生命理。傅汎际、李之藻合译的《名理探》系逻辑学著作,在讨论知觉、思维时兼涉解剖生理知识。利玛窦的《西国记法》中曾介绍神经解剖知识,认为脑是"记含之室"。高一志的《空际格致》系自然哲学类书籍,书中所论系古希腊四元素说,也介绍一些解剖生理知识。艾儒略的《职方外纪》系介绍西方博物知识,内有欧洲焚毁城镇的防疫法(地中海诸岛条)。艾儒略的《西方问答》内介绍欧洲的玻璃瓶验尿诊断及放血疗法③。由于这些资料散在于其他书籍,缺乏系统性,不足为医学之本。

属于科学类并与医药有关的有以下几种:熊三拔的《泰西水法》,系水力机械农田水利专书,内涉及排泄、消化生理知识、温泉疗病法及药露蒸馏法。艾儒略的《西方问答》以及利类思、南怀仁、安文思合撰的《西方要纪》"医药条"中,也有制药露法。我国学者方以智的《物理小识》、赵学敏的《本草纲目拾遗》、何梦瑶的《医碥》,均述及药露。当时士大夫如徐光启等,咸信药露之效用。这是西药制造之最早传人。药物学著作有石振铎的《本草补》,惜此书已佚,赵学敏《本草纲目拾遗》中尚保留若干条。艾儒略的《职方外纪》《三山论学记》也载有数种欧洲药物。赵学敏的《本草纲目拾遗》尚记载欧洲带来的金鸡纳、洋虫、鼻冲水(氨

① 德礼贤.中国天主教传教史[M].上海:商务印书馆,1933:87-89.
② 方豪.中外文化交通史论丛:第一辑[M].上海:独立出版社,1944.
③ 请参阅:徐宗泽.明清间耶稣会士译著提要[M].上海:中华书局,1949;范行准.明季西洋传入之医学:卷二、卷五[M].上海:中华医史学会,1943.

水）、强水（硝酸）等①。总之，传教士所介绍的药物，从它的性能与效用来看，能辟邪、治万病等，似未摆脱中世纪教会医学之内容。但是，药露蒸馏法以及氨水、强水等品，又反映欧洲制药化学的新曙光。

有关医学著作当推《人身说概》（邓玉函译述，毕拱辰润定，约成于 1635 年）与《人身图说》（罗雅谷译述，邓玉函、龙华民校阅）两书。这是最早传入我国的内容较为完备的解剖学专著。两书内容主要采取亚里士多德、盖仑的旧说。《人身图说》的血液循环乃以盖仑为圭臬，谓心室中隔有细孔，是右心室血液流向左心室的通路，肺的呼吸作用是使心脏变凉等等。该书足可反映邓玉函等辈的观点。解剖学尚有法国传教士巴多明用满文译出的皮埃尔•迪奥尼斯（Pierre Dionis）之解剖学。此书始译于洪若翰进呈金鸡纳之后，巴多明以五年之久译成全书。全书计九卷，第九卷系化学、毒物和药物学内容。当时分抄三部，一部藏北京文渊阁，一部藏畅春园，一部藏避暑山庄。据说尚译写二部汉文本。因译成后未刊出，故知之者甚少，影响有限。

明清间耶稣会士传入的虽为旧学，由于明代中后期，我国出现了资本主义萌芽，学术界也出现了新趋势，我国学者能以积极态度吸取新知识，因此，对我国曾起到了某些积极影响。如王肯堂与利玛窦往来甚密，他在《疡科证治准绳》中即记载了人体的骨骼。明万历掖县之毕拱辰，首先润色《人身说概》。金声（安徽休宁人，崇祯进士）接纳脑为记忆之官的观点。汪昂《本草备要》（卷三辛夷条）、方以智《物理小识》、王学权《重庆堂随笔》、陈定泰《医谈真传》、郑光祖《一斑录》、王宏翰《医学原始》、王清任《医林改错》以及较晚的唐宗海的《中西汇通》，均接受脑为记忆之官。

1626 年汤若望和国人李祖白共译之《远镜说》（此书为 1618 年 Fran-Cofarte 刊行的 Girolamo Sirturi 著的 *Telescopicum* 的译本），首先介绍光学原理及伽利略之望远镜。明天启七年（1627）邓玉函口授、王徵译绘之《远西奇器图说》，介绍有关力学、机械学及仪器图说。江苏吴县之孙云球（约 1630—约 1662）根据光学原理，以水晶为原料，磨制成近视镜、远视镜、望远镜、存目镜（放大镜）、察微镜（显微镜）等光学仪器②。据《虞初新志》载，扬州黄履庄（1656—?）也曾制成望远镜、显微镜等光学仪器，尚创制"验冷热器"（温度计）、"验燥湿器"（湿度计）。乾嘉年

---

① 可参阅：范行准.明季西洋传入之医学：卷二、卷五[M].上海：中华医史学会，1943；张子高.中国化学史稿[M].北京：科学出版社，1964：190-192.

② 王锦光.清初光学仪器制造家孙云球[J].科学史集刊，1963(5)：58-62.

间,钱塘黄自超也曾自制寒暑表①。我国学者郑复光吸收了汤若望《远镜说》的光学原理、光学仪器等内容,作进一步阐发,著成《镜镜詅痴》(1846)。书中介绍视觉的光学原理、近视、远视与配镜问题以及各种光学仪器图说。此系国人的第一部光学著作。

结语

回顾早期西洋医学传入我国的历史,由于西医药的内容远不及祖国医药学的丰富多彩,故不足以取代我国医药学的地位。对此,我国人民对于外来文化采取兼收并蓄的态度,吸取了其中合理的内容。但是,近百年来,由于我国沦为半殖民地半封建社会,祖国医学得不到发展,西医在学术领域里由于采用了近代科学的知识与方法,在政治上被帝国主义分子利用来作为工具,也被封建官僚及垄断资产阶级的洋奴思想奉为至上,从此祖国医学遭到了排斥与摧残。一个民族要自强,一种文化要自立,必须在不断的发展中获得生存。要发扬祖国医学遗产,须用近代科学的知识与方法加以整理提高。坚持"古为今用,洋为中用"、"推陈出新"的方针,才能使我国的这份遗产为人类作出新的贡献。

本文发表于《中华医史杂志》1981 年第 11 卷第 1 期,第 1-5 页。

(整理:王鸿梅　审校:朱昱安)

---

① 王锦光.我国十七世纪发明家黄履庄[J].科学大众,1963(4),24-28.

医 学 史

　　医学史是研究医学发展过程及其规律的科学。医学是研究人体生命活动、防治疾病、增进健康、延长寿命和提高劳动力的知识体系和实践活动。医学的发展与社会的经济结构、政治制度、科学技术、哲学思想和一般文化都有着密切的联系。

　　医学在其发展过程中,总是受不同时期的哲学思想的影响。因此,研究医学发展的历史,总结历史经验和探索规律,运用辩证唯物主义、历史唯物主义作为指导思想是很重要的。医学的发展具有很强的继承性,总是在继承前人成就的基础上得到成长和创新。研究医学的过去,是为了总结历史经验,更好地了解现在,解决当前存在的问题;同时,通过总结过去,掌握其发展规律,以便更好地预见未来。

　　医学史的研究范围是十分广泛的,大体包括有世界医学通史、国别医学通史、民族医学通史、比较医学史、学科医学史、疾病史、医学交流史、医学学术思想史、医事制度史、医学教育史、医学家和医学文献等等。就时代而言,又可分为古代医学史、中世纪医学史、近现代医学史等。医学通史是研究医学发展的全过程,总结其一般规律;专科史是研究各个学科(基础、临床、预防等)的发展过程和特殊规律。

一、研究医学史的意义

　　①揭示医学科学的本质特征和发展规律,有利于医学科学工作者树立辩证唯物主义的世界观和医学观。②研究社会制度、政治经济、哲学思想、科学技术与医学发展的关系,从中汲取历史经验和教训,对制定和评价卫生工作的方针政策,有一定的理论意义。③了解医学研究方法的历史,不断改进思维方法和研究方法,创造有利于突破的必要条件,对于选择科研方向、制订科研规划,将会获得有益的借鉴和启示。④研究历代医学家的成长道路、治学态度、工作方法和学术

思想,对培养医学人才,树立良好学风,都会有一定的帮助与促进。⑥学习研究中外医学史,可以增强国际主义和爱国主义思想,提高民族自尊心和自豪感,有利于医务工作者的医学道德修养。

在我国,医史研究的范围,主要分为两大类,即中国医学史和世界医学史。

二、中国医学史的研究

我国是一个多民族国家,各民族在发展过程中,有的形成了具有自己民族特色的医学。各民族医学的集成即中国医学。我国医学具有悠久的历史。

有关中国医学史的资料,散见于历代的经、史、子、集,稗官野史,笔记小说等各类文献中。在历代王朝编纂的正史中,也记载着丰富的医史资料,其中包括历代医事制度、疾病流行、医药交流、官府收藏的医书目录以及医学家传记等,唐代甘伯宗的《名医传》,是我国最早出现的医学史性质的专书。其后,宋代有周守忠的《历代名医蒙求》,明代有李濂的《医史》,清代有王宏翰的《古今医史》及徐灵胎的《医学源流论》等。然而,较系统论述中国医学编年史专著,在我国当以陈邦贤的《中国医学史》(1919)为较早,该书曾经五次修订出版,并有日译本。继而有王吉民、伍连德的《中国医史》(1932,英文版)、李涛的《医学史纲》(1940)等。近三十年来,我国医史工作者编纂出版了多种中国医学通史著作。以诸书所收集的资料和涉及论题的广度上看,确有一定程度的提高。总之,经过我国医史工作者的辛勤劳动,医学史作为一门学科,在我国已经奠定了初步的基础。特别是近几年来,我国的专业医史工作者和业余爱好者的队伍逐步扩大,加上相关学科的进步,考古发掘的新进展,中国医学史的学术水平已有明显的提高。

医史学术团体的设立

1935 年中华医学会第三届大会时着手筹备中华医学会医史委员会,1936 年 2 月正式成立。1937 年中华医学会第四届大会时改名为中华医史学会,由王吉民、李涛分别任正副会长。1940 年 12 月国际医史学会接受中华医史学会为会员。中华人民共和国成立后,该学会于 1950 年定名为中华医学会医史学会,医史学术活动不断开展,1950 年在上海、1956 年在北京均召开过全国性学术会议。1979 年 10 月在中止活动若干年之后于北京召开了全国第四届医史学术会议(恢复活动后第一届医史学术会议),选举了由 36 人组成的中华医史学会全国委员会。会议前后,北京、上海、内蒙古、黑龙江、辽宁、福建、浙江、陕西、安徽、广西、四川等省区市,恢复或创建了中华医史学会的省市级医史分会,湖南还成立了马王堆医书研究会等。在各地举办的医史学术会议上,广泛交流了有地方特色的医史学术活动,使医史研究、教学和普及有了更广泛的基础。1982年学会在西安召开了纪念孙思邈逝世1300周年学术讨论会。1984年11月在福州召开第五届全国医史学术讨论会,到会代表达200余人,改选出由32人组成的第五届全国委员会。

医史学术刊物的创办

《中华医史杂志》的前身是《中华医学杂志》的《医史专号》,该专号从1936年始,约每年一期,共用中、英文刊出九期。1947年《医史杂志》正式创刊。1953年改刊名为《中华医史杂志》。1961年停刊。1980年复刊,仍名《中华医史杂志》,逐渐成为一种在国内外有较大影响的学术刊物。

医学史教育的开展

医学史教育在中国医学教育中一向占有重要地位,说明中国人民有着重视医史教育的优良传统。二十世纪初,恽铁樵函授教育以及广东、湖南、四川、北京等地的中医院校,都编有自己的中国医学史讲义。1984年李涛在北京协和医校讲授中外医学史。1939年,陈邦贤在江苏省立医政学院、国立江苏医学院讲授中国医学史与疾病史。然而,医学史在高等医学院校正式设立教研室,则以1946年在北京医学院开创的"医史学科"为最早。现在,全国的23所高等中医学院均已设有医史教研室(组)。近年来,在西医院校也开始重视医学史教学,并纷纷成立医史教研室(组)。各院校除讲授中国医学史外,世界医学史的教学和研究工作也在逐步开展。

医史博物馆的设置

中国最早的医史博物馆于1938年由中华医学会医史学会创办,设在上海中华医学会图书馆内,1951年专设陈列室。1959年改属上海中医学院,即今之上海中医学院医史博物馆。该馆在近30年得到了较快的发展。1978年以来,陕西中医学院医史博物馆也开馆接待参观,中医研究院中国医史文献研究所的中国医史博物馆在筹建中,从1982年该所成立时已开始接待国内外学者参观。此外,还在河南南阳重建张仲景医史文献馆,陕西耀县重建孙思邈纪念馆、湖北蕲春重建李时珍纪念馆等。

医史研究机构的建立

1951年,在中央卫生研究院中国医药研究所建立的医史研究室是我国最早的医史研究专门机构。1955年该室划归中医研究院领导,由李涛、陈邦贤等共同主持该室工作,开展了内容广泛的科研、调查及教材编撰等多项工作。1956年,中医研究院医史研究室受卫生部委托,开办全国第一届医史师资训练班,为中国医学史的教学、科研培养了一批骨干。1982年经卫生部批准,在中医研究院医史文献研究室的基础上,正式成立中国医史文献研究所。1983年卫生部委托该所为全国中国医史文献科研、教学骨干培训基地,1984年10月,该所举办了全国第二届中国医史教研骨干进修班。此外,陕西中医药研究院、辽宁中医药研究院、湖北中医药研究院等,现均设有医史文献研究室。

民族医学史的研究

近年来,少数民族医药史的调查研究也有较快的发展。1976年由卫生部领导组织专门小组,对藏族古代医药文献进行整理研究,开始了较为系统和有组织的研究工作。为了更好地开展民族医学史的研究工作,并为搞好《中国医学百科全书》的藏医、维医、蒙医及医学史等分卷中有关条目的编写工作,各有关省区市还专门组织了调查研究小组,对本民族的医学史进行调查和研究,并编写出初稿,为开展民族医学史研究创造了良好的开端。

对少数民族医学文献的整理研究工作也正在逐步开展,并取得一定成就,如藏医学古典著作《四部医典》已全文译成汉文出版。复刊后的《中华医史杂志》,开辟了少数民族医学史专栏,几年来,陆续发表了一些质量较好包括国内各少数民族医药文献史的论文。民族医学史研究工作已经成为中国医学史的一项重要内容。

三、国外医学史的研究

西洋医学也有悠久的历史。古希腊《希波克拉底文集》中《论古代医学》,是西方医学史中较早的文献。十九世纪末、二十世纪初,由于考古学上的一系列发现以及医学上的迅猛发展,西方学者开始注意医学史的研究,经过众多学者的工作,医学史才成为一门独立的学科。二十世纪以来,对西洋医学史的研究贡献较多的学者,首推德国的医史学家苏德霍夫(Sudhoff,1853—1938),继之有奥地利的纽伯格(Neuburger,1868—1955)、美国的嘉里逊(Garrison,1870—1935)、意大利的卡斯蒂格略尼(Castiglioni,1874—1953),瑞士的西格里斯(Sigerist,1892—1957年),英国的辛格(Singer,1876—1959)、日本的富士川游(1865—1940)等,他们在医学史领域内进行了各方面的工作,撰写论著,建立学会,创办杂志,建立研究机构,培养人才,为医学史成为独立的学科奠定了基础。国外的医学史研究自然包括中国医学史研究在内,其中以日本医史界的工作做得较多。

医史学会的建立

美国于 1890 年经由奥斯勒(Osler)和韦尔奇(Welch)等人发起成立约翰·霍普金斯医史学会。1902 年法国医史学会在巴黎成立;1907 年意大利成立医史学会;继之,瑞士(1921)、波兰(1924)、日本(1926)、丹麦(1927)等国也相继成立医史学会。1920 年由比利时医史学家特里科特·罗耶(Tricot-Royer)发起成立国际医史协会,会址设在巴黎,并在伦敦、布加勒斯特、马德里、贝尔格莱德、罗马、布鲁塞尔、日内瓦、奥斯陆、阿姆斯特丹、安特卫普分设十几个委员会。该会规定每两年举行一次大会,进行学术交流。日本于 1926 年由富士川游、吴秀三等人发起成立"日本医史学会"。苏联有莫斯科医史学会(1949)、列宁格勒医史学会等,苏联全国科学技术史联合会中也设有医史分会。1955 年苏联加入国际医学史协会。目前世界很多国家成立了医史学会,医史学科已成为国际学术交流的一项重要内容。

医史刊物的出版

早在 1825 年德国的黑克尔(Hecker)就于柏林创办医史刊物,1846 年德国又出现一种专门的医学史期刊 *Janus*。英国于 1885—1895 年在伦敦出版理查森(Richardson)主编的医史刊物 *Asclepiad*。苏德霍夫于 1908 年创办《医学史文献》(*Archiv für die Geschichte der Medizin*)。迄今,欧美及亚洲各国几乎均有医史专刊。其中较著名的有霍普金斯医学史研究所主编的《医学史公告》(*Bulletin of Medical History*)(1933 年);日本医史学会创办《日本医史学杂志》(日本醫史學雜誌)(1942);耶鲁大学医学史和科学史系主编的《医学相关科学史杂志》(*Journal of the History of Medicine and Allied Sciences*,1946);维尔康(Wellcome)医史博物馆出版的《医学史最新著作》(*Current Works of Medical History*,1957)等专刊,以上这些刊物,在国际间有较大影响。

医学史教学

十八世纪后半叶,巴黎医学院已开设医学史讲座。纽伯格于 1898 年在维也纳大学执教医学史;苏德霍夫于 1904 年在莱比锡大学开设医学史讲座。美国于十九世纪后半叶开始医学史教学,1909 年威斯康星大学(Wisconsin University)开展医学史课堂讨论。目前,欧美等国有不少院校设有医学史系、部、科等教学研究机构。苏联现有七十所医学院校设有医学史教研组,并将医学史作为必修课列入教学计划。日本全国四十所医科大学中约有一半设有医学史讲座。各国医学家大多认为,医学史是医学生必须学习的一门知识,这种观点已引起广泛重视。

医史博物馆

1901年在鲁昂(Rouen)成立法国医史博物馆,1907年丹麦也成立医史博物馆。自此以后,各国纷纷设立医史博物馆。其中最著名的当推英国的维尔康医史博物馆,该馆于1913年由维尔康(Wellcome)创办,以收藏医史文物资料著称,现已成为欧洲研究医学史的中心之一。日本1935年在仙台举办医史资料展览会。苏联在谢马什科保健组织医学史研究所和里加医学院内设有医史博物馆。迄今包括我国在内的各国学者普遍认为:医史博物馆是开展医学史教学、科研以及普及医学史知识和丰富人民的文化生活的一个重要园地。因此,第三世界一些国家也纷纷设立医史博物馆。

医史研究所

苏德霍夫于1905年在莱比锡大学创办医学史研究所,后来又于1935年在慕尼黑成立医史研究所。第二次世界大战后,仅在德国即成立了十几个医史研究所。波兰于1924年在克拉科夫成立医学史研究所。国际上最著名的医学史研究所,是1929年经韦尔奇倡议,由洛克菲勒基金会资助,在约翰·霍普金斯大学内创办的医学史研究所。该所不仅开展广泛的研究工作,而且编辑杂志,出版专著,培养了一批医学史人才,著名医史学家如西格里斯、嘉里逊等均曾在该所任职。其次,英国的维尔康医史博物馆于1962年发展成立医学史研究所,该所在国际上也享有一定的声誉。苏联除谢马什科保健组织医学史研究所外,在许多医学研究单位内设有医学史专题研究组。

二十世纪以来,医学史作为一门学科已越来越赢得人们的重视。医学史的研究、教学和普及,是医学科学发展的一个不可缺少的组成部分,是提高民族科学文化素质的一个必要的条件。

中国医学界正在继承和发扬两种医药学,一是中国固有的传统医学,一是由西方传入的西洋医学。我国的医史工作者不但要重视中国医学史的教学和研究,也要重视世界医学史的教学和研究,并对两种医学史进行比较研究,使医学史的科研、教学在促进我国医学科学的发展上发挥重要作用。

本文发表于1982年上海科学技术出版社出版《中国医学百科全书》,第1-3页。

（整理：王鸿梅　审校：朱昱安）

切脉的演变

据史籍记载,约公元前 5 世纪,扁鹊(秦越人)已运用切脉的方法来诊断疾病。

一、现在中医怎样切脉?

现在,中医常用的切脉部位在腕部的寸口脉(桡动脉)。中医将寸口脉分为寸、关、尺三部(图1)。医生切脉时,先让病人端坐或平卧,令病人手臂向上平放,使手臂与心脏置于同一水平上。然后,医生以左手切患者右手寸口脉,再以右手切左手寸口脉。切脉时先以中指取定腕后突起的一块高骨(即桡骨茎突)内侧的关部(中),再以食指取寸部(前),无名指取尺部(后)。为了更好地了解脉搏的性质,医生在寸、关、尺三部采取不同的压力,即浮取(轻指力)、中取(中等指力)、沉取(重指力)等方法来了解脉搏的性质。

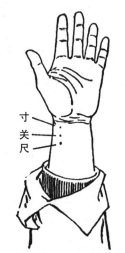

寸
关
尺

图1 手部寸、关、尺三部图

关于诊脉的注意事项,《内经》中已有明确的规定。据《素问·脉要精微论》指出,诊脉最好在清晨(平旦)醒来时,因为这时"阴气未动,阳气未散,饮食未进,经脉未盛,络脉调匀,气血未乱,故乃可诊有过之脉"。但是,这在具体工作上不可能完全做到,况且有的病人仓促发病。为了诊得脉搏的真相,切忌在病人运动、饥饱、酒后、情绪变化等情况下诊脉,力求病人处于安静状态。

医生为了正确地诊察病人的脉象,《素问·脉要精微论》提出:"持脉有道,虚静为保。"这就是说,医生诊脉必须平心静气,思想集中。中医切脉主要是通过手指感觉来诊察,为要候测异常的病脉,必须首先熟悉正常人的平脉。正常的平脉应是不浮不沉、不大不小、脉律整齐,来去从容,不疾不迟,一息四、五至,中医称之为脉有胃气。在诊察平脉时,也要考虑到病人的性别、年龄、体质、禀赋、情绪、职业以及生活习惯等,这些方面不同,可使脉搏出现差异,另如季节、气候的变迁对脉搏也有影响。

那么,中医切脉是否"自古如斯"呢?

二、由遍诊法到寸口法

相传古代医生诊脉,并无固定的部位,凡是动脉部分都可以切循,一般是哪里有病,医生就在病位附近的脉搏进行诊察,这可能是最古老的一种方法。据《史记》记载,扁鹊、仓公(淳于意)都采用过这种遍诊法。

《黄帝内经》中记载的古代几种切脉法现介绍如下:

三部九候法。据《素问·三部九候论》记载,这种切脉法是将人体分为头、手、足三部,每部又分天、地、人三候。头部的三候:两额之动脉候头角之气,两颊之动脉候口齿之气,耳前之动脉候耳目之气。手部的三候:手太阴脉(寸口)候肺,手阳明脉(合谷)候胸中,手少阴脉(神门)候心。足部的三候:足厥阴脉(五里、太冲)候肝,足少阴脉(太溪)候肾,足太阴脉(箕门、冲阳)候脾胃。这些经穴所在的地方,都是动脉行经体表的所在部位,古代医家企图通过候十二经脉来诊察所属脏腑的病症。

人迎寸口诊法。这是候人迎(颈动脉)和寸口(桡动脉)两部分脉象并相互对照的一种切脉法。据《内经》记载:寸口主中,候阴;人迎主外,候阳。医生诊脉时,比较这两处脉象的大小,以此来诊察病的性质(阴、阳)与病在哪经。这种方法较遍诊法已有相当进步。

尺肤诊法。这是古代切脉与视、触诊相对照的一种诊法。医生在诊察寸口脉变化的同时,又参照寸口脉以下到"尺泽"(上肢肘窝)这段皮肤(尺肤)的状况(温度、肤色以及皮肤之润燥、肉之坚脆等),以此来判断身体强弱、疾病性质。秦越人、淳于意、张仲景等人,都曾经采用过这种诊法。例如扁鹊在诊虢太子病时,切脉后又"循其两股以至阴尚温也"。可见这种诊尺肤的方法,最早可能是考察全身各处肤色,后来由繁而简,才归结到前臂这段肤色。

寸口脉法。这是一种独取寸口的诊脉方法。据《素问·经脉别论》记载:"肺朝百脉,气口成寸,以决死生",认为全身血脉都要流注到肺,因此,诊察肺经的寸口脉,即可判断人的生死与疾病的情况。《素问·脉要精微论》将各个脏腑分配于前臂不同部位,据此来诊断所属脏腑的疾病(图2)。但是,《内经》所述的寸口脉法,尚未将寸口脉分为寸、关、尺三部,也没有提到关部,可见当时的寸口脉法尚未完善定型。后世独取寸口脉,可能导源于《内经》这一脉法。由于这种诊法简便易行,为广大临床医家所接受,遂成为后世中医的主要切脉方法了。

待到《难经》一书问世,中医的脉学出现了一个很大的变化①。《难经》首先提出独取寸口的理论,它认为"寸口者,脉之大会,手太阴之脉动也。……寸口者,五脏六腑之所终始也,故法取于寸口也"②。《难经》对古代的三部九候也作了新的解释:"然三部者,寸关尺也。九候者,浮中沉也。"可见它已将三部九候归并到手部的寸口脉了。《难经》虽创立寸、关、尺的名称,但它只描述了尺、寸两

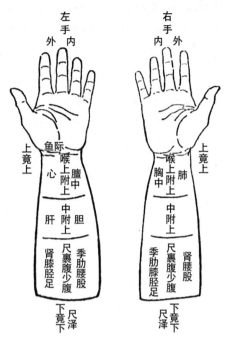

图2　尺肤诊法示意图

个部位,关只是一个分界线,尚没有具体的位置。另一方面,《难经》虽提到"上部法天,主胸以上至头之有疾也;中部法人,主膈以下至脐之有疾也;下部法地,主脐以下至足之有疾也"③。但是,它没有明确提到左右手寸关尺的脏腑分属问题。

东汉张仲景在《伤寒杂病论》中介绍了许多有关脉学的内容,他的著作标题都是用"辨某某病脉证并治",可见他已经把脉和证作为辨证施治的依据了。《难经》中虽提出取寸口的方法,但仲景并未抛弃其他部位的诊法,他在《伤寒论·序》曾对当时医生提出这样的批评:"观今之医……按寸不及尺,握手不及足,人迎趺阳,三部不参,动数发息,不满五十,……所谓管窥而已。"可见仲景对那些草率从事独取寸口的医生是持批评态度的。但当时医生对寸口脉已积累有较多的经验,因此,仲景的著作对寸口脉的记载也比较详细。例如,仲景对一般外感病

① 张仲景《伤寒论·序》中,曾提到《八十一难》,可能指的就是《难经》。但此书正式见录于《隋书·经籍志》子部医方中:《黄帝八十一难》(二卷)。至《旧唐书·经籍志》始著录为秦越人(扁鹊)撰。从这部书的文字内容来看,不像是西汉以前的作品。据近人考证,认为是东汉时人的著作。

② 《难经·第一难》。

③ 《难经·第十八难》。

的脉象,主要是谈的寸口脉变化,如外感风寒,诊脉时只提脉浮、脉紧等。如果病邪入里,出现积聚、结胸等上下阻隔的疾病,仲景则分别详述寸、关、尺三部的脉象,并且将左右手脉象进行对比。若病入于胃或久病杂病,他主张人迎、寸口、趺阳三部合参。根据仲景的著作,可见后汉时代,独取寸口法已经相当盛行了,但三部九候法并未完全被废弃。

切脉法虽古已有之,但是,有关切脉的方法与理论,散见于古代的各种典籍中,自从王叔和(约生于公元 3 世纪)的《脉经》(约成书于公元 280 年左右)一书问世后,中医的脉学才成为一门系统的专门知识①。王叔和在《脉经》中总结了前人的成就,并根据他临诊经验,具体地描述了 24 种脉象,即:浮、芤、洪、滑、数、促、弦、紧、沉、伏、革、实、微、涩、细、软、弱、虚、散、缓、迟、结、代、动②,并把相类的脉分成 8 组,从而使人们对脉象的辨认有了明确的标准,这是中医脉学的第一次总结。

王叔和在《脉经》中明确了寸、关、尺的部位,并把左右手三部与六经及其所属的脏腑关系确定了下来③。现将《脉经》中有关左右手所主脏腑列表如下:

左 手			右 手		
寸	关	尺	寸	关	尺
上焦	中焦	下焦关元左	上焦	中焦	下焦关元右
心小肠	肝胆	肾膀胱	肺大肠	脾胃	子户三焦

后世医家,因左右手三部的脏腑分属问题曾发生多次争执。关于两侧关脉主肝胆和脾胃,各家意见比较一致,而寸部与尺部的脏腑定位则有很大的分歧。有人根据古代"心与小肠相表里""肺与大肠相表里"的学说,把小肠与大肠排在

---

① 王叔和在医学上的主要贡献有两方面:一是整编了张仲景的《伤寒杂病论》,成为《伤寒论》与《金匮要略》两书;另一个贡献是整理总结了以前的脉学资料,并结合自己的经验,撰成我国第一部脉学专书——《脉经》。

② 《内经》记载的脉象有 21 种,张仲景的《伤寒论》与《金匮要略》载脉 23 种。王叔和《脉经》载脉 24 种。唐孙思邈《千金翼方》改革脉为牢脉。《脉诀》(传为南北朝高阳生著)则去数、散二脉,另加长、短二脉,总数仍为 24 种。宋代施发《察病指南》(公元 1241 年)载有 33 幅脉象图,这种以图形来表示脉搏的节律,在世界脉学史上是一项杰出的创举。明代李时珍《濒湖脉学》记载 27 脉,内容是去软加濡,收罗长、短、牢三脉得 27 脉。目前,通常所用的 28 脉,出自明李中梓《诊家正眼》,较《濒湖脉学》多一疾脉。由此可见,历代医家通过临床体会,对脉象的认识不断增加,由简到繁,这是符合历史发展规律的。

③ 《脉经》中两手寸、关、尺脏腑分属的资料系引自《脉法赞》,可见在王叔和以前的医家已确定了三部与脏腑之间的关系了。

寸部。有人根据《内经》中"尺主腹中"的记载，把大小肠排在尺部。也有人在尺部排上了三焦。另有人认为三焦没有一定的形态，不需要列入。由此可见，历代对寸关尺的脏腑分属问题，存在有不同的看法。但是，王叔和《脉经》中所记载的原则，为后世医家所采用，几乎沿袭了一千七百年之久。

关于将三部分属脏腑的诊病方法，有人认为这并不是秦越人所创，也不是张仲景、王叔和诸人作俑，而是由于当时医生临诊时已普遍采用寸口切脉法，医家看到人身各处的动脉既已迁并到左右两手的寸、关、尺来了，自然会想到把六经所属的脏腑也迁并到寸、关、尺来，这可能是脏腑排列左右两手的由来。

由遍诊法演变为寸口脉法，这应该说是脉学上的一大进步。遍诊法比较繁复，临床诊察时确有其不便之处，后来，医家在实践中发现，寸口脉与全身脉搏基本一致。如《灵枢·禁服第四十八》指出，寸口主中，人迎主外，"两者相应，俱往俱来，若引绳大小齐等"，故认为脉取寸口，可以察知人体的活动情况及病理变化，作为诊断依据。由于此法简便易行，概括性强，为广大医家所采用①。另一方面，寸口脉的盛行，也有其社会历史根源，因封建旧礼教，医生诊脉在妇女身上有很多不便，特别是后来妇女缠足之风盛行，候足更为不便，从此使得寸口脉法更为盛行起来。

三、切脉在诊断上的价值

人们有时可以碰到这样一些患者，他们来就诊时，把手伸在医生面前，而不提供病史，让医生单凭脉象来谈病情，并认为医生如能通过切脉说出病因，作出诊断，这才能称得上是"高明"的医生。也有一些医生，为了迎合病人的心理，诊病时不太重视询问病史，切脉后对病情大事渲染一番，把自己从实践中得来的认识，简单地归功于切脉，以炫耀自己的医术。这两种做法都是片面的。由于这种情况，使某些人对切脉抱有神秘莫测、难于掌握的错觉。对于这种单凭切脉不进行全面调查的作风，《素问·征四失论》把它列入"四失"的罪状严加申斥："诊病不问其始，忧患饮食之失节，起居之过度，或伤于毒，不先言此，卒持寸口，何病能中?!"这一批评是十分中肯的，可见我国医学历来就主张对病人要作全面的诊察。如何看待切脉在诊断学上的价值？王叔和谓："脉理精微，其体难辨，在心易

---

① 但遍诊法仍有其临床诊断价值，有时能提供更为完整的阳性或阴性资料。例如：血栓闭塞性脉管炎，检查趺阳脉（足背动脉）就具有诊断价值；又如主动脉瓣狭窄、无脉症等，上下肢动脉搏动可以不一致；又如动脉硬化性病变分布不平均时，全身脉搏的搏动也可能不一致。

了,指下难明。"这是切脉诊断的至理名言。

切脉是一种重要的诊断方法,但是,断不可把切脉作为诊断的唯一依据。因为同样一种脉象,可以出现在多种不同的疾病上;而同一疾病在不同的阶段,可以出现不同的脉象。如果将切脉作为测知疾病的唯一方法,就会犯片面性的错误。中医诊病,历来强调"四诊合参",也即是说,必须通过望、闻、问、切进行全面的调查,将四诊所得的资料进行综合分析,然后才能对疾病作出正确的诊断。

脉学上另一个问题是如何看待五脏六腑分配于两手寸关尺的部位问题。人们不禁要问,同是一条桡动脉,在这方寸之间,这些不同部位是否能出现不同的脉象,反映不同脏腑的病理生理状况?脉学上的这一理论有否客观依据与实践意义?

脉学是我国医学遗产中十分重要的一个内容,前人对此积累了丰富的经验。人们在临床上发现,左右两手寸关尺三部的脉象,有时确可以出现差别,例如,由于两臂劳动强度不同,两侧桡动脉粗细不等,习用的一侧桡动脉搏动可以较为有力。另一方面,桡动脉经过寸、关、尺三部时,由于所处部位的深浅、周围组织的厚薄、硬度、承受的压力各不相同,这三个部位的搏动情况可以出现差别。此外,切脉者手指的长短、指端触觉的灵敏程度、指下压力是否均衡等,都可使脉象出现差别。由于这些因素的影响,两手寸口脉的强弱、大小可能不完全相等,寸、关、尺三部的脉象也可能有差异。

千余年来,何以某些医家深信寸、关、尺的脏腑分属问题?看来有它认识论上的原因。由于关脉正处于掌后高骨处脉管浅表,而寸脉正当下陷处,尺脉部位下陷更为明显,这是造成寸、关、尺三部脉搏差异的原因。因此,不论是病人或健康人,一般都是关脉明显,尺脉沉弱,寸脉则介于两者之间。一般衰弱病人,例如腰酸腿软、四肢无力的"肾虚"患者,脉都是弱小的,尺脉沉小微弱比寸、关脉更为明显,促使人们把注意力放在尺部,于是将肾的部位定于尺部。另外,上焦诸热证和肝阳上逆肺胃郁热的实证,一般寸口脉都是较强的,这些病人寸、关脉更加显得浮大有力,促使人们把注意力放在寸、关部,于是将心肝肺脾定于寸、关部。这种定位并不反映脉与脏腑之间存在着内在联系。例如肺部疾患,按古代的理论,应在右手寸脉出现异常脉象,实际上人们发现,肺部疾患不仅右手寸脉有变化,而且两手寸口脉皆有变化,如不了解肺部疾患的病史和症状,单凭右手寸脉很难确定患者有肺部疾病。因此,有人认为五脏六腑分配寸、关、尺的问题,从理论上与实践上来看,目前尚未找到足够的依据。但是,也有一些医生坚信寸、关、尺三部能反映不同脏腑的病理生理活动。孰是孰非,只能留待今后人们在实践中去进一步探讨了。

中医的切脉,主要是根据医生自身的直接感觉,由于缺乏客观指标,因此也难以统一。近年来,通过中西医医务工作者及科技人员的共同合作,中医的切脉正向着定性或定量转化。据报道,北京医疗仪器厂和中国科学院医学仪器器械研究所研制成四导脉象仪,这种仪器可同时描记寸、关、尺三部脉波原形和心电图,可用于研究脉象形成的脉、症之间的关系,从而有可能使中医的切脉方法变为客观的描记。

本文发表于1982年上海科学技术出版社出版的《医药史话》,第52-63页。

（整理：王鸿梅　姜海婷　审校：朱昱安）

人口统计学和生物统计学史略

一、人口统计学和生命统计学

早在古埃及、巴比伦和希腊、罗马时代，就开始了人口调查统计。当时搜集人口数字，目的是为了抽丁、收税和反映国情国力。古埃及、巴比伦以及罗马时代的人口调查，往往只计算能上阵作战的丁男，或只计算各户的纳税人，不包括奴隶、外邦人和边远地区居民，谈不上全民登记，与现代意义的"人口普查"不同。

进入封建社会后，人口调查大都同土地、财产等调查同时进行，主要是调查户数或成年人数，其目的还是为了征兵、收税。英国的人口登记起源于教会的仪式登记。1538 年英国的教会规定牧师每星期要登记婴儿受洗，以及新增死亡、结婚等人数。当时教会登记人口的目的是为了计算教会的经济收入，后来发现这种登记可用来统计人口变动情况，于是逐渐发展成为现代的人口登记制度。

随着资本主义兴起，资产阶级为了发展资本主义，加强对劳动者的剥削与压榨，扩大商品销售市场，对人口统计的要求也相应提高了。资产阶级要控制国家机器，必须掌握正确的人口数字，才能制定征兵、收税、财政、交通以及政府发展计划。因而，一些资本主义国家和地区相继进行人口调查，如加拿大的魁北克（1665）、芬兰、瑞典（1749），都曾经做过人口调查与计算。拿破仑执政时期，为了掌握准确的人口记录以便于征兵，在《拿破仑民法》中以法律条文规定，必须在一定的限期内把出生、死亡事件向官厅报告，否则就予以惩罚，这项法律为生命统计学的发展提供了保证。资产阶级学者在从事人口统计调查时，根据调查所得的资料，从数量变化中发现了某些人口规律，人口统计学和生命统计学因此应运而生。

英国是最早发生工业革命的国家，当时伦敦已发展成为几十万人口的城市，由于公共卫生条件恶劣，瘟疫流行。1348 年伦敦发生鼠疫，接着在 1563 年、1592 年、1603 年、1625 年、1665 年连续发生鼠疫流行，每次流行都有大量居民死亡。1603年大鼠疫后,伦敦每周公布出生、死亡人数总计表,从此成为定例,因此积累了丰富的人口统计资料。格兰特(Graunt J.,1620—1674)根据五十年间伦敦教区有关出生和死亡的报表,于1662年写出第一部有关人口统计学的专著《关于死亡报告书的自然的与政治的观察》(*Natural and Political Observation Made upon the Bills of Mortality*)。格兰特的著作对人口统计学的形成和发展有巨大影响。此书内容包括:起源与进步、死因的一般观察、特殊死因、鼠疫病……埋葬与洗礼的差异、居民数等12章及结论。格兰特首先证明婴儿出生率中男婴稍高于女婴(14∶13)。格兰特是人口死亡表的创始人,他根据每百名出生婴儿陆续死亡的年龄,统计了各组年龄的死亡数,指出小孩的死亡率高于成人;他又计算出男性死亡数比女性为多;伦敦的死亡率比农村的死亡率高。格兰特发现了大数定律的作用,这是他的一个重要贡献。格兰特根据出生、死亡等资料推算了人口总数,并计算了人口翻一番的时间,对人口趋势进行了分析,他是利用人口统计资料对人口现象进行分析力求找出规律性的第一个人口学者。

英国古典政治经济学创始人配第(Petty W.,1623—1687)系牛津大学解剖学教授,他的《政治算术》(*Political Arithmetick*,1683)是最先根据数学、度量和重量来调查各种社会现象和经济现象的一部著作。在人口统计方面,他统计了那个时代成为祖辈和父辈的平均年龄,这是首先应用平均数来研究人口问题的一个早期范例。配第积极主张增加人口,他认为贫穷的原因不在人口增多,而在于增多的人口没有直接从事生产,只要合理地使用劳动力,人口就不会显得过多,财富也就会迅速增加。

资本主义的进一步发展,促使人们对人口问题的密切关注,也引起自然科学家对人口的重视。著名天文学家哈雷(Halley E.,1656—1742),在十七世纪最先制订了死亡率统计表,并且认为人口增长要受经济的约束,受到大部分居民在解决婚姻问题时,由于考虑未来的家庭负担而采取慎重态度的约束。哈雷认为居民的贫困是由于财产分配的不平均造成的,所有的人都要靠土地得到供养,而土地却掌握在少数人手里,居民除了为自己的家庭工作外,还必须为土地所有者工作。

麻夫尔(Moivre A. de,1667—1754)是应用数理基础研究生命统计的最早学者之一,他于1733年首先发表常态曲线方程。麻夫尔的《机率学说》(*The Doctrine of Chances*,1718)和《生存的年龄》(*Annuities upon Lives*,1725)证明他那个时代中每年各个年龄的死亡率是大致相似的,麻夫尔又提出生命的递减率呈算术级数的观点。

1761 年普鲁士军的牧师苏斯密尔西（Süssmilch J. P.，1707—1767）出版《在人的出生、死亡和繁殖的经历中所表现的神定秩序》（*The Divine Ordinance Manifested in the Human Race through Birth，Death，and Propagation*）一书。苏斯密尔西整理了教区的出生和死亡登记表，发现在多数观察中显现出一系列的规律性。他指出男孩与女孩的出生比为 105：100。他又发现城市死亡率为 1/32～1/25，农村为 1/45～1/40，表明城市死亡率高于农村。苏斯密尔西在著作中明确地陈述了统计学中的大数法则，指出"在少数的观察中，一切事物的发生好像毫无秩序"，"只有在多数的观察中才能发现规律性"。但是，他对于这个被揭示的规律性却给予了唯心主义的结论，认为这是"神定的秩序"的表现。

英国的工业革命，不仅为英国带来了财富，同时也产生了大量的无产贫民，并出现了一系列的社会问题。英国的马尔萨斯（Malthus T. R.，1766—1834）在他的《人口原埋》（*An Essay on the Principle of Population*，1798）一书中认为，人口按几何级数增长，生活资料按算术级数增长，生活资料的增长总是满足不了人口增长的需要，因而不可避免地要产生失业、贫困、罪恶乃至瘟疫、战争等现象。马尔萨斯把资本主义制度下出现的相对人口过剩和无产阶级贫困化的责任完全归罪于自然，归罪于劳动人民。虽然马尔萨斯的人口理论是十分反动的，但是，他首先提出了资本主义社会的人口问题，引起了人们对人口问题的重视和研究，客观上推动了资产阶级人口学的形成和发展。

人口问题引起了当时科学家的关注，比利时统计学家凯特莱（Quételet L. A. J.，1796—1874）应用数理统计方法致力于自然、社会和人口现象的研究，他的早期著作《论人类及其能力之发展，或社会物理学论》（*On Man and the Development of His Faculties or an Essay on Social Physics*，1835）试图用统计学方法来研究人的肉体和智能发展。1846 年又发表《概率论通信》（*Letter on the Theory of Probabilities*），其中第一封通信是有关统计学在医学中的应用，他要求人们进行正确的观察和记录。凯特莱把概率论引入人口统计研究，他用数理统计方法研究人口现象的变动，因而使人口统计调查（用抽样调查方法收集人口资料）和人口统计分析方法建立在科学基础上。他肯定在偶然性占统治地位的社会现象方面，如同自然现象一样也有其内在必然性。凯特莱的功绩还在于肯定大数法则的作用，指出在大量观察中，偶然离差会互相抵销而显出规律性来。在人口现象中，如出生婴儿性比例、妇女生育率、分年龄组死亡率所显现出来的规律性和稳定性,都是在大量观察中大数法则作用的表现。马克思曾经这样评价凯特莱:"他曾立过大的功劳,论证即使社会生活表面的偶然事物,在它们定期的复现和它们定期的平均率中,也还具有内在的必然性。"(马克思:《致库格曼书信集》第79页,人民出版社,1957)

人口普查促进了人口统计学的发展。英国的法尔(Farr W.,1807—1883)根据当时人口调查中存在的问题,提出了许多建设性的意见。法尔于1837年发表《英帝国统计学报道》(*A Statistical Account of the British Empire*),次年被任命为人口登记局的编辑。法尔于1839年写出第一篇年度报告,在报告中指出了死亡登记中存在的混乱状况,提出要有一个国际统一的疾病分类和命名法,这个提议1853年被在布鲁塞尔召开的第一届统计会议所采纳,大会邀请他拟订国际通用的疾病分类表。法尔在人口登记局工作达四十年之久,他所发表的一系列年度报告对于婴幼儿的死亡率,不同职业的死亡率、卫生状况的评判等,均提出了颇有价值的建议,赢得了国际上的重视,对于改进卫生保健工作,起有积极的作用。

属于现代意义的人口普查,始于1790年美国的人口普查,此后每十年举行一次,一直沿袭至今。继美国之后,英国、法国于1801年,挪威于1815年,比利时于1846年,意大利于1861年,德国于1871年,日本、印度于1872年,澳大利亚于1881年,俄国于1897年,分别进行全国性人口普查。此后,人口普查逐步普及到世界各国。

进入二十世纪,人口普查的原则和实践都有所发展,并制定了新的普查方法和普查纲要。有的国家在一定年度和两次普查之间还采用抽样方法进行调查。美国从1902年起,将普查机构定为商业与劳工部的一个常设局。英国从1871年4月3日举行的第八次普查开始,采取午夜零时为标准时间,此后各国相继采用,因此时人口移动甚少,为静态调查最适宜的时刻。在整理普查资料方面,美国于1890年将打孔资料卡和机械制表设备第一次用于普查,开始采用机器整理代替手工汇总。

自1951年以来,人口普查由于电子计算机的应用,在普查项目和统计分析等方面,都有很大发展,人口普查越益趋向科学化和国际化。其主要特点有以下几个方面:一是在普查时间上逐渐趋向一致,各国每逢"0"或接近"0"年举行人口普查;二是普查项目普遍增多;三是各个项目的内容和分类法标准化,联合国等国际组织制定了许多标准分类目录;四是在普查中对部分项目普遍使用抽样方法进行调查;五是使用电子计算机汇总资料日益普遍;六是人口普查与住房普查同时进行。

我国的人口统计约有四千多年的历史,给我们留下了丰富的人口史料。但是,在封建制度下,历代政府都是为了征税、抽丁和压榨人民而调查人口,因此遭到广大人民的反对,地主阶级也往往千方百计地逃避税收,故隐瞒匿报人口现象十分严重。因此,古代的人口统计与现代人口普查有很大的差别。新中国成立后,于 1953 年举行了第一次现代人口普查,1964 年、1982 年又进行第二、第三次人口普查,这是世界人口普查史的一件大事,从而使进行过普查的人口在全世界人口中的比例从 77% 提高到 98%。我国的人口普查为国民经济调整和"四化"建设,提供了全面、系统、准确的人口统计资料。

迄今世界各国对人口普查都很重视。制定政策,拟订建设计划,发展国民经济和工农业生产安排劳动就业,设置公共福利,建立医疗卫生机构和教育事业,等等,无不需要人口普查资料。由此可见人口普查已成为现代国家不可缺少的一项重要工作。

二、生物统计学和医学统计学

十八世纪以来,生物学家试图通过变量分析的方法来探讨遗传的规律,医学家则应用数量分析的方法来总结临床经验、指导科研工作,因而出现了以数理统计方法为基础的生物统计学与医学统计学。

法国的路易斯(Louis P. C. A. , 1787—1872)是最早运用统计方法进行临床医学研究的医学家。路易斯从事肺结核和伤寒的研究,1825 年发表《痨病的病理解剖研究》(*Recherches Anatomico-Pathologiues Sur La Phthisie*),他以 123 例病案为根据,其中有 50 例尸检发现;他的伤寒病研究(1829)是以 138 例病案为根据,其中有 50 例尸检发现。路易斯通过数字以图表来总结临床观察资料,这种总结方法至今仍为人们所采用。

麻夫尔于 1733 年发表常态曲线方程,当时他未想到将这个结果应用于实验观察数据。由于他的论文湮没无闻,他的常态曲线方程也未为世人所重视。后来,拉普拉斯(Laplace P. S. , 1749—1827)和高斯(Gauss C. F. , 1777—1855)又各自独立地推导出这个方程。首先应用常态曲线方程于生物学观察的学者则为比利时的凯特莱,他列举了苏格兰军团的士兵的胸部测量和法兰西新兵的身高,表示测量数据呈常态曲线分布。

运用数学方法研究生物遗传特性的首推奥地利的孟德尔(Mendel G. J. ,

1822—1884），他根据豌豆性状遗传的定量规律，提出了著名的数量遗传学基本模型与定律（1865）。英国的高尔顿（Galton F.，1822—1911）发展了这项工作，他于 1869 年出版了《遗传天赋》(*Hereditary Genius*)一书，是运用生物统计法研究人类遗传特性的代表著作。高尔顿首先应用"回归"(regression)这个名词，他指出人类遗传特性具有向中心回归的趋势，他以人体的身高为例，认为生物的遗传特性总是要回归到种族的均数。按近代回归的意义，指的是当第二种变量（自变量）的引入，能使第一种变量（因变量）的偶然性的内部变差缩小时，表明这两种变量间存在着回归的关系。1875 年高尔顿用统计方法规画出最早的回归线，他又用量变表示两种性状之间的相互关系，引入了"r"作为"相关系数"(Correlation Coefficient)的符号，并于 1889 年出版了第一个相关表。

英国伦敦大学数学物理学家皮尔逊（Pearson K.，1857—1936）是对数理统计作出巨大贡献的学者。皮尔逊于 1899 年引入"X^2（卡方）检验"，他把 X^2 作为一个实际频数与理论频数之间的偏离度的判据。迄今，用 X^2 的分布对属性进行检验的方法已普遍地应用于科学研究中。皮尔逊著有《科学规范》(*The Grammar of Science*，1892)一书。此书的观念与马赫的一致，但其中第三卷是以统计方法研究生物学的专论。皮尔逊于 1899 年创办《生物计量学》(*Biometrika*)，前后任职达 35 年之久，通过这份杂志，使生物统计学与遗传统计方法获得巨大的发展。

皮尔逊主要致力于大样本的研究，但对科研和生产单位来说，要取得大样本资料存在实际困难，于是小样本统计推断理论就因客观需要而建立了起来。在酿酒厂任职的皮尔逊的学生戈塞特（Gosset W.S.，1876—1937）于 1908 年在 *Biometrika* 发表了一篇重要论文，当时他应用"Student"作为笔名，于是人们将他创导的方法称之为"Student'st"检验方法，此法已成为目前数理统计学家以及实验工作者的一种基本工具。

二十世纪最优秀的生物统计学家费希尔（Fisher S.R.A.，1890—1962）和他的学生将数理统计方法广泛应用于农业科学、生物学和遗传学，从而使数理统计方法在理论上和应用上得到长足的进步。费希尔于 1925 年发表《研究工作者用的统计方法》(*Statistical Methods for Research Workers*)，被认为是近代数理统计学的开始。1928 年费希尔发现方差分析，这种方法在变差的来源或原因和实验设计中起有很大的作用。1935 年费希尔又出版了《实验设计》(*The Design of Experiments*)一书，使人们在最小的人力物力和时间条件下获得最多的情报和资料。他所提出的"重复、随机、对照"三大原则,至今仍被人们认为是保证实验结果正确性的原则。费希尔所创制的随机化,为人们进行实验时提供了机会均等的方法,大大减少实验中的偏倚。在近代学者的一系列工作中,数理统计方法显示出了其在科学研究工作中的重要意义。

近代医学和生物学正从定性转入定量的研究。科学工作者对各种作为现象的判据用的变量进行精细的量测或计数,在定量的基础上对相应的现象作出更为精确和更有把握的估计和推断。数理统计方法就是在掌握偶然现象的规律性的基础上,利用概率来探讨样本和全体间的关系,从而使科研人员可能作出比较正确的结论。近代科学的发展表明,生物统计、数量遗传对生物、农学、医学的发展起了重要的作用,可以预期,数理统计方法对于今后科学的发展必将起到越来越重要的作用。

参考文献

［1］Singer C,Underwood E A. A Short History of Medicine[M]. 2nd ed. Oxford:Oxford University Press,1962.

［2］Alder H L,Rosseler E B. Introduction to Probability and Statistics[M]. 6th ed. San Francisco:Freeman,1977.

［3］斯蒂尔,托里.数理统计的原理和方法[M].杨纪珂,孙长鸣,译.北京:科学出版社,1979.

［4］杨纪珂.数理统计方法在医学科学中的应用[M].上海:上海科学技术出版社,1964.

［5］金正均.医学试验设计原理[M].上海:上海科学技术出版社,1964.

［6］郭祖超.医用数理统计方法[M].北京:人民卫生出版社,1965.

［7］皮耳生.科学规范:下册:生物之部[M].谭辅之,译.上海:辛垦书店,1936.

［8］潘光旦.优生原理[M].北京:观察社,1949.

［9］Whipple G C.生命统计学概论[M].张世文,译.上海:商务印书馆,1936.

［10］刘铮,邬沧萍,查瑞传.人口统计学[M].北京:中国人民大学出版社,1981.

［11］《人口普查浅说》编写小组.人口普查浅说[M].北京:中国统计出版社,1982.

［12］杨德清.人口学概论[M].石家庄:河北人民出版社,1982.

本文发表于《中华医史杂志》1983 年第 13 卷第 2 期,第 74-78 页。

（整理：朱昱安　审校：王鸿梅）

从麦斯麦术到催眠术

麦斯麦(Mesmer F. A., 1734—1815,简称"麦氏")是因创导了一种特殊治疗方法——麦斯麦术(Mesmerism)而载入史册的十八世纪医学家。对于麦斯麦的评价毁誉不一,迄今尚有争议。

麦斯麦出生于德国士瓦本地区康斯坦斯湖畔拉多尔夫采尔之伊兹兰(Iznang)。麦氏早年修习神学与哲学,1759 年赴维也纳学习法学,因发现自己的兴趣更近于医学,遂转入著名医家范·史威腾(Van Swieten)、斯托克(Störck)和安东·德哈恩(Anton De Haen)门下习医,1766 年毕业时提交了一篇论文:《论天体对人体的影响》(*De planetarum influxu in corpus humanum*)。麦斯麦虽然生活在十八世纪中叶,但是,他却是中世纪神秘主义思想的忠实信徒,他认为行星的运行及其所发出的神秘流(mysterious fluid)或磁力,可以影响人体所有的组织及其生理病理活动。麦氏一生始终未摆脱这种思想的羁绊。

麦氏毕业后定居维也纳开业行医,1774 年英国天文学家海尔(Haximilian Hell)访问维也纳,他用磁铁治疗胃痉挛等病而"获效",麦氏也仿效之试用于临床,他认为此法的效果系磁力作用所然。1775 年麦氏在维也纳出版了他第一部著作:《磁石疗法论》(*Schreiben über die Magnetkur*)。同年,麦氏去慕尼黑,适有一瑞士牧师格斯纳(Gassner J. J., 1727—1779)也采用类似方法治疗病人,但格斯纳并不应用磁石,而是用手在病人身上抚摸,甚至不接触病人身体。麦氏因此推想,磁石不是此法的要素,认为此法起效是施术者体内发出一种神秘的"动物磁力"(animal magnetism)作用于人体之故。麦氏回维也纳后大力推行此术。1778 年麦氏通函科学院,鼓吹动物磁力说,当时科学界包括他的老师 Störck 在内,根本不相信。麦氏自感在维也纳难以立足,遂于 1778 年移居巴黎。

麦斯麦抵巴黎后继续推行此术,并邀请科学院派员去他那里参观,以证明其疗效。但是,巴黎科学院对他的邀请嗤之以鼻,置之不理。而法国皇后玛丽·安托瓦尼特(Marie Antoinette)却对他推崇备至,欲以两万法郎年金来挽留麦氏。麦氏自知不能见容于巴黎科学界,一度离巴黎去斯帕(Spa)——比利时的一个小镇,但是，由于病人及信徒们的狂热支持，并捐助大量金额，又为他成立磁力学会，复使麦氏回到巴黎操业。

当时，麦氏在巴黎创设了一种称之为 baquet 的治疗方法。麦氏用橡木制成一个大盆槽，内盛化学物品（如稀硫酸）或铁屑等物，盆内自里向外贯穿铁棒，上端弯曲以便病人手握。受术者环坐盆槽周围，相互间以手携连。治疗室内四面有镜，光线半明半暗，并有音乐伴奏。麦斯麦出场时缓步徐行，身穿紫色长袍，手执魔棒，俨然似一魔术师。麦氏以手触摸一人，通磁于另一人，注视于第三人。据载，受术者在这一神秘的环境中出现种种感应现象。麦氏谓之是动物磁力作用之结果。当时，巴黎市民对此趋之若鹜，善男信女纷纷求诊于麦氏诊室，其中有著名的文学家、政治家和皇室显贵，麦氏因此大发横财。

1784 年法皇路易十六任命一个九人委员会调查麦斯麦术，富兰克林、拉瓦锡等均参与其事。委员会的报告虽不否认他的效力，却未能证明有任何磁力流存在，他们的结论认为这种效果完全是想象的结果。法国政府拟以两万法郎来征购麦氏的秘密，麦氏因没有秘密可以奉告，拒而不受，遂使他名誉扫地。科学界人士群起反对，斥之为骗子。但是，执着的信徒并未因此退却，麦氏病室内的病人有增无减。不久，法国大革命爆发，罗伯斯比尔（Roberspierre，1758—1794）执政，麦氏无法存身，才逃离巴黎，混迹于伦敦、维也纳等地。1803 年移居德国博登湖畔之梅尔斯堡（Meersburg），后去瑞士的弗劳恩费尔德（Frauenfeld）开业至 1813 年，1814 年夏又回到梅尔斯堡居住，次年死于该地。

麦氏除上述著作外，另有《动物磁性发现史》和《麦斯麦术》等著作。

麦斯麦术导源于原始的魔术医学，中世纪时人们崇信经皇帝或教皇的圣手抚摸可以治疗瘰疬。十六世纪以来，近代科学精神抬头，但是，神秘主义思想远未肃清。巴拉塞尔萨斯（Paracelsus，1493—1541）认为磁石和星相同，有一种透过空间微妙的流出物能影响人体；范·海尔蒙特（van Helmont，1580—1644）认为无论何人都能发散一种磁石的流质，可随意运用这种物质以影响他人的精神和肉体。麦氏则给先哲们的神秘思想与治疗观念披上了科学的外衣。但是，十八世纪的科学仪器（电流计和罗盘针）无法证实有任何磁力存在，这正是麦斯麦等辈所感到的致命的困境。

临床医家发现，麦斯麦术对于某些病人具有麻醉镇痛的效果。例如 1821 年雷卡米耶（Recamier）采用麦斯麦术进行烧灼而获效。1829 年克洛凯（Cloquet）曾采用此术做胸部肿瘤手术。1845 年埃斯代尔（Esdaile J.，1808—1859）在印度用麦斯麦术作麻醉,做了三百次大手术以及上千次小手术。因十九世纪四十年代中叶,适值医学界发现了一系列麻醉药,致使麦斯麦术作为麻醉术未能为医学界所接受。

与此同时,临床医学家发现麦斯麦术对于某些疾病具有治疗作用。例如1837年英国伦敦的埃利奥特森(Elliotson J.,1791—1868)采用此术治疗神经病患者获效。1860年南锡(Nancy)的李厄保(Liebeault A.A.,1823—1904),于临床采用此术达二十年之久。1878年沙可(Charcot J.M.)则用来减轻癔症性瘫痪患者之症状。1882年伯恩海姆(Bernheim)用来治疗坐骨神经痛患者而奏效。

麦斯麦的最大困境是未能证实动物磁力之存在。英国曼彻斯特的布雷德(Braid J.,1795—1860)于1843年刊行《神经睡眠的理论基础》(*Neurypnology*;*Or*,*the Rationale of Nervous Sleep*,*Considered in Relation with Animal Magnetism*),首创"催眠术"(hypnotism)一词,认为暗示是引起催眠的要素。自布雷德"催眠术"问世,人们始不斤斤于动物磁力的探查。布雷德的催眠术,重心趋向于暗示,因此,格罗斯(Gros D.de)于1860年又创"布雷德术"一词以代替催眠术。但近世已将麦斯麦术和催眠术作为同义词。

十九世纪末、二十世纪初,"催眠术"渐为临床医学家所认识。巴甫洛夫和他的学派对催眠现象的生理机理作了科学的阐明:在正常睡眠时,抑制过程扩散到整个大脑皮质,甚至到大脑皮质下各部,而催眠只是部分的睡眠,抑制过程只扩散到皮质个别的孤立区域。现代医学发现,处于催眠状态的人,他们的呼吸、脉搏和脑电波形都与睡着的人具有不同的生理特征。当病人进入催眠状态后,医生通过语言暗示可以取得治疗效果。现代医学证实,催眠术不仅能减轻病人的病痛,对于精神病特别是神经官能症具有治疗价值。催眠疗法也可使高血压病、溃疡病及冠状动脉机能不足等病的症状获得好转。1958年美国医学协会将催眠术列为医学中的一项治疗手段,可见催眠疗法终于为现代医学所接受,预计今后还将有发展的前途。

对于麦斯麦的评价,严正的科学家向来持批判否定的态度。但是,心理学家(如波林)则将麦斯麦术的发现作为动机实验心理学的起点。是非评价,自有标准。实验心理学的建立,并非麦氏的功绩,而是现代心理学发展的成果。对于麦斯麦本人及其麦斯麦术,不论从思想根源、理论基础及操作方法,无不带有浓厚的唯灵论色彩,对于这种唯心主义倾向,应该给予坚决批判。另一方面,在麦斯麦的门徒中,不乏欺世盗名、招摇撞骗的江湖医生,对于这批庸医的诈骗行径,必须给予无情揭露。当然,批判并不是简单的抛弃,如果将催眠疗法的价值也全盘否定,这是不利于医学发展的。

麦斯麦术的出现,有其认识论根源。心身关系问题历来是唯物论与唯心论斗争的焦点。人们迄今尚未获得完善的、理想的方法来揭开心身关系的实质,因此,在这个领域内历来是形形色色唯心主义活动的场所。对于十八世纪的医学家来说,他们只能借助于那个时代的理论思维,当时的机械唯物论不能解释身心活动的种种复杂现象,动物磁力说却披着科学的外表出现在那个时代。动物磁力说固属臆测,但是,如果我们根据那个时代的仪器的检测来判定人体中有否某种生物力能,显有失之偏颇之嫌。麦斯麦的门徒一度曾经抛弃了动物磁力说,十九世纪生理学却又发现了生物电。这是历史展示给人们的教训。人体的奥秘远未揭开,因此,我们断不能给认识划定任何界限,为科学划定任何禁区。就以催眠疗法来说,认为它的机制是暗示的作用。"暗示"不过是表象性的名词,它并没有阐述身心活动的具体过程。再以我国的气功、印度的瑜伽术来说,人们迄今尚未有揭开内中的奥秘。在科学史中,曾经出现形形色色的假说,人们切忌匆忙下结论,唯有让人们在科学实践中去发现真理、修正错误。学术上不同见解的存在,有时倒反会促使人们积极从事探索。例如,对经络实质的探讨,导致了一系列的新发现(如脑啡肽),这就是明证。

基于当前提出的生物、心理、社会医学模式,今后如何将心理活动及身心关系纳入正确的范畴,建立科学的心理模式,这是值得人们重视并加以思考的问题。

参考资料

[1] Major R H. A History of Medicine[M]. Oxford:Charles C Thomas,1954.

[2] Singer C, Underwood E A. A Short History of Medicine[M]. 2nd. Oxford:The Clarendon Press,1962.

[3] Castiglioni A. A History of Medicine[M]. 2nd. New York:Alfred A Knopf,1958.

[4] The British Encyclopaedia of Medical Practice[M]. 2nd. London:Butterworth & Co, Ltd, 1951(7):385.

[5] The New Columbia Encyclopedia[M]. Columbia University Press,1975.

[6] 小川政修:西洋医学史[M].東京:日新書院,1943.

[7] Boring E G.实验心理学史[M].高觉敷,译.北京:商务印书馆,1981.

[8] 基里雅罗夫斯基 B.A.精神病学[M].北京医学院精神病学教研组,湖南医学院精神病学教研组,译.北京:人民卫生出版社,1957.

[9] 北京医学院.精神病学[M].北京:人民卫生出版社,1981.

本文发表于《医学与哲学》1984 年第 8 期,第 44-46 页。

(整理:朱昱安　审校:王鸿梅)

东西方医学方法论辨析

就世界古老民族的医学来说,有中国医学、埃及医学、巴比伦医学、印度医学以及希腊、罗马医学。但是,延续至今的仅存两大医学体系:中国医学,西医学(在希腊、罗马医学的基础上发展起来的)。对东西方医学方法论进行辨析,探讨这两种医学体系的异同,吸取其合理成分,这对未来医学的发展将会产生积极的影响。

本文将就这两大医学体系从历史纵的发展及横的剖面进行分析探讨。

一、《黄帝内经》与《希波克拉底文集》

《黄帝内经》(简称《内经》)与《希波克拉底文集》是代表这两大体系的奠基性著作,对这两部著作从方法论上作比较研究,具有十分重要的意义。

《内经》与《希波克拉底文集》出现的年代大致相近。《内经》成书于战国时代(前475—221),《希波克拉底文集》出现于公元前460—355年。这两部书都不是出于一时一人之手,它们具有古代科学理论的某些共同特征。

(1)朴素的辩证观:《内经》以阴阳学说来说明自然和人体的矛盾(对立统一)过程,认为宇宙间及人体的生命过程无不遵循阴阳法则。希波克拉底(Hippocrates)认为人体内存在着水(物质)和火(能量)这两种物质元素,两者处于动态平衡过程中,平衡失调可导致疾病乃至死亡。

(2)自发的唯物论:《内经》谓,"拘于鬼神者,不可与言至德",疾病都有客观原因。希波克拉底认为癫痫、癔症与鬼神无关,癫痫的原因在脑。

(3)整体观:《内经》认为人体是一个统一的整体,各部分(脏腑)在生理病理上(通过经络、气血)都有联系。希波克拉底也主张人体各部分是不可分割、密切相关的。

(4)人与自然的关系:《内经》谓,"人与天地相应",疾病的发生发展与季节、气候、地域以及生活习惯有密切关系。《异法方宜论》等篇论述了人与自然环境的关系；主张医生治病应针对不同情况采取不同的对策治疗。希波克拉底在《论风、水和地方》一文中也提到医生治病必须考虑季节、气候、城市坐落方向、风的性质、水的质量以及居民的生活方式等。

（5）类比归纳法：《内经》以五行为基础，将自然界和人体的脏腑器官按其不同属性归纳于五行，并以生克制约来说明脏腑之间的关系。希波克拉底将人体的脏器、体液、气质归纳于四元素，即：火（血、热、心、多血质）、水（痰、冷、脑、黏液质）、土（黄胆、干、肝、急躁性）、气（黑胆、湿、脾、忧郁性）。两者互有差异，但他们均试图把事物按其性质归纳于相同的框架或逻辑体系内，两者在方法论上是一致的。

（6）诊断方法：由于古代生产力及科学实验与仪器的限制，《内经》与希波克拉底均借助于医生的感官来检查病人的症状，总结其临床经验。

（7）防治原则：《内经》强调"圣人不治已病治未病"，"善治者治皮毛"。治疗原则主张调整阴阳，扶正祛邪，重视机体的正气及自然痊愈力。方法上采取相反疗法，热者寒之，寒者热之；实则泻之，虚则补之。希波克拉底也主张早期治疗，认为医生的任务是和自然合作，提出采用"除其多余，补其不足"的治疗方法。

（8）天人观：《内经》吸取中国古代哲学中的天人观作为指导思想。哲学家惠施提出"至大无外，谓之大一，至小无内，谓之小一"，认为大小宇宙都是不可穷尽的，两者息息相应，具有内在的统一性。《内经》认为人体处在身体内环境与自然的外环境息息相关的制约平衡状态中。人体的脏腑不仅与宇宙相通，而且局部与整体相通，机体的情况都可以反映到局部或体表来。希波克拉底的天人观也有类似的观点，认为"如果有人即使在身体很小部分引起损害，全身共感到苦痛。之所以如此，是因为身体的最大部分中所存在的，也同样存在于最小部分中。……这个最小部分本身具有一切部分，而这些部分是相互关联着的，能把一切变化传播给所有部分"。

《内经》与希波克拉底不同处：

（1）病理观：《内经》将不同的病理症状按其性质归属于五脏；按五行生克关系来说明脏腑之间的关系与症候变化。后世中医以病机分析来说明病理，以证候分类来归纳症状，据此进行辨证施治。这种方法虽未揭开人体内部变化的细节，但从临床实际出发，总结得许多合理的治疗方法。希波克拉底的病理观建筑在液体病理学的基础上，将疾病原因归结为体液的失调或多少。这种病理观虽属抽象但有形质，因此，欧洲医学在一千多年来按液体病理学指导临床，导致滥用放血、吐泻疗法。

（2）经络学说与针灸疗法：欧亚大陆的古人类都经历过旧石器时代→新石器时代→青铜时代→铁器时代，唯独我国发现了针灸疗法与经络学说，《内经》中对经络学说与针灸治疗有详细记载，而西方医学不仅没有这种治疗方法，连经络的任何痕迹也未发现，这是值得探讨的。

（3）血液循环思想：《内经》根据大小宇宙息息相通的观点，谓"经脉流行不止，环周不休"，已具血液循环的萌芽思想。希波克拉底虽知地上的水经太阳蒸发上升为云，通过雨雪下降于地，但希氏未想到血液是循环的，至盖仑仍认为血流似潮水仅是涨退起落。

（5）其他：《内经》根据健康人的呼吸测定脉搏，这是希波克拉底所没有的。《内经》重针灸疗法，希氏则记述外科为多。

二、张仲景与盖仑

张仲景是中国医学史中最杰出的医学家之一，他使《内经》的理论与临床诊疗密切结合起来，确立了中医辨证论治的治疗原则。对疾病分类，张仲景也作出了贡献，他以脏腑病机的理论进行证候分类，将热性病的症状以六经证候概括。张仲景的临诊方法，并不是有形的解剖结构，他既没有着眼于机体内部的细节变化，又没有分析药物、方剂的化学成分（不打开黑箱），而是把机体作为一个整体系统，从整体系统论的观点来考察机体的动态反应。临床治疗，把复方视作综合因素，观察它对机体的调节作用，即根据输入（服药）和输出反应（治疗后机体的反应）来评价其效果，总结其治疗规律。张仲景确立了中医理、法、方、药的治疗方法。后世中医虽有金元四大家、伤寒与温病（经方与时方）之争，但从方法论来看，他们是属于同一逻辑思维体系的。

盖仑（Galen）是西医临床方法论的奠基者，他沿袭了希波克拉底的理论体系及四体液学说，在哲学上接受了柏拉图（Plato）和亚里士多德（Aristotle）的观点，相信上帝是万物的创造者，认为自然界的一切现象（包括人体的一切结构与机能）都各具目的。盖仑发展了解剖生理学（虽然他的知识大多来自动物），他把人体的解剖结构与生理功能结合起来研究。在病理方面，不仅继承了液体病理学说，并开始向器官受损方向去探索疾病的原因，他认识到每一功能改变必与一器官的损害有关，反之，每一器官的损害可以导致功能的改变，从而确立了结构与功能之间的因果关系。他可说是西医学中首先形成疾病的病征学思想的学者，也即是说他把病理思想奠基在局部病理学的观点上，确立了西医辨病论治的方法论原则。

三、有关中西医理论体系的几个问题

（一）定性与定量的关系

中医对人体机能、病变证候以及药物性能，基本上是从定性的方法来加以综合归纳的，如八纲、脏腑、经络、四气、五味、升降浮沉等，中医辨证中也有属于定量的，如微寒、寒、恶寒，脉象中的迟、数、洪大、细软，但严格说仍属定性范围。

现代西医越来越趋向定量，现代生物学、医学正在向数学化、定量化方向发展，认为只有人体的一切变化都定量化了，才能把人体科学纳入近代科学规范。

如何评价定性与定量的问题？其实人体的许多表象不一定都能绝对定量化，如：关于血压、心率、体温、生化指标，可以定量化；但有些体征只能粗略分级，如把心脏杂音分为六级、胃痛分为三级及肝脏硬度分级等；另有一些体征不可精确定量化，如头痛、恶心等症状；还有一些体征不仅不能精确化，就其出现与否，也是不能准确确定的，如嘈杂、懊恼、心烦。后两类信息称之模糊信息。

定量虽属精确化，定性也不可抛弃。因为机体的复杂性，有些感觉带有病人的主观性，绝对的定量是不可能的。因此，定性问题不仅今后还会存在，而且有时定性也确能作为判断的依据，解决实际问题。因此，并非一定要定量化才算是科学化、精密化了。

（二）病因问题

现代西医通过实验手段揭示了许多疾病的原因（如物理的、化学的、生物学的、心理的、社会的），西医的治疗对策，一是消除病因（消灭致病的微生物，排除物理化学因素），另一个是消除疾病时局部形态功能的改变。但是，单纯消除病因，有时仍不能改变机体的偏态。当机体的偏态不很严重时，机体通过自身的调节能力，可从偏态恢复到正态平衡；但是当机体的自我调节能力显著降低时，即使消除病因，仍不能改变偏态。有时形态（如胃溃疡）功能（功能性子宫出血）乃是疾病的结果，因此，即使切除病灶，单纯使用激素治疗，仍不能达到治疗目的。

现知人所处的环境是十分复杂的，许多疾病是多因素综合的结果，要找出一个明确的单因素病因实属不能。另一些病的致病因素是长期作用的结果，或是远期作用的结果。当病人发病时，可能病因早不存在，或病人自己也记不得这些原因。这时若单纯从消除致病因素着眼，就很难下手。

西医的病因学仍指实质性病因或机体实质性形态、功能的改变。中医的病因学说与西医不同，它是从机体的外在表现或机体的反应性（证候）进行分类的。这种从机体反应性来把握病因，有一定的实践意义。一方面，因为不同的病因可以导致相同的机体反应性（症状—机体输出），如风热在表，可以由链球菌、肺炎双球菌、感冒病毒等多种病因引起，采用疏解风热常可收到临床效果；另一方面，相同的原因，由于机体自身的调节功能（反应性）不同，却可以出现不同的表现（输出），这时就要采取不同的治疗方法。对有些找不到实质性病因或致病因素太复杂的疾病，无法提出针对病因的治疗对策，这时人们根据机体的反应性来进行治疗就有其一定的优点。临床实践表明，通过对实质病因引起的机体状态偏离的把握，可以间接地达到控制病因、治疗疾病的目的。另外，机体即刻状态正是以往各因素积累和综合作用的结果，这比起逐个找出影响它的因素，逐一控制方法要简便有效得多。

中医的病因治疗侧重于调整机体自身的抗病能力，间接地消灭病原体。中医常用的复方，是对病变总体控制的复合成分，再加上临床上随证施治，结合药物的加减和配伍，因此，对人体或病原体都不易产生适应性。

但是中医的病因治疗也有其局限性，因为它不是直接针对实质性病因施治，但对有些疾病来说，如不消除实质性病因，单纯依靠提高机体自身的调节能力，不足以消除病因，改变偏态，恢复正态平衡。

（三）分析与综合

现代医学通过分析的方法，对机体越分越细，出现了分子生物学、分子遗传学（三千多种分子病）、分子病理学、分子药物学。分析的方法能否揭示生命的本质？如果我们弄清了每个细胞、分子、原子的活动状态，能否推测过去、预测未来？

分析的方法不能穷尽机体全部微细结构（人体是无限可分的），并且实验过程本身就干扰了机体自身运动过程，把部分与整体割裂开来，也就看不到生命力的动态过程。二十世纪五十年代，现代科学从分析时代进入系统时代，普里戈金（Prigogine）指出，现在已不能再认为"了解了组成整体的小单元的性质，就算掌握了整体"，而是"应当在各个单元的互相作用中去了解整体"。现代科学认为人体是一个多层次的复杂的开放系统，每一层次各有其特殊的规律，高级层次的规律不是低级层次的简单总和，高级层次也不能还原为物理的、化学的、分子的规律，高级层次包含有低级层次的运动规律，它不能没有物理的、化学的、分子的运动,但是,这些次要形式的存在并不能把每一次的主要形式的本质包括无遗,因为这些运动规律,无法概括生命运动的本质,高级层次有其自身的规律。

要在微观分析基础上对人体实现全面的控制,意味着要了解各种病理情况下人体各部分之间的相互联系。对要完全把握每一种药物作用于人体的全部机制是不可能的。中医应用复方治疗,其中包括多种药物,每种药物又内含多种成分,它们在体内各自产生直接或间接的相互作用,而且组成药物的各种化学成分之间也会发生化学反应。即使我们完全把握了每一药物孤立地对人体的作用机制,也无法推导出复方的整体作用。复方常常会出现一些单味药所不具有的新的作用,或在配伍中丧失某些单味药的性质。中医的复方对整体所起到的综合效应,在以综合效应为依据进行药物组合的基础上辨证施治,使得复方的作用与纠正机体的偏态很好地吻合起来,达到预期的目的。但是,由于中医对人体的细节以及药物的成分和作用机制缺乏分析,有时不能摆脱偶然性。

(四) 黑箱与白箱,黑色系统与白色系统——灰色系统

西医通过分析的方法逐步打开黑箱来揭示人体的生理、病理规律,但是,每当人们打开黑箱时,发现其中还有更深层次的黑箱。另外,量变参数也是无限的,人们不可能掌握机体内部的全部参数。例如人的身高、体重、年龄、体温、血压、脉搏是可以测知的,可称为白色参数,但是人体内还有更多的未知参数。近年来人们开始应用灰色系统的模糊控制方法,进行人体生理、病理的动态研究以控制疾病和治疗疾病。

中医的方法是不打开黑箱,因为打开黑箱对机体本身是一个干扰与破坏,中医通过临床观察,掌握机体的表象群之变化(疾病的症状、治疗过程中症状的减轻或消失),这在一定程度上反映了机体内部实质性形态、功能也发生相应的变化。中医通过对表象群(证候)的分析来找出切实有效的治疗手段,间接地控制人体的实质形态、功能变化。

本文发表于《医学与哲学》1985 年第 11 期,第 1-5 页。

(整理:朱昱安　审校:王鸿梅)

显微镜发明史略

科学技术史上的任何一项重大发明,都有其发生发展的社会条件和历史背景。显微镜的发明与推广与资本主义制度的确立有密切关系。首先,十四、十五世纪以后,欧洲出现资本主义生产方式,资本主义工场手工业的迅速发展也促进了玻璃制造工艺的进步。十五世纪至十七世纪之间,威尼斯成为欧洲玻璃制造业的中心,它的玻璃制品畅销欧洲乃至世界各地。另一方面,由于中国印刷术的西传,西欧人民的智识逐渐觉醒。由于印刷事业的发展与书籍的广泛流传,读书人显著增多,眼镜也就成为人们迫切需要的工具,因而促进了眼镜制造业的发展,在欧洲出现了许多磨镜片的能手。资产阶级既需要自然科学作为发展生产的理论基础,又需要自然科学作为反宗教思想体系的思想武器。资产阶级为了认识自然规律,十分重视观察和实验:为了提高科学的观察手段,要观测天象,就需要望远镜;要进行远洋航海和掠夺战争,也需要望远镜;要观察微观世界,就需要放大镜和显微镜。这一系列的社会因素以及社会生产力所准备的物质基础,为光学仪器的产生准备了条件。

欧洲开始系统研究透镜的是英国学者格罗斯泰斯特(Grosseteste R.,1175—1253)和他的学生培根(Bacon R.,约 1214—1294)。培根首先用透镜做光学实验,他已经注意到凸透镜和凹透镜的特性。培根在谈到透镜时这样写道:"人们通过水晶或玻璃或透明体观看物体,当我们将眼睛凑近透镜中央凸出部分窥视时,我们看到信件的字迹更为清晰且明显增大,这对于年老视力衰退者来说是一种有用的工具。"又说:"通过透镜使大的物体变小,使小的物体变大;另一方面,使远的物体变近,使近的物体变远。"[1]培根曾经想到制造放大镜、眼镜和望远镜,就当时条件来说,他不可能装备一架望远镜,更谈不到制造显微镜。但是,他应用透镜来制造眼镜一类工具是有可能的。培根老年时曾借助眼镜来阅读和

---

[1] Talbott J H. A Biographical History of Medicine:Excerpts and Essays on the Men and Their Work [M]. Philadelphia:Grane & Stratton,1970:27-29

书写。

资本主义的兴起,不仅为近代自然科学的诞生创造了条件,同时也造就了一大批杰出的人才。文艺复兴时期,达·芬奇(da Vinci L.,1452—1519)曾经用各种透镜做光学实验。十七世纪,笛卡儿(Descartes. 1596—1650)在他的《方法谈》(*Discourse on the Method*,1637)中附有《屈光学》(*Dioptrics*),内中介绍了光学理论,并载有二帧理想的显微镜图。

关于显微镜的最早发明者,迄今尚无定论,科技史家提出了许多与显微镜发明有关的人物。

据载,荷兰米德尔堡有一个名叫汉斯·简森(Hans Jansen)的眼镜商,1590年某日,其子扎卡里亚斯·简森(Zacharias Jansen,约 1580—1638)在铺内玩弄透镜,偶然将两块大小不同的凸透镜重叠在适当距离时,忽望见远处钟楼近在眼前,且其像增大许多,立即惊告其父,老简森立即明白这一发现的重要性。事后,他把透镜安装在铜管内,名曰幻镜,以奇货出售给市人。这实际上是一架放大镜,仅能放大 8～12 倍。当时,这种放大镜仅作消遣用品,并未用于科学研究。另一说称望远镜是简森的邻居——一个名叫里伯席(Lippersby H.,约 1570—约 1619)的眼镜商发明的。有人认为里伯席的望远镜很可能来自简森父子,为了掩饰他的剽窃行为,于是编造了他的徒弟发现的故事。无论是否是里伯席发明了望远镜,但是里伯席将此奉献给荷兰政府作战争的武器,从而使整个欧洲知道了望远镜。

据载,1609 年 6 月伽利略(Galileo,1564—1642)访问威尼斯时,听到了有关望远镜的消息,当他返回帕多瓦后,立即进行研制,终于制成了望远镜,并应用此镜在天文学上作出许多新发现①。随后,伽利略又制造了放大倍率约七十倍的显微镜。据戈维(Govi)记载,伽利略在 1610 年也开始应用显微镜研究微小生物了,他已经观察到昆虫的复眼。1614 年 11 月 12 日,伽利略的法国友人窦塔尔德(Détarde)去佛罗伦萨拜访伽利略后,曾叙述他在伽利略处看到显微镜,又说在镜下看苍蝇似羊一般大。伽利略所制的是复式显微镜,其效果则不及其望远镜。②

据载,德国有名叫基歇尔(Kircher A.,1602—1680)的耶稣会神父,他在1625 年用半球形的透明容器盛水和两个低倍玻璃透镜片组成了最初的放大器,

---

① 阿西摩夫 I. 洞察宇宙的眼睛:望远镜的历史[M].黄群,卞毓麟,译.北京:科学出版社,1982:19-20.

② Castiglioni A. A History of Medicine[M]. New York:A. A. Knopf,1958:390.

这可以说是显微镜的雏形。

伽利略发明与改进了望远镜和显微镜,但是,他并不知道它的工作原理。当时人们也不知道为什么各人需要配用不同的眼镜,也不懂得为什么眼镜能改善人的视觉。开普勒(Kepler J.,1571—1630)是首先描述光线通过透镜怎样会聚到焦点的学者,他也是首先了解眼睛的屈光原理的学者,认识到落到眼底膜上的像是倒影。他指出人眼中的透明体(水晶体)把外间射入的光线集中起来。远视眼的水晶体因凸出度不够,光线集中后的焦点落到眼底膜背后去了,故要佩戴凸透镜使光线集中到眼底膜上。近视眼的水晶体因凸出太过,使光线集中的焦点落在眼底膜前面,故要佩戴凹透镜将光线散开,以便使光线最后也集中到眼底膜上。开普勒可说是奠定近代实验光学基础的学者,他根据自己的光学原理,改进了伽利略的望远镜。①②

十七世纪,很多学者致力于显微镜的研究。十七世纪初,荷兰的特雷贝尔(Drebbel C.)曾对显微镜的改进做了很多努力。1625 年法贝尔(Faber J.)首先命名这种新工具为"显微镜"(Microscope)。同年,意大利的塞鲁蒂(Selluti F.,1571—1653)首先出版应用显微镜研究蜜蜂的专著,他所介绍的蜜蜂的形态和结构,较那时养蜂家的描述更为详尽,这给当时科学家以深刻的印象,人们遂群起进行显微镜的观察研究。其中最著名的有英国的胡克(Hooke R.,1635—1703)、格鲁(Grew N.,1641—1712),意大利的马尔丕基(Malpighi M.,1628—1694),荷兰的列文虎克(Leeuwenhoek A. V.,1632—1723)、斯瓦默丹(Swammerdam J.,1637—1680)、勒伊斯(Ruysch F.,1638—1731)、格拉夫(Graaf R. de.,1641—1673)等。

简森与伽利略创制的显微镜是由二块透镜(凹透镜与凸透镜各一块)组成的,被称为复式显微镜。1665 年英国的胡克也仿制了一批复式显微镜,它是由接物镜与接目镜组成的,放大倍数可达 140 倍。胡克改进了采光法,在镜旁点一盏油灯,灯前置一盛水的聚光玻璃球。胡克应用此镜首先观察到细胞。同年,意大利的马尔皮基也制造了一种较好的复式显微镜,他证实了血液确由动脉毛细血管流入静脉毛细血管;同时,他对脾、肾、淋巴结的微细结构也进行了观察。但是,早期的复式显微镜由于光学上的原因,终不能得到清晰的图像,尤其是放大

---

① 阿西摩夫 I.洞察宇宙的眼睛:望远镜的历史[M].黄群,卞毓麟,译.北京:科学出版社,1982:33-35.

② Simon H G. The Microscope[M]. New York: Comstock Publishing Company, Inc.,1941:561.

倍数越高,图像反更朦胧模糊,所视物象为反射光所照耀,出现虹彩似的光辉,色散掩蔽了所要观察的物像。

十七世纪中叶,人们觅得了单式显微镜的制造诀窍,这种显微镜实质上是一块球形小玻璃,大都由学者自己手磨,为了避免单透镜的偏差,一般都用透镜视野中部来观看物体。荷兰列文虎克是当时制造单式显微镜的能手,他的显微镜结构十分简单,全长 3 英寸,无反射镜,仅有简单的金属架,由铆钉联结两片长方形金属薄板,金属板大多用黄铜片,也有用银的,甚至用金的。金属板上部有一小孔,小孔中镶嵌有一个焦距很短的凸透镜,透镜材料大多用玻璃,少数用水晶,在透镜相对方向装置有一个可以调节距离和焦距的螺丝钉,将所要观察的物体固定在螺丝钉上,然后调整位置与焦距,通过透镜来观察。据估计,列文虎克一生制造的显微镜多达 250 架之多,最高可放大到 200～300 倍[1][2]。列文虎克用这种显微镜取得了许多重要发现。十七世纪下半叶的许多重要发现,都是借单式显微镜完成的。达尔文在比格尔(Beagle)号航海时,尚使用单式显微镜。[3]

俄国制造显微镜,首先由俄罗斯科学家罗蒙诺索夫(Ломоносов М. В.,1711—1765)所创始。罗蒙诺索夫于十八世纪中叶从欧洲留学回国,领导光学仪器制造所创制出第一架俄国人自制的显微镜。

十九世纪末,人们掌握了光学玻璃的制造方法,这为显微镜的改进提供了物质条件。但是,复式显微镜的色差问题使学者们困扰不已。十七世纪中叶,当牛顿(Newton,1643—1727)发现光的色散现象时,他认为颜色的展开是白光折射时固有的,因此断言色差是无法消除的。1733 年,英国的数学家霍尔(Hall C. M.,1703—1771)发现火石玻璃的色散高于冕牌玻璃,他遂用火石玻璃作凹透镜(使光散开),用冕牌玻璃作凸透镜(使光聚合),然后将它们拼合成一块双凸透镜,这时如凸透镜的聚光能力与凹透镜的散光能力大致相等时,光就会聚到焦点而颜色不会完全分散开来,这就成为一种"消色差透镜"。1757 年,英国的光学仪器制造家杜伦德(Dollond J.,1706—1761)根据霍尔的球面差计算方法,他使负透镜(即凹透镜)产生的球面差正好补偿正透镜(即凸透镜)的球差,使透镜的

---

① Pelczar, Reid, Chan. Microbiology[M]. 4th ed. New York: McGrawHill Book Company, Inc., 1977: 21-24.

② Singer C, Underwood E A. A Short History of Medicine[M]. 2nd ed. Oxford: Oxford University Press, 1962: 126-129.

③ Neill R M. 显微镜术与人生[M]. 费鸿年,摘译. 上海:商务印书馆,1947: 116.

球差几乎减到零，从而建立了消色差透镜的理论，并制成了消色差显微镜。①② 1816 年意大利的爱米西（Amici G.，1786—1863）、1824 年法国的雪佛里（Chevaller）等，对于色差显微镜的研制均有贡献。爱米西又首先采用曲面镜试制了一架反射显微镜，因放大率太低，未引起人们的注意。后来，爱米西注意到接物镜的镜口角的大小与显微镜造像的清晰度很有关系。

1850 年，爱米西又发明水浸法来观看物体，制成水浸接物镜。稍后，鲍施（Bausch）和隆布（Lomb）采用辉照聚光器增强光源，又把凸透镜和反射镜联合使用，使镜口角增大，提高了鉴别力，显微镜放大率达到 500～700 倍时也未出现色差现象。这一系列改进，使显微镜逐步发展成为现代的形式。

近代显微镜的改进，当推德国耶拿大学物理学教授阿贝（Abbe E.，1840—1905）的贡献最多。1846 年，耶拿大学的机械工人蔡司（Zeiss C.，1816—1888）对显微镜的制造业发生了兴趣，因此脱离学校于莱比锡西南创设蔡司工厂。阿贝感到这一事业在科学上的重要性，遂辞去教职参加了该厂的工作，致力于光学仪器的研制。他在 1868 年采用萤石（天然纯净氟化钙结晶 CaF_2）做成三联式复式透镜，称为三消色差透镜（Apochromatic）或灭色透镜，这种透镜能将像差和色差消除到极小限度，可以得到清楚而平正的物像，这是显微镜发展史上的一项创举。③ 1872 年阿贝又发明聚光器，将大量光线集成一束强光线倾斜地反射入接物镜以增加它的鉴别力。

1873 年，阿贝因受爱米西水浸法的启发，想到油剂的屈折率比水大，更接近透镜的折率，因此采用甘油作为均匀的媒质，从而提高了显微镜的鉴别力。

1841 年，英国物理学家尼柯（Nicol W.，1768—1851）对冰岛的方解石进行了研究，知道方解石在光学上具有双重屈折现象。人们利用方解石这一性能，将方解石棱镜分别装置在镜台及镜筒中，制成偏光显微镜。这样，具有双屈折的物质在偏光显微镜下就能分辨出来。例如受伤的神经纤维，即能在偏光显微镜下检出；多脂肪包裹的哺乳动物之卵巢、齿和骨的磨片，在偏光显微镜下非常清楚；正常细胞对偏光常是左旋性的，肿瘤细胞则多具右旋性，这两种细胞在偏光显微镜下也能分辨出来。1892 年，阿贝已确立了相差显微镜的原理，1941 年，克勒

---

① 阿西摩夫 I.洞察宇宙的眼睛：望远镜的历史[M].黄群，卞毓麟，译.北京：科学出版社，1982：80-82.

② Simon H G. The Microscope[M].New York：Comstock Publishing Company，Inc.，1941：566.

③ Freeman B A. Burrows Textbook of Microbiology[M]. 21st ed. Philadelphia：W. B. Saunders Company，1979：3.

(Koehler)和卢斯(Loos)根据阿贝的原理制成相差显微镜。这种显微镜能使光波产生留滞现象,当光线通过这种装置,其波长便产生幅度上的差别,创造了很好的对比,某些透明物质在普通显微镜下因照明太强而无法见到,在相差显微镜下由于对比较好而变得可见。在相差显微镜发明之前,要观察新鲜组织或活体细胞,则多将虹彩缩小,使光锥变细,或把集光镜下降,以减低光亮强度,借减弱光度而得到较好的对比。对于组织学和细胞学上缺乏对比的结构,如细胞质及其内容物折射率很近似,过去用固定或染色法来创造对比条件,但效果极有限。在相差显微镜下,新鲜的透明标本可以不必染色,生活细胞的高尔基氏器及线粒体即能显示出来;也能观察细菌。在相差显微镜下观察颗粒时,呈黑色实粒,故能分辨空胞和实粒的不同。

1937年,汉姆尼(Hamly)、希尔德(Sheard)两人用紫外线作光源,创制了荧光显微镜,后来采用萤石作透镜,制成高效率的荧光显微镜。某些物质经紫外光照射后能发生荧光,而某些不发荧光的物质,学者们给予荧光染色,使之发生荧光。荧光染色法在免疫血清的特异性研究方面,是一个很有价值的方法。人们利用荧光抗体确定动物组织内某些抗原物质的分布情况。因此,荧光显微镜和荧光染色法的发明,在微生物和免疫学方面,完成了不少研究工作。

1946年,荷兰物理学家鲍威尔(Bouwer)用球面镜做接物镜,再用凹面镜扩大,得到了较好的放大率。苏联光学家在这方面也获得同样的成果。1947年,英国物理学家伯奇(Burch C. R.)制成第一架反射显微镜。反射显微镜不仅消除了色差现象,且由于它操作距离较长,还扩大了用途,从而开辟了新的研究园地。反射显微镜的发明,使原子物理学、生物学、解剖学、冶金学也有了新的发展。

现代显微镜品类繁多,如离心显微镜、比较显微镜、落射显微镜、摄影显微镜、读数显微镜等,这些不同用途的显微镜,已成为近代科学工作者的重要工具。①

早在1874年,阿贝已明确指出光学显微镜分辨能力的极限问题。

光学显微镜是利用光线来看物体的,当物体小于光的波长0.2微米时,光波就会绕过物体,也就无法看到物像。迄今光学显微镜的放大倍数最大不超过2 000倍,分辨本领最高不超2 000埃,这是光学显微镜的极限,这个界限正好处于能辨别细菌中一些最小的细菌和立克次氏体。生产实践与科学实验要求人们进一步深入微观世界,揭示物质结构与生命活动的奥秘,电子显微镜也就应运而

---

① 黄源.显微镜[M].北京:人民卫生出版社,1958:198-201.

生了。

二十世纪二十年代，法国物理学家德布罗意（de Broglie L. V.，1892—1987）发现电子流也具有波动性，这种电子波的波长远比光波的波长短，也比 X 射线的短，即使最微小的物体，也能改变电子波的方向而把它反射出去，于是，人们就想到用电子波来代替光。1926 年德国科学家布施（Busch）发现电子流经过磁场或电场时可以发生屈折，人们就想到利用磁场或电场作为电磁透镜来聚散电子流。物理学的进展为电子显微镜的理论奠定了基础。电子显微镜的基本原理和结构，是用电子枪来发射电子流（相当于光学显微镜的光源），先将电子流经过电磁透镜使之聚合（相当于光学显微镜的聚光镜），再使它通过所要研究的物体，然后再通过电磁透镜把物像放大（相当于光学显微镜的接物镜），接着再次经过电磁透镜把物像再放大（相当于光学显微镜的投影镜），最后将电子射线射向荧光屏或感光板使之成像。根据理论上的计算，电子显微镜分辨本领的极限在 3 埃左右，此值与原子的大小处于同一数量级，这就意味着用电子显微镜有可能直接看到原子，这无疑是探索微观世界的强有力武器。

1931 年德国柏林工科大学的克诺尔（Knoll M.）及其学生鲁斯卡（Ruska E.）首先制成电子显微镜，当时只能放大 12 倍。1933 年鲁斯卡制成短焦距电子透镜，把两个短焦距透镜（一为物镜，一作投影镜）组合起来，制成二级放大的电子显微镜，放大倍数一下子达到一万倍。1937 年德国西门子公司邀请鲁斯卡从事电子显微镜的研制。1939 年西门子公司制造出分辨率达 30 埃的最早实用电子显微镜。随后，经过各国学者及制造家的努力，电子显微镜的性能及放大倍数不断得到提高。

20 世纪五十年代以来，由于电子显微镜的各种应用技术的不断发明，如超薄切片技术的改善，各种独特的样品制备方法（如包埋法、负染色法、铁蛋抗体法、超微放射自显术等）的发明，使电子显微镜的应用进入到一个新阶段，对于组织学、细胞学和病毒学的发展，起到了巨大的推动作用。七十年代，超高压电子显微镜问世。它所放出的强力电子束能穿透金属表面，为研究晶体结构和晶体缺陷开辟了广阔的途径；在生物结构的研究上，科学家借助它已成功地对活细胞进行了观察。近年来，由于电视技术和超导技术的引入，电子显微镜的面貌大为改观，已成为今天科学研究中不可缺少的武器。[①]

回顾显微镜的发明史，在十七世纪以前，人们对客观世界的认识，只能停留

---

① 东昇.电子显微镜的世界[M].董炯明，译.北京：科学出版社，1977.

在肉眼观察的水平上。自十七世纪初发明光学显微镜以来,产生了近代的组织学、微生物学、胚胎学、病理学。但是,随着科学技术的突飞猛进,科学界提出了观察超显微结构的要求,对此,光学显微镜就显得无能为力了。到了二十世纪三十年代,人们终于成功地利用电子波设计制造了电子显微镜,从而大大地深化了人类对于客观世界的认识,使生命科学进入了分子生物学时代。

纵观近代医学发展史,显微镜的发明与改进,对医学的进步有着深刻的、积极的影响,医学借助于显微镜,使得人们对人体的认识,从人体、系统、器官、组织、细胞进入亚细胞、分子甚至量子水平,进一步揭示了人体的生理病理规律和生命活动的本质。由此可见,新技术、新设备的发明、改进与应用,历来是医学发展的重要途径,未来医学的发展,也必然遵循这条规律。

本文发表于《中华医史杂志》1985 年第 15 卷第 2 期,第 99-103 页

（整理：鄂子麒　审校：王鸿梅）

燃 素 说

十五世纪意大利的达·芬奇(da Vinci L.，1452—1519)曾注意到燃烧时必须不断补充新鲜空气。1673年波义耳(Boyle R.，1627—1691)证明金属燃烧后增重，但是他忽略了容器内空气重量的变化，臆想有一种"火微粒"在燃烧时穿过容器壁与金属结合。由于十七世纪学者没有摆脱炼金术士的思想，故未能揭示火和燃烧的本质。

燃素说最早由德国化学家贝歇尔(Becher J. J.，1635—1682)提出。他在1669年出版的《土质物理》(*Physica Subterranea*)一书中，认为各种物体都由三种基本"土质"所组成：一种叫"油土"，存在于一切可燃烧的物体中；一种叫"汞土"，是一种"流动性土"；另一种叫"石土"或"玻璃性土"，存在于一切固体物质中，这三种土质和炼金家的硫、汞和盐相对应。物质燃烧时放出其中的"油土"成分，剩下"石土"或"汞土"成分。1708年普鲁士王的御医施塔尔(Stahl G. E.，1660—1734)出版《贝歇尔学派范本》(*Specimen Becherianum*)，后来在他的《化学基础》(*Fundamenta Chymiae*)一书中进一步发展了贝歇尔的理论，将"油土"改名为"燃素"(phlogiston)，此说遂大行于世。

按照施塔尔的理论，燃素充塞于天地之间，地球上的动、植、矿物中都含有燃素。施塔尔认为动物之呼吸也是一种燃烧作用，呼吸时体内的燃素从肺中呼出，动物借燃烧来保持体温。

1773年舍勒(Scheele C. W.，1742—1786)、1774年普利斯特里(Priestley J.，1733—1804)相继发现了氧气。普利斯特里发现烛火在这种气体中烧得更旺，小动物在其中活得更久，但是，由于燃素说的蒙蔽，他仍认为空气是单一的气体，区别仅在于燃素含量的不同。他认为，从氧化汞分解出来的系一点燃素都没有的空气，所以吸收燃素的能力特别强，助燃能力也特别大，他把这种空气叫作"脱燃素空气"。他认为寻常的空气已经吸收了不少燃素，助燃力就比较差了；一旦空气被燃素所饱和，它就不再会助燃，变成"被燃素饱和了的空气"。由于舍勒和普利斯特里被传统的燃素说所束缚,他们未能从发现中认清燃烧的本质。

燃素说的确立,使得大多数化学现象在燃素说的基础上得到统一的说明,化学"借燃素说从炼金术中解放出来"(恩格斯:《自然辩证法》)。但是,燃素说把燃烧现象当成燃烧的本质,由于"映象被当作了原形",结果同炼金术一样,在燃素说中,金属被看成是锻渣和燃素的化合物,锻渣却成了构成金属的元素。"真实的关系被颠倒了。"燃素说不能解释金属经煅烧逸出燃素变成锻渣后,何以重量倒反增加了,为了说明这一点,燃素论者硬说燃素和"灵气"一样,与地心是相排斥的,它具有负重量。由于燃素说不能解释全部燃烧现象,特别是在人们对化学反应更多地进行定量研究后,在大量事实面前,燃素说陷入了四处碰壁、理屈词穷的境地。

1756 年俄国的罗蒙诺索夫(Ломоносов М. В.,1711—1765)、1774 年法国的贝岩(Bayen P.)曾经向错误的燃素理论作过冲击。但是,拉瓦锡(Lavoisier A.L.,1743—1794)通过定量分析,才真正揭露了燃素说的矛盾。拉瓦锡的实验证实,金属经煅烧后成为锻灰,它所增加的重量即是容器中失去的部分空气的重量。当时,他重复了普利斯特里分解氧化汞的实验,实验证实氧化汞所分解出来的气体,即是原先汞和空气相结合的气体,他第一次将这种气体命名为氧气(oxygen)。拉瓦锡的发现,指出了燃素说的谬误,从而建立了燃烧的氧化理论。拉瓦锡的燃烧说要点:①燃烧时放出光和热;②物体只有在氧存在时才能燃烧;③空气由两种成分组成,物质在空气中燃烧时,吸收了其中的氧,因而加重,所增加的重恰为其所吸收的氧气之重;④一般可燃物质(非金属)燃烧后通常变为酸,氧是酸的本质,一切酸中都含有氧元素,金属煅烧后变为锻灰,它们是金属的氧化物。从此燃烧氧化的本质才真相大白。氧化理论的确立,使得人们对于呼吸生理和能量代谢的机制有可能获得正确的认识。

本文发表于 1987 年上海科学技术出版社《中国医学百科全书》,第 251-252 页。

(整理:鄂子麒　审校:王鸿梅)

预防医学的形成

十八世纪，欧洲的预防医学首先是在军队中形成的，因为在陆、海军军营内，易于获得必要的数据作健康和疾病的统计，也易于对患者观察与监督。军事家在战争实践中，认识到在军队中预防疾病，保证士兵的健康，是取得胜利的重要因素之一。因此，勃兰登堡选帝侯威廉（Wilhelm F.，1620—1688）为改进军队卫生，曾采取了某些措施，并撰写了有关军营疾病之著作。

布尔哈夫（Boerhaave H.，1668—1738）的学生、苏格兰的普林格尔（Pringle J.，1707—1782）在改革军队卫生方面颇有建树。他已察觉到腐败作用对于疾病的发生至关重要，1750 年于皇家学会的《哲学学报》（*Philosophical Transactions of the Royal Society*）上刊出《腐败性、非腐败性物质之实验及论医学原理之应用》（*Experiments and Observations upon Septic and Antiseptic Substances*）一文，普林格尔已认识到所谓"病院热"与斑疹伤寒实系同一疾病。为此，普林格尔拟定了军营卫生的许多重要规则，提出避免沼泽，改良排水，设置便所及其他有关兵营卫生的措施。另一方面，普林格尔继承了布尔哈夫的人道主义思想，建议军医院应受交战双方保护。他 1752 年将有关的论题汇集于《军队疾病的观察》（*Observations on the Diseases of the Army*）一书中，此书可谓近代军事医学的发端。美国的拉什（Ruch B.，1745—1813）承袭普林格尔之传统，于 1778 年刊出《士兵健康保护指导》（*Directions for Preserving the Health of Soldiers*）。拿破仑的外科医生拉里（Larrey D. J.，1766—1842）试用冰冻法减轻伤员截肢时的痛苦，并在法国陆军中创建了野战医院和救护马车（ambulance），使伤病员能及时撤离战场并得到抢救治疗。瑞士的杜南（Dunant H.，1828—1910）1859 年 6 月参与了索尔费里诺（Solferino）战役（法意两国交战），在战场上看到许多伤兵无人过问，在痛苦呻吟中凄惨死亡，遂于 1862 年写了《索尔费里诺的追忆》（*Un Souvenir de Solferino*），倡议各国建立民间救护团体，对战场上的伤兵应不分国籍都给予救助。1863 年他和瑞士的另四位知名人士组织了一个救护伤兵国际委员会，会议提议各国都成立一个民间团体,从事战场救护活动。1864 年,瑞士政府首先采纳这个建议,在日内瓦会议上签署了国际公约,成立红十字会(Red Cross)。

欧洲第一个从事海军医学的是英国的吉尔伯特(Gilbert W.,1540—1603),当时,英国为了击退西班牙的"无敌舰队",伊丽莎白女王任命了一个委员会,由四名医师组成,吉尔伯特是其中之一,该委员会之任务是监督管理海军之健康。英国东印度公司船医伍德尔(Woodall J.,约 1556—1643)于 1617 年撰写了第一部海洋疾病及其治疗手册。另有在地中海舰队服役多年的科伯恩(Cockburn W.,1669—1739)著有《海员瘟热病的性质和治疗》(1696),被认为是第一部海洋疾病专著。

对海军卫生贡献最大的当推英国的林德(Lind J.,1716—1794)。林德提倡用新鲜水果(柑橘和柠檬汁)和蔬菜治疗坏血病,著有《论坏血病》(*A Treatise of the Scurvy*)(1753)一书。林德又主张海员的居住环境必须保持清洁和通风,要有合理的饮食,禁止从伤寒疫区的来客搭船。为防止监狱中伤寒病的流行,主张焚毁患者的衣服和寝具。著有《海员健康之最有效保护法》(*An Essay on the Most Effectual Means of Preserving the Health of Seamen in the Royal Navy*)、《论欧洲热气候之易发病》(*An Essay on Diseases Incidental to Europeans in Hot Climates*)等书(参见"林德"条)。林德的主张,后来经布兰(Blane S. G.,1749—1834)的提倡得以贯彻。布兰曾著有《海员易发病观察》(*Observations on the Diseases of Seamen*)(1795)。苏格兰人特罗脱(Trotter T.,1761—1832)对于公务员的福利提出了许多意见,对于饮食问题,也提出了切实可行的抗坏血病方法,著有《坏血病的观察》(*Observation on the Scurvy*,1786)。特罗脱最重要的著作是三卷本《航海医学》(*Medicine Nautica*,1783—1803),他是首先将种痘术引入海军的军医学家。

不久,欧洲的医学家试图以军队中所推行的卫生措施来改进城市工作。英国的曼彻斯特因工业革命发生了巨大的变化,曼彻斯特的卫生学家珀西瓦尔(Percival T.,1740—1804)致力于改进死亡报告以获得该市的人口数。珀西瓦尔又试图通过立法来改善纺织工人的工作和生活条件。1792 年,他曾拟定了一份内容广泛的医学准则,并分发到同事中去征求意见,经过十年的讨论、修订,于 1803 年题名为《医学伦理学》(*Medical Ethics*)刊出。曼彻斯特诊疗所的费里尔(Ferriar J.,1761—1815)为改善纺织工人的宿舍,曾提出过一些建议。1789—1790 年和 1794 年间,曼彻斯特一再爆发斑疹伤寒,费里尔认为该病的潜留是由于在环境中未曾除去病人之故,在珀西瓦尔的赞助下,设立了热病病房,这是欧洲传染病隔离病房的开始。

十八世纪以前,黑尔斯(Stephen Hales)、普林格尔(John Pringle)、林德

（James Lind）、珀西瓦尔（Thomas Percival）对监狱之改进和病院的设施，均提过一些合理的建议。迄至十八世纪，伦敦的霍华德（Howard J.，1726—1790）曾经调查德国、法国、意大利、荷兰、希腊、土耳其等国的监狱、病院及海港检疫所，他的报告对改进监狱和医院卫生具有一定的指导意义，并且促使许多国家设立或改建病院。例如，伦敦病院改建于 1752 年，圣·巴塞洛缪（St. Bartholomew）病院改建于 1705 年，自 1700—1825 年间所建的病院及治疗所，仅英国而言，达 154 个之多。这些病院在设备上、空气的流通上，都曾经有过整顿和改良。当时病院的最大弱点仍在护理方面。在十九世纪后半期外科学及护理术改革之前，病院的一般状况，并不见有显著进步。

城市卫生的改善始于十八世纪中叶。当时许多城市相继通过了卫生法令，如威斯敏斯特于 1762 年，伯明翰于 1765 年，伦敦于 1766 年，曼彻斯特于 1776 年，均制定了城市卫生法，其他小城市也纷纷仿效。实行这种法令的结果是：遮盖污浊的流水，修筑街道，添置街灯，改良下水道等，这些卫生设施虽然远远不够完善，但就城市外观而言，与现代城市街道相近似；但就城市的给水卫生来说，却远远不够完善，如伦敦的食用水大多从浅井或河流中汲取，其他城市亦未见有不断的给水装置，纵使有水道的躯干存在，对各户的给水也不充分。至十九世纪中叶，下水还被各方面使用。伦敦普遍使用流水式厕所，还是 1830 年前后的事。其时下水常常污染河水，而负有改善责任的政府却未予以关注。

欧洲的工业革命促进了生产力的发展，也推动了科学技术的进步和卫生条件的改善。据死亡率统计，英国在工业革命前 1740 年前后，幼儿不满五岁即行死亡者约占 75%，但在工业革命后 1800 年间，死亡率已降至 41%，1915—1924 年间又降低至 14%。英国的儿童多患佝偻病，1700 年患者尤多，至十八世纪发病率逐渐下降，其原因是由于当时农业生产的发展，已有比较多的农副产品供应大城市。又如坏血病，不仅发生于航海的海员中，每临冬季蔬菜缺乏之际，陆地居民也多患此病。据林德记载，1750 年间陆地居民患坏血病的情况屡见不鲜。自从农业进步之后，十八世纪中叶，流行的坏血病也明显减少。

十八世纪预防医学虽有重要改进，但大多出自个人的努力，且实验范围也仅限于陆、海军等特殊集团。因此，这个时期只能说是预防医学的准备阶段。

本文发表于 1987 年上海科学技术出版社《中国医学百科全书》，第 254-255 页。

（整理：周敏　审校：王淼）

近百年来的医学教育（鸦片战争至
中华人民共和国成立前）

从 1840 年至 1949 年中华人民共和国成立前，中国处于半殖民地、半封建社会。由于外国资本主义的掠夺和奴役，加上封建主义的剥削和压迫，我国爆发了近代史上一系列的人民革命斗争。孙中山先生领导的资产阶级革命，推翻了数千年的封建王朝，成立了中华民国。但是，政权又立即落到了旧军阀手里，中国人民仍然没有摆脱被压迫被奴役的命运。中国共产党领导的新民主主义革命，彻底推翻了压在中国人民头上的三座大山——帝国主义、封建主义和官僚资本主义，从此，中国成为一个拥有独立主权的国家，中国进入了一个新的历史阶段。

鸦片战争以来，我国的医学教育史，与我国所处的社会经济、政治体制的变化紧密相关。近百年我国的医学教育史，大致可以分为三个阶段：从 1840 年鸦片战争到 1911 年辛亥革命前夕，这个时期我国处于清王朝的封建统治下，同时，帝国主义在政治、经济、文化等方面对我国进行掠夺和奴役。在医学领域内，帝国主义利用医药作为侵略工具，西方医学开始传入我国，但我国的医学教育体制仍处于封建教育范畴。从辛亥革命成功到新中国成立以前，是中华民国时期，这期间又可分为北洋政府时期和南京国民政府时期，这个阶段中国医学教育系统地吸取了西方医学的内容，开始进入近代医学教育体制。但是，由于国民政府的腐败，我国的医药卫生和医学教育事业仍然不能摆脱落后的局面。与此同时，中国共产党领导下的革命根据地，为了保证革命根据地人民和军队的健康，为夺取革命战争的胜利，在医药卫生和医学教育事业方面，做了不少开拓性的工作。

一、鸦片战争后晚清时期（1840—1911）

十八世纪末和十九世纪初，中国封建制度日趋衰落，清王朝更加腐败，经济停滞落后，阶级矛盾日益尖锐。与此同时，西方资本主义国家迅速发展，他们为了掠夺资源，寻找市场，相继入侵中国。英国首先向中国输入大宗鸦片，并于

1840 年 6 月发动了鸦片战争。1842 年清政府与英国侵略者签订了中国近代史上第一个丧权辱国的不平等条约《南京条约》，开放了五大通商口岸。从此，各国侵略者接踵而至。1844 年又被迫签订了中美《望厦条约》和中法《黄埔条约》。继英、美、法之后，俄、德、奥、日、意等国也纷至沓来，争夺权益。外国资本主义侵略者与封建统治阶级相互勾结，从政治、经济、文化各方面加强了对中国的掠夺，激化了阶级矛盾和民族矛盾，加深了社会危机。从此，中国沦为半殖民地、半封建社会。

鸦片战争以后，外国资本主义大规模入侵，中国的社会经济发生了急剧变化，封建经济逐渐解体。帝国主义者和买办资产阶级掌握了国家的经济命脉，官僚地主阶级加紧了对农民的剥削，使我国农村经济陷于破产。这个时期，我国的科学文化也打上了半殖民地半封建社会的烙印。帝国主义者用武力征服中国以后，紧接着派来一大批传教士和医生，到处修教堂、办医院、设学校、办报纸，极力宣扬帝国主义的文化，为他们的侵略政策服务。清王朝在帝国主义的武力威胁下，由排外变为投降卖国，拱手让出主权，产生了崇洋媚外思想。洋务派主张学习西方的科学技术，引进西方先进的机器，提出"中学为体，西学为用"的口号。这一时期，我国医学也带有这一特点。由于西医传入，我国出现了中西医两种体系。我国的医学教育也出现了传统的中医教育与现代西医教育并存并互相渗透的局面。

(一)晚清时期的医学教育

鸦片战争前，清代的医事制度沿袭明朝旧制，中央卫生机构也称太医院。鸦片战争后，由于国力日衰，医学更形废弛，太医院因经费不足，几乎几十年不闻读书声，甚至教习所也任其倾塌，一切旧制度名存实亡。至同治五年(1866 年)，御史胡庆源极力请求整顿医官以正医学，这时才在太医院内设教习厅，并改名医学馆，从所属官员中选教习 3 人，收掌 3 人，但他们并不常驻太医院，只叫医士、恩粮生和医生于每月初一、十五按时变动课程而已。

在专业设置方面，道光二年(1822)针灸科因"针刺火灸，非所以奉君之所宜"而被取消。同治五年(1866)，又取消了妇人科和伤寒科。至此仅剩下大方脉、小方脉、口齿咽喉、眼科、外科等五科。当时课程设置无大变化，仍以《素问》《难经》《本草纲目》《濒湖脉诀》《医宗金鉴》等为主要教材。

同治五年，考试由每年四次季考改为每年两次，在仲春和仲秋举行。凡交月课的医士、恩粮生、医生统由堂官面试。出题多本《医宗金鉴》《伤寒论》《金匮要略》,间或用《内经》《难经》等。每届寅、申年,太医院院使、院判会同礼部堂官,除御医不需考试外,所有吏目以下各员生一律参加会考。平素专攻学科,要预先声明,在试卷上盖以戳记。备卷、试卷都由收掌官批阅,交教习评定等第,太医院堂官封送礼部复勘后,至太医院拆封,最后至吏部注册。遇有应升的官缺,通知吏部查核,由太医院奏明咨补。凡考试成绩在一、二等的,如果没有犯过,按名依次递补;列入三等的照旧供职,暂停升转;四等的罚停会考一次;不列等的,革职,留太医院效力,仍在教习厅学习,下届考试仍准予参加。

光绪末年(1908)两江总督端方以医学一科,关系民命,特札饬宁(南京)提学陈子砺学使,凡在省垣行医者,须一律考试,以定去取。其考试之法,令各医生于内科、外科、女科、幼科、痘科、眼科等,任其择试一科或数科,听候考试。考时以学术为重,不以文艺为先。所出之题,就病症方药,古今人治法不同之处,疑难奇僻之病症,凡游移争竞之学说,每科择要设为问题教条,能对若干条,即得若干分,分列最优等、优等、中等、下等、最下等五等。考取中等以上者,给予文凭,准其行医,下等、最下等,不给文凭,不准行医。并在中西医院内附设一医学研究所,仍令中等以上各生入所讲求,以求深造。这种考试曾先后举行两次,投考者甚众。

鸦片战争后,清代封建统治者一方面与帝国主义者相互勾结来镇压太平天国起义;一方面提倡洋务运动,培植为封建统治者服务的势力,以巩固封建统治政权。在此时期,洋务派办起了一些军医学堂。

光绪七年(1881),李鸿章在天津成立了医学馆。当时召回留美学生 8 人,美国领事彼提克(Petick W. N.)建议他们学医,医学馆由马根济主持筹备。8 名学生后来有 6 名毕业。光绪十一年(1885)第一班 6 名毕业生多送海军服务。光绪十九年(1893)校舍落成,正式招生,委林联辉为第一任总办(校长),以原有之医院作实习医院,同时改名为北洋医学堂。该校直接由李鸿章领导,经费由天津政府拨给,学制四年,不分科,教员多为英国人,并以英语医书为课本。该校的教员在清末有爱尔兰人杜宾(Dubbin)及英国派来的军医,后又聘美、法等国教师。课程设有解剖、生理、内外科、妇产科、皮肤花柳科、公共卫生、眼耳鼻喉科、治疗化学、细菌学及动、植物学等。该校有 60 张床位供临床实习用。

光绪二十八年(1902)袁世凯操练新军,在天津办了北洋军医学堂。该校 11月 24 日正式成立。北洋候补道徐华清被任命为总办。日本二等军医平贺精次郎为总教习(教务长)。该校学制四年,每班 40 人。后在天津河北四马路新建校舍,并附设防疫学堂,由日本人古城梅溪主持,教员多为日本人,课本亦用日文。光绪三十二年(1906)由陆军军医司接收,改名为陆军军医学堂。1907 年伍连德任协办(副校长)。光绪三十四年(1908)又增设药科,学制为三年。1911 年伍连德率该校学生去哈尔滨办理鼠疫防治工作,成绩显著。1912 年改组,1915 年迁往北京。常有二三百人在校学习,这是我国最早设立的陆军军医学校。

光绪三十一年(1905)7 月在广州设立随营病院,由两广总督岑春煊电商出使日本大臣杨枢代聘日本医学士 1 人,充任随营军医学堂总教习及随营病院诊察长,另雇助手 1 人,药剂师 1 人作为副手。随营医院即随军医院,为医治伤病员之医疗机构。同年 8 月,又开办随军医学堂,招收学生。从此,当春夏疫病盛行时,染病官兵得以医治,这是我国第一次开办的军医院和随军医学堂。

宣统元年(1909)又在广东设立陆军医学堂及海军医学堂。于是,我国海陆两军均有了培养军医的学校。

我国仿照西洋自办的医学堂,首为同治四年(1865)北京同文馆所设的科学系,其中有医学科学之研究,聘杜琼(Dudgeon,又译"德贞")为教授。这是学习西方医学的开端。光绪七年(1881)在天津开设的天津医学馆已如前述。

鸦片战争后,帝国主义相继侵入,清政府割地赔款,丧权辱国,处于风雨飘摇之中。改良主义者鉴于这一形势,认为非变法不足以维新,便留意于教育改革。

光绪二十四年(1898)4 月 23 日,光绪帝决心下定国是的上谕,创办京师大学堂,在专门学中设立卫生学(包括医学)。七月,谕管学大臣孙家鼐,认为"医学一门,所关至重,亟应另设医学堂,求考中西医理,令大学堂兼辖,以期医学精进,即着孙家鼐详拟办法具奏"。在孙氏筹办京师大学堂疏中,分为 10 科,第 10 为医学科,但未实行。

光绪二十七年(1901)12 月初一谕"从前所建大学堂应切实举行",并派张百熙为管学大臣,在京师大学堂章程概略中,在大学院设医学实业馆(设置未定),大学专门分科课目中,医术列于第七,下分医学及药学两目。钦定章程颁行于光绪二十七年 12 月,但于二十九年(1903)11 月即行废止。又于该年闰五月,颁布《奏定学堂章程》将大学分为八科,其中第四科为医科,分两门,一为医学,一为药学。大学分为本科及预科,医本科修业年限为三到四年,预科三年。以上拟议至光绪二十九年(1903)始得实行。

1903 年京师大学堂增设医学实业馆,招生数十人,教授中西医学;1905 年改称京师专门医学堂,学校的章程主要抄袭日本大学的学制,医预科三年,医科三至四年。1906 年,医学馆加习二年,学制改为五年,所有加习课程,应博采东西各国之长,并由政府的学部核定。

当时,学部尚讨论中西医分教肄业问题,根据御史徐定超奏:"中西医派确有不同,造士不能合并。……医者各专一门,已苦难于精到,必欲兼营并骛,心力更有不逮。"学部也认为,"中西医术各有独到之处,奏定医科大学章程,于中西医学必令兼营,未尝偏废。惟中西医理博大精深,融会贯通,必俟诸已入分科大学之后;下此,则兼营并骛,学者辄以为难,诚有如该御史所陈者"。1907 年建议将医学馆改为专门医学堂,中西分科肄业。各以深造有得,切于实用者为宗旨,其应如何补习普通,偏设课程,酌定年限,由学部遴员详议。但该馆于光绪三十三年(1907)又决定停办,在校学生全部送日本学习。

1908 年,张之洞也在湖广设立湖北医学堂,其毕业生拟照京师医学馆毕业生待遇发给。

宣统二年(1910)准许医学研究会立案。翰林院侍读学士恽毓鼎奏:京城创办医学研究会。设立宗旨,意在使业医者,在诊察余暇研究学术,使理论与实验二者并进,用意至善,自应准其立案。

1909 年,广东光华医学专门学校正式建成上课,学制四年,郑豪首任校长。第一届毕业生陈垣等 6 人,第二届毕业生张博霖等 11 人,因不满外人操纵,从博济医学校转到光华就读。该校早期出版的《医学卫生报》和《光华医事卫生杂志》保存了近代许多珍贵的医学史料。

宣统三年(1911)浙江省《筹划高等教育进行预算》决定:"第四项旧设高等医学专门学堂照旧进行。"可见当时浙江也成立了医学堂。

总之,自鸦片战争以后,由于帝国主义的入侵,西洋医学传入我国,传统的中医教育日渐衰落,逐渐为外国人开办的医院和医学校所代替。随着洋务运动而兴起的国人办的医学堂,也大多仿照西方和日本,聘外国医生为师。尽管在引进西方医学教育方面,在客观上曾起一定作用,但从实质上说,这是半殖民地半封建的产物。

(二) 教会医学的传入与教会医院的建立

鸦片战争以后,帝国主义列强相继侵入我国,为了推行殖民主义政策,他们派遣了大批传教士来华进行活动,西方医学也随着传教士的进入而传入我国。最早来华的医师是东印度公司的英国医师皮尔逊(Alexander Pearson),他于嘉庆十年(1805)来华,在广州、澳门开设医药局。第一个来华的传教士为罗伯特·

马礼逊（Robert Marrison），1807 年到达广州，1808 年与利文斯敦（Livingstone）在澳门开了一个诊所。随后，英国东印度公司的传教医生郭雷枢（Colledge T. R.）于 1827 年在澳门开设诊所，次年扩大为医院，这是外国人在中国开办的第一所教会医院。1828 年，郭雷枢在广州又开设了一所小医院，邀请白拉福（Bradford J. A.）及柯克（Cox）两医士襄理其事。1836 年郭雷枢向教会呈上一份报告：《任用医生在华传教商榷书》，首先提出建议，要求教会多派传教医生来华，用医病的方法辅助传教，他的建议得到了美国的重视。1830 年，美国公理会派第一个传教士裨治文（Bridgman E. C.）来华活动，同年 2 月 25 日到达广州。1835 年他在《中国丛报》上公然说要使用武力来迫使中国签订不平等条约。裨治文主张利用医学来笼络人心，搜集情报，后来在 1844 年参与策划签订中美《望厦条约》。1834 年 10 月，美国公理会又派传教士伯驾（Peter Parker）到广州，次年 11 月在广州成立"眼科医局"（医局设在新豆栏街，故又称"新豆栏医局"），1840 年因鸦片战争停办，1842 年 11 月再次开办眼科医局。开始时伯驾不敢公开传教，在郭雷枢的倡议下，1838 年在广州成立中华医药传教会，郭雷枢任会长，伯驾任副会长。该会的宗旨是利用医药作为传教与推销商品的工具。1842 年伯驾在广州的医局再次开张时，其利用医病的机会进行传教活动。医院每星期举行礼拜，伯驾、裨治文等向与会病人散发宗教小册子，要他们入教。从此，所有在华的教会医疗机构都有专职神甫或牧师进行宗教活动。传教士俾德尔（Beadle）写道："欲介绍基督教于中国，最好的办法是通过医药，欲在中国扩充商品的销路，最好的办法是通过教士。医药是基督教的先锋，而基督教又是推销商品的先锋。"他们又这样称赞伯驾说："泰西大炮不能举起中国门户的横闩，而伯驾医师的外科小刀即大开其门。"这是帝国主义分子利用医药作为侵略工具的最好自白。

除伯驾外，1838 年伦敦英国医事差会派洛克哈特（William Lockhat）来广州，他曾经到澳门、舟山、宁海、香港、上海等地行医，咸丰十一年（公元 1861 年）在北京成立一医院，即以后的协和医院。洛克哈特著有《在华教会医师二十年经验之叙述》一书。从此，帝国主义列强纷纷派遣传教士、医师来华。开始时，教会医师来华的数量不多，所设医院、诊所规模也不大。据当时调查，咸丰九年（1859）全国仅有教会医师 28 人；光绪二年（1876）已有教会医院 6 所，诊所 24 所；光绪二十三年（1897）有教会医院 60 所；光绪三十一年（1905）教会医院已发展到 166 所，诊所 241 所，教会医师 301 人。这些医院分布在全国 20 余省，但规模一般都很小,设备简单,人员很少,医疗质量也不高。

鸦片战争后,在我国的教会医院中最有影响的当推广州的博济医院,博济医院的前身是伯驾所办的眼科医局。伯驾 1855 年担任美国外交官,眼科医局由嘉约翰(John Glasgow Kerr)接办。1856 年因爆发第二次鸦片战争,医院因被毁而关闭。1859 年 1 月,嘉约翰在广州南郊觅新址后,重建了医局,更名为博济医院。博济医院的目的是传教,因此。医院中一直设有神职人员。

1900 年以前,西医人才的培养与教会医院有密切联系,教会医院为医疗上的需要,兼收中国学徒。东印度公司的皮尔逊来华后,在广州、厦门设医药局,1806 年开始招收华人学医。1837 年伯驾在眼科医局对关韬及两名学生授以医学知识;关韬是我国最早学习西医者,在广州师从裨治文、伯驾学习,毕业后,清政府委以"五品顶戴军医",他是中国第一个西医军医。1837 年合信(Hobson B.)在香港传道医院工作,1839 年来广州,在沙基金利埠开设惠爱医院,曾兼招生徒传授医术,他极力主张开办医校,但未能实行。黄宽于 1857 年自美回国,次年接办惠爱医院,曾在该院亲授 4 名生徒。1843 年麦克高文(Macgowan D. J.)在宁波开设眼科诊所,并教中医学习解剖和生理。1879 年文惠廉(Boone W. J.)担任上海同仁医院(1869 年开办)院长,也招收学生辅助医务,并于 1896 年合并入圣约翰大学的医科(改用英文讲授)。1883 年,帕克(Park W. H.)在苏州博习医院招收 7 名学生进行教学。1884 年,司督阁(Dugald Christie)在奉天盛京施医院招收学生,用中文教授。1885 年,梅藤更(Duncan Main D.)在杭州广济医院招收学生。1885 年尼尔(James Boyd Near)在登州医院招收学生。尼尔后来于 1890 年去济南,办起了济南医学校。1893 年,古田的怀礼医院成立,招生 7 人。1887 年至 1896 年高如兰(Con Slamd P. B.)先后在汕头、潮州主持医院,兼收生徒。

开始时,传教士并没有想到要办医学教育,他们仅仅是为了医疗上的需要,在医院或诊所招收一两名生徒,课以浅近的医学知识,目的是训练他们担任护理工作或传教士。据 1897 年尼尔调查,当时的教会医院培养的生徒数量极少,在 60 所教会医院中,有 39 所兼收生徒,其中有 5 所招生人数超过 10 人,其余为 2～6 人,平均每所 4 人,当时认为已毕业的约 300 名,肄业生 250～300 名。这种学徒式的训练方法成效不高,很难算得上是正规的医学教育,而且培养出来的人不能满足当时医疗上的需要。

帝国主义在华的各派教会认识到联合的重要性,于是相继成立了几个质量较高的医疗中心,以医院为基础的生徒培训也得到了进一步发展,许多医院后来在这个基础上开办了医学校。1886 年,在上海成立了教会医生的联合组织中国博医会,1903 年英美 6 个教会在北京成立协和医学堂(协和医学院的前身),1909 年,英国浸礼会与北美长老会在济南成立共和医院,1913 年英、美、加 6 个教会在成都成立协和医院,1928 年武汉 3 个教会在汉口组成协和医院。

清末受礼教思想的束缚,男女同学的风气未开,而女医生又为诊病所需,于是开始培训女医,后来还陆续开办了女子医学校。

总之,在清末随着帝国主义的入侵和不平等条约的签订,帝国主义在我国通商口岸及大都市开办医院,招收中国生徒,他们以医学为工具,以达到实施文化扩张和奴役中国人民的目的。虽然从客观上说,传教士曾把西方医学引进中国,也为中国训练了一批医务人员。但在这些传教士中,有些是为帝国主义的侵略政策服务,也有一些是抱着人道主义或宗教信仰的原因来中国行医,还有一些甚至利用教会医院进行新疗法、新药或他种试验,医疗事故也是屡见不鲜。不管传教士来华的目的是什么,他们的活动在客观上都起到了为帝国主义侵华政策服务的效果。

(三)教会医学校的设立

早期教会医院的学徒式的培训方法培养出来的人,既不能满足当时医疗上的需要,又不能达到教会在政治上的目的。帝国主义者在一系列侵华活动中认识到,中国人民的民族意识不可能用武力征服,为了实行"以华治华",必须培养一批服从于他们的知识分子。早在 1837 年,伯驾在报告中已经"感觉到在中国训练青年医药人员的重要性",他认为"被这样教育出来的青年将逐渐在整个帝国播散开来……也将增加那些他们从之而学习这门技术的人们的威信……这种影响将是无形的,但却是强有力的"。他们终于认识到在中国举办教育事业的重要意义。早在 1835 年 1 月,广州的外侨就发起组织"马礼逊教育会",1836 年 9 月 28 日在广州举行"马礼逊教育会"成立大会,推举鸦片商人颠地任会长,裨治文任秘书。1839 年 11 月 4 日马礼逊学校在澳门开学,第一批招收 6 名男生。1842 年 11 月 1 日,马礼逊学堂搬到香港继续办学。中国近代改良主义思想家容闳于 1841 年到澳门入学,后又随学校去香港继续学习。中国近代第一位西医黄宽,也是该校学生。1847 年 1 月 4 日黄宽、容闳、黄胜三人从香港启程,随马礼逊学校教员布朗夫妇前往美国,入马萨诸塞州之孟松学校,学习四年。黄宽复得布朗氏资助,于 1850 年转赴英国苏格兰,考入爱丁堡大学医科学习,历时七年,获得博士学位。黄宽于 1857 年抵达香港,自设诊所,1858 年接办广州合信氏在金利埠创设的惠爱医馆,又在博济医院兼职担任教席,培养中国第一代西医。1866 年博济医院成立附设南华医学校(又称"博济医学校"),成为中国最早的西医教会医学校。当时,黄宽担任解剖学、生理学和外科学教席;嘉约翰执教药物化学;关韬教临床各科。次年院中曾解剖尸体一具,由黄宽执刀。1867 年嘉约翰因病离华,黄宽曾代理博济医院院长。该校开始只招收男生,1879 年招收了第一个医科女生入学。1904 年扩建后改称南华医学院(1917 年由广州博医会接管,1930 年改由广州岭南大学接办,新中国成立后并入广州中山医学院),1914 年该院又成立附设护士学校,这是教会系统在我国创办的最早的一所医学校。

二十世纪以后,帝国主义者愈加重视教育,他们在创办医院的同时,创办医学校,企图以此来扩大他们的影响,控制我国的医学教育。当时,在华的主要教会大学先后设置医学系或医学院,或在教会医院的基础上创办医学院和附设护士学校,从此教会医学校在我国迅速发展起来。继博济医学校后,1884 年,杭州成立广济医学校(1927 年停办)。1887 年香港成立爱丽丝(Alice)纪念医院,并于同年 8 月成立医学校。1889 年南京成立史密斯纪念医院医学校(1886 年成立史密斯纪念医院,1927 年停办)。1890 年济南成立济南医学校。1891 年美国教会在苏州成立苏州女子医学校。1894 年成立苏州医学校(苏州女子医学校并入,1910 年停办)。1896 年上海圣约翰大学设立医科。1889 年广州成立夏葛女子医学校。1903 年上海成立大同医学校(1917 年并入齐鲁大学医学院)。1903 年上海成立震旦学院,1909 年迁上海昌班路,招收医学生。1904 年英美教会在济南成立共和道医学堂(1906 年青州医学校成立,旋即并入共和道医学堂)。1906 年英美教会在北京联合创办协和医学堂。1908 年汉口成立大同医学堂,北京成立北京协和女子医学校,广州成立光华医学专门学校,南京成立金陵大学医科,汉口成立协和医学校。1909 年广州成立赫盖脱女子医学专门学校,广东公医专门学校。1910 年南京成立华东协和医学校。1911 年青岛成立德国医学校,福州成立协和医学堂,成都成立华西协和大学并于 1914 年设立医科。1914 年美国教会在长沙成立湘雅医学专门学校。据统计,1900—1915 年在我国先后建立了 323 所教会医学院校。

当时,设立医学院的教会大学有岭南大学、震旦大学、圣约翰大学等。岭南大学创办于 1888 年,原名格致书院,是美国长老会和美国基金委员会合办的一所大学,1900年改为岭南学堂,1916年定名为岭南大学。1910—1912年设医学预科,由美国医生嘉惠霖(Cadbury W. W.)主持校务,编辑出版《中华医报》(1912)。1930年博济医学校、夏葛医学校并入岭南大学医学院。

震旦大学原名震旦大学院,1903年由爱国天主教徒马相伯创建,由于马相伯在校内从事革新政治的活动,遭到天主教耶稣会士的排挤和打击,1905年马相伯愤然退出,震旦大学院由教士控制。震旦大学是天主教在南方设立的最高学府,以教授法语为主,学生都必须接受神甫的宗教灌输,并参与弥撒等宗教活动。1909年成立医科,以广慈医院为实习医院,学制六年。到1936年止,医科毕业生约有200名,主要分配到全国各天主教会办的医院行医。

圣约翰大学原名约翰书院,是美国圣公会施若瑟主教于1877年在上海开始筹建,1879年9月正式开学。1905年改名为圣约翰大学。1906年设置文、理、医、神4个学院。圣约翰大学是基督教会在南方成立的以培养商业买办为主的最高学府。圣约翰大学的教育内容是典型的殖民化教育,办学宗旨是培养为基督教服务的中国青年,因此,他们把宗教灌输和宗教活动放在首位,企图铲除学生的爱国观念与排外思想,培养为教会服务的知识分子。圣约翰采取全盘欧化的办法,制造一个特定的外语环境,除国文课用中国话讲授外,其余课程一律使用英语课本。圣约翰大学于1896年设立医科,从1902年后每年有少量毕业生,到1937年止,历年医科毕业生不到200名,其中47%到国外去了,其余的53%集中在上海、北京、南京等大城市。

与此同时,外人(除教会外)也来中国设立医学校。如光绪三十三年(1907)德人宝隆(Paulum E.H.)在上海设立同济医院,附设同济德文医学堂(1917年由中国政府接办,改名为同济医工专门学校,1924年改名为同济学院),同济采用德语教授医学。宣统三年(1911)日本人在奉天设立"南满"医学堂,用日文教授医学。外人所办的医学校,所用语种有英语、法语、日语、德语等,学校的学制及所用的教材,也全部抄袭欧、美、德、日诸国。

教会医学院校为抬高身价,吸引学生报考教会学校,他们大部分在外国注册立案,如苏州东吴大学于1902年在美国田纳西州注册;上海圣约翰大学于1906年向美国哥伦比亚区注册;南京金陵大学于1911年向美国纽约州注册;湘雅医学院向美国康涅狄格州立案。这些向美国注册的教会大学毕业生,可获两张毕业学位文凭,可以不经过考试,直接升入注册过的州立大学或挂钩合作的大学,并可颁发到各挂钩大学认可的学士、硕士、博士学位,这是一种颇有引诱力的手段,促进中国学生从拒进教会学校,变为趋之若鹜,以入教会学校为荣誉。

教会及外人所办的医学校,虽然设立在中国土地上,但它们不必向当局备案,完全无视中国主权。中国有关的领导部门,不得过问教会学校的行政和教学。人们因此称呼这些教会学校是设在中国领土上享有治外法权和其他各种特权的"外国文化租界"。因此,我国的医学教育大权,实际掌握在帝国主义者和外人手中。西医和西医教育系统的传入,将比较先进的医学理论、医疗技术以及医学教育思想和方法引入我国,打破了封建王朝的闭锁局面,这对我国的医学科学和近代医学教育体制的确定,具有一定的促进和推动作用。

(四)晚清时期的留学生

鸦片战争后,帝国主义分子认识到,要真正实现他们统治中国的梦想,就要培养一批为他们服务的知识分子。因此,吸引中国留学生成为他们文化侵略的一种手段。与此同时,清政府为了维持其统治地位,掀起了洋务运动,也开始向国外派遣官费留学生。一部分改良主义者和资产阶级革命分子,为了寻求治国救本的道路,也纷纷出国留学。因此,十九世纪末、二十世纪初我国近代史上掀起了第一次留学高潮。

清咸丰年间,清政府已派遣留学生到国外留学。咸丰六年(1856)黄宽回国,他是中国自费留学欧洲学医的第一人。1885 年毕业于美国纽约女子医学院的金韵梅,是中国女子留洋学医的第一人。1872 年,清政府有计划地向美国派遣留学生(10~16 岁的青少年),每批 30 人,四年共派出 120 人。容闳是我国派往美国的最早的留学生之一。清政府原计划这批留学生在美国学习 15 年。除学习西方语文和科学外,还规定读中国经书,每逢节日由清廷派去的学生监督宣讲皇帝《圣谕广训》,并遥望北京宫门跪拜。1881 年学生监督吴子登要求留学生求见时行跪拜礼。学生不服,吴即向清廷诬告学生,"学业未成,心绪先变"。清廷下令只留 10 人外,其余全部遣返国内。回国后分送各衙门差使。其中有 8 名进北洋医学堂学习医学。除派往美国外,医药卫生界也有相当数量的公私费留学生去欧洲学习。

义和团运动失败后,随着民主思想的逐渐传播,清政府被迫下谕变法,在教育上也提出了一些改革措施,在"废科举、办学校、派游学"的声浪中,两江总督刘坤一、湖广总督张之洞会奏兴学大纲四条:一曰设立武学堂;二曰酌设文科;三曰停办武科;四曰奖励游学。光绪二十七年(1901)谕外洋游学生,有精通之学者,准奏请考试,予以出身,又谕各省书院改设学堂,选派学生出洋肄业,定各省学堂奖励章程。光绪二十九年(1903)张之洞、袁世凯联衔奏请停止科举。三十一年(1905)各省督抚又纷纷奏请,于8月奉谕停止科举,历时1 200余年的科举制度至此废除。光绪三十二年(1906),学部又奏定考验游学毕业生章程,及奏派员赴美国各埠筹办华侨学务。光绪三十三年(1907),学部奏定女学堂章程,11月,奏定游学毕业生廷试章程。

1905年中国废除科举后,有大量学生留日,据1905年统计达2 500人(不包括自费生)。1906年,清廷组织回国留学人员53人统考,考取者赐以进士、举人出身。

据《东华录》记载,光绪三十二(1906)9月赐游学生毕业出身,谢天保、徐景文、曾志沂、李应泌、傅汝勤等均着赏给医科进士。光绪三十三年(1907)学部与日本千叶医专等校约定收中国学生办法,经费由各省分担。宣统二年(1910)9月验看学部考验毕业生,刘庆绶、方擎、张修敏、薛宜琪、沈玉桢均着赏给医科进士;王麟书、王行恕、蒋履曾、戴棣龄、鲍荣等均着赏给医科举人。宣统三年(1911)9月,验看学部考验游学毕业生,沙世杰着赏给医科进士;吴造益、戴侗龄、熊辅龙、张仲山、徐希骥、叶秉衡、金曾淘着赏给医科举人。由此可见,《辛丑条约》后,清政府派遣大批学生到日本及欧洲各国留学。1907年日本和清政府订立了接受中国留学生的办法,由各省公费派遣学生去日本留学,短期内赴日的留学生达万人以上。

中日之间签订的留学生条约,引起美国统治集团中一部分人的注意。1906年美国伊利诺伊大学校长爱德蒙·詹姆士在呈美国总统罗斯福的"备忘录"中提出:"哪一个国家能成功地教育这一代中国青年,哪一个国家便将由于付出的努力而在精神上、知识上和商业的影响上获得最大可能的报偿……我们可以宽待中国学生,把我们的教育设施供给他们……这种道义上的影响与扩展,即使单纯从物质概念而言,意味着所付出的代价在回收时,将比任何其他方式获利更大。"1908年美国国会通过罗斯福的咨文,向中国政府正式声明,将偿付美国庚子赔款的半数,作为派遣留学生赴美之用,以后留美学生显著增加。协和医学院洛氏基金会,每年选派中国留学生去美国学习。留学生回国后,他们在各个医疗卫生机构担任重要职务,对于当时的医疗卫生事业有一定的影响,其中有相当一部分人对我国的医学科学、医疗卫生与医学教育事业作出了卓越的贡献。

近百年来,帝国主义来华进行"传教,办医院,办学校,办报纸和吸收留学生等,就是这个侵略政策和文化扩张的实施。其目的在于造就服从它们的知识干部和愚弄广大的中国人民"。(毛泽东《中国革命与中国共产党》)毛泽东同志极其深刻地揭露了帝国主义在我国传播医学、创办医院、学校的真实目的。

(五)西医书籍的编译

关于译述西医书籍最早当推明万历年间邓玉函(Jean Terrenz)译述的《人身说概》(二卷,1620);邓玉函与龙华民(Niccolò Longobardi)、罗雅谷(Giacomo Rho)三人合译的《人身图说》(1630)。十九世纪初,英国东印度公司船医皮尔逊(Pearson A.)于嘉庆十年到咸丰十年(1805—1860)间,在澳门、广州两地试种牛痘,并将此术传给南海人邱熹(浩川),《种痘奇法》(1805年)于1817年译成中文,书名为《引痘略》,此书是痘症专著最早的中文译本。

十九世纪末二十世纪初,教会与外国人纷纷在我国举办医学院校,因传授西医药知识的需要,开始大量选译西医药书籍。早期传教士医师及国人凭各人的喜好翻译了一批西医药书籍,内容包括基础、临床、卫生学等各科。近代最早在中国翻译西医西药书籍的是英国传教士医生合信(Hobson B.,1816—1873)。他在广州沙基金利埠主持惠爱医局时,因授生徒之需要,在南海人陈修堂协助下,于1850年在广州编译出版了《全体新论》一书,原名《解剖学和生理学大纲》,这是传教士向中国介绍的第一本比较系统的西方医学教科书。同年,美国传教士罗孝全也翻译了一本40页的《家用良药》一书,在广州出版。其后,合信又先后编译出版了《博物新编》(1855年刊行)、《西医略论》(1857年刊行)、《妇婴新说》(1858年刊印)、《内科新说》(1858年刊印)等书。

美国基督教公理会的传教医师嘉约翰(John Glasgow Kerr,1824—1901)自1854年5月15日抵广州,直到1901年8月10日在广州去世,主持博济医院的业务差不多有半个世纪之久,为了培训西医人才,于1859—1886年间,编译了多种医药书籍,内中有:《化学初阶》及《西药略释》(1871)、《裹扎新法》(1872)、《皮肤新编》、《内科阐微》及《花柳指迷》(1875)、《眼科摄要》(1880)、《割证全书》及《炎症新论》(1881)、《内科全书》及《卫生要旨》(1883)等。以及其他医师编译的《全体阐微》、《全体通考》、《体用十章》、《医理略述》、《病理撮要》、《儿科撮要》、《儿科论略》、《妇科精蕴》、《胎产举要》、《产科图说》、《皮肤证治》、《眼科证治》、《英汉病目》等30多种,作为医学校的教材和参考书,对发展医学教育有一定的影响。

据1887年托姆松(Thomson J.C.)调查,当时来华的教会医生有150人(其中美41人,英33人),他们在1886年组织博医会,并出版《博医会报》,翻译西医书籍,教会医学校多采用为课本。

狄曼(De Van T. T.)著《中英文医学辞汇》(1847)，最早注意中文医学解剖名词和疾病名称，使中国人对西医学名词有了进一步的认识。1908年又出版《高氏医学辞汇》(高似兰，Cousland P. B.)对西医的译名的统一也有一定的影响。

美国浸礼会传教医师洪士提反(Hunter S. A.)编译的《万国药方》(1886年)，对近代西医药知识的传播起了一定的作用。

合信与嘉约翰的助手尹端模于1894年前译述《病理撮要》《医理略述》《儿科撮要》等五种。二十世纪初杭州的梅藤更编译有《西医外科理法》《医方汇编》等书。

清末，我国在"改良主义"和"洋务运动"影响下，在开办医院、学校的同时，国人也开始翻译西洋和日本的各种医学书籍。当时影响最大的当推新阳赵元益(字静涵，1840—1902)。赵元益在1897年于上海创建译书公会，1887—1901年间，赵元益与傅兰雅(John Fryer，1839—1928)等人合作，译述的医药书籍有：《西药大成》(1887年，〔英〕来拉与海德兰原著)、《西药大成药品中西名目表》(1887)、《法律医学》(1899年，〔英〕该惠连原著)、《保全生命论》(1901年，〔英〕吉兰肥勒原著)、《水师保身法》(1901年，〔法〕勒罗阿原著)、《济急法》(1903，〔英〕舍白辣原著)、《儒门医学》(年代不详，〔英〕海德兰原著)、《眼科撮要》(译于1896年前)、《内科理法》(译于1896年前，〔英〕虎伯撰，茹合哈来参订)等18种之多。赵氏把西方近代医药知识比较系统地介绍到我国来，这是近代国人系统译述西医书籍之始。

近代以个人资力译述发行日本医学书籍，就其数量之多、所涉范围之广，当推无锡丁福保(字元益，1874—1952)。丁氏早年肄业于南菁书院和东吴大学，曾从赵元益学，1903年应聘赴京任京师大学堂译学馆算学、生理卫生学教习。1909年赴南京应端方主持的医士考试，获最优等证书。旋应端方、盛宣怀之委，赴日本考察医学并搜集书籍。丁氏通过考察认识到要吸取新医学的精华，假道日本较之欧美更为便捷，遂致力于医书的迻译。1910年在上海成立中西医学研究会，发行《中西医学报》。丁氏自1908年至1933年间，先后迻译日文医书68种，并自撰医书多种，共80余种，内容包括基础理论、预防养生和临床各科。有《新撰解剖学讲义》(4册)、《组织学总论》、《新撰病理学讲义》(3册)、《病理学一夕谈》、《诊断学大成》(2册)、《诊断学实地练习法》、《初等诊断学教科书》、《汉译临床医典》、《新万国药方》(2册)、《增订药物学纲要》(2册)、《药物学大成》(2册)、"民众新医学丛书"、《医学指南》、《医学纲要》、"德国医学丛书"、《人体寄生虫病编》、《病原细菌学》(2 册)、《近世内科全书》(2 册)、《内科学纲要》、《新撰急性传染病讲义》、《倍氏神经系病学马氏精神病学合编》、《外科一夕谈》、《皮肤病学》、《德国式自然健康法》、《实验卫生学讲本》、《衰老之原因及其预防》等,名曰《丁氏医学丛书》。丁氏所译医书,篇幅简短,行文流畅,适应了当时中国医学界渴望新学的需要,因此,颇受一般士人欢迎,对普及医学知识,发展医学教育,促进中日文化交流,在当时作出了一定的贡献。

以上这些早期医药学译著,在当时曾起过一定的作用,但合乎教科书标准的,可以说很少,至于引用本国实际材料,内容精详,插图精美者,更是非常罕见。

(六) 清末的中医教育

晚清中医教育面临两个问题。在学术上,西方医学正在我国广泛传播与发展,在西洋医学潮流的冲击下,中医教育是仍然坚持传统的中医学术体系,还是吸取中西医之长,来发展中医学术? 在教育体制上,清末正处于废科举、兴学校的历史转折阶段,中医教育是仍然采用传统的师授继承方法,还是吸取西方办学方式,试办近代化的中医学校?

自从西医传入我国以后,中医界部分人士在学习西医之后,深感中医学需要吸取西医学的部分内容,中医学术也有继续提高和发展的必要,他们试图把中医学术与西医学术加以汇通,出现了中西医汇通派。早在明末清初,中医界已有一些医家开始接受西医学说,王宏翰(约卒于 1700 年)是近代第一个接受西医学说的医家。王氏是天主教徒,经常和传教士一起研讨西学。清代医家汪昂、赵学敏、王清任、王学权、陈定泰等人,都曾积极学习吸取西医知识。王学权(1728—1810)在他所著的《重庆堂随笔》(1808)中,肯定了西医的解剖学。陈定泰的《医谈传真》(1844),罗定昌的《脏腑图说证治合璧》(又名《中西医粹》,1882)均采用西洋人所绘脏腑图。

晚清中西汇通派,最主要的代表人物有唐宗海(1847—1897)与朱沛文(约生于十九世纪中叶)。唐宗海著《中西汇通医经精义》(1892),谓"中西各有所长,亦各有所短",主张"不存疆域异同之见,但求折衷归于一是"。但是唐氏又认为中医早已越过了解剖阶段,而进入了更高的"气化"阶段,谓西医"剖割只能验死尸之形,安能见生人之气化哉",又说西医"不懂诊法,不信脉法,西医近出,似精实粗",可见他的态度是以重中轻西的立足点来吸取西医之长的。朱沛文在《华洋脏腑图像合纂》(1892)中,汇集《内经》《难经》《医林改错》等书中有关人体脏腑图像,与西方解剖生理知识及图谱相互参照加以论述,认为医治人身之道,"若不察脏腑官骸体用,但举寒热虚实之概,谬以温凉补泻之方而能愈人之疾者鲜矣"。他认为中医与西医之间,虽有可通之点,但也存在不同之处,主张通其可通,存其互异,这种科学态度是很值得重视的。

有的中医学者,看到西医确有所长,主张在保存中医国粹的基础上,学习西医的某些优点。如1907年何廉臣在《新医宗必读·例言》中写道:"近代医学,皆崇实验,而实验之法,以泰西最精。本篇所论之医学,多属中西并参,推其中所折衷者,仍以中医学为归宿,以冀保存国粹。"

1895年,叶子雨撰《难经正义》时,在生理学方面,也采用西说,如《珍本医书集成提要》说,"叶氏,咸同时人,时西医学已流入我国,是书诠释内景,杂采西说,亦前此注本所未有者也"。

由此可见,西医的传入,对晚清中医界发生了不可否认的影响。但是对待中医与西医这两种医学体系,曾出现不同的态度。当时的学术思想必然会反映到中医教育中来。由于中医学术绵延几千年,传统思想不可能在一朝之间改弦易辙,因此,清末大多数中医仍然沿袭中医固有的理论体系,通过传统的家传师授的方式来培养中医人才。

1. 师带徒教育的继续发展

清末,由于官办中医教育日益衰落,中医师带徒(包括师承和家传)就成为中医继承和发展的一种重要的教育形式。

广东名医陈定泰,字弼臣,新会人。他的学术渊源可以追溯到清代乾隆、道光年代的名医王清任(1768—1831)。王清任曾把他的考真脏腑11图传给他的徒弟王昭孚。昭孚旅居广州时,又传给了陈定泰。至定泰,"从学者每岁数十人,求医者朝夕踵门如市"。据考,仅其门人就有林杏、陆时成、陈芳滋、刘学采、汤铭、梁培芳、冯昌纶、叶绍容、叶绍光、林修仪、郑永懋、方明若、黄赚光、赖天华、尹有庸、谭佐荣、刘谦和、李逢春、刘海山、尹机衡、薛济平、王日三、李云衢、陈俊荣、黄嘉禄、麦兴仁、林霞川等27人。其孙陈珍阁,又收有门人李策南、何雨田、许卓功等,可谓门徒极一时之盛。

又如晚清名医柳宝诒,江苏江阴周庄人,在江阴、无锡、常熟、苏州一带颇负盛名。时从游者甚众,其中多人后皆成为当地名医。

类似的例子,可谓俯拾皆是,这对于继承祖国的传统医学与培养中医,确有非常重要的作用。祖国医学的宝贵遗产,不但记载在医药文献上,而且散存在许多中医手里,可谓"只有法传,而无书传"形象地描述了这种情况。

2. 中医学校的兴起

为了保存和继承我国传统医学,晚清不少中医界有识之士,取西医教育之长兴办了一批中医学校。

据医学史家调查考证,1885 年创办的瑞安利济医学堂,是我国近代最早的中医学校之一。利济医学堂和利济医院同时创办于光绪十一年(公元 1885 年),校址设在浙江瑞安县城东杨衙里。学堂是以名中医陈虬(字志三,号蛰庐)为首创办的。陈虬自任院长兼主讲习,教员皆聘自浙南各地的优秀医家。办校初,学校设立"习医章程",规定学徒入学年龄为 14 岁,学生年限为 6 年,学成要经过严格考试才批准试医,并给试医图章,学徒皆住校膳宿。前三年伙食费由院垫借(仅对无力负担伙食的贫苦学生),将来毕业行医后由所得诊金中提成归还,第四年院中津贴半数,第五年全部供给,毕业后即给俸金,优秀者留医院服务行医教学。

教学内容分普通课与中医专业课,普通课有国文、历史、音韵等多门。专业课主要学习医学经典如《内经》《伤寒论》等著作和各家典籍。学校自编的教材有《利济教经》《教经问答》《利济无经》《中星图略》《医历表》《医历答问》《利济文课》《卫生经》《蛰庐诊录》《新字瓯文七音释》等多种。学校给学生拟定了一个"医藏书表",把医书分为必读、必阅、必备三类。列有必读书 21 种、必阅书 50 种、必备书 32 种。"必读书当循序渐进,必阅之书,当择善自从。名家则观其独到之处,专家则求观其独异处。"更难能可贵的是把刚传入我国的新医书分作"三学""七类"介绍给学生阅读。三学是全体学(解剖学)、心灵学、卫生学,共列书目 48 种174 卷,实开中西医结合之先河。学堂有严格的考试制度,每季度考一次,据考试成绩分班,以便次递转课,这为发现人才、早出人才提供了先进的制度。在校学生依成绩高下分三班。教学密切联系临床实际,组织学生临床实习,要求认病和辩证。对疗效检查也很严格,医稿要记录此方服后应有何效,视其验否,以考察学生的功夫深浅,教师则可借此了解学生水平,以考稽其优秀。据载培养的学生达 300 余人,不少学生如陈葆善、蒋瑞麒、胡鑫、陈侠、张烈、林獬、池志徵、季腾、刘玉如、郑缉甫、郑叔伦等,后皆有所造诣,颇有医名。

学校还编辑出版学堂报《利济学堂报》,学报介绍了中西医学术,提倡学术争鸣,交流学术思想,提高教学质量。利济学堂还设有图书馆、生药局和鲜药圃,既便于病人服药,又利于学生实习。引导学生重视实际知识,反对死读书本。

利济学校的一系列改革遭到"诬谤、笑忌、倾挤",为保守势力所不容,加上种种其他原因,学校只办了十几年就关闭了。但是,他们的民主办学思想,以及新的教学方法,在冲击旧的教学制度和旧思想,以及传播新思想方面均起着积极的作用,为浙南地区培养了不少具有相当医学理论水平和丰富经验的中医师,开启了从晚清到民初的学术风气,可见利济学堂在中医教育史上作出了一定的业绩,可称为民国时代中医学校的先河。

1901 年开办的江西中医学堂,是又一中西医两系统并存的典型。校长陈日新(字铭三),原为清廷刑部主事。值南昌水灾,病死者六七万人,急需培养医生。按 1898 年 7 月清廷命,设立医学堂,归京师大学堂兼辖。江西中医学堂归京师大学堂管辖,陈日新官薪(月 30 两)由大学堂寄付,学生考试成绩和升降均呈送清太医院总教习评阅决定。医学堂教习朔望日率学生行礼,面北向北京跪拜。学制三年。高中程度或有科名者入学属中西医并存。学校章程规定:"医书有二,中学、西学。中医失传者,以西学还之,中学之未备者,以西学补之;务在中学驭西学,不以西学驭中学。"这是当时清政府提倡的"中学为体,西学为用"的方针。初时有教习,陈日清与文彤(举人)2 人,另有住堂医士常川等 3 人,施诊带教,同时分兼挂号、药房、财房会计共 5 人。当时,有正取生 4 名,备取生若干名。年龄在 15~25 岁之间。中医课有:《医宗金鉴》《内经》《难经》《伤寒论》《金匮》《中脏病源》《脉经》《本草》等。西医课有:化学、解剖、光学、声学、气学、热学、药理。最后,专科可以选课学习。重视临诊实习,学习望、闻、问、切医诊方法及身体检查。医疗器械备有九针、注射器、听筒、刀镊和炼药。设有附属医院,医士住堂施诊,随到随治。学生早晨读经,上午临诊,12 时提高答疑、灯后提问答疑,其他时间限点读书自学数十页。每月考试一次,每七日作病例分析,过百字,教习评改后,方得请假出门。平时言行食宿均有规定。经费来源,官办民助。学校于 1905 年停办,只有一班毕业生。此例可借以了解当时所谓中西医结合的半官方医学教育情况。

由上述可见,晚清中医教育虽以师带徒为主要形式,但某些有识之士开始兴办中医学校,出现了两种医学和两种教育体系并存的局面。

鸦片战争后,中国沦为半殖民地半封建的国家。新建的所谓近代医学教育,形式上抄袭西方资本主义国家,实质上封建势力仍占主导地位,可说是处于新旧交替的过渡时期。

二、北洋政府时期

(一)卫生行政与医学教育机构

北洋政府时期,卫生行政在中央谈不上有独立的机构,地方的卫生机构更不完备,因此,当时的卫生行政机构根本起不到实际作用。

1. 中央卫生机构

光绪三十一年(1905),清政府成立巡警部(徐世昌任部长),部内设警保司,下设卫生科。次年9月改为民政部。卫生科改隶民政部。光绪三十二年(1906),民政部改为内务部,卫生科改为卫生司。辛亥革命后,在中央政府内务部内设卫生司(林文庆任司长),掌握全国卫生行政事务。由于北洋军阀袁世凯篡权,临时政府由南京迁往北京。赵秉钧任北洋政府内务部总长,下设卫生司(伍晟任司长)。1913年卫生司改为内务部警政司卫生科。1916年仍恢复为卫生司(唐尧钦任司长,后由刘道任继任)。但是,卫生司的管辖范围及职权十分有限,当时学校卫生属教育部管,工业卫生属工业部管,陆军军医及海军军医分别隶属军政部及海军部管。北洋政府时期,军阀之间相互混战,争权夺利,根本不关心人民的医疗卫生事业,全国没有一个独立的卫生行政机构,更谈不上设置医学教育机构。

卫生司有两个直辖的卫生机构:(1)卫生试验所,负责药品的化验及标准化。(2)卫生展览馆,负责陈列卫生模型图表等。

2. 地方卫生机构

1900年,帝国主义联军占领天津,并在此设立都统衙门,附设卫生局,管辖地方卫生工作,这是帝国主义在我国土地上为保障侵略军和侨民的健康而创设的机构。之后由清廷收回自办,改称北洋局,成为我国地方卫生行政组织的开端。

在北京,清廷在京师设立内外城巡警两厅,厅下各设卫生处及官医院。外省省会的巡警机关也设卫生科,但是,这些由巡警机关附设的卫生单位,主要工作是清道和扫除垃圾。

上海市早在1898年(光绪二十四年)就在公共租界内设立卫生处,由外国人掌管公共租界的公共卫生事务,主要为帝国主义派遣来我国经营商业、设立教堂、开办医院、学校和其他活动的侨民服务。这些机构并不是清政府的下属机构,清廷当然无权干涉。教会大学和教会医学校听命于各帝国主义的教会系统,卫生处对教会医学校的教学活动也不予过问。

我国城市政府机关自办的公共卫生机关,则以北京市内左一区试办的公共卫生事务所为最早。该所创设于1925年,是京师视察厅的下属机构,由北京协和医学院卫生学科协助创设,其工作范围包括生命统计、传染病管理、妇婴卫生、学校卫生以及卫生教育、工厂卫生、疾病医疗、环境卫生稽查等项目。该所由当时内务部所属的中央防疫处处长方石珊兼任所长,由中央防疫处技师金宝善任课长,又有北京协和医学院教师胡鸿基、黄子方、杨崇瑞等兼任课长,然一切卫生工作皆由协和医学院卫生学科外籍教授兰安生(John B. Grant)规划督导,所试办的各项卫生业务完全抄袭美国卫生业务的规章。当时设立各项训练班,招收我国医务人员,在该所受训和任职。国民政府成立后,先后举办的中央及地方卫生机关的主要职员,几乎都由该所培养的人员担任,因此,北京的公共卫生事务所,既有今日的卫生教学实验区的性质,又有今日的卫生管理干部培训中心的职能。但是公共卫生事务所形式上是由我国政府自办的市政卫生机构,其实权却操之于美国人之手,反映了北洋政府卫生行政机构的半殖民地半封建特色。

北洋政府期间,始终没有统一的医药管理制度,究其缘由,首先是军阀割据,各自为政,任何政令都不可能统一,这是辛亥革命失败的必然结果。其次,北洋政府时期,没有完善的卫生行政系统,医学学术、医学教育、医师管理归教育部,公共卫生归内政部警察总署,公共防疫和海关检疫归外交部,中医归内政部,军医学校归军医司,各行其是,矛盾重重。再次,当时不存在西医管理问题。1915年,我国两大医学团体:中华医学会、中华民国医药学会成立时,全国西医不过五六百人,其中受过正规教育的或许不超过300人,这些人都在军界、教会医院、教会医学院校中任职。1920年,中华医学会曾调查全国各医校毕业生"医士姓名录",共得1 700人,当时西医的管理问题仍不突出。至于医药教育机构,教会医学院都由各帝国主义教会系统所管辖,不受北洋政府教育主管部门的监督和管辖。

1922年5月,北洋政府曾颁布《医师(士)管理法令》,恰值直奉大战,此令终未实行。《医师(士)管理法令》分中西医两套,西医称医师,中医称医士。西医的"管理医师暂行规则"资格限定颇严。国内学成者须在非教育部立案之医校毕业;留学归国者,则必须在国外经医师开业试验合格。登记费高达22元。此规则一公布,即遭到西医界的强烈反对。该年7月,科学名词审查会开会时,有吴济时、俞凤宾、余云岫等13人致电内政、教育两部,表示坚决反对。其理由是:一、内战方酣,宜暂缓;二、警方管理医生不妥。当时中医界也极力反对这项规则。北洋政府因各方反对,即将规则收回。

1925年,北洋政府又规定了一个医士管理规则,只适用于中医。规则要求较宽容,其中第三条规定:"凡年在30岁以上具有下列资格者得呈检给医生执照：①在各省区曾经立案之公私立中国医药学校或传习所毕业领有证书或在本部(内政部)立案之医药会会员,有著作论文,经学会准许并有该学会之证明书者;②曾经各地方警察厅考试及格领有证明文件者;③曾任公私立各机关医员及官、公私立医学校医科教员或官、公立医院医士3年以上,确有成绩及证明文件,并取具给照医士3人以上之保证者;④有医术知识在本规则施行前行医3年以上,有确实证明并取具给照医士5人以上之保证者。"以上规则承认了当时中医界的现状,因为人民的医疗保健问题,当时主要依赖于占数十万之众的广大中医。照此办理,以中医为业者大体均不致失业。特别是承认了未经教育部立案的中医药学校也有合法地位,是比较现实的态度。然而规则发出时,北洋政府已危在旦夕,南方革命政权已经建立,北伐战争迫在眉睫,北洋政府已无力将此规则付诸实施了。

这一时期,医学学术团体的建立对促进我国医学科学和医学教育事业的发展也起着非常积极的作用。这一时期建立的医学学术团体有：中华医学会(1915年)、中华民国医药学会(1915年)、中国药学会(1907年)、中华护理学会(1909年)、中华公共卫生教育联合会(1916年)、中国红十字会(1904年),以及全国医师联合会(1929年)。随着西医药学术团体和教育机构的发展,医学期刊也纷纷创办,据不完全统计,自1912年至1937年创办的西医药刊物有130种之多,其中上海几占一半,杭州、广州、北京次之。医药学刊物的创办,促进了学术交流和教学、医疗水平的提高,推动了医学科学的发展。

（二）学制与公私立医学校

1912年,南京临时政府成立,教育部于10月公布《大学令》(壬子学制),1913年经修改称壬子·癸丑学制,这个学制一直执行到1922年北洋政府公布壬戌学制为止。1922年学制规定大学包括四个层次：①大学：预科三年,本科三~四年,设文、理、法、商、医、农、工7科。②专门学院：预科一年,本科三~四年,设法、医、药、农、工、美、乐、船、外语、商业10科。预科招生对象是十年制中学生(当时不分高中)或同等学力。本科毕业生授予学士学位,这是我国最早建立的学位制度。③专修科：分两个等级,一收高中毕业生(两年制),另一是招中学毕业生(三年制)。④大学院(即研究生院)：招收大学学院本科毕业生,年限不定。1912年5月,教育部颁发《审定教科书暂行章程》,章程规定,教科书出版前要送教育部审定。1913年9月汪大燮为教育总长。该章程规定孔教为"国教",一切均以宗教仪式行之。此案虽未获得通过,但已在部分学校实际执行。

这次公布的新学制，未包括传统中医教育，遂引起中医界的抗议事件。1913年6月，教育部公布"教会设学立案办法"，因1907年清廷规定外国在华教会办学不须立案在先。故此次虽公布此案，实际对教会学校仍起不到监督约束作用。1915年12月袁世凯复辟帝制，不久失败，同年公布7项教育宗旨，重新公布"特定教育纲领"，立孔学为"国教"（以后立为"孔教"），各地成立孔教会。1919年爆发的五四运动对之进行了猛烈的冲击。

1915年9月，北洋当局又公布高等文官考试命令，凡在国外高等学校修习各项专门学科3年以上毕业并获得文凭者，皆可参加考试。考试分为一、二、三、四等。报考医科的第二试为基础医学，第三试为临床医学。报考药科的第二试为物理、化学、调剂学、生药学、制药学等科目，第三试为各科实际操作。可见民国初年已制订国家考试规程。

1922年11月，北洋政府（黎元洪任大总统）公布新学制（壬戌学制），大学分4个层次：①大学：可设多科或单科，取消大学预科，学制四至六年，医科规定至少五年。②专科学校：学制三年，如超过三年，待遇与大学同。③大学、专科学校：可设立专修科，年限不定。④大学院：照旧，年限不定。1924年2月颁布《国立大学条例》，规定国立大学修业四至六年。选科制，考试及格者发给毕业证书，大学院毕业给予学位。

北洋政府期间颁布的学制、章程，主要是抄袭日本的学制，同时加入了中国体制的内容。对医学教育，规定了修业年限与必修科目。从此，我国的医学教育始纳入正式的教育系统。

这个阶段，北洋政府除继续开办军医学校外，又创办了一批国立、省立医学院校。

北洋军阀为了加强军事实力，接办了清末所举办的军医学校。如1881年，李鸿章在天津成立的医学馆，1893年，改名为北洋医学堂，1912年，改由直隶省管辖。1914年又改隶北京海军部，改称中国海军医学校。1928年，移交国民政府海军部，并于是年停办，前后共计37年历史。另一是1902年袁世凯在天津成立的北洋军医学堂，1906年改隶陆军军医司，改名陆军军医学堂。1915年迁往北京，1933年又迁往南京，改名陆军军医学校。

民国初年，北京、直隶、江苏、浙江、广东等省又先后设立国立和公立医学专门学校。1912年北京成立国立北京医学专门学校（1923年改称国立北京医科大学校，1928年改名北平大学医学院，1952年改名北京医学院）。1912年杭州成立浙江省立医药专门学校。1912年苏州成立江苏医学专门学校(1927年并入上海医学院)。1916年,保定成立省立直隶医学专门学校(1922年合并到河北大学,为医学系)。1921年南昌成立江西公立医学专门学校(1927年改为江西中山大学医学部,1952年改为江西医学院)。1926年广州成立国立中山大学医学院。医科修业年限:医学部预科一年,本科四年;药学部预科一年,本科三年。都可为本科毕业生设研究科,年限一年以上。必修课程:医学部48门,药学部31门。当时北京政府仿效日本明治维新的方针,所办的7所医学校(陆军军医、北京、浙江、江苏、江西、湖北、河北)都聘用日本人或日本留学生充当教员,所用教材也大多译自日本,明显与英美教会医学校形成对峙局面。

清末建立的教会医学校,民国以后多扩充为医学院,并建立了一批新的教会学校,如:1918年中华德医会在上海成立了同德医学专门学校,1924年美国教会在上海设立女子医学院,等等。与此同时,我国也相继开办了私立医学院校,如1912年张謇在南通创办南通医学专门学校(1928年改为南通大学医科)。1919年,辽阳成立私立辽阳医学校(1923年停办)。1923年沈阳成立私立同善堂医科专门学校(1927年停办)。1918年上海创办南洋医学专门学校,1924年改组为南洋医科大学,1929年更名为私立南洋医学院(1931年停办)。1926年哈尔滨成立私立哈尔滨医学专门学校。同年上海成立私立东南医科大学(1930年改为东南医学院)。

这个阶段,教会医学校的发展,同各帝国主义势力争相扩大在华影响的背景有密切的关系。例如1911年日本在奉天设立南满医学堂后,同时在北京、青岛、汉口等地相继设立同仁医院。因此,洛氏基金会也出资扩建协和医学院,以此作为左右中国医药卫生事业的大本营。他们每年接受中国各地医师来院进修,并选送中国医生赴美深造,回国后到各地主要卫生机构担任主要职务。在医学教育机构中,则积极推广美国式的教育制度。德、法等国也不甘落后,争相在中国各个重要城市设立医学院校,培训为本国利益服务的中国医务人员。当时,中国自办的医学院校内任教的教职员也几乎都是这些外人所办的医学教育机构出身的医师。

洛克菲勒基金会着重于下列各项工作:①开办医预科教育;②医师的培训;③研究工作者、实验室工作者、教员及临床专家的培训;④开办中外开业医师及教会医师的短期训练班;⑤医学研究,特别是远东特有问题的研究;⑥作为实习医师训练中心的标准医院,供中国医务人员的模仿,并作为开业医师的总部和公民教育的模式;⑦使有组织的力量在中国人当中普及现代医学及公共卫生知识;⑧通过意识形态的启发,以培训"职业道德"。由此可见,教会医学校在华所进行的教育活动,是他们进行文化侵略的一种重要手段。

(三)中医教育

1840年鸦片战争以后,清政府和北洋政府推行崇洋媚外的卖国政策,崇尚西方,致使一部分知识分子出现了民族虚无主义思想,对中医持怀疑甚至反对的态度。北洋政府在医疗卫生事业和医学教育方面也一概效法西方和日本。1902年和1903年颁布的《钦定学堂章程》,虽将中医学列入课程计划,实际上是将中医专业排斥在医学教育体系之外。民国元年所颁布的医学专门学校章程,同样将中医教育排斥于教育门外。1914年,北洋政府教育总长汪大燮竭力主张废弃中医中药。面对这一严峻的事实,中医界奋起抗争,以争取办学立案之权利。当时以神州医药学会的余伯陶和包识生为首,向全国发出呼吁,联合各地中医组织,于1914年11月推选叶晋权、刘筱云、陈园春为代表,向北洋政府教育部、国务院请愿,要求将中医加入学系,坚决反对废弃中医和中医教育的政策。

当时国务院批示:"查中国医学,肇自上古,传人代起,统系昭然;在学术固已蔚为专科,即民生亦资其利赖;前此部定医学课程,专取西法,良以岐行不至,疑事无功,先其所急,致难兼采,初非有废弃中医之意也。"

接着,教育部批示:"该会长等设会研究,志切维持,用意甚善。惟现在世界大同,科学日精,凡讲授专门科学,须以最新学说为衡,故此次本部所定医学专门学校课程,借备各种科学,原为解剖化验,非具有完全科学知识无从入手,此项规定,系由临时教育会议共同议决,并由本部延聘医学专家详细讨论,始行颁布;本部对于医学,只期学术完备,求合于世界进化之大势;然后检疫卫生诸政,冀可推行无碍;并非于中医西医有所歧视也。所请另颁中医医药专门学校规程之处,应勿庸议。"

北洋政府一面虚与委蛇,一面仍顽固坚持他们的决议,教育部拒绝将中医课程列入医学教育规程。当时,汪大燮在接见请愿代表时,毫不掩饰地说:"我今后决意废弃中医,不用中药,所请立案一则,是难以照办准的。"当年12月京师医学会代表再次向教育部请愿。1925年中华教育改进社和全国教育联合会,呈请教育部,再次要求将中医课程列入医学校课程,并建议在西医学校设中医专业或办中医学校,但北洋政府教育部固执己见,认为中医界的要求"不合教育原理,未便照办",而予拒绝。中医药界的请愿活动,其目的是要求中西医在政治上平等;要求政府提倡发扬中医；要求中医教育合法化；要求国家出资支持中医事业；要求国家机关雇用中医人员。但是中医界的这些要求，不论是北洋政府还是国民党政府，始终未能达到。

当北洋政府汪大燮提出废弃中医主张时，中西医界也开始论战。1916年余云岫著《灵素商兑》，其目的"掊击灵素，是隳其首都，塞其本源也，不歼内经，无以绝其祸根"，并谓"灵素之渊源，实本巫祝"，"中医无明确之实验，无巩固之证据"。余云岫此论的目的是彻底否定中医。1922年，恽铁樵首先与余云岫进行驳难，撰述《群经见智录》（1922）与《伤寒论研究》（1924）与余论战。余云岫三度公开致函恽铁樵进行反驳。1925年中医界再次力争将中医课程加入学系，余云岫以上海医师公会会长名义，特撰《旧医学校系统案驳议》一文，大造舆论，极力反对。余氏借当年科学名词审查会开会之机，又动员学术界通电各省教育会，反对"开倒车"。余氏并以中华医学会、中华民国医药学会、上海医师公会三团体的名义，发表"致全国各省教育会书"，号召西医界"组织联合会"来反对中医。北洋政府教育部支持了废止中医派的意见，加剧了中西医间的矛盾。但是，北洋政府发现废止中医案难以推行，因当时西医人数极为有限，广大人民主要依赖中医治病，因此，在制定"医士管理规则"时，采取让步与宽容的态度。

在当时，尽管中医事业，包括中医教育的发展遇到了种种阻力，但一批有志于发展中医事业的医学家仍致力于中医教育的发展，大力创办中医学校，培养了一大批中医人才。

1904年何廉臣在《医学报》上撰文，认为要办好中医教育与中医学校，首要的任务是编定适用的中医教材。1906年，周雪樵也认为编辑中医教材是第一难题，但又认为中西医不可不通，而中医又不可废弃，就中医界来说，对于西医知识是普遍生疏的，因此，当时中医界还不可能编写出兼通中西医的课本。创办中医学校，虽有如此难题，但是，清末民初，中医界的有识之士，为振兴中医，在我国创办了一批民办的中医教育机构。如杜炜孙于1904年开办的绍兴医学讲习社，实际上是中医界对西方医学进行讨论的学术团体。1905年，李平书、张竹君创办上海女子中医专门学校。1910年丁福保于上海开办的函授新医学讲习所，是向中医界介绍西医知识的一种辅导机构。1910年袁桂生于镇江创办的镇江自新医学堂，所设课程中西兼备，被认为是清末的标准中医学校。另有1907年聘周雪樵为教务长的山西医学馆。1910年蔡小香、丁福保于上海创办的中国医学会附设讲习所。1914年朱阆仙于江苏嘉定（现上海嘉定区）创办的私立黄墙中医药学校等。当时出现的中医教育机构,主要是在中医界普及西医常识,因此,清末的中医教育处于摸索与试验阶段。

民国元年制订的教育章程中,未将中医纳入教育系统之举导致了中医界的救亡请愿运动。1916 年上海神州医药总会推举包识生进京,要求教育部给予中医学校立案。教育部对包识生递呈的简章留部备查,不置可否。包识生等于1918 年在上海创办神州医药专门学校,该校所设课程实际上更接近西医学校。不久后,该校因经费拮据,停办。当时最突出的中医学校当推 1917 年丁甘仁于上海创办的上海中医专门学校。该校兼聘西医、学贯中西,有附设广益医院,故获得教育部的嘉许和内务部的备案,该校第一任校长为谢利恒;其聘请当时著名中医曹颖甫、丁福保、陆渊雷、祝味菊等为教员。早期毕业生有丁济万、陈存仁、秦伯未、王慎轩、许丰龙、沈石顽、张赞臣、章次公、程门雪、黄文东、严苍山、王一仁等,后来均成为中医名家。1926 年丁甘仁殁,由其孙丁济万续办,1931 年改名为上海中医学院,一直延续到抗战后。该校在近代中医界影响深远,他不仅培养出大批人才,而且为近代举办中医学校提供了一套经验。

与上海两中医学校同期创办的,还有傅懒园于 1917 年在杭州创办的浙江中医专门学校和诸葛少卿、张山雷于 1917 年(一说 1919 年)在浙江兰溪创办的兰溪中医专门学校。后者虽未获得教育部或内政部承认,但因两校均获当地中药界经济上的资助,加上教员们的不懈努力,张山雷主持兰溪中医校教务 15 年,得使两校一直维持到抗日战争爆发后。

早期中医学校还有 1919 年山西中医改进研究会创办的山西医学专门学校。山西军阀阎锡山为巩固其地方割据势力,给该会、该校以经济、师资及设备方面的支持。该校的办学宗旨:"注重中医,兼授西医,以期发明中医理论,改进中国医学,俾能成为一有系统之科学"。办校人进行了中西医合作的尝试,初时中西医同时教授,后来则分中西医班。但后来西医势力日大,1933 年该校成为纯西医的专科学校——川至医专。

1924 年卢梓川、陈任枚创办广东中医药专门学校。该校于 1916 年开始筹备,经费由省港中医界集资,经 8 年筹备,于 1924 年秋开学。1933 年扩建时设附属医院。该校设备比较完善,方针明确,师资较强,所编讲义在中医界很有影响,可谓是近代中医学校中较突出的一所。

此外,尚有郑守谦于 1924 年在长沙创办的明道医校,1924 年前成都成立的中医学校,1924 年前山东历城成立的共和医道大学,伍铨萃于 1924 年成立的广东光汉中医专门学校,王蕴如于 1924 年在绍兴成立的绍兴纶德中医专门学校,恽铁樵于 1925 年在上海创办的铁樵函授中医专门学校,丁甘仁、夏应堂于 1925 年在上海创办的上海女子中医专门学校,朱少坡、谢利恒于 1926 年在上海创办的神州中医大学,徐小圃、祝味菊于 1927 年在上海创办的景和医科大学,王德蕃于 1932 年在福州创办的福州中医学社,张锡纯于 1927 年在天津创办的天津国医函授学院,上海国医公会秦伯未、包识生于 1927 年在上海创办的中国医学院,等等。总之,这个时期,中医虽受北洋政府的排挤和余云岫等人的反对,中医学校处于极度困难的境地,但由于中医界励精图治,艰苦创业,中医学校反而蓬勃地发展起来,并且培养了一批杰出的中医人才。

与此同时,中医学术机构也得到了发展,影响较大的中医学术团体有上海的中国医学会(1907)、中西医学研究会(1910)、神州医药总会(1912 年成立,1928 年经上海市卫生局批准为正式医药学术团体,1931 年改为福州国医学会)、上海中医学会(1921),山西太原的中医改进研究会(1919),山东济南的山东医药总会(1928),浙江的湖州医学会(1911)、嘉善医学研究会(1911),江苏泰兴的江北医学研究会(1913),福建建瓯的建瓯医学研究会(1918),四川万县的万县中西医药研究会(1925),北京的华夏医学会(1925)等。随着中医院校和中医学术团体的建立,各种中医药期刊也相继出版,这些刊物既反映了不同学派的争鸣,也为学术交流和教学研究创造了园地。

总之,北洋政府时期,医学教育领域里出现了各种形式的学校。有教会办的,有来华外人办的,有买办官僚阶级办的;有政府和地方公办的,也有私人办的。学校有西医院校,也有中医院校。各个学校的学制和课程设置也不统一,西医院校主要是仿照各资本主义国家的教育体制,所用语言也是五花八门,充分地反映了半殖民地半封建社会的特点。

由于西医的传入及西医院校的广泛设立,在思想领域内,因崇尚西方与民族虚无主义思想的毒害,在一部分知识分子中对祖国医学采取怀疑与否定的态度,这对中医界是一个巨大的压力。北洋政府对中医采取排斥、歧视的态度,执行取缔政策。中医界认识到要振兴中医,必须发展中医教育,因此,迎来了中医学校的大发展。在中医教育领域里,既有家传师授的传统方法,也有采用近代教育体系办起来的中医学校。在中医学术思想方面,中医教育也处于新旧交替的十字路口。

综观这个时期的医学教育,可说是我国医学教育的转变时期。中西医教育双方都采纳了近代医学教育体制，我国医学教育家在实践中积累了经验，为今后医学教育的近代化准备了条件。

三、南京国民政府时期

（一）卫生行政体制

1927 年 4 月，国民政府在内政部设置卫生司，掌管全国卫生行政事务。1928 年 11 月 11 日改设卫生部，任命薛笃弼为部长。部内设总务、医政、保健、防疫及统计五司，分管各项卫生事宜。另设中央卫生委员会，为设计审议机构，并公布《卫生部组织法》。1930 年 11 月 12 日国民党四中全会第四次会议上，何应钦提议将卫生部裁撤。1931 年 4 月 15 日卫生部改为卫生署，隶属内政部，任命刘瑞恒为卫生署署长。卫生署组织缩小，内设总务、医政及保健三科。1936 年卫生署直属行政院，组织仍旧。"七七事变"后，卫生署由南京迁往汉口，由颜福庆任署长，金宝善任副署长。1938 年卫生署西迁重庆，又改隶内政部。1940 年又直属行政院管辖，扩大组织，署内设医政、保健、防疫、总务四处。1941 年颜福庆离职，金宝善继任署长，由中央医院院长沈克非兼任副署长。抗战胜利后，卫生署于 1945 年冬迁回南京。1947 年 5 月 1 日，卫生署改组为卫生部，任命原农业部部长周贻春为卫生部长，金宝善改任卫生部次长，沈克非于 1946 年辞职回上海医学院任外科主任教授，兼中山医院院长。1948 年春，金宝善辞去卫生部次长职，去上海医学院任卫生学教授，另任朱章赓、袁贻瑾为卫生部次长。1949 年初，周贻春离职，任命金宝善为部长。时金宝善在联合国的儿童急救基金会任医务总顾问，金宝善退回任命，由次长朱章赓代理部长，一直到全国解放。卫生署改为卫生部后，扩大组织，内设医政、药政、防疫、保健、地方卫生、总务六司，另设中医委员会。当时因经费所限，药政司、地方卫生司暂未设置，其业务分别由医政、保健两司兼管。

旧中国卫生行政，于 1928 年以前无一定制度，各省市都无卫生专管机关，依当时省政府卫生组织法规定，卫生行政属民政厅之职掌。至 1928 年 12 月，国民政府公布《全国卫生行政系统大纲》，规定省设卫生处，市、县设卫生局，至 1934 年 6 月，江西省设立全省卫生处，是当时国民政府设立的专管卫生机构之始。其后各省相继设立。因当时国民政府尚未制定省卫生机关组织法规，故各卫生行政机关之名称，至为分歧，如江西设全省卫生厅，陕西设卫生处，云南、甘肃、青海、宁夏、湖南等省设卫生实验处，贵州设卫生委员会，等等。至 1940 年 6 月 21

日,行政院公布《省卫生组织大纲》,规定省卫生处下设省立医院、卫生试验所、初级卫生人员训练所、卫生材料厂等,于是省级卫生制度渐趋一致。至1947年底。计有江苏、浙江、安徽、江西、湖北、湖南、四川、西康(1955年已撤销)、福建、台湾、广东、广西、云南、贵州、河北、山东、河南、山西、陕西、甘肃、青海、热河(1955年已撤销)、察哈尔(1952年已撤销)、绥远(1954年已撤销)、宁夏、新疆等26省设立卫生处,省卫生处直属省政府,掌管全省医疗卫生事务。各省卫生处因事务繁简、财政状况各有不同,编制大小亦不一致。各机关之设置与否,视各省事实上之需要及财政状况而定。截至1947年年底,各省省辖卫生机构共215个单位,其中包括省立医院109所,妇婴保健医院7所,结核病防治院4所,传染病院6所,卫生试验所12所,卫生材料厂5所,医疗防疫队37队,卫生人员训练所5所,地方病防治所1所,其他29所。

关于市级卫生机构之设置,当时市有直辖市与省辖市之别,据国民政府市组织法规定,卫生局不在必设之列,故各市卫生行政主管机关,有设卫生局者,有设卫生事务所者,有设卫生院者,亦有在市政府内设置卫生科者。当时,广州市最早设立市卫生局(1921年)。国民政府成立后,先后在南京、上海、北平、天津、广州、杭州、南昌等城市设立卫生局。抗战期间,后方各市卫生机构亦次第设置。市卫生局所直隶市政府,所辖附属机关有市立医院、妇婴保健、传染病院及卫生分所等。

关于县级卫生机构的设置,据1929年颁布之县组织法规定,县卫生工作属公安局执掌,必要时得呈准设局,专理卫生事项,但其时各县设立卫生局者,全国殆无一县。至1932年12月,第二次内政会议通过,始规定各县设立县卫生医疗机关,办理医疗救济及县卫生事业,由内政部通令各省民政厅,分令各县遵照等办。江浙两省首先设置县立医院。1934年4月9日,卫生署召开卫生行政技术会议,通过《县卫生行政方案》,规定县设卫生院,区设卫生所,较大农村设卫生分所,每村设卫生员,使县卫生行政成为一个系统。1937年3月卫生部复颁布《县级卫生行政实施办法纲要》(简称《纲要》),使各县推行卫生事业有所遵循。《纲要》规定县卫生院掌理全县卫生行政及技术工作,如医药管理、医疗工作、传染病管理、环境卫生、妇婴卫生、学校卫生、卫生教育、生命统计及一般卫生行政。至于县以下之卫生机关、区卫生分院、乡镇卫生分所、村卫生员,分别办理各该区域内一切卫生保健事项,如简易疾病之诊疗、传染病处理、种痘及预防注射、改良水井、处理垃圾、助产学校、出生及死亡报告等。

国民政府虽有组织大纲作以上规定，但由于卫生经费不足，以及卫生技术人员的缺乏，大多县卫生院并未按规定建制，下属机构更不完善。至1947年底，多数县卫生机关都是人员缺乏，设备简陋，不足以实施医疗卫生业务，数亿农民处于缺医少药的境地。在旧中国，医疗设置、医务人员数量远远不能满足广大人民的需要。截至1946年12月底，历年登记给证的各种医务人员计有医师13 447人，牙医师372人，药剂师952人，护士6 000人，助产士5 268人，药剂士4 305人。旧中国号称有4.5亿人口，区区医药人员，焉能解决广大人民的医疗保健工作。

再以医务人员的分布来说，也是极不合理。当时全国之医疗设施与医务人才均集中在沿海大城市。据1935年统计，卫生署登记医师或医学会会员5 390人的分布地点，几乎绝大多数集中在几个大城市，如上海为30%，南京为18.6%，广州为4.3%，天津为3.7%，汉口为4.3%。我国人口85%在农村，但在穷乡僻地几乎没有一个医师，边远省份正式医师亦是寥寥无几。据登记资料，甘肃、黑龙江各一人，察哈尔、绥远、宁夏、青海、西康、新疆等省甚至没有一人。

以医疗机构来说。据国民政府卫生部1947年统计，当时全国省市立医院总数224所（据金宝善资料为268所）、普通医院162所、专科医院62所、县立卫生院1 397所、县卫生所18所、设治局卫生所21所、特种区卫生所4所、区卫生分院352所、乡镇卫生所783所；另有公立医院89所，教会医院162所。总计当时公私医院诊所约有病床6万余张，以人口计，每8 000人仅有病床一张。为此，国民政府卫生部也不得不自叹"与美国平均每70人有病床一张相比较，相差仍远"。据不完全统计，在国民党统治时期，中国人口的死亡率为25‰，婴儿死亡率约为200‰，产妇死亡率约为15‰。在死亡人数中，41.1%死于可控制的疾病。中国人的平均期望寿命仅为35岁。

（二）医学教育体制与管理制度

南京临时政府教育部于1912年10月颁布《大学令》，确立医学教育的学制及课程设置，规定医学51门，药学52门。并规定私立大学设置医科者，须开具临床实习用病院之平面图及临床实习用病人之定额，解剖用尸体之预定数目，呈请教育总长认可。

教育部与卫生部为了提高医学教育程度，特于民国十八年（1929年）2月会同组织成立医学教育委员会和助产、护士等专业教育委员会，负责制定医学、助产、护士学校的课程，厘定学制，订立课程标准等。医学教育委员会的职责为：

派员视察国内各学校;拟定医药专科以上学校毕业生统一考试办法;拟定医学院及医药专科学校课程标准;拟定医学院及医药专科学校设备标准。

虽然,教育部与卫生部共同拟定了医学教育的学制及课程标准,但据李涛《民国二十一年度医学教育》一文,当时医学院的课程,各校都不一致,有的学科教学时数相差甚大,如:解剖(包括组织和胚胎)一门,夏葛医学院为1 080学时,时数最多,而协和医学院则为561学时,河南大学医学院为442学时,北平大学医学院则仅为38学时。其他各科亦然。可见当时虽订有规程,但各学校仍是各行其是,极不统一。

关于教学用书,这时尚无统一编写的教科书。丁福保从日本翻译的数十种医书,业已过时,渐遭淘汰。李涛教授曾提出教科书的6条标准:①本学科医学专家担任编译;②须以本国实际材料为基础;③须求精详,不烦琐;④须采用统一审定词汇;⑤须有精美插图;⑥须采用通俗语体。当时博医会、同仁会、商务印书馆和私人出版的医书,约近百种,以博医会发行的最多,但合乎教科书标准的很少。当时出版的教科书,翻译占90%,编著占10%。因为我国尚缺少基础性的研究资料,要求教材内容结合本国实际,尚无可能。至于行文通达,印刷插图精美,合格的也很少。大多学校靠自编讲义,符合教科书标准的极少。富家子弟则购买外国医书或国内出版的医书,清贫学生只有抄写讲义。尽管这样,先行者在十分困难的条件下,对于教材建设仍尽了他们的努力,对于他们的贡献应予肯定。

学制与修业期限,按1930年的医学教育委员会决议,医学院为高中毕业后学习六年,医学专科学校为高中毕业后学习四年。当时专科学校有6所,修业年限也未能尽按定章办理。同济、北平、上海及中山4所国立大学,除中山大学医学院为五年,其余皆为六年制。16所私立医校中,则有四、五、六三种学制。四年制者为哈尔滨医专、"满洲"医科专门部;五年制者为上海女子、协和、辽宁、川至、圣约翰、齐鲁及华西7校;六年制者为东南、夏葛、光华、震旦、南通、湘雅及同德7校。陆军军医学校则为五年,云南军医学校正科四年、简科三年。但六年制的都包括选修科的课程在内,至于医学课程相差不大。

关于学生费用,除陆军军医学校与云南军医学校系官费外,其余各校学费以省立各校为最低,约100~200元;国立者次之,300~350元;私立者最多,高达400~500元。这是一般劳动人民家庭的子女无力负担的。教会学校的收费有个变化的过程,早期"为传播福音开辟门路",不仅免收学费,还供应膳宿甚至路费,招生对象是穷苦教徒子弟,甚至无家可归的乞丐。到了二十世纪以后,由于外国侵略者在中国开办的企事业日益增多,以及由外国控制的海关、邮局、医院等机关急需人才,同时洋务派及民族资本家所办企事业也需要教会学校输送人才,这时教会学校招生对象改变,特别是沿海通商口岸,多数学校已不再免费招收穷苦孩子入学,而是尽力吸收新兴的买办资产阶级子弟或其他富家子弟入门,收费的标准越来越昂贵。当然,也有例外,教会学校为培养听命于他们的人,对于少数学生也给予资助。但是到了南京政府时期,绝大多数劳动人民不能踏进教会医学院的大门。抗日战争时期,许多医学院内迁,一般国立医学院校多改为公费,战区学生可领到少量救济。总的来说,新中国成立前,不论是国立的还是私立的医学院校,医科是所有学科中所需费用最多的一门学科。

(三)抗日战争前后的高等医学教育

北伐成功以后是医学教育发展的重要阶段,国人自办的医学院校纷纷成立。原因是多方面的。在政治上,国民政府成立后,仍然没有摆脱半殖民地半封建性质,国民政府黑暗腐败,内部派系纷争,新老军阀混战不休,外部日本军国主义者妄图吞并我国,发动了一系列军事侵略活动。国民党采取"攘外必先安内"的反动政策:对日本帝国主义妥协投降;对中国共产党则进行血腥镇压,先后对中央革命根据地发动了五次军事"围剿";对广大人民则采取法西斯特务统治。凡此种种,激起了广大人民强烈不满,也唤醒了知识分子的思想觉悟。广大知识分子处于内忧外患的环境中,一部分走向革命,另一部分人企图走"科学救国""教育救国"的道路,从而鼓励一部分知识分子从事科学与教育事业,对医学教育起到了积极的影响。

南京国民政府虽有种种弊端,但 1927—1937 年间,国民党政权处于相对稳定阶段,社会经济得到某种程度的发展,医疗卫生事业与医学教育事业也获得一定的进步。

从知识分子与医学科学发展情况来说,自从西方医药学传入我国后,经过几十年的消化蕴育,中国知识分子的业务素质渐趋提高,技能也有所长进,因不满帝国主义教会医校对中国医务人员的歧视与压制,促使他们另立门户,自办医药院校。

这个时期成立的医学院校,有些有十分复杂的政治背景。如山西川至医学专科学校(1933 年成立),是阎锡山为巩固其地方割据而创办的;江苏医政学院是陈果夫、陈立夫为培植自己在医务界的势力而创办的。各省成立的医学院,既有培植地方势力的目的，也有为解决本省医疗事业需要。不论这些学校成立的动机与背景如何，它们在客观上都促进了医学教育的发展，为人民的医疗卫生事业培养了一批人才。

上海医学院是国人自己创办的最有代表性的一所学校。当时，以颜福庆为首的一批医学教育家，开始在湘雅和协和医学院工作，当他们看到外国人把持学院大权，歧视、薄待中国教师的情况，感到十分气愤。1927 年蒋介石背叛革命，时局混乱，一些医学校停办。在"教育救国"的思想影响下，一些知识分子不愿仰人鼻息，决心独立自主创办中国人自己的医学院。颜福庆会同乐文照、高镜朗、赵运文等人进行筹划。当时适值南京改组成立"第四中山大学"，并决定设立一个医学院。第四中山大学校长张乃燕聘请颜福庆为医学院院长。颜福庆接受了这个任命，在乐文照、高镜朗、任廷桂等人的协助与积极筹备下，第四中山大学医学院于 1927 年 9 月在吴淞正式开学。开学时仅有教师 8 人，一、二年级学生 29 人。这些学生一部分是江苏医学专门学校（苏州）撤销改组并入的；一部分来自上海圣约翰大学医学院、湖南湘雅医学院、北京协和医学院等校。学院名称随大学校名一改再改，又定名为中央大学医学院。在开办的最初两年内，仅有专任教师乐文照、高镜朗、任廷桂、蔡翘、谷镜妍、林国镐、汤飞凡、朱恒壁、张鋆、孙克基、骆传荣、应元岳、赵希昂、白良知、胡宣明、邓真德及兼任教师牛惠生、牛惠霖、富文寿、倪葆春、谢应瑞等。由朱恒壁任教务主任。当时学校规模甚小，经济困难，由于得到中华教育文化基金董事会及中国红十字会拨款资助，遂得勉强维持。医学院开学后，即同中国红十字会协作，接办该会海格路（现名华山路）总医院为临床教学医院，并大加扩充，作为该院临床实习医院。考虑到学校要进一步发展，必须有自办的高质量的教学医院，遂在 1931 年邀集社会人士联名发起组织"中山医院筹备会"。经四处奔走，多方募捐，在上海枫林桥重建了院舍。1932 年医学院脱离大学部，改名"国立上海医学院"。1936 年院舍落成，1937 年 4 月举行"上海医学院"院舍落成暨中山医院开幕典礼。后来，又经过募捐建成"肺病疗养院"。从上海医学院的筹组到成立，可以看到国人自办的医学院是如何从教会医学院校分离出来，最后成为独立学院的。这反映我国医学教育开始走上了独立自主的道路。

1927 年以后，国人纷纷自办医学院，其中国立医学院有：上海的第四中山大学医学院（1927 年成立，1932 年改名上海医学院），兰州的甘肃学院医学专修科（1932 年成立，1942 年改为西北医学专科学校，1946 年改为兰州大学医学院，

1954年改名为兰州医学院),南京中央大学医学院与附设牙医专科学校(1935年成立,抗战时内迁成都,抗战胜利后迁回南京。1951年改为第四军医大学,迁到西安),南京的国立药学专科学校(1936年成立,1952年与齐鲁大学药学系、东吴大学药学专科合并为华东药学院,1956年改南京药学院)。省立医学院有:开封的河南中山大学医科(1928年成立,1930年改为河南大学医学院,1952年改为河南医学院,1958年迁郑州),吉林省立医学院(1928年成立,1930—1932年停止招生两年,1937年迁长春,由伪满文教部管辖,改称新京医学院,1938年改称新京医科大学),济南的山东医学专科学校(1932年成立,1939年改名山东医学院,1948年由白求恩医学院接收),昆明的省立东陆大学医学专修科(1933年成立,1934年改为省立云南大学医学院,1937年改为国立云南大学医学院,1956年改为昆明医学院),镇江的江苏医政学院(1934年成立,1938年与南通学院医科合并成为江苏医学院,1957年迁南京改名为南京医学院),南宁的广西大学医学院(1934年成立,1939年改为广西省立医学院,1950年改名广西医学院),西安的陕西省立医药专门学校(1936年成立,1949年并入西北医学院),泉州的福建省立医学专科学校(1937年成立,1949年改为福建医学院,1970年迁泉州改名为福建医科大学)。

军医学校有云南军医学校(1931年3月成立)与南京陆军军医学校(1933年由北京迁来南京,于东厂街建校)。

抗战前教会医学校处于稳定发展阶段,一般来说,学校规模、设备及师资力量均有所发展。但也有例外,如岭南大学医学院,由于美国石油财团将经费转给山东齐鲁大学医科,迫使岭大停办。1936年复办,校址设在广州河南康乐村,学制六年。抗战胜利后,岭大校长陈序经聘请北京协和医学院9位教授任教,充实了岭南大学医学院的师资力量。1930年法国人在上海开办中法大学药学专修科。

其他尚有上海的济生医学院(开办年月不详),山东女子医学校,达生女子医学校,上海牙医专科学校,张家口蒙疆医学院。办医学预科的学校有:国立南京中央大学、国立北京大学、私立福州华南大学、私立厦门大学、广州岭南大学、私立北平辅仁大学、北平中法大学、上海圣约翰大学、上海沪江大学、天津南开大学、济南齐鲁大学、苏州东吴大学、南京金陵大学、南京金陵女子文理大学等。

根据1937年教育部医学教育调查统计,这时全国有公私立大学医学院、独立医学院、医药、牙科学校与专修科总计33所,其中国立8所,省立8所,已立案的私立学校 14 所,未经立案的 3 所。从地域分布来看,上海 8 所,北平 3 所,广州 3 所,南京 4 所,济南 2 所,洛阳 2 所,开封、保定、杭州、成都、南昌、长沙、南宁、兰州、太原、昆明、南通各 1 所。

南京国民政府期间,教会医学院校及外国人所办的医学校,在医学教育界仍占重要地位。帝国主义不但控制着中国的经济命脉,也控制着中国的教育经费。教会学校和外国人所办的学校都受外国财团的支持,据 1936 年资料,美国教育及救济机关在中国的投资总额达 4 190 万美元,其中医药和教育经费占 52.9%。1936 年左右,全国三十几所医学院校经费共 8 735 068 元,其中外国人设立的协和等三大医校竟占 6 201 015 元。

南京国民政府时期,在医学教育领域内,名义上由南京政府统一管辖,实际上各教会学校的主权仍然掌握在英、美、日、法教会和外国人手中。在主要医学院内,大多使用外国教材,或用外语讲授。据 1934 年调查,我国共有医学院 30 处:15 校用国语,2 校用德语,2 校用法语,1 校用日语,其余用英语。教会学校主要是按各自国家的教育制度办学,即使中国人自办的学校,也大多抄袭外国教育制度,聘用外国教师,以及采用外语教学。因此,在医学界出现了所谓德日派、英美派和法比派的门户之争。另外,从 1928 年起,按南京国民政府规定,在校学生规定增加军训课,实行党化教育。1936 年按国民政府教育厅规定,实行导师制、训导合一,每年 5～8 月高年级学生要去南京集训 3 个月,目的是对学生进行法西斯教育,以禁锢学生思想。当时,学生对南京政府十分不满,爆发了多次反迫害、反内战的民主运动。

抗日战争期间,医学教育事业遭到严重挫折,医学院校变迁较大。由于东北、华北及沿海各省市大部沦陷,日本帝国主义铁蹄所至之处,所有被侵占省市的医药学校大部被迫停顿或内迁,原有设备损失惨重。当时,上海医学院、湘雅医学院、同济医学院、江苏医学院等纷纷内迁到贵阳、昆明、重庆、北碚等地。齐鲁大学医学院、中央大学医学院和北京协和医学院的一部分迁到成都,与华西大学医学院组成联合医学院。北平大学医学院部分师生迁至西安,于 1937 年成立西安临时大学医学院,1938 年改称西北联大医学院,由于日寇的威胁与骚扰,学校几经迁徙和更名,抗战胜利后学校迁回西安,1946 年改名国立西北大学医学院。南京的陆军军医学校迁至贵州安顺。

因战事停办的学校有:沈阳的奉天同善堂医学校,1932 年日寇侵占东北时停办。华北沦陷后,河北省立医学院也被迫停办。1941 年 12 月太平洋战争爆发,美国对日宣战,协和医学院也被迫停办。

这期间创建的学校有：国立贵阳医学院(1938年在武汉筹建,1944年冬日寇入侵黔南,曾迁至四川重庆歌乐山,直到1945年9月抗日战争胜利后才迁回贵阳),省立湖北医学院(1943年于恩施成立,1946年迁武昌,1950年改名湖北医学院)。

抗战胜利后内迁的学校纷纷迁回原址。但陆军军医学校则迁至上海江湾,与卫生人员训练班合并成立国防医学院,分为医科与药科(新中国成立前夕小部分教员、大部分学生去台湾,大部分教员留下)。

这期间国民政府又新办了一些医学院校,如1947年在汉口成立的国立武汉大学医学院,1947年在太原成立山西大学医学院。

总的来说,这一时期国民党政府忙于打内战,教育经费匮乏,医药教育事业日趋衰微,各医学院校处境更加困难,几乎陷于每况愈下的地步。

(四) 东北沦陷前后的高等医学教育

1932年日寇侵占东北,他们为了控制东北地区的命脉,以便肆无忌惮地掠夺东北的资源与奴役中国人民,曾在东北地区作了一番煞费苦心的经营。一方面,他们加强自己原先创办的学校,同时又新办了一些医学校;另一方面,他们着意把自己的势力渗透到东北地区其他的医学校,以便操纵控制整个东北地区的医学教育大权。

首先,他们加强了自办的"满洲医科大学",完全依据日本法令办学,按照日本国立大学医学部的标准建设、配备师资,以俾作为东北地区医学校的样板。1939年在"满洲"医科大学内又增设三年制药学专门部。1939年在旅顺以旅顺医院为基础,成立旅顺医学校,学制四年。该校教师全系日本人,以日语授课,主要招收日本学生,也招收部分中国学生。旅顺医校是为了给日本移民"开拓团"培养医师的。1942年日本文部省命令学校改称旅顺医学专门学校,学制改为五年。为日本屯垦移民培养医师的还有1940年于哈尔滨与佳木斯分别开设的开拓医学院。前者无专设机构,附设在哈尔滨医科大学内;后者在佳木斯新建校址及附属医院,学制三年,用日语授课。1941年改名佳木斯医科大学,学制改为四年,主要招收日本学生。另有齐齐哈尔开拓医学院、龙井开拓医学院,均由日人创办。上述院校均于1945年日寇投降后停办。

东北地区伪满的医学校还有不少。如1928年在吉林省官医院基础上创办吉林省立医学校,1930—1932年间东北沦陷时,因经费困难停招两年。1932年由吉林省公署接管,由吉林省医院院长日本人青木大勇兼任校长。1937年3月学校迁到长春,由伪满文教部直辖,校名改称新京医学校,由日人山口清治任校长。1938年依据伪满《大学令》改称新京医科大学,教师大部分为日本人,教学用日语,并招收日本学生。1932年伪满政权接管中东铁路,在哈尔滨成立北满铁路护路军军医养成所。1934年该校由伪满军政部接管,改为陆军军医学校,1938年起招收日本学生,学制四年,全部公费。军医学校大部教师为日本人,教学用日语,1945年日寇投降后停办。1942年伪满又接管沈阳的奉天药剂师养成所,1945年改称新京医科大学药学部。

由于东北地区战火不绝,政权更迭,医学校的变迁也较大。如锦州医学院1944年成立后不久,1946年即并入沈阳医学院,1948年又随沈阳医学院合并到中国医科大学。1945年以"满铁"大连医院为基础设立的大连女子医学专门学校,只招了一期日本学生,1945年"八一五"日本投降,学校随之解散。

东北地区另有苏联侨民办的学校,如1939年创办的哈尔滨第一、第二齿科学校,同年这两所学校合并成立哈尔滨齿科医学院,旋又并入哈尔滨医科大学为齿科医学部。另有苏联红十字新月协会1946年在哈尔滨设立的医学专科学校,但该校维持不久即停办了。

东北地区的教会学校有1912年创办的奉天医科大学,该校是在英国苏格兰派遣的宣教医师司督阁所创设的盛京施医院的基础上办起来的。开始时教师多为英国人,学制五年。1917年冬,在北京教育部立案,改称奉天医科专门学校。1929年改称辽宁医科专门学校。1938年据伪满《大学令》改称盛京医科大学。1941年太平洋战争爆发,西方教师撤走,教师全由中国人担任。1942年日派遣"满洲医科大学"公共卫生教授三浦运一来校任校长。1945年4月改为"伪满国立大学",由日本人大平得三任校长。1945年冬由国民政府接管,改名辽宁医学院。1948年并入中国医科大学。

东北地区国人自办的医学校为哈尔滨医学专门学校。东北防疫处医官林家瑞深感东北医师之缺乏,提出由中国人自办医学校,经东省特别区长官公署批准,1926年正式建立哈尔滨医学专门学校,聘伍连德为校长。1928年由东省特别区教育接管。1931年东北沦陷后,伍连德去英国。1934年"满洲医科大学"生理学教授阎德润任校长。1936年8月学校迁至南岗,自此该校的基础与临床教学大部由日本人担当,教学全部用日语。1938年据伪满《大学令》改称哈尔滨医科大学。1939年又接管由俄侨私立的哈尔滨齿科医学院。同年由日本人植村秀一任校长,开始招收日本学生,也招收少数俄国学生。教学全部用日语,并全部袭用日本制度。"八一五"抗战胜利后,由中国人接管该校。1946 年 6 月学校由中国人民解放军东北卫生部接管,并与中国医科大学合并。1948 年中国医科大学在哈尔滨设二分校,1949 年以二分校为基础又恢复建制,更名哈尔滨医科大学。另外 1945 年在长春成立的私立东方医学院,于 1948 年停办,该校没有毕业生,在东北地区影响不大。

近百年来,东北在特定的历史背景下,处于特殊的地理位置,是日帝、沙俄争夺的一块肥肉,日、俄两国均把魔爪伸向我国东北。民国以来,日本帝国主义加紧其侵略活动,1931 年日本军阀制造了震惊中外的"九一八事变",1932 年东北三省领土全部沦入日本军国主义者手中。在东北,日本帝国主义先是扶植军阀张作霖,后又制造了一个伪满傀儡政权,妄图据此对东北实行长期的殖民统治。因此,民国以来,东北地区的政治背景十分复杂,既有帝国主义势力,又有新老军阀与封建官僚残余。这些政治背景也反映到医学教育中来。民国以来,东北所有的医学院校都受到外国的控制与影响,特别是日本帝国主义侵占东北以后,东北人民经受了 14 年的殖民奴役,医学教育不能不受到这种殖民地的苛酷干涉。中国人民对于帝国主义的侵略是深恶痛绝的。但是,不能说东北地区的医学教育都是为帝国主义服务的:在这些学校培养出来的中国医务人员中有不少人后来投身于革命,为我国的解放事业作出了贡献;有的人从事医疗、教学活动,为东北人民的医疗卫生事业做过一些有益的工作,其中有的人成了著名的学者。

(五)中等医学教育

中级医务人员学校,主要有护士学校和助产士学校两种。教会医院为了医疗上的需要,都设有护士学校,招收中国青年女子授以护理知识,同时担任病人的护理和各种诊断、化验等工作。中国青年男子则在教会医院内边服务边学习各种疾病的诊疗技术,充任教会医师的助手,称为技术员,随后逐步成为正式医生。北京协和医学堂,仿照美国制度,设高级护校,招收高中学历的青年女子,先进大学预科学习 2 年,随后编入护士学校,这是教会学校在我国举办最早的高级护理教育。

国民政府时期,1932 年在南京中央医院内成立了国立中央护士学校,此为中国政府自办的最早的一所国立护士学校。1929 年,卫生部与教育部于北京合办国立第一助产学校,由杨崇瑞主持校务,该校与北平市卫生局合办保婴事务所,与燕京大学合办青河镇卫生实验区,并举办了助产士训练班。继之,1933 年在南京成立国立中央助产学校,这三所学校旋改隶教育部。为制定助产、护士等学校的学制与课程设置,卫生部与教育部于 1929 年成立助产、护士专业教育委员会。以后,各省市也陆续办起助产学校。计有河北、河南、江苏、浙江、江西、福建、广西、甘肃、四川、贵州、云南、湖南、山东、陕西及安徽等 15 个省。其他公私立助产学校共约 55 所。截至 1940 年,领有毕业证书的助产士有 3 977 人,未领证书者尚有千余人,共计约 5 000 人。

1932 年公共卫生人员训练所开办妇婴卫生医师训练班,迄 1937 年共办 5 个班,毕业人数约 50 人。这些少数妇婴卫生人员远远不够分配,为了弥补人才的不足,各地方纷纷办理接生婆的短期训练班,授以消毒、灭菌知识,随即又训练当地识字的青年妇女,授以 6 个月到 1 年的课程和实习,令其担任妇婴卫生员,执行必要的妇婴卫生工作。迄 1936 年止,各省市设立卫生机关的概况如下:

南京市的妇婴卫生工作,由南京市卫生事务所、中央助产学校、中央医院妇产科合作,办理产妇的产前产后的检查护理和接生。妇婴卫生人员人数每年有增加。

上海市的妇婴卫生工作,由市区所设的卫生所承担。

北平市在 1930 年设立保婴事务所,负责接生婆及助产士的监察,孕妇、婴儿的检查,保婴问题的研究、宣传教育,婴儿出生死亡统计,以及母职的训练。

江苏省由省立助产学校主持省妇婴卫生事宜。1933—1934 年间,各县设立平民产院,江宁自治实验县推广建设公共卫生机构,负责乡村妇婴卫生工作,省会卫生事务所设置妇婴保健所。

浙江省 1930 年设立省立助产学校,由该校主持推广全省妇婴卫生工作。

江西省于 1929 年设立省立助产学校。1934 年南昌市卫生事务所开展妇婴卫生工作。全国经济委员会在江西设立农村服务区,十区中有四区开展妇婴卫生工作。

陕西省原有西京助产学校,改为省立助产学校,实施一般妇婴卫生工作人员培训。

甘肃省由全国经济委员会卫生实验处在兰州设立产院及助产学校,并举办妇婴卫生工作与人员培训。

山东省在济南及龙山乡区,由齐鲁大学指导,开展妇婴卫生人员的训练。

1937 年"七七事变"后,卫生署内撤。1938 年卫生署部分人员与贵阳医学院合作,招收各地助产士及护士学校未毕业的学生,开办医事职业科,继续予以训练,并协助战时儿童保育会、难童救济所、儿童保育院和慈幼院的医疗卫生工作。卫生署于 1938 年 7 月到达重庆后,妇婴卫生系协助重庆市设立卫生诊所,后由市卫生局接办。

抗战期间,卫生署在公路交通线上设立公共卫生站,每站设医师 3 人(内 1 人为女性)和护士 5 人,助产士 1 人,协助公路卫生站开展卫生工作。

1939 年四川成立省卫生实验处。卫生署协助省卫生实验处,在成都、自贡,重庆三市设立保婴事务所。协助赈济委员会开办保育院,训练在贵阳的卫生署公共卫生人员和妇婴卫生人员,又与教育部医学教育委员会合办助产士及护士短期训练班。蒙古卫生院、西康卫生院和西北卫生专员办事处所属的各医疗院队,也都负责妇婴卫生工作及人员的培训。以上是国民政府时期有关妇婴卫生人员的培训与妇婴卫生工作开展的概况。

中央卫生实验处卫生教育系下设编译、绘画、模型、学校卫生四室,掌管各项卫生工作人员的培训、学童健康保护及学校卫生的实验与推行、医学教育的改进、中央卫生陈列馆的筹备、民众卫生教育方法的设计与推行。此外,与教育部合设的医学教育委员会,护士、助产士教育委员会,卫生教育设计委员会合作,开展有关改进医学教育和卫生教育事宜,推广学校卫生和促进医学教育、助产教育、护士教育、卫生教育,编辑卫生教材等工作;负责教师、行政人员、公共卫生人员的训练和进修;开设卫生医师、卫生工程师、卫生督察员、公共卫生护士、助产士、卫生化验员等训练班。

据 1946 年调查,当时共有护士学校 180 处,助产学校 76 处。

(六)卫生技术人员的培训和进修

中央卫生实验院负有承担卫生技术人员进修教育的任务,创建于 1932 年,设有防疫检验、寄生虫学、化学药物、妇婴卫生、卫生教育、卫生工程及环境卫生、生命统计、社会医学、工业卫生等 9 个系。当时除从事各种疾病、卫生问题的调查研究,各项卫生保健工作的实验示范外,还同时负责各类专业人员的培训和进修。

由于医疗卫生机构的发展,医学院校训练出来的人员极感不足,卫生实验员和中央卫生人员训练所先后举办了各种卫生医师训练班、药物药理班、公共卫生护士班、抗疟班、化验技术班、牙医技术班、牙科护士班、卫生工程师班、卫生督察员班等;并由西北卫生实验院举办黑热病、公共卫生管理、流行病、兽医、实验医学、护理及口腔卫生等各种训练班;又由广西、陕西、贵州、青海、湖北、甘肃等省设立卫生人员训练所和训练班：一共约训练了 2 000 名各类卫生助理人员。

1944 年,当青年志愿兵团成立时,卫生署为女志愿兵举办了护士助理训练班。

鉴于战后医疗救济需要大量的医务人员,卫生署举办训练班,由联合国善后救济总署派来 30 名外国专家,并送来一批必要的训练器材,参加训练工作。卫生署直辖的中央卫生实验院、中央医院和国立上海医学院(当时在重庆)、湘雅医学院(当时在重庆)以及中央护士学校和中央助产学校、重庆市立医院,都参加了训练工作。为了获得专职医务人员参加医疗救济工作及卫生机关工作,卫生署另又选派高级医务人员赴美国考察各种专业医务卫生管理机关,例如医院管理、防疫检疫、环境卫生工程、医院护理、药品器材管理、营养机关等的组织管理工作。

关于临床医学人员的培训与进修,当时的中央医院负有重要的职责。南京中央医院成立于 1930 年,1931 年侨胞胡文虎捐款资助,加以扩建。该院章程中把举办医师培训班列为医院正式任务之一,建立了较正规的医师进修教育制度。该院对招生办法、课程计划、培养目标都有明确的规定,大学毕业后医师进行专门化培养,每期两年,沈克非教授当时任外科主任、副院长、院长,并亲自组织此事。1931—1937 年间,每年从南京、北平、上海医学院毕业生中招生 30～40 名进行正规训练,通过有关各科轮转学习,包括公共卫生 6 个月,达到普通住院医师水平,为以后担任专科医师打下基础。七年中共培养 200 多人。沈克非教授是新中国成立前培养临床医师进修教育的奠基人之一。

南京中央医院抗战时迁至贵阳,在重庆设分院,后来沈克非教授到重庆担任中央医院院长,贵阳的中央医院交由贵州省接办。抗战胜利后,重庆的中央医院交由地方接办。1945 年冬,在南京战前的中央医院院址恢复卫生署直辖的中央医院。1946 年将兰州的西北医院改为兰州中央医院。又在广州、天津分别设立卫生署直辖的天津中央医院(1946 年)和广州中央医院(1947 年)。这样,国民政府卫生署直属的有南京、重庆、广州、天津、兰州 5 所中央医院。各地的中央医院除负责该地区的疾病诊疗研究外,还负责该地区医疗机关医务人员的业务进修等事项。

此外,南京精神病防治院(1947 年成立)、南京结核病防治院(1947 年)也承担专业医师的培训和专科疾病的研究。

国民政府时期,对于各种专业人员的培训与进修,尚未建立完善的制度,也没有自上而下的一套组织机构,仅因实际的需要,在相应的机构内成立培训班,培养出来的少数专业人才,与实际需要相比,实是杯水车薪,根本满足不了卫生事业的需要。但是,对于当时这批医学专家来说,他们在培养专业人员方面,确是尽了一番努力,并摸索出了初步的经验。

(七) 中医教育

在国民政府时期,中医事业和中医教育再次受到沉重打击。1929 年 2 月 23 日召开了国民政府中央卫生委员会第一届会议,会议由卫生部副部长刘瑞恒主持,在这次会上,余云岫等提出废止中医和禁止成立旧医学校的提案。此提案在会上获得通过,立即引起全国中医药界的极大愤怒和反对,全国中医药团体、全国商会联合会、药商团体纷纷致电质问南京政府,形成全国沸腾的局面,各地中医团体代表集会上海,同年 3 月 17 日召开全国医药团体代表大会,到会者计 17 省 281 个团体 334 名代表。赴会代表提出:一为整顿内部,争取舆论;一为联合对外,争取中医药合法地位。其中最重要的提案是请求中医加入学制系统;成立全国医药团体总联合会;定"三一七"为国医节,立即派代表赴京请愿。当时推选谢利恒、隋翰英、蒋文芳、陈存仁、张梅庵 5 人为代表,张赞臣为随行秘书,赴京向国民政府要求取消这个决议。上海市中医中药从业人员罢工半日表示抗议,全国商会联合会、中华国货维持会、医药新闻报馆以及南洋华侨代表等均致函电支持中医药界。这个"废止旧医案"虽未核准执行,但请愿代表返回后一月,南京政府教育部即发布公告,要求中医学校一律改称传习所。传习所不在学制系统内,又不予呈报教育行政机关立案。不久,卫生部又通令禁止中医参用西法西药,将中医医院改为医室。废止中医提案实际已付诸实施。

1929 年 12 月全国医药团体再一次在上海召开代表大会,有 17 省 223 个团体 457 名代表参加会议,强烈反对国民政府推行的歧视中医决策。决议案以及请愿书把争得中医教育权作为重要内容;并提出,要求中医参加卫生行政,中医药一律改称国医国药,编纂中医药字典及中医教科书;争取社会舆论等。

南京政府为了缓和中医界的抗议,仿照国术馆之例,1931 年 3 月在南京设立中央国医馆,一些省、市、县先后设立分馆、支馆。中央国医馆是一个中医学术团体,是一个半官、半民、半学术、半行政的特殊组织。由陈立夫挂名任理事长,焦易堂任馆长,陈郁、施今墨任副馆长。这一组织成立以后做了以下几项工作:

1. 筹建各省市国医分馆;

2. 拟定国医条例;

3. 1932 年 10 月拟订《国医药学术标准大纲草案》,组织学术整理委员会整理学术资料;

4. 编辑发行《国医公报》(1932 年 10 月创刊,1936 年 2 月停刊);

5. 1935 年 5 月拟订《国医专科学社及国医研究所立案暂行标准大纲》;

6. 为各中医学校立案、登记、签发毕业证书;

7. 调解各分馆内部纠纷;

8. 设立国医研究班及国医特别研究班。

中央国医馆在上述方面虽然做了一些工作,但对保存和发展中医事业和中医教育却没太发挥作用。1933 年,中央国医馆焦易堂等联合石英、叶楚沧、陈果夫、陈立夫、邵力子等人草拟了《国医条例》(后改为《中医条例》),6 月提交国民党中央政治会议,旋转内政部、教育部审批,由于汪精卫竭力反对,虽获立法院审议通过,一直未予公布。后经中医界的努力,到 1936 年 1 月 22 日才予公布,但这一条例对中医事业仍施加种种限制,规定对中医采取严格考试和审查,使大多数中医无法继续开业。

经过中医药界的不懈斗争,1937 年 3 月 10 日卫生署成立中医委员会。成立会由刘瑞恒主持,会议上讨论了中医药管理中的遗留问题,中医学校及中医教材问题,但对中医教育的合法化未予肯定。1937 年李宗黄等 28 人在国民党五届三中全会上提出"中西医平等待遇决议原案",要求:①将中医学校加入教育系统;②政府卫生机关并用中西医;③政府对中医院拨款;④机关学校得录用中医。此案虽获通过,后因抗战爆发,未能实现。

这一时期,中医事业和中医教育的发展虽然处于非常困难的时期,但是,中医界为了取得当局的支持和自身的改进,在中医教育方面也做了很大的努力。1926 年底和 1927 年初,以李平书、夏应堂为首组织了中医教材编辑馆,制订了一个庞大的计划,试图改进并统一全国教材。这一计划虽未实现,但引起了中医界对教材的重视。

1928 年,中医教育界召开第一次经验交流会,有 11 个学校代表参加,由蒋文芳主持会议,因陆渊雷主张采用西医理论,包识生力主保持中医体系,两家意见未能统一,会上未能形成供实施的统一议案。1928 年 5 月 15 日,南京政府召开第一届全国教育会议,中医界谋求国民政府支持,争取中医教育的合法地位,但是,这次努力又失败了。1929 年第一届卫生会议通过废止中医提案后,1929 年 7 月,中医界为谋求统一,再次在上海集会,召开中医学校教材编辑会议,到会的医校有：广东中医药专门学校、广东光汉中医药专门学校、上海中国医学院、上海国医学院、上海中医专门学校、苏州中医学校、浙江中医专门学校、兰溪中医专门学校、河南中医专门学校9所。这次会议规定中医学校设立29门课程，并就各科时数、教法进行了讨论，会上又交流了各校教材。这次会议是为再次请求将中医教育列为正式学科作准备。

1928年及1929年两次教材编辑会议，标志中医教育界的觉醒与成熟，他们试图以联合形式来编纂统一的中医教材。由于得不到行政的支持，终未能编辑出版全国统一的中医教材。

1931年中央国医馆设学术整理委员会，1934年又设教材编审委员会，因种种阻碍，未能编出教材。1935年5月中央国医馆通过了《国医专科学社及国医研究所立案暂行标准大纲》，拟订了中医教育的课程设置，大纲把中医学校分为三级，相当于西医的中专、大专和研究生院，招收中学毕业生。中医界的意图是把中医教育纳入近代教育系统。

1936年公布的《中医条例》承认了中医学校的合法地位。1937年国民党五届三中全会上，焦易堂等53位委员又提出"责成教育部明令制定中医教学规程编入教育学制系统以便兴办学校而符法令案"，并经审议通过。抗战爆发，国民政府内迁。1938年重庆国民政府教育部又颁布了《中医学校通则》。以上所颁布的文件，抗战事起后，都成为一纸空文。

南京国民政府时期，在中医界的努力下，中医学校也有了新的发展。其中最突出的是上海中国医学院，该校由上海市国医公会创办于1927年，章太炎、秦伯未、蒋文芳、包识生、朱鹤皋等均曾主持过校务。一·二八淞沪抗战以后，该校短期停办，后又恢复至抗战爆发而停办。其他如张锡纯1926年在天津创办的天津国医函授学校；1930年萧龙友、孔伯华在北平创立的北平医药学校；1931年创立的北平国医学院；1932年施今墨在北平创立的华北国医学院；1929年（一说1932年）陆渊雷、章次公在上海创立的上海国医学院；1931年丁济万在上海创立的上海中医学院；1933年王慎轩、唐吉文在苏州创立的苏州国医学校；1934年吴瑞甫在厦门创办的厦门国医专科学校；1934年李冰如在南京创办的南京药学补习学校；同年陈逊斋在南京成立南京国医传习所；1930年承淡安在无锡创办的中国针灸学研究社附属讲习所；1935年由广东省政府主办、黄焯南主持的广东省立国医学院；1938年陈无咎、余无言、时逸人、张赞臣等在上海创办的上海中医专科学校。以上这些学校在当时均有一定的影响，他们不仅培养了一批中医人才,并编纂和整理医药书籍,出版中医学术刊物,对维护和发展祖国医学作出了一定的贡献。

抗日战争期间,大片国土沦丧,中医教育事业遭到了严重的打击。抗战前民办的中医学校不下50所,抗战期间,百分之九十以上的中医学校被迫停闭。上海最有影响力的3所中医学校避入租界,缩小规模。太平洋战争爆发后,以上3所学校也被迫关闭了。

国民党控制的大后方四川,当时也没有一所像样的中医学校。华北敌占区和北平的两所国医学院,在十分困难的条件下坚持了下来,一直开办到新中国成立前夕,总之,当时仅存的少数中医学校,不论是国民党统治区或沦陷区,均得不到任何支持。但是,医药为民生不可缺少的事,因此,仍有少数学校在惨淡经营下保存了下来。学校教育是近代培养中医的重要途径,但是,更多的中医是靠师徒相传,得使中医事业绵延不绝。

抗战胜利前后,国内民主空气一度活跃,中医界希望国民政府能实现抗战前通过的中医法令。但是,随着反人民的内战爆发,反中医政策又变本加厉。中医教育事业的处境越来越受到排挤和压制。1946年2月,国民政府教育部命令上海市教育局取缔上海中医学院及新中国医学院。两校虽联合上海各中医团体同国民政府进行了一年多的斗争,最后于1947年4月仍被勒令关闭。同年上海中国医学院也被勒令停办,1946年6月9日,国民政府卫生署命令各地卫生局,规定中医不得再称医师,公然否定了1943年公布的《医师法》。1946年11月,上海举行特种考试,不准上海各中医学校毕业生参加,再次打击中医教育。1946年11月1日,国民政府卫生行政会议决议,严禁中医使用新药。

上海中医界对国民政府所采取的无理取缔进行了抵制与斗争,丁济万、朱鹤年、蒋文芳等首先进京向教育部请愿,终无结果。在三校负责人呼吁下,全国中医药界于11月成立请愿团,向国民政府行政院提出要求,实行1935年11月公布的中西医平等案,国民政府毫不理会。

反中医政策迫使中医界团结起来,1947年5月30日又组成请愿团,与国民政府进行斗争,并以绝食抗议。当时提出要求:中西医平等;实行中西医共管卫生权;各省市设立中医药学校;各省市设立中医研究院、中药厂;奖励中医科研;中央拨款补助省级中医院。这次请愿又因遭到国民政府的拒绝而失败了。1948年5月10位中医国大代表又向国大提出提案:①撤销卫生部下之中医委员会,在行政院下设立中医药委员会管理全国中医药事宜;②由教育部在各省市设立中医药研究院及专科学校,并奖励私立中医学校之设立及自由发展;③各省市县一律由国家依中央与地方的性质设立中医院、中药厂,对中药制药人员并应明定为药剂师。这项提案亦被行政院推翻了。总之,国民政府的反中医政策一直持续到国民政府被推翻与覆没之日。

从鸦片战争至新中国成立前近百余年来,中国沦为半殖民地半封建国家。在清末民初,医学教育几乎全部操于外人之手。民国成立后,政府和私人虽也开办一些医学院校,然而,我国的医学校始终没有摆脱半殖民地半封建的地位。但是,我国的医学家在学习近代西方医学以及在兴办医学教育事业的实践过程中,积累了经验、培养了人才,为新中国医学教育事业的蓬勃发展奠定了基础。

近百年来,由于帝国主义在经济、政治、文化各个领域对我国进行的侵略与渗透,造成了中西医之间的矛盾与隔阂,也出现了西医之间的宗派门户之争。在这段时间里,中医学受到了歧视和摧残,未能得到应有的发展。但是,广大中医工作者为了维护民族的文化遗产,以及自身的存在,进行了坚持不懈的斗争,他们吸收了近代教育的办学经验与方法,兴办了一批中医学校,培养了一批中医人才,为中医教育的继承和发展准备了条件。

但是,在旧中国,我国的医学教育始终没有摆脱落后的状态,走上独立自主的道路。在人才培养方面,远远满足不了我国数亿人民对于医疗保健事业的需要。据1949年统计,国民党统治时期共有公、私立医科医校38所、药科校系12处、牙科校系6处,在校学生约14 000人。1928—1947年的20年时间里,仅有高等医学院校毕业生9 000人,在40年中仅培养出20 000名正式医生,300名牙科医生,2 000名药剂师,13 000多名护士和10 000多名助产士,且大多集中在城市,广大农村主要依赖中医治病。据新中国成立初期统计,我国城乡有50万中医,但是,对于4.5亿(这是南京国民政府主计处1946年统计的人口数)人口来说,特别是广大农村和边远少数民族地区,仍然处于缺医少药的严重境地。由于旧中国医学教育发展十分缓慢,企望通过旧中国医学教育体制来培养医务人才,满足人民对医疗事业的需要是不可能的。

四、革命根据地的卫生工作与医学教育

1921年7月1日中国共产党成立,从此,中国革命进入了一个新的历史时期。在党的领导下,全国人民进行了新民主主义革命,建立了革命根据地。这期间经历了十年土地革命战争、十四年抗日战争和四年解放战争。随着革命形势

的发展、革命根据地的不断扩大,医药卫生工作也获得了发展。

(一)革命根据地的卫生工作

早在建党初期,中国共产党就十分重视医药卫生事业和广大劳动人民的健康。1922年7月党的第二次全国代表大会制定的纲领第七项中,明确规定了保护劳动者健康及福利的要求。1927年8月1日南昌起义时,部队还没有健全的医疗救护组织。会昌一战,300多个伤病员,由福建汀州傅连暲医师临时成立的以福音医院为中心的"合组医院"进行救治。1927年9月,毛泽东领导秋收起义,当时团部设有卫生队,这是最早组建的军队卫生机构。10月又在井冈山茨坪设立第一所红军后方医院。1928年5月,利用在攻克永新县城时所获得的药材于茅坪茶山源建立了最早的军药材库。1928年4月毛泽东和朱德在井冈山胜利会师,曾在大井、小井两地设医务所及红军医院,接收部队伤员并为群众治病。1928年毛泽东在《中国的红色政权为什么能够存在?》一文中,把"建设较好的红军医院"列为巩固根据地必须做好的三件大事之一。1929年5月,工农红军挺进闽西,开辟根据地,在上杭蛟洋石背村创办了一所红色医院,请来1位西医和5位中医。1929年12月召开的古田会议在决议中要求各级领导应健全卫生组织、改进医院设备和医疗作风。1931年4月任命贺诚为中央苏区前委总军医处长,并设红军总医院。方面军总医院设在茶岭,戴济民任院长,李用之任政委。总院后来发展扩大为三个分院,加上各军团增设的野战医院,收容伤病员最高达万人,少时也有六七千人。

1932年9月,总军医处改称军委总卫生部,贺诚任总卫生部部长兼政委。自1931年后,各部队卫生机构基本上有了统一的编制。在总卫生部下,方面军、军团设军医处(1932年改为卫生部);师设军医处(1932年改为卫生处,后又改为卫生部);团设卫生队;连设卫生员。作战时,开设野战医院、兵站医院、预备医院和后方医院。从此,军队的医疗机构逐步健全起来。1932年,红一方面军召开第三次卫生工作会议,确立"预防为主"的方针。1933年1月19日,以红一方面军总司令朱德、总政委周恩来名义发布的关于战伤救护问题的"通令",确立了从连到军团开设各级野战医院战场救护的基本原则。1933年6月,中央革命军事委员会公布了工农红军暂行编制,建立了整个红军的卫生组织系统,还建立了后方医院、兵站医院、野战医院,使战场救护提高到一个新水平。

随着革命形势的发展,根据地不断巩固和扩大。中央苏区的卫生工作得到了新的发展。1931年11月,中华苏维埃共和国临时中央政府成立,内务部下成立卫生管理局,贺诚兼任局长。局下设医务和保健两科,省、市、县、区的苏维埃政府也都设有卫生科(股),并在居民中成立卫生委员会和卫生小组,从而保证了地方卫生工作的开展。与此同时,颁发了《卫生法规》,制定了一系列的卫生工作方针、政策,建立了规章制度。

为了保障工农红军及根据地人民的健康与生命安全,1931年1月党的六届四中全会通过了卫生防疫决议案,公布了《暂行防疫条例》。1933年中华苏维埃临时中央政府颁布了《卫生防疫条例》;同年3月,内务部人民委员会颁布《卫生运动纲要》,号召红军和苏区各地方政府、群众团体领导群众和污秽、疾病以及守旧迷信的思想习惯作斗争。在短短的几个月内,在城市、区、乡、街道、部队,分别成立了卫生运动委员会及卫生小组,建立了自上而下的卫生运动指导体制。苏区政府还组织了公共医疗事业,设立了公共诊所和药业合作社,对医生和药店进行登记。中央军委还颁布了《暂定传染病预防条例》。

1934年1月召开第二次全国工农代表大会,毛泽东写了《关心群众生活,注意工作方法》,指出要关心人民群众生疮害病的问题。会上卫生管理局和军委总卫生部分发了《卫生常识》小册子,列举了苏区应举办的二十项卫生工作,包括饮水卫生、住房卫生、环境卫生、破除迷信、掩埋尸体及传染病预防等。1934年3月成立中央防疫委员会,贯彻预防为主的方针,加强了对防疫工作的指导。当时中央苏区还注意卫生知识的宣传与普及。1932年创办了《健康报》,又编印了《红色卫生》《卫生员讲话》等书刊,大力宣传卫生知识,提高人民群众的卫生常识。

1932年总卫生部在瑞金朱坊开办了卫生材料厂,从而改变了以往依赖战场缴获和从外地采购卫生材料的被动状况,对打破国民党的经济封锁,保障红军卫生材料供应,起了积极的作用。

中央苏区的医疗卫生机构也得到了发展。1931年建立了红军总医院,各军区医院以及各后方医院也相继建立,如湘赣军区黄冈医院、福建军区四都医院、粤赣军区会昌医院、江西军区洛口南医院、闽浙赣军区弋阳医院等。这些医院不但设备较之前充实,技术水平也有所提高。1933年初,傅连暲将汀州的福音医院迁至瑞金洋江下,成为中央红色医院。从1932年至1934年10月长征前,卫生机构获得迅速发展,部队中已有较系统的卫生勤务组织。根据当年《红星报》不完全统计,全军有第一至第十后方医院,每院下设5~6个所,每所能收容300名伤病员。此外,还有10个预备医院、6个兵站医院、2个残废医院和1个疗养院,大约能收容2万多伤病员。

抗日战争时期,红军经过二万五千里长征后到达延安,建立陕甘宁边区革命根据地,成立边区人民政府。在毛泽东和党中央的直接领导下,边区和各级县都设立了卫生行政机构,建立延安中央医院,陕甘宁边区和晋察冀边区也创建了不少地方医院。1942年延安整风运动后,开展了反对巫神迷信的斗争,建立了模范卫生村。抗日战争时期,总卫生部明确提出了"预防第一"的方针,开展了群众性的卫生运动。有的部队还进行了健康检查和卫生竞赛以及预防天花、伤寒、霍乱等免疫接种,使部队传染病大为减少,并协助地方进行环境卫生和卫生宣传教育,在疾病流行时期组织防疫组,及时防止了流行病的蔓延。

抗日战争时期的医疗救护工作是前所未有的,广大医务人员发扬了"救死扶伤,实行革命的人道主义精神",完成了艰巨的救伤任务。当时八路军、新四军以及各大游击区建立了不少地下医院、山地医务、流动医院、地道休养所、苇塘医院以及梯团病室、悬崖病室、山洞病室、地下制药组等。各根据地先后成立了50多个医院,收容治疗数十万伤病员。各战场的手术队和卫生勤务组织在战伤治疗上都取得了很大的成绩。伟大的国际主义战士白求恩大夫,在抗日根据地战斗到生命的最后一息。印度援华医疗队的柯棣华大夫为了支援中国革命,也献出了宝贵生命。

解放战争时期,战争规模空前壮大。为了适应大规模的运动战和攻坚战的需要,必需统一领导各解放区的卫生工作,1946年成立了延安总部卫生部,各野战军成立后勤卫生部,并建立了野战医院。由于作战规模大、部队集中、流动性大,防病问题更加突出,党中央明确提出从思想上转变重伤轻病、重治轻防的观点,确认"预防第一"的卫生工作方针,并制定了《传染病预防管理规则》《连队卫生制度》和《多发病治疗方案》。党中央认识到军队的卫生防病工作,必须在军政领导统一指挥下,群众与军队一齐动员,依靠后勤各部门的通力合作,才能保障军民的健康。在党的"拥政爱民"的号召下,部队医务人员尽一切努力为群众防病治病,并开展卫生宣传工作。

解放战争中,我军采用了大规模的运动战和攻坚战。为了适应这种战争的要求,对医疗救护工作提出了"高度运动,大量收容"以及阶梯战伤治疗等方针。在疗伤组织上扩大与组建野战医院,建立伤员转运站,实行阶梯治疗,疗伤技术上普遍采用快速担架、早期手术、输血给水、石膏固定、间断换药、延期缝合和化学疗法,实行野战卫生勤务的统一指挥,做好医疗器材、药材的储备与供应等一系列工作,当时战伤处理已达到较高水平。在解放战争中,我军医务人员完成了100多万伤员的治疗任务,有效地保证了部队的战斗力。

关于中医中药工作,中国共产党在建党建军的初期就予以了重视。毛泽东在《井冈山的斗争》一文中就指出"用中西两法治疗"。红军医院和中央红色医院,不但有西医,也有中医。之后在闽北、湘赣、川陕、鄂、豫、皖等苏区建立的医院都吸收了中医参加工作。湘赣军区红军医院还专设中医科及草医科。1933年,红四方面军将川陕根据地的部分中医药人员组织起来,在通江的肖口梁成立了一所中医院(工农医院),在随四方面军长征途中承担了大量的医疗工作。在抗日战争和解放战争时期,随着人员的发展,有更多的中医参加工作,各军区都建立了中医院和中药厂,还成立了中西医药研究会、中医救国会、医务研究会等医学团体,不少中医还担任了卫生部门的领导工作。

(二)革命根据地的医学教育

要巩固革命根据地的政权,夺取革命战争的胜利,保证人民的生产劳动与卫生健康,医务人员是革命事业中不可缺少的人员。我党十分重视卫生干部的培养。早在1931年11月,江西中央苏区就建立了中国工农红军卫生学校。1932年又在福建汀州开办中央红色医务学校。此外,还开办了红色护士学校、医药干部学校、卫生训练班、边区助产训练班等。

抗日战争时期,革命根据地的医药教育事业有了进一步发展,先后成立了晋察冀军区卫生学校、延安中国医科大学、白求恩卫生学校、晋绥卫生学校、医药专门学校、延安药科学校、白求恩护士学校、新四军军医学校等,共培养学生3 000多人。与此同时,各根据地医院、部队医院还举办各种短期训练班,或采取医药工作者带徒的方式,培养了一批医药干部。

在苏区的卫生学校里,不仅讲授现代医学,也开展中医教育,开办中医进修班、中医研究班和中医带徒培训,逐步扩大红军的医疗队伍。例如工农医院,当时采用带徒方式,先后培训了两期共80人,通过一年多的学习,他们基本上能独立用中医中药诊治病人。抗日战争时期,陕甘宁边区、晋察冀军区都开办过中医训练班。

解放战争时期,各地医学院校不但继续充实发展,而且办学方针、教育方法更加明确,中国医科大学提出分科重点教育制度和理论联系实际的教学方法。军区大学开始采取新学制和新的教育方法,学校管理、课程设置、师资队伍、仪器设备日益正规化,教学质量也不断提高。全军所办学校毕业的医生和司药已达数千人,已成为一支政治坚定、技术优良的卫生技术队伍。与此同时,通过医疗实践与战伤救治、短期培训,也培养了一支队伍。例如解放战争期间,各军区卫生部成立卫生干部轮训队,轮训团卫生队长和保健干部,同时又组建军区医务学校、卫生学校及小型训练班,以提高在职人员的业务水平,重点是提高战伤救治技术。当时华东军区后勤卫生部副部长李振湘提出"医院学校化、学校正规化"的口号。华东军区成立华东医学院(后改称华东人民医学院),是在频繁的行军和作战环境中组建的。上海解放后,这所学校成为接管国民党当局办的国防医学院的基础(今为第二军医大学)。我军所培养的这支医疗卫生技术队伍,成了新中国成立后卫生工作战线上的骨干力量。

在革命战争的年代里。为适应教学需要,各卫生学校也编写了一些油印讲义。解放战争时期,东北军区卫生部编译处曾翻译了大量外国教材和参考书。但由于条件限制,不可能系统地出版教材,各种油印讲义对保证教学,提高卫生人员业务水平具有一定的作用。

下面重点介绍不同时期革命根据地所建立的医药学校,从这些学校的成长发展过程中,也可略窥我党在新民主主义革命时期医学教育发展的概况。

1. 中国工农红军卫生学校

中国工农红军卫生学校,初名红军军医学校,1931 年 11 月建于江西瑞金。学校初建时即制定了"培养政治坚定、技术优良的红色医生"的办学方针,贺诚任校长,陈志方任教务主任,学员由部队选送。1932 年 1 月,学校随总卫生部开进到江西雩都县城,同年 1 月 15 日第一班学员在雩都正式开学。同年 2 月,学校随三军团医院转运伤员,战斗结束后,经中央军委决定,校址迁至江西兴国县北的龙冈区茶岭。1932 年 7 月,又经总卫生部决定,迁回中央苏区瑞金朱坊,由彭真(龙伯,长征途中辆牲)任校长,王立中任政委,陈义厚任教务主任。1932 年 10 月改名为中国工农红军卫生学校。1933 年 7 月,又将傅连暲主持的红色医务学校合并过来,把中央红色医院作为卫生学校的实习医院。这时学校建立了一套较为正规的教学制度,学制八个月到一年。设有政治处、教育处、校务处,划分基础、临床、实习三个阶段(3 个月基础课,5 个月临床课,2 个月实习)。教师队伍也逐步壮大,当时具有高等医学院校毕业资格者已有近 10 人,他们既有坚实的理论知识,又有精湛的实践技能和教学能力,成为卫校的骨干力量。当时卫校还编辑出版《红色卫生》杂志,以指导红军的医疗卫生工作。卫校除招收军医专业外,同时开办看护班、调剂班、卫生员、保健班(毕业后任团卫生长和师以上防疫科长)、研究班(培养师以上卫生行政干部)等短期专业培训班。学员在校学习期间,共编为 2 个大队,军医各期为一大队,其余各专业班为二大队。在革命战争的年代中,学校在十分困难的条件下,采取短期培训方式,为我军输送了大批医药卫生干部。1933 年 4 月,第一期学员 19 人胜利结业,在这批毕业生中,例如刘放、游胜华、张汝光等,在医疗卫生战线上都作出了贡献。在近两年时间里,学校先后培养军医 181 名、调剂员 75 名、看护班学员 300 名、保健班学员 123 名、研究班学员 7 名,总数达 686 名。毕业学员分配到各战斗部队和医院工作,他们在充实红军和地方卫生队伍,改善红军和苏区医疗卫生条件方面起了积极的作用。

1934 年 10 月,卫校全体教职员和部分学员随中央红军一起参加长征。1935 年 10 月到达陕北,并在安定县瓦窑堡复学开课,由王斌任校长。1936 年 5 月底,卫校迁到吴旗镇的台儿庄,之后又搬到保安县后康家沟,1937 年 1 月,又随党中央迁往延安以东的盐店子,同年 4 月底随军迁抵陕西云阳镇甘泽里。1937 年 7 月 7 日卢沟桥事变后,红军卫校随红军改编,改名为八路军卫生学校,随部队到晋察冀边区,一边上课,一边参加战地救护和伤员转运以及后方医院的临床医疗工作。1938 年 2 月底,卫校又由山西大宁割口村迁延安地区鄜县张村驿。由于战争原因,学校多次搬迁,但不管迁往何地,卫校始终紧随在党中央身边,并坚持边搬迁、边教学、边发展。

1940 年 3 月,卫校由张村驿迁回延安柳树店,学校规模有了进一步扩大,修建了新校舍,增添了教学设备,临床实习条件也大有改善,中央医院、白求恩国际和平医院(原八路军军医院)、医大附属医院作为临床实习医院。当时又有一批高等医学院校毕业生以及从事临床工作多年的高级知识分子加入教师队伍中来。学制确定为二年。1940 年 9 月,经中央军委批准,卫校改名为中国医科大学。

2. 中国医科大学

1940 年 9 月于延安成立。王斌任校长,饶正锡任政治委员,下设政治处、教务处、总务处等机构。学制从军医第 14 期起改为四年制。1941 年 7 月,为纪念校庆 10 周年,毛泽东为军医第 14 期毕业生题词:"救死扶伤,实行革命的人道主义!"

1943 年 3 月后,王斌任校长,谢滋群任政委,在校学生共 300 余人,分编 2 队。此外,还开办了高干研究班,为部队和根据地培养高一级的卫生技术人员和领导干部。

中国医科大学的教学计划比较完善、正规,设有普通基础课、医学基础课与临床课。师资阵容比较强大。基础课教师有郝笑天、张乃召、林格、袁谷贺、史书翰、马旭、纽博迎、薛公绰、季钟朴、任国祥、曲正(当时任医大教育长)和李亭植等。临床课教师有陈应谦、林格、马荔、周译昭、王斌、鲁之俊、谭壮、傅莱(奥籍)、金茂岳、魏一斋、祁开仁、黄树则、李志中等。图书与仪器也有明显改善。教学计划为3年基础和临床课,1年临床实习。医大附属医院有病床150余张,管理体制力求科学化、正规化。

抗战胜利后,为了适应东北战略根据地的需要,接受中央军委命令,延安中国医科大学迁东北,与东北军医大学、东北大学医学院合并。建址于东北兴山鹤岗为总校所在地。1946年张家口蒙疆医学院并入。为了适应解放战争形势的迅速发展,满足部队对大批医务人员的需要,从1947年起,中国医科大学陆续成立4所分校。同时,学校对教学内容和学制作了较大的调整和改革。学制改为一年,提出专科重点制和形象教学法。专科重点制是学员从入学开始就按专科学习,缩减基础理论的学习内容,重点掌握本专科的有关技术。当时根据战争的实际需要,学校设置了内科、外科、五官科等专业,其中以外科为重点。形象教学是适应专科重点制的要求提出来的。主要内容是在教学中尽量使用实物、标本、模型、挂图等,讲解和示范相结合,尽可能使教学过程形象化,使学员一目了然,易懂好记,尽快掌握技术。专科重点制和形象教学法是为了适应战争需要,这是在特定环境下采用的教学方法。因为战争需要大批医务人才,按正常培养方法,远远不能适应形势的要求。在当时历史条件来说,这种改革是必要的、正确的,并收到了明显的效果。3年解放战争期间,仅兴山中国医科大学总校,即培养了19期共1 731名学员学成毕业,从而有力地支援了东北以至全国的解放战争。

1948年中国医科大学总校迁沈阳,沈阳医学院(原"满洲"医大)、辽宁医科大学(原盛京医科大学)并入。学制改为三年。王斌任校长。①

从1931年中国工农红军卫生学校成立到1949年新中国诞生的18年中,从中国工农红军卫生学校、八路军卫生学校到中国医科大学,共为我军培养了各

① 注:1949年中国医科大学一、二分校合并,又将原哈尔滨医学专科学校和军医学校并入,成立哈尔滨医科大学。季钟朴任校长。中国医科大学总校及四分校的变迁:总校由兴山迁至沈阳成立中国医科大学;一分校在龙井,部分迁至哈尔滨与二分校合并,成立哈尔滨医科大学,留下部分人员于1948年10月1日在延吉市成立延边医科专门学校;三分校在承德,后改为承德医学专科学校;四分校在通化,即今之通化卫校。

级、各类医药卫生技术人员 5 000 多名(卫校时期只毕业学员 13 期、医大毕业学员 6 期),不但为中国革命的胜利作出了积极的贡献,而且为新中国成立后,我国高、中等医学教育的发展与改革提供了宝贵的经验,为我国医药卫生战线输送了大批技术骨干和领导干部,有力地促进了我国医学教育事业和医疗卫生事业的发展。

3. 延安药科学校

1942 年成立于延安东郊的姚店子村,并把中国医科大学药科并入该校,不久,八路军制药厂也合并到该校,李维桢任校长兼厂长,刘仁保任政委,专职教师有 10 人左右,多属国内医药院校毕业生,又聘任了张乃召、薛公绰为兼任教员。1945 年随着抗日形势的发展,由龙在云带领一部分师生与设备,开赴佳木斯办校,改称东北药科专门学校。1948 年 11 月迁沈阳,接收"满州医科大学"药学部,于沈阳成立东北药学院。1949 年 8 月复并入医大,称中国医科大学药学院。1952 年全国高等学校院系调整,改为独立的学院——东北药学院。1956 年改称为沈阳药学院。

4. 西北(陕甘宁边区)医药专门学校

1941 年冬由陕甘宁边区政府卫生署创建,校址在延安东川的川口村,初时学校名为边区卫生学校。校长由边区卫生署长李治兼,副校长由副署长许德兼(1945 年由马荔代许德),开始时只有两名专职教师。当时中国医大在柳树店,距川口村只有 5 里地,1943 年精兵简政时,学校合并到延安中国医大,改名延大医药系。1945 年冬,日本帝国主义投降后,中国医大奉命迁东北,川口村的边区卫生学校的教学工作一度处于停顿状态。1946 年春,陕甘宁边区政府卫生署和陕甘宁晋绥联防军卫生部共同组建西北医药专门学校,又称陕甘宁边区医药专门学校(简称"西北医专")。校址由川口村迁至桥儿沟镇,同时把边区医院从七里铺迁桥儿沟镇,作为医专的教学医院。1946 年 2 月招生,6 月 1 日举行正式开学典礼。

西北医药专门学校校长是曾育生,副校长是马荔。教员有吴洁、牛联棣、江州教、陈庆元、张建浩、许飞鹏等。兼职教员有江恒明、麦锐、王光清、丁锡慧。特约讲师有曲正、黄树则、魏一斋、金茂岳、马荔等。学员分编为:军医期 60 人,边医期 60 人,边药期 30 人,军药期 30 人,预科期 50 人。医科高级班和护士班尚在筹建中。边区医院是学校的教学医院,有床位 100 余张,是当时延安三大医院之一。学制:医科为三年,为军队和地方培养中级医务干部;药科两年,为军队和地方培养药剂人员;预科一年,主要补习数理化和语文。讲义由教员自编,油印装订成册发给学员。教学中除加强课堂讲解外,重视实验实习和自学辅导、小组讨论、严格考试。当时建有化学、解剖、组胚、生理、微生物、药理、病理、制剂等9个实验室。学校图书馆藏书2 000册,图书和仪器除中国医大留下一部分外,其余都由中央卫生处、联防军卫生部和边区卫生署帮助建设。当时全校学员分编为5期237名。1947年元旦后,学校承担开办部队卫生干部野战外科训练班,培养学员100余人,学习时间20天。1947年3月学校奉命将大部分学员分配到野战部队和各军分区卫生部,以适应解放战争需要,部分学员分配到第三、第四、第六、第七后方医院。西北医专奉命至河口镇组建联防军卫生部所属的第三后方医院,该院在西北野战军前总卫生部指挥下转战西北。因战争关系,决定将延安西北医专与晋绥军区卫生学校合并,命名为西北人民医药专门学校。新中国成立后,这个学校的名称取消,人员分散到各医疗、教学单位。

5. 晋绥军区卫生学校

1940年延安派出由祁开仁带队的手术队,赴晋绥地区协助晋绥军区卫生部组建手术医院,因医疗上急需人才,先在手术医院内办医训队。1941年正式成立晋绥卫生学校,校址设在陕西神府县贺家川,1942年更名为晋绥军区卫生学校,由晋绥军区卫生部副部长祁开仁兼校长,戴正华副部长兼副校长,刘庆珊任学校政委兼手术医院政委。医训队设教学组,改卫生学校后设教务科。学制定为两年,不包括临床实习。每期学员30～50人,大多是从部队抽调上来的有实践经验的卫生人员。1947年合并到西北医专。

6. 白求恩卫生学校

白求恩卫生学校由国际主义战士白求恩等创建。1938年5月,白求恩在晋察冀边区五台山精心建设了一所模范医院,轮流抽调部队中的医务人员来院进行训练,在此基础上,晋察冀军区卫生部于1939年9月筹建了晋察冀军区卫生学校。白求恩同志亲自为学校制订教学计划、编写教材。1939年11月12日白求恩同志不幸以身殉职,为了纪念白求恩大夫,1940年2月军区命令将该校改名为晋察冀军区白求恩卫生学校,并明确提出"培养为抗战服务,为人民服务的白求恩式的医务工作者"的教育方针。在抗日战争年代里,学校是在极端困难的条件下开展教学、医疗工作的。当时学校只有两架显微镜,十几个教师担负着六七百人的教学任务,并且还要负担战地医疗工作。随着抗日战争形势的好转,学校条件也有所改善,规模扩大,师资队伍得到充实,印度的柯棣华、奥地利的傅莱等都曾在该校任教。1946年张家口医学院并入,改名为白求恩医科大学。从学校成立到解放战争胜利前夕,学校共培养了4 000多名毕业生。后来,学校多次易名,1948年在石家庄与北方大学医学院合并,划归军委,改名中国人民解放军华北医科大学。1950年迁天津,改名天津军医大学,1951年又改名第一军医大学。1954年与第三军医大合并迁长春,校名仍为第一军医大学。1958年转地方改名长春医学院。1959年改名为吉林医科大学。1978年改名为白求恩医科大学。

7. 新四军军医学校

1945年创建于安徽天长县,由新四军军部卫生部领导,校长崔义田。1946年2月迁至山东临沂。1947年初学校改名为华东白求恩医学院,校长宫乃泉,学制三年。1948年迁入济南,山东省立医学院并入。1949年划归山东省人民政府领导,改称山东医学院,院长由省卫生厅厅长白备伍兼,教育长王聿先。1952年院系调整,齐鲁大学医学院及其附属医院并入山东医学院,校址迁入齐鲁大学原址,院长张汇泉。

8. 延边医学院

1945年延边专员公署以日伪时期办的医学院为基础,开办龙井医科大学,1947年改为东北军政大学吉林分校医学院。1948年初改为中国医科大学第一分校,1948年底迁至哈尔滨成立哈尔滨医科大学,留下一批人员,于1948年10月1日在延吉市成立延边医科专门学校。1949年合并到延边大学医学部。1958年由延边大学分出,独立建院,定名为延边医学院。

本文首发于《中外医学教育史》(上海医科大学出版社,1988年)

(整理:姜海婷 审校:张纲)

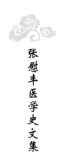

附　近代中医学校统计简表

校名	创办时间	关闭时间	校址	创办或主持人	学制	在校学生数	毕业学生数	备考
绍兴医学讲习社	1904		绍兴	杜炜孙				
南洋医学堂	1905		吴淞					附于南洋中国医院
山西医学馆	1907		山西	周雪樵				1907年聘周雪樵为教务长
女子中西医学院	1905		上海	李平书 张竹君	6			
中西医院附设研究所	1908			端 方				
中等医学堂	1908		北京	恽毓鼎				曾经奏明朝廷奉旨学部知道 1910年,上《创设中等医学堂请饬学部立案片》
中西医学会附设医学讲习所	1910		上海	蔡小香 丁福保				
镇江自新医学堂	1910		镇江	袁桂生	4			
函授新医学讲习社	1910		上海	丁福保	1			向中医界介绍西医
私立黄墙中医药学校	1914		江苏嘉定	朱阆仙				
河南中医学校	1917		河南					该二校资料不足,故创办年代可疑
福建中医学校	1917		福建					
上海中医专门学校	1917		上海老西门石皮弄	丁甘仁 谢利恒	5		至1936年共15届360余人	有广益、华隆两附属医院。1927年上海女子中医专门学校并入。1931年改名上海中医学院

（续表）

校名	创办时间	关闭时间	校址	创办或主持人	学制	在校学生数	毕业学生数	备考
浙江中医专门学校	1917		杭州柴木巷	傅懒园	5		至1937年共500余人	又说1916或1920年创办
兰溪中医专门学校	1917		浙江兰溪	诸葛少卿 张山雷				初名公立中医专门学校。又说1919年创办。经济上受药界支持
神州医药专门学校	1918		上海北浙江路	包识生 余伯陶等	5			因经费不足,不久停办
山西医学专门学校	1919	1933	太原	杨如侯 杨永超	4		共约600人	1933年改为川至医学专门学校
明道医校	1924		长沙	郑守谦				
广东中医药专门学校	1924		广州大德路	卢梓川 陈任枚	5	1937年约500人	至1937年9届约300人	1933年开办附属医院,颇具规模
中医学校	1924年前		成都玉西龙街					
共和医道大学	1924年前		山东历城					
广东光汉中医药专门学校	1924		广州	赖际熙 潘茂林	5	1937年450人	至1937年8届	该校创办人多清朝遗老,但制度颇详课程亦佳
西安私立医学校	1923.3		（东北）		5			见1931年《东北年鉴》729页
绍兴绳德中医专门学校	1924		绍兴	王蕴如	5	首届招50人		
铁樵函授中医专门学校	1925		上海	恽铁樵				
上海女子中医专科学校	1925	1927年底与男校合并	上海	丁甘仁 夏应堂		共招生10人	无毕业生	1929年并入上海中医专门学校

（续表）

校名	创办时间	关闭时间	校址	创办或主持人	学制	在校学生数	毕业学生数	备考
神州中医大学	1926		上海	朱少坡 谢利恒				不久改组为景和医科大学,后改为上海中医大学
景和医科大学	1927		上海	徐小圃 祝味菊				未及正式开办即因战争中断
丹溪大学	1927		上海	丹溪学社陈无咎				汪精卫、于右任、邵力子等人曾支持该校但不久停办
福州中医学社	1927 年前		福州	1932 年郑迈庵重办中医学社				后改为三山国医专门学校
天津国医函授学院	1927	1937	天津	张锡纯				
上海中国医学院	1927 秋	1948 年停办	上海南市小西门 1932 年迁西靶子路	上海国医公会秦伯未 包识生	4	约 200 人	1936 年招第 18 届每届毕业约 30 人	章太炎于建校初挂院长名,"一•二八"事变后停办数月,1935 年改由朱鹤皋主持。计毕业 23 届,毕业 906 人
广东梅县中医学校	1928.2	1932 停办 1934 复办	广东汕头梅县城内	黄公幸等创办 张基文等复办				
福建龙岗国医学校	1928		龙岩县西门内	张萱				附设益民医院,该校处苏区,白区交界处,多次停办
四川隆昌国医专修馆	1928 年前		四川隆昌	周禹锡				
中国医药专科学校	1928		北平	陈正峯		首届一个班		
北京医药学校	1929		北平	萧龙友 孔伯华				

（续表）

校名	创办时间	关闭时间	校址	创办或主持人	学制	在校学生数	毕业学生数	备考
北平国医学院	1930	1949	北平	萧龙友 孔伯华	4		共毕业 10 余届 700 余人	北平、华北两所国医学院之前身均为北京医药学校，1930 年施今墨另筹华北国医学院，1932 年开学
华北国医学院	1932	1949	北平	施今墨 陈宜诚 魏建宏	4	1936 年 200 人	共毕业 16 届 600 余人	
上海中学学院	1931	1947 年被政府勒令停办	1942 年由上海石皮弄迁至凤阳路人和里	丁济万	5			即前上海中医专门学校
上海国医学院	1930	1932	上海霞飞路275号	陆渊雷 章次公			百余人	初由恽铁樵任校长，半年即辞去，改由章太炎任校长
四川高等国医学校	1930		成都宁夏街	四川医学总会合办 何龙举				
梅县中医养成所	1930		广东梅县	张恭文等				
梅县新中医学社	1930		广东梅县	肖梓材				
私立福州中医专门学校	1931		福州	蔡人奇	5	约 80 人	1936 年首届36 人	又说 1933 年创办
温州宗景园医专修社	1933		温州					1934 年 1 月有该社一周年纪念特刊出版，未见详情
上海中国医学专修馆	1931	1941	上海	杨潆然	3		数百人	学制三年，该校为夜校
汉口国药学社	1933 年前		汉口	谢汇东				1933 年由湖北国医分馆接收，改为湖北国医学院

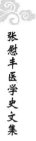

（续表）

校名	创办时间	关闭时间	校址	创办或主持人	学制	在校学生数	毕业学生数	备考
福建仙游国医学校	1932		仙游	温敬修	4		1936 年首届毕业 18 人	
中华国医专门学校	1933		香港	香港国医会				
湖北国医专科学校	1933.9		湖北武昌北城角	谢汇东			1936 年首届毕业 16 人	
江西国医专修院	1933.9		南昌罗家塘	南昌神州国医学会	3	预本科两班近百人	1937 年首届毕业	1936 年改名为江西中医专修学校，招生至第 5 班。该校有实习医院、图书馆，办有院刊，经济上由医、药两界支持
苏州女科医社	1926	1933	苏州长春巷	王慎轩			约 700 人	该社分实习、函授两部，办有《妇女医学杂志》。1933 年改名为苏州国医学社。1934 年改名为苏州国医学校
苏州国医学校	1933		苏州长春巷	王慎轩	4	1934 年在校两班		该校附设中医诊所编译馆，1936 年设中医研究院
厦门国医专门学校	1932		厦门下禾路	吴瑞甫			1936 年首届毕业 29 人	该校又名福建医专，1936 年出版讲义四种
江苏省立政医学院	1934		南京	陈果夫				校中有中医系，为四系之一
南京药学补习学校	1934		南京	李冰如	2			进修性质，资金由各药号摊派

（续表）

校名	创办时间	关闭时间	校址	创办或主持人	学制	在校学生数	毕业学生数	备考
湖北武昌国医讲习所	1934		武昌三道街	黄樱丞				先办速成班一班
南京国医传习所班	1934.5		南京长生祠	张简斋 陈逊斋		首届100人		该所设有补习科
郑县国医学校	1933						1936首届毕业	
广东军官学校中医训练班	1934			军校主任				直属省政府在广东省国医学院内培训
广东省立国医学院	1935.8		广州一德路	广东省政府主办院长黄焯南				1937年改组,此后不详
广西南宁区医药研究所	1934.3		南宁邕宁县	刘惠宁			6班225人	1940年该三校合并为广西省立医药研究所,
广西梧州区医药研究所	1934.10		广西梧州桂平镇	廖寿鎣			4班173人	1946年改名为广西省立南宁高级中医职业学校
广西桂林区医药研究所	1940			韦来庠			1班22人	校
广西南宁高级中医职业学校	1940		南宁	陆均衡		1940年65人		附有中药制剂室、附属医院,该校持续至新中国成立初
甘肃省国医馆	1934.9			柯与参				
湖南国医专科学校	1934		长沙望麓园	刘岳仑 吴汉仙	3	每年两班共120人	1937年首届毕业	
思明国医研究所	1934		福建思明	林德星				每星期日上课,为进修性质
徽州国医学校	1935		安徽歙县	黄育庭 江友梅				

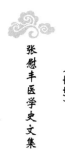

（续表）

校名	创办时间	关闭时间	校址	创办或主持人	学制	在校学生数	毕业学生数	备考
华北国医学院察哈尔分院	1935			瞿济生				附设有中国医院，瞿济生为华北国医学院毕业生
广州私立华夏中医学校	1935			江贞				
福建建瓯国医传习所	1935.8		建瓯县鼓楼	黄焕琮				
常德国医专科学校	1936		湖南常德	张右长				
重庆国医传习所	1935		四川重庆					
山东国医专科学校	1935.10		济南城内舜庙内	郝芸衫				医药两界合办
济南国医学校	1935		济南	何英 胡沛然				何英、胡沛然均为华北国医学校毕业生。该校附属于济南国医院
中国针灸学研究社附属讲习所	1935		江苏无锡	承淡安			1936年首届毕业生16人	该所1926年着手办理，中间停顿，1933年在中央国医馆立案
新中国医学院	1935.11 1936.2开学	1947	上海爱文义路（现石门二路 北京西路）	朱南山			先后毕业13届496人	设附属医院并聘用西医
淮阴国医学社	1935		江苏淮阴	王慕阳等				

（续表）

校名	创办时间	关闭时间	校址	创办或主持人	学制	在校学生数	毕业学生数	备考
北平中药讲习所	1935		北平	雷震远				为北平中医药组办、义务培训各药店学徒,共培养200余人
格致药物学校	1935		北平	刘翰臣				
北平中医师资讲习所	1935		北平	周价人				1934年备案
沂水乡村医药研究所	1935		山东沂水	赵恕凤 刘惠民	3	首届12人		
沂水中医学校	1936		山东沂水	赵恕凤				该校由沂水乡村医药研究所改名而来
四川国医学院	1936		四川					
华中新国医学院	1936		汉口	伍少斐 梁翰芬				
广州保元国医学校	1936		广州					
广东顺德国医学校	1937		广东顺德					
上海中医专科学校	1938	太平洋战争爆发后停办	上海	陈无咎 余无言 时逸人 张赞臣 朱鹤皋	3		1941年首届毕业23人,共毕业7届140余人	三年制夜校,有《上海专科学校第一届毕业纪念专刊》,资料甚详
中华国医专科学校		1948年停办	上海	朱鹤皋创办	3		共毕业7届,计140余人	夜校

注:此表取材于赵洪钧《近代中西医论争史》,略有增益修改。

人脑自我认识的沿革

人类的大脑是已知宇宙中最为复杂的结构,是生物进化的最高产物。迄今,人们对大脑这个领域尚有许多未解之谜。探索大脑的奥秘,正日益引起人们的重视。有人预言,21世纪将是神经科学的世界。

一

17世纪英国解剖学家威利斯(Willis T.,1621 1675)是近代最早对脑进行研究的学者,他追踪了通向脑的神经,根据实验绘制了脑图,把特定的功能分派给不同的脑区。18世纪瑞士生理学家哈勒(Haller A. von,1708—1777)完成了有关神经系统功能的决定性发现,他证实脑通过神经接受感觉信息,并通过神经传送冲动,引起诸如肌肉收缩那样的反应。他推测所有神经都到中央的接合站。

19世纪初德国医学家加尔(Gall F. J.,1758—1828)首先把注意力集中到脑表面的"灰质",他认为既然皮质的特定部位与精神活动的特殊性质有关,那么,他测推人脑特定部位的发达程度将反映一个人的性格或智力。他的学生和合作者施普尔茨海姆(Spurzheim J.,1776—1832)对加尔的头盖说进行了增补和修订,创用了颅相学(phrenology)这一名词。

法国生理学家弗卢朗(Flourens M. J. P.,1794—1867)强烈反对颅相学,他认为心理功能不是依赖于脑的特殊部位,脑是作为整体而发挥其功能的。

正当加尔与弗卢朗两派争执不下时,法国外科医师布罗卡(Broca P. P.,1824—1880)于1861年获得了一个重大的发现。他证实了脑额叶病变是失语症的原因,并提出"我们用左大脑半球说话"。不久,其他学者也报告并支持了这个观点。

19世纪后期,由于发明了神经组织固定法和染色法,以及神经组织学技术的进步,有学者发现皮质的不同区域是由不同细胞成分组成的,感觉区是由颗粒细胞组成,运动区是由锥体细胞组成。由此推想,不同的结构意味着它们具有不同的功能。

19世纪后半叶到20世纪电生理学与脑外科学的发展，为探索脑的奥秘提供了两把钥匙。1786年意大利学者伽尔瓦尼（Galvani L.，1737—1798）发现了生物电现象，此后学者们证实一切生命活动都伴随着电现象。1870年，德国的弗里奇（Fritsch G.）和希齐希（Hitzig E.）以直流电刺激狗脑的右半球前额区，狗的左腿出现运动，当刺激狗脑的左半球前额区，狗的右腿出现运动。对于埋藏在大脑两半球下面的间脑，前述的方法则难以深入了。瑞典生理学家赫斯（Hess W.R.，1881—1973）发明了微电极技术，即是用极为精细的金属丝作电极，插入猫脑内尚待研究的部位，待动物伤愈合，在清醒的状态下，用弱电流来刺激动物间脑的下丘脑。赫斯通过大量的实验研究，画出了间脑各部控制机能的代表点。

20世纪50年代，加拿大的彭菲尔德（Penfield W.G.，1891—1976）及其同事在蒙特利尔神经研究所对大脑进行了广泛的研究。彭菲尔德用电流刺激大脑皮层的不同部位，绘出了大脑皮质感觉区和运动区的机能定位图。图中肢体所占的比重与人体实际器官的大小是不一致的，而是与使用程度成正比。

人们逐步揭开了大脑皮层各部位的功能。但是，仍然有很大一部分皮质部位没有明晰的分工和显而易见的功能。有明确功能的投射区，仅占大脑皮质的四分之一区域，人的顶脑有四分之三以上属于联络区。总之，大脑皮层的机能远较我们最早发现的功能定位来得复杂。学者们指出，人脑与其他灵长类在脑结构上的差别，是人脑存在有"联络区"，联络区能分析来自外界的信息，并能促进学习，这些都是属于人类所特有的优越性。

脑科学的发展，使一些学者相信大脑既有分工，又有合作，即使像动一下食指那样简单的运动，也需要几百万个布满在脑的两半球上的神经细胞的和谐合作和脑各部分的积极参与。近年来用正电子层析摄影技术研究大脑时发现，如看一种颜色、听一首乐曲，大脑的许多区都同时参与工作。许多实验证明，脑的定位不是绝对的，而是相对的，可以变化的。

二

麻醉技术和脑外科手术的发展，为解开大脑之谜打开了方便之门。

1933年耶鲁医学院的富尔顿（Folton）和雅各布森（Jacobson）开始用猩猩做实验。他们对两只名叫贝基和露西的猿猴做实验，开始切除每一只猿的一个半球的前额区，手术后它们的反应仍然和以前一样。后来，他们又把每只猿的另一半球前额区切除了,这时发现了一个重大变化,即原来这两个黑猩猩在未切除额叶前,若做了错误的选择而得不到食物时,往往会出现大吵大闹,自从切除了两侧额叶后,从此就不再发脾气了。1935年他们把这项实验的结果在伦敦医生会议上报告后,立即引起来自里斯本的神经学家莫尼斯(Moniz A. E.)的兴趣。他当即提出:"为什么不认为这项外科手术对解脱人的忧虑状态是可能的呢?"同年莫尼斯得到了神经外科医生利马(Lima A.)的合作,在葡萄牙为50个无望的精神病人做了手术。他们切断了前额区与脑干丘脑中心之间的通路,因为被切割的是白质纤维,因此称之为前额白质切除术。不管这项手术的治疗机理是什么,严重的精神病患者经手术治疗,变成了近似驯服的人。但是,有些病人发生了有害的人格改变,出现自私、不关心道德责任、粗鲁的举止和情绪,以及不能预见行动的后果。战争和事故也提供了成千上万的脑外伤病人,切除肿瘤和其他患病额叶组织也给外科医生提供了手术的机会。医生们发现额叶受伤者缺乏想象和分析判断能力,这类病人一旦遇到新的情况,往往缺乏应变能力。他们对抽象事物缺乏推理能力,缺少个性和自由意志等特性。额叶虽然不执行感觉和运动机能,但是,它在很大程度上参与了每一个复杂的行为过程。或许它承担了最高行政机构的作用。

20世纪50年代,美国加利福尼亚理工学院的斯佩里(Sperry R. W.,1913—)取得了重大进展。斯佩里开始时用猫与猴子做实验动物,成功地将联结动物大脑两半球的神经纤维全部切断,建立了裂脑动物的模型。在斯佩里裂脑动物手术的启发下,洛杉矶神经外科医生博根(Bogen J.)与沃格尔(Vogel P.)试用切断大脑联合胼胝体的方法来治疗癫痫患者,结果得到了意想不到的效果——两半球的癫痫发作频率和强度都有明显的下降。经过割裂脑手术治疗的病人,在普通行为方面,即会话、智力、长时间记忆、人品、气质、运动机能、人际关系等方面,似乎看不出有什么异常。斯佩里设计了一套特定的实验,他采取单独刺激分别送到大脑分隔者左右两半球去进行观察。当人们把汤匙放在裂脑人的右眼前或右手时,他们都能确认和描述它,也能读出呈现在右眼的信息和完成计算问题。反之,当同一信息给左侧时,他们就不能以口头或书面作出反应了。另一个有趣实验是,他们把"帽带"(hatband)这个词闪现在屏幕上,但这个词的两部分,其中"帽"(hat)映在左视界,"带"(band)映在右视界。患者主诉见到了单词"带"。很明显,患者在词语联系上,其右半球没有"帽"词的印象。当问裂脑人是哪种"带子"时,他却不能给予明确的回答。在对比实验里,要求裂脑人写下他见到的一切,在箱内他用左手写一单词"帽子",但因他看不见,信息到不了控制语言能力的左半球。使人迷惑不解的是,他能写但不能进行口头回答。令人印象深刻的还有左半球不能处理几何图形,惯用右手的裂脑人用左手虽不熟练,却能精确地描写简单的立体图像。

斯佩里的实验研究,证明裂脑人有两个意识中心,左右两半球各有其独立意识界、感受界、情绪界和记忆界。斯佩里阐明了左半球具有言语机能、演绎推理、抽象思维、数学计算、概念形成能力。斯佩里对过去盛行的左半球优势的观点提出了不同的看法,他发现了许多较高级的功能集中在右半球,如形象的学习与记忆、图形感觉、空间感觉、听觉印象和理解音乐的能力,其他还包括短暂的视觉记忆和辨认面容等能力。

通过斯佩里的研究,证明大脑两个半球具有高度专门化功能,两个半球不仅有分工,而且是互补的。裂脑人固然有两种精神,但正常人只有一种精神。他指出,意识和自我意识在正常情况下是统一的,在结构与功能上也都是统一的。只有在解剖刀把两个脑半球的联系切断后,人的精神才一分为二,产生了两种精神。斯佩里认为意识是大脑的多元结合体,他反对把意识归结或还原为大脑中的生理、化学、物理运动。这一系列的发现,为我们了解大脑的更高级功能提供了一个全新的轮廓。这些发现对医学、心理学、哲学都有重要的意义。

三

生理学推测神经冲动的电特征是神经内的化学变化所引起和传播的。英国生理学家霍奇金(Hodgki A.L.,1914—)、赫胥黎(Huxley A.F.,1917—)采用精细的电生理技术,他们把微电极插入到枪乌贼的巨神经纤维中,直接测量到细胞膜内外的电位差。他们发现神经细胞的放电是离子通过细胞膜的运动造成的。当神经被刺激时,膜外的钠离子流入到细胞内,于是就产生了一个微小的电位,这就构成了神经冲动电脉冲,沿着神经纤维把这种神经冲动传递出去。神经冲动的传递类似接力赛跑,由一个神经细胞通过突触传递给另一个神经细胞。生理学家发现,突触传递消息是通过化学物质作为媒介而实现的。20世纪30年代英国生理学家戴尔(Dale H.H.,1875—1968)证实副交感神经节后末梢与其所支配的平滑肌、心肌、腺体接点之间,是通过它所释放出来的乙酰胆碱(ACh)传递信息的。神经与骨骼肌接点上也是借助神经末梢释放乙酰胆碱实现的,而交感神经末梢则是通过释放去甲肾上腺素(NA)来传递信息的。这种释放出来的物质被称为介质或递质。由此证实神经系统传递信息时,是通过一系列极为迅速的化学反应来实现的。大脑内的化学传递物质一旦发生变化,就可以影响到大脑的思维活动。人们发现患精神分裂症的患者,脑内多巴胺(DA)过多,而帕金森综合征是脑内多巴胺减少。多巴胺是脑神经冲动最重要的化学传递物质,这种物质能帮助控制躯体运动的神经中枢管理身体的肌肉。又如急性抑郁症是由于脑内的"单胺"物质分解所引起的。在衰老的脑内,各类神经递质发生改变,如乙酰胆碱在衰老和老年性痴呆患者的脑内减少十分明显,特别是在大脑皮层和海马区的细胞死亡,导致合成的酶活性下降。ACh 是中枢参与学习和记忆的重要递质,因此,老年人记忆力下降、思维迟钝,这可能与脑内乙酰胆碱含量有关。且老年人脑内合成去甲肾上腺素的酶不断减少,而分解多巴胺、去甲肾上腺素的酶却不断增加,因此影响了老年人的学习和记忆能力,造成老年人脑功能的失调与机能减退。

美国心理学家罗森茨韦克(Rosenzwieg M.)和他的伯克利城加利福尼亚大学的同事们,做了一系列学习期间脑变化的实验研究。他们驯养了两群不同的试验鼠:一群放在单调重复贫乏无味的环境中,另一群则生活在生机勃勃、丰富多彩的环境里。研究发现,后一群试验鼠在大脑皮质的厚度以及脑重上有惊人的增长,同时在脑的化学结构上也发生变化。美国伊利诺伊大学神经解剖学家格里诺(Greenough W.)同他的合作者们发现,在实验室里,经八周学习训练后在鼠的大脑皮质中出现了那种形成突触的新神经分析。另一群未经类似训练的鼠就显露不出这种新变化。要构成新的突触,就需要合成蛋白质和核糖核酸(RNA)分子。大量证据表明,这些分子都是在学习期间在大脑里生成的。许多科学家认为,知识就是含储在脑的蛋白质或核糖核酸内,新的信息贮存在蛋白质和 RNA 按次序构成的神经元中。瑞典生理学家海登(Hydeny H.)创用了一种技术从脑中分离出单个神经细胞,分析其 RNA 的含量。他发现大鼠处于被强制学习某种技巧的情况下,脑细胞 RNA 的含量明显增加,它比通常方式下生活的大鼠要高 12%,表明 RNA 与记忆学习可能有关。但是,美国弗莱克斯纳夫妇(Flexner L. B. 和 Flexner J. B.)使大鼠学走迷宫,然后注射一种能干扰由 RNA 形成蛋白质的物质"嘌呤霉素",大鼠便忘掉它们所学的东西,但大鼠脑内 RNA 依然存在,而是蛋白质分子不能形成。这种方法可使大鼠短时间的记忆忘掉,但不能使"长时间的记忆"忘掉。科学家们的研究证明,学习和记忆与某些化学成分有关。美国得克萨斯州的贝勒大学医学院的学者用大鼠做实验。一般鼠的习性都是喜暗怕光的,他们的实验是每当大鼠走进暗室就给予电击,当大鼠吃过多次苦头之后,教会了它们对黑暗产生恐惧。从这些鼠脑中提取到一种多肽类的物质,这是由 14 个氨基酸组成的单链化合物,他们把这种物质给从未经过训练的小鼠注射,注射前这些小鼠有 70% 时间待在暗处,注射后待在暗处的时间下降到只有 10%,而且大多数小鼠根本拒绝进入暗区。学者们认为在大鼠脑内,通过集装一氨基酸链,把电击所建立的对黑暗的恐惧"编码"组装进氨基酸分子,就像字母构成了"词"一样,把这种信息从某一动物传递给另一动物。因此,他们认为,有朝一日人类了解了脑的学习和记忆的化学过程,人类就可能制造出提高学习与记忆的药物。

上述这些实验,只能说明学习和记忆,与某些物质有关,但是,它并不能在简单的分子水平上解释大脑中记忆的全部机制与过程。

自 1924 年德国精神病学家伯杰(Berger H.,1873—1941)测得脑电图以后,人们企图通过脑电波来检测人的思维活动内容。1964 年美国心理学家克莱因斯(Clynes M.)根据脑电波形,能说出此人注视的颜色。英国神经生理学家沃尔特(Walter W. G.)研究出所谓"期待波",当受试者推想到他将接受一种引起思想或行动的刺激时,这种波形便出现了。美国密苏里大学的研究人员已能把一部分脑电波翻译成词,并能鉴别出 27 个词的脑电图形。美国斯坦福研究所研制出一种人—机对话,能识别人的意志的计算机系统,被称为生物控制或自动生物控制通信系统。其可监测和识别随着人的语言而发生的脑电波信号曲线,一旦识别了这些曲线,就能用来控制实验室设备的操作。这种系统的存储方式是将右、左、上、下、近、远、停等字念一遍,当识读对象念出每个字时,他的脑电波信号曲线就记录和存储在一种计算机的存储器内。斯坦福的研究人员指出,脑电波像指纹一样,每个人对每个字都有一个独特的脑电波曲线。研究工作者预期若教会电子机辨认英语词的 40 个基本音素的脑电波波形,这样"当驾驶员需要了解某一数值(如高度)时他的脑子里只需这么一想,在屏幕上就会显示出来了"。这是他们预期达到的近期目标。耶鲁大学德尔加多(Delgado J. M. R.)用无线电信号传递电的刺激,引起动物走、爬、打哈欠、睡眠、交配、情绪转移等实验,最引人注目的是使一头凶猛的公牛很快平静下来、小跑或停住。

20 世纪 80 年代研制成的正电子层析摄影术(PET),可使大脑活动以彩色图像显示出来。通过 PET 可以测定脑内特定的感觉,运动或精神活动有关情况,例如确定主管说话、举手等动作的区域。在研究记忆方面,让被实验者把熟悉的课文和生疏的课文各读一篇,用 PET 扫描进行比较,发现在读两篇课文时,大脑活动的部位有所不同。那么能否通过脑电波来释读更复杂的抽象思维呢? 大脑活动有电的运动形式,但是,人的思维活动不能仅仅归结为电的运动形式。因此,企图通过脑电活动来完全掌握人的思维活动,看来是不现实的。

本文发表于《医学与哲学》1989 年第 6 期,第 9-13 页

(整理:王森　审校:秦鹏)

中国医学史研究的开拓者——陈邦贤

陈邦贤先生三部《中国医学史》述评

提　要　本文简要评述陈邦贤先生在医学史学科的贡献,着重介绍陈老三部《中国医学史》著作的历史背景、基本内容、主导思想、编写体例及其主要成就。这三部《中国医学史》代表陈老研究中国医学史的三段足迹,也反映了那个年代我国医学史的研究水平与成就,而且为后世学者指引了前进的道路,并为我国医学史研究奠定了基础。

吾师陈邦贤先生是我国医学史学科的奠基人之一,是中国医学史研究工作的开拓者。陈老以毕生精力从事医学史的研究,自 1910 年开始到 1976 年逝世,前后历时 60 余年,为开拓我国医史研究事业作出了巨大的贡献。

陈邦贤先生出生于清末,当时正值帝国主义列强入侵我国,在政治、经济、文化等领域向我国进行侵略与渗透,使我国沦为半殖民地半封建社会。中国的洋奴买办和军阀统治者拜倒在西洋文明脚下,轻视中华民族传统文化遗产。陈邦贤先生怀着一颗拳拳爱国之心,以宣扬我国固有文化为宗旨,潜心研究中国医学史,以激扬我国民的民族自尊心。这种爱国主义思想,是应该肯定与称道的,也是值得我们后人学习的。

陈邦贤先生在医学史领域内为我们留下了大量著作,但其中最主要的贡献是他先后编著出版的三部《中国医学史》,这不仅是代表陈老个人研究中国医学史的三个里程碑,同时也反映了我国对中国医学史研究的一个历史阶段。

一

陈邦贤先生的第一部《中国医学史》大约是在 1910—1911 年间着手编写的,前后历时 8 载,至 1919 年完稿,1920 年 5 月由上海医学书局出版。此书约 20 万字。陈老编写此书的宗旨,明显地超越了封建时代文人的医史著作,摆脱了以往史书的传记体裁,把历代史书中发掘到的医史资料按三条线索进行整理:"关于医家地位之历史者,如历代之医政是也;关于医学的知识之历史者,如历代著名医学家、医学家之学说、医学家之著作、医事年表是也;关于疾病之历史者,如历代之疾病史者也。"陈老在编写此书时,已认识到医学的发展与历代政治体制、组织机构的变迁有密切关系,他把医学的发展与社会背景联系起来讨论。由于历史条件及认识水平的限制,今天看来,他对医学与社会的关系这方面的发掘是不够深入的。但是,我们应该想到,这是一项筚路蓝缕的工作,要求陈老在1919年达到很高水平,毕其功于一役,这是不现实的。陈老在第一本医学史中已注意到这个方向,并迈出了第一步,是首先应该肯定的。

医学是一门自然科学,医学史著作必须反映医学学术的发展与演变。陈老的第一部医学史充分注意到这个特征,因此,他在这部医学史中介绍了70多位医学家,基本上概括了各个历史时期医学界的代表人物。同时,他又以较大的篇幅介绍各个时代医学家的学术思想以及各个时代的代表著作。他概括地描述了我国医学学术的演进与流派的更替,为研究中国医学学术史描绘了初步的轮廓。书中又以较大的篇幅介绍了疾病史,也是这部医学史引人注目的特色,为研究我国的疾病史奠定了基础。要写好一部医学史,必须要兼顾到人的社会性与人的自然性,要处理好"人·社会·自然"三者的关系。陈老这部早期著作,虽然还没有能提高到辩证法的高度来处理这三者的关系,但是,从他所论述的内容来看,已开始注意到这些问题了。

第一部《中国医学史》的另一个特色是陈邦贤先生试图用发展进化的眼光来认识与研究我国的医学史。他开明宗义地提出:"凡关于历朝医事之沿革及其进化之理由者,均记录焉。"编写的重点是"古疏今密,古拙今巧,由简单而日趋繁赜"。这与某些复古派"言必称三代"的旨趣是完全不同的。引人注目的是陈老在第一节介绍"史前之医学",他引述了地质史、古生物史与人类史的资料来探讨医药之起源,他在序文中明确地写道:"考医学之起源,本以简单之经验为始,至人文进步之后,始具一定之目的与方法,吾人现有之知识,决非尽得诸自身之经验,其大部分皆赖先辈之失败与努力,而渐趋完全之域,绵延至今,遂为吾人之所有也。"他已认识到医学的实践性与继承性,这些观点即使今天来看,还是十分正确的。陈邦贤先生在1919年时已认识到这一点,就十分难能可贵了。

第一部《中国医学史》的又一个特色是确立了我国医学史的编写体例。陈老此书以断代为纲,围绕各个朝代的历史背景列述其医学成就、医学人物、医学著作等。他在书中首创以西医病名为纲,列述我国古代对各科疾病的认识及其发展过程。陈老所创用的编写大纲与方法,为后世医家所效仿。迄今国内各医史学家所编写的中国医学史,基本上仍遵循陈氏的体例与方法,因此这部医学史在方法论上开创了一条道路,至今仍有指导意义。

二

第二部《中国医学史》出版于 1936 年,当时是由商务印书馆作为"中国文化史丛书"之一正式出版的。1941 年日本医史学家山本成之助将该书译成日文,在日本出版发行。"中国文化史丛书"在我国学术界是有显著影响的一套丛书,作者都是我国著名的硕学之士,陈氏的这部书在传播我国医学史的成就,宣传我国医学悠久的历史等方面有相当的影响。此书出版后受到读者们的欢迎,陈老因此在日本医学界和国际医史学界赢得了巨大的声誉。

陈老编写此书继续贯彻第一部《中国医学史》的宗旨:"本书的目的在宣扬文化,提倡科学,整理国故,复兴民族。"他在此书的开首写了一篇较长的绪言,此篇概述了我国医学史发展的境况,同时又陈述了陈老的史观。他在绪言中提到英国哲学家培根,谓"提倡科学,非从科学史着手不可……欧洲科学的进步,都莫不归功于培根的科学史"。显然,这也是陈老写作此书的目的。陈老在绪言中再次提出,历代医史著作,"都是传记体裁,不能记述历朝医事的沿革及其进化的理由",故立意开辟医学史的新体例,自谓"虽然未敢与培根著科学史相媲美,但开数千年来专门学者治专门史之新纪元"。故陈老此编意在发扬我国的科学事业,通过医学史的宣传,以推动我国的医学科学与医疗卫生事业。陈老又谓:"医学史就是一部分的文化史。近代医学,有一日千里之势;医学之所以有今日的昌明,决非一手一足之劳,一朝一夕之事;乃由于几千年来经验的累积,再加以科学的观察和实验,逐渐改革而来的。"陈老认为:"研究医学史,要研究过去的医学,是怎样演变的;现在的医学,是怎样才有这样的奇迹;并且可以推想到将来可以有怎样进化。"这与近代医史学者的主导思想基本一致:"医学史研究的是医学发展的过程与规律。研究医学的过去,是为了总结历史经验,更好地了解现在,解决当前存在的问题,同时,通过总结过去,从中掌握其发展规律,以便更好地预见未来。"

第二部《中国医学史》在内容和资料方面,较第一部医学史又跨进了一大步。第二部医学史仍遵循第一部医学史的基本内容,按医家地位的历史、医学知识的历史与疾病的历史三条线索来整理。在医学的分期方面,两部医学史提出了两种模式。第一部基本上是以朝代划分的:一、太古之医学,二、周秦之医学,三、两汉之医学,四、两晋至隋之医学,五、唐之医学,六、宋之医学,七、金元之医学,八、明之医学,九、清之医学,十、民国之医学。第二部医学史则分为:一、上古的医学,二、中古的医学(包括两汉历晋、隋、唐宋以至金元),三、近世的医学(明清时代),四、现代的医学(民国以来)。关于医学史的分期,历来是医史学界争议的一个问题。陈老先后提出两种分期方法,近年来编写出版的医学史著作,是按原始社会、奴隶社会、封建社会、近百年、新中国社会主义时代来划分的。封建社会则按各个时代医学发展的特征给予进一步的划分。近年来医史学界趋向于综合这两种分期方法,虽然在细节上尚有分歧。而陈老第三部医学史正是采取了正、反、合的综合模式。

第二部《中国医学史》对于现代医学的内容较之第一部是大大充实了。内容涉及新医学的蓬勃发展;卫生行政的设施,包括卫生行政、防疫(海港检疫、中央防疫处、传染病的预防)、保健(妇婴卫生、学校卫生、劳工卫生、环境卫生);医药管理等。医学教育内容包括民初的医学教育(医科大学,公私立医学校)、高中等医药教育、公共卫生人员的训练、医药卫生考试、解剖尸体的实行、医药团体(中华医学会、中华民国医药学会,其他医药卫生学会)、理化药物及生理的研究、中央国医馆的设立、现代医药书报杂志等。陈老所指的现代医学,主要是指南京国民政府时期。陈老在书中保存较多的资料,迄今尚有一定参考价值。但是,陈老在书中介绍现代医学,未能分析因南京国民政府的腐败和不关心民众的官僚主义作风,在医疗卫生事业与机构上出现的弊端与失败。这是不能责难作者的。因为此书出版时,正是国民党执政时期,南京政府是不容许学者们去揭他们的疮疤的。这个任务只能留待新中国成立后的第三部医学史来完成了。

三

新中国成立后,陈邦贤先生以无比兴奋的心情积极参加了新中国的医疗卫生事业。新中国成立初,陈老出任镇江市卫生科长(即今日之卫生局长职),兼任江苏医学院医学史教授,同时又被任命为市政协委员、人民代表、《苏南卫生》主编、苏南卫生建设委员会副主任委员、秘书长等职,后又兼任苏州医士学校副校长。在繁忙的行政领导岗位上,陈老仍孜孜不倦地从事中国医学史的教学与研究工作。1954 年陈老奉调北京中央卫生研究院从事中国医学史的研究,1955 年底转至卫生部中医研究院医史研究室。1956年陈老完成了第三部《中国医学史》,1957年11月由商务印书馆出版。

陈邦贤先生在第三部《中国医学史》中撰写了一篇长序,他在回顾前两部医学史时,颇为自谦地说:"在旧社会根本谈不到什么立场、观点、思想、方法,只能说保存了一些医学史料而已。"陈老力图用辩证唯物主义与历史唯物主义立场、观点和方法来研究整理中国医学史。他已经明确医学的发展与社会经济文化是不可分割的,因此,他在这部医学史中提出,我们必须以当时的经济生活、政治体制、文化情况对医学发展上加以说明,"应该站在劳动人民的立场,认识劳动创造了科学,劳动创造了文化,劳动创造了历史,医学是劳动人民所创造的,这是研究医学历史问题的出发点"。陈老遵循毛主席的教导,"我们必须尊重自己的历史,决不能割断历史","我们要创造一种新的医学,就必须继承发扬祖国医学。我们研究祖国的医学史,就必须继承已往,指导未来,决不能割断历史"。

陈老这部医学史,试图从社会经济、政治体制、文化思想背景来阐述各个时代的医学兴衰与演进,特别是对近百年来中国沦为半殖民地半封建社会以来西医传入的历史背景,进行了分析讨论,这是以前两部医学史所未能做到的。

陈老编写这部医学史的目的性,较之过去更为明确,他在"例言"中指出:"本编目的在发扬祖国医学文化,普及医学历史知识,使读者引起爱国主义的精神和国际主义的精神;认识到祖国医学有丰富多彩的内容和宝贵的临床实践的经验,亟待中西医加强团结而共同努力奋斗。"

第三部医学史对"原始社会的医学",充分利用了当时考古学上的发现,并力图从唯物史观来阐释医药的起源。他在书中这样写道:"从历史唯物论的观点看来,一切科学的产生都来自人类的社会实践和物质生产的需要,医学也是如此。由于劳动生产的需要,要求人们和疾病作斗争,要求了解患病的原因,医学才得以出现。"

这部《中国医学史》对各个时代医学的成就,较之第一、二部医学史内容更为充实,分析更为深入,增加了"太平天国及辛亥革命后的医学"章,介绍了近百年来的社会背景。但是,此章增加了"太平天国的医学",却把辛亥革命后的医学内容大大压缩了。显然,陈老是有思想根源的。因为他是从旧社会过来的人,故此,他力图割断与那个时代的联系,与旧时代划清界限。事实上我们对近百年这段历史的研究比较薄弱,甚至可以说是空白,需要我们做大量的工作。如果我们能坚持四项基本原则,站在党和广大人民的立场上,对近百年包括南京国民政府这段时期的医药史进行整理研究,是不应该回避的,恰恰是需要掌握更多的资料进行整理与评说。但是,我们必须了解50年代的政治空气,体会陈老当时的心情与处境,他压缩这部分内容是可以理解的。联系一下后来历次政治运动特别是"文化大革命"时期,"左"倾思潮的大泛滥以及对陈老的冲击,陈老回避这个时代的内容,是完全可以谅解的。否则,他在这一系列政治运动中,特别是"文化大革命"中,将会面临更悲惨的遭遇。

第三部《中国医学史》增加了"中华人民共和国的医学",今天看来,这章内容还可以充实,但是按此书的篇幅与当时的历史情况来看,新中国成立仅经历了6～7年时间,陈老编写的这一章,大致上概括了新中国成立后的卫生工作方针政策、人民保健事业的进展、医疗预防工作、医学教育事业以及医学科学研究方面的主要成就,同时也介绍了当时的中医政策,以及贯彻执行中医政策方面所出现的一些错误,又介绍了当时党中央纠正这些错误所作的一系列指示与决策。总之,第三部医学史新编写的这章内容,为我们编写新中国医学史勾画出一个初步的轮廓。

通过对这三部医学史的评价,并不是说陈老对中国医学史的整理研究已经达到很高水平、完满无缺了。任何学者只能生活在他特定的历史时代,只能根据他所生活的那个时代的政治环境、工作条件以及认识水平来进行思考、研究。陈老的这三部《中国医学史》,代表了他所走过来的三段足迹,反映了陈老生活的三个年代的历史背景和他的学术水平。但是,人们从他所写的三部医学史,看到陈老追求真理的思想境界与严谨的治学态度。陈老从不以已经取得的成绩为满足。他晚年自号"红杏老人",认真学习马列主义、毛泽东思想,坚持用辩证唯物主义的立场、观点和方法来指导自己的研究工作,他不断鞭策自己,向更高的目标奋进。

陈邦贤先生所写的三部《中国医学史》,反映了那个时代我国医学史研究的水平与成就。他所开创的中国医学史研究事业,为我们后学指引了前进的道路,为我国的医学史研究奠定了基础。我们作为他的学生,应该很好地继承陈老的遗训,学习他坚持不懈地追求真理,自觉学习马列主义、毛泽东思想,努力改造世界观的优良品质;学习他不断奋进、严谨治学、生命不息、战斗不止的工作态度。

当前,我们必须坚持四项基本原则,反对资产阶级自由化,要把我国的医学史研究工作提高到新的水平,使医史研究更好地为新中国的医疗卫生事业服务,这是我们今天对陈老百年诞辰的最好的纪念方式。

本文发表于《中华医史杂志》1990年第20卷第1期,第2-6页

（整理：王淼　审校：秦鹏）

黄 宽 传 略

    1954 年，王吉民先生于《中华医史杂志》撰文介绍黄宽事迹。近年笔者应大百科全书等约，撰写黄宽词条，对黄宽生平又有订正与增益，并对黄宽生活年代的历史背景给予阐述。因辞书条目字数所限，许多史事未能写入辞书，今特撰拙文供医史同道参考。

    黄宽，字绰卿，号杰臣，系我国最早出国留学学习西医者，后又成为培养我国西医学人才的开拓者之一。黄氏 1828 年生于广东香山（今中山）东岸乡，其先世多务农，幼年父母早亡，由祖母抚养长大。黄氏天赋敏慧，初进乡村私塾读书，一经塾师指点，即能领悟背诵，有"奇童"之称，后因家境贫寒，中途辍学。1841 年赴澳门就读于教会学校马礼逊学堂。马礼逊学堂系澳门开办的第一所西式学堂，是在粤外侨为纪念马礼逊（Robert Morrison）所创办的学校。马礼逊乃英国基督教伦敦会（建于 1795 年）派遣来华的第一个英国传教士，曾任东印度公司翻译和英国政府商务监督之翻译与副领事。马礼逊于 1807 年 9 月 8 日抵达广州，1818 年在马六甲创办英华书院（Anglo-Chinese College），这是基督教传教士在南洋设立的第一所教会学校。马礼逊最主要的功绩是翻译了中文版《圣经》，编纂了第一部《华英字典》，他在沟通中英文化交流方面产生了积极的影响。①

    1834 年 8 月 1 日马礼逊病逝，在广州的外侨于 1835 年 1 月发起组织"马礼逊教育会"。1836 年 9 月 28 日在广州举行成立大会，推举鸦片商人颠地为会长，查顿任司库，裨治文任秘书。会后美国推荐耶鲁大学毕业生（1832）塞缪尔·布朗（Samuel R. Brown）前来中国办学。1839 年 2 月 23 日布朗到达广州，旋往澳门进行筹备。1839 年 11 月 4 日马礼逊学堂在澳门正式开学。②

    马礼逊学堂第一批招收了 6 名中国学生，其中有黄胜、李刚、周文、唐杰、黄

---

①   顾长声.传教士与近代中国[M].上海：上海人民出版社,1981：24-26.
②   顾长声.传教士与近代中国[M].上海：上海人民出版社,1981：40.

宽、容闳。① 校中教科为初等算术、地文、国文、英文等,这是西方为向中国传播西学在我国举办的第一所洋学堂。1842年11月1日,马礼逊学堂迁到香港继续办学,黄宽、容闳等随学校迁来香港就学。学堂迁港后进行了扩充。1845年3月12日,威廉·梅西(William Macy)来港,协助布朗办学,此时学生数已达40余人,分为三班授课。黄宽等在马礼逊学堂前后读了6年书,取得了优异的成绩。②③

1846年9月,布朗在课堂里宣布,因他与夫人体弱多病,欲去美国治疗休养,并谓此行愿携三五生徒,同赴新大陆,俾受完全教育,凡愿跟他去美国学习的,即请站起来。容闳是第一个站起来的学生,接着黄胜和黄宽也先后表示愿意同往。布朗的友人——在香港任《中国邮报》(*The China Mail*)主笔的肖德鲁特(Shortrede A.)、美商李启(Ritchie)、苏格兰人康白尔(Campbel)等人愿资助这批学生两年留学费用。美商阿立芬特兄弟公司(The Olyphant Brothers)的亨特利思(Huntress)号又允许他们免费坐该轮去美。1847年1月4日师生一行5人从香港启程④,同年4月12日抵达美国纽约。⑤

黄宽随布朗夫妇赴美,时年18岁。黄宽、容闳、黄胜在布朗和其他美国友人的帮助下,进了马萨诸塞州的孟松学校(Monson Academy)。彼时美国尚无高等中学,仅有预备学校作为大学的预科。孟松学校是当时最著名的一所预备学校。校长哈蒙德(Hammond R. C.)早年也是耶鲁大学毕业生,是当时著名的教育家。哈蒙德对这3位中国留学生颇加礼遇,3名学生中以黄胜年最长,黄胜因病于次年秋退学回国。黄宽与容闳在该校经过两年学习⑥,于1849年夏毕业。容闳在布朗的帮助下,考取耶鲁大学,并获得耶鲁大学兄弟会图书馆管理员的职位,得使他以半工半读完成了四年学业,成为中国第一个留美大学毕业生,于1854年学成归国。

黄宽在孟松学校毕业后,香港的肖德鲁特等人谓,如学员愿到英国苏格兰爱丁堡大学学习专门科者,他们可以继续提供资助。黄宽于1850年转赴英国,考

---

① 容闳.西学东渐记[M].上海:商务印书馆,1934:7.

② 顾长声.传教士与近代中国[M].上海:上海人民出版社,1981:41.

③ 容闳.西学东渐记[M].上海:商务印书馆,1934:9.

④ 王吉民文谓1874年赴美,显系误排;又王氏所撰黄宽年谱谓道光二十六年赴美,阳历1847年1月4日即为阴历道光二十六年(1846)11月18日,此系阴阳历之差。请参见:王吉民.我国早期留学西洋习医者黄宽传略[J].中华医史杂志,1954(2):98-99.

⑤ 容闳.西学东渐记[M].上海:商务印书馆,1934:11-12.

⑥ 王吉民文谓黄宽在曼松学校学习四年,系误。

入爱丁堡大学医科,成为中国第一个留英医学生。黄宽在该校肄业 5 年,毕业考试时名列第三①②(王吉民谓第五名),获金牌等奖状及医学士学位。毕业后复留英在医院实习 2 年,并研究病理学和解剖学,获博士学位。黄宽在英前后学习 7 年,1857 年返回香港,先服务于香港伦敦会医院,第二年赴广州,接办合信(Hobson B.)在金利埠创设的惠爱医馆(Kam-li-fau Hospital)。黄宽对该馆力加整顿,使医疗业务蒸蒸日上。据 1859 年报告,该馆有病床 80 张,住院病人 430 人,门诊病人达 26 030 人。黄氏亲授生徒 4 人,以协助其医务。因黄宽与当局意见不合,加上对某教徒的作为不满,遂于 1860 年辞去惠爱医馆之职,自设诊所,暇时协助博济医局(Canton Hospital 或 Pok Tsai Hospital)从事诊务。

广州博济医院前身为美国传教士医生伯驾(Parker P.)所开设的眼科院局,由浩官(即伍怡和、伍敦元又名郝华)在十三行内的新豆栏街上的丰泰行出租一部分房间给伯驾,故当时一般又称该院为“新豆栏医局”。1840 年 6 月因战事停闭,1842 年 11 月又恢复业务。1855 年,伯驾担任美国驻华外交官,该局由另一美国传教士嘉约翰(John Glasgow Kerr)接办,1856 年因再次爆发中英战争,医局遭到焚毁而停闭。1859 年 1 月,嘉约翰在广州南郊觅得新址后,重把医局建立起来。嘉约翰在美国集资 353 美元,增添了外科用的医疗器械,更名为博济医院。③ 这所医院一直存在到 1949 年,在华历史长达 100 多年。黄宽返华后即参与了博济医院的诊务,从 1862 年起,又参与了该院培养中国医学生的教学工作。1866 年,博济医院创设了南华医学校,这是在我国最早的系统培养西医的教会医学校④。黄宽被聘为该校的教席,与嘉约翰共同负责教学工作。黄宽担任解剖学、生理学和外科学课程⑤;嘉约翰执教药物化学;关韬则负责临床各科教学。博济医院初时只招男生,到 1868 年时有 12 个学生,至 1879 年始招收第一个医科女生入学。

1862 年黄宽应李鸿章聘,至幕府担任医官,未及半载,因对仕宦生活不感兴趣,即行辞职。当时上海道台丁雨生劝他复职,并允诺给予种种便利,黄氏终不就,重返广州自设诊所行医。1863 年海关医务处成立,全国 17 处海关,其中 16

---

① 容闳.西学东渐记[M].上海:商务印书馆,1934:21.
② 王吉民.我国早期留学西洋习医者黄宽传略[J].中华医史杂志,1954(2):98-99.
③ 顾长声.传教士与近代中国[M].上海:上海人民出版社,1981:281.
④ 1904 年扩建后改称华南医学院。1917 年该院由广州博医会接管,1930 年起该院改由广州岭南大学接办。
⑤ 李经纬,程之范.中国医学百科全书·医学史[M].上海:上海科学技术出版社,1987:149.

名医官为外籍医师担任，唯广州海关为国人黄宽执掌，足以反映黄宽在当时西医界的地位。①②

黄宽在医务方面也多有建树。1867 年嘉约翰因病离华，黄宽任代理博济医院院长期间，他所施行的手术次数，较过去任何一年的同时期都多。1867 年博济医院首次进行尸体解剖，也由黄氏执刃剖验。由此可见，黄宽当时在博济医院，在教学、诊务上所占的重要地位。1875 年黄宽又兼任西南施医局主任。在他任职的各种岗位上，始终恪尽职守，勤勉从事，从不懈怠，赢得了医界的普遍好评。

黄宽在学术上可称好学不倦、医术精深、处方简要，尤擅长外科，诊断正确，手术精良。1860 年黄宽曾施行胚胎截开术 1 例，这是国内施行这种手术的嚆矢。广东向以膀胱结石患者为多，嘉约翰曾以截石术闻名，但是，在他之前，黄宽早已割治过 33 例。容闳在他的《我在中国与美国的生活》(*My Life in China and America*)(中译本译名为《西学东渐记》，恽铁樵、徐凤石译)一书中，谓黄宽是当时好望角以东最负盛名的优秀外科医师。③

黄宽性格刚直，不喜交际，生活简朴，不沾烟酒。禀性敬老爱幼，孝事祖母，与姊同住，敬爱不渝，视诸甥若己出，力尽教养。娶何福堂女为妻，不知何故，与妻离异，终身不再娶，遂无己出。

黄宽终身忙于诊务与教学，未暇著述。1873 年广州霍乱流行时，曾著文详论真假霍乱之区别。又撰写医院报告和海关医务年刊多篇，然无其他专著行世。1878 年秋，黄宽患项疽剧发，10 月 12 日病逝于广州海关医务官任上，享年49 岁。④

本文发表于《中华医史杂志》1992 年第 22 卷第 4 期，第 214-216 页。

（整理：王森　审校：秦鹏）

① 王吉民.我国早期留学西洋习医者黄宽传略[J].中华医史杂志,1954(2)：98-99.
② K. Chimin Wong and Wu Lien-Teh. History of Chinese Medicine[M]. Tientsin：The Tientsin Press, LTD. ，1936：391.
③ 容闳.西学东渐记[M].上海：商务印书馆,1934：24-26.
④ K. Chimin Wong and Wu Lien-Teh. History of Chinese Medicine[M]. Tientsin：The Tientsin Press, LTD. ，1936：395.

医学向何处去？

当今我们正经历在 20 世纪末即将迈向 21 世纪之际，人们对 21 世纪医学发展的蓝图曾否作过深层次的思考？21 世纪的医学和卫生服务究竟向何处去？21 世纪医学是什么面貌？21 世纪医务工作者应具有怎么样的素质？21 世纪人们需要具备什么样的健康观？处于两难之间的矛盾正困扰着人们，有待于我们权衡利弊得失给予抉择。

一、生物医学与生物心理社会医学

当今医学已从生物医学转变为生物心理社会医学模式，这已经取得共识。毫无疑问，生物医学仍将有广阔的发展前途，但如何正确对待这两种医学模式，端平这碗水，这将取决于决策者及广大医学家的思维导向。

21 世纪生物医学最令人瞩目的工程是遗传基因组计划。当今各国学者正在协作向这个领域攻关。一旦攻克这个难关，人们可以向人体导入相关的外源基因对体内的基因进行重组、整合和修补，从而对各种遗传病进行有效的治疗，甚至对多基因遗传病如冠心病、高血压、糖尿病、肿瘤、自身免疫性疾病以及精神分裂症、智力发育迟缓等实现有效的治疗。这是否意味着生物医学又将占主导地位？答案是否定的，因为这仅仅是从分子水平来考虑疾病，人体不是分子的集合，人群组成的社会更是一个复杂庞大的巨系统，人们决不能奢望从分子水平来实现对机体乃至群体与社会的调控。这又重新回到多年来整体与局部关系问题的争论上来，即使从分子水平来看，基因突变以及癌基因的表达，受到种种外源性的如生物的、理化的以及环境的影响，这些外源性干扰因素与社会存在密切关系。医学要实现基因诊断、基因治疗，需要巨大的人、财、物的投入，这与社会经济发展存在密切关系。今后即使实现遗传基因组计划，要在人群与社会中应用，也是医疗卫生事业上的一项庞大的社会工程，绝不是单纯的生物医学手段所能实现的。由此可见，21 世纪生物医学即使有广泛发展的远景，生物心理社会医学模式也仍然是在医疗卫生事业发展中占有主导地位的一种指导思想。总之，生物医学必须与社会医学相结合，才能更好地发挥生物医学的作用。

二、技术突破与社会突破

疾病防治究竟是以技术突破还是社会突破为主？对于个体患者来说，技术突破是主要的，但是，对于群体来说，社会突破却更为重要。牛痘与小儿麻痹疫苗的发明，对于防治天花与小儿麻痹症无疑是重要的技术突破，但要在人群中消灭天花与小儿麻痹症，社会突破却是关键性的。牛痘发明几乎近二百年，但是全球消灭天花最后仍是依靠全球人民采取联合行动才得以实现。同样，艾滋病的防治、艾滋病疫苗及有效药物的发明是必不可少的，但是，要在全球控制乃至消灭艾滋病，社会突破却是决定性的。对付慢性病如心血管病、恶性肿瘤，更要靠社会突破。另一事例是有关器官移植术的推行，它不仅仅是一项技术问题，而是需要社会多方面的保证，其中包括高超的器官移植成活的医疗技术、完备的生前器官捐献制度、科学的脑死亡法律、严谨的器官调配中心和最快的转运设施，这些都是器官移植开展中不可缺少的环节。总之，科学技术加管理和法制，缺一不可。我国器官移植技术在某些项目上已达到国际水平，主要障碍即在管理和法制方面。

当今社会是一个多层次、多目标、多变量、多因素和多学科等组成的社会。人类要实现疾病的防治，不仅仅取决于医学科学领域内的技术突破，更应从社会化大生产观念出发，由单纯的医疗防治转变为全体居民参与的综合防治，因此社会突破已成为当代医学发展的大趋势。但是，对于当前大多数医务工作者来说，一个现实问题是，他们所接受的教育以及所从事的工作，长期以来习惯于技术工作，缺乏社会学知识与素养。因此，必须对他们进行知识结构的再教育，否则他们不能适应 21 世纪医学发展的趋势。

三、现代高科技与适宜技术

20 世纪以来，现代科学技术的突飞猛进为临床医学提供了日新月异的技术装备，使临床诊疗技术也发生了前所未有的深刻变化，相应地也导致了医疗费用的迅猛上涨。现代西方国家正出现"医疗保健危机"，高科技高成本反而导致了低效益。作为医生，面对病人的痛苦，面临难以确定的诊断，完全有权决定使用高科技，这是医生的权利、道德。但是，面对有限的卫生资源，如何合理地分配和使用，如何使有限的资源为更广泛的人群服务，这就出现了个人与社会之间的矛盾，以及照顾个人健康与保护全民健康之间的矛盾。作为国家政府，不能限制一个人生的权利，因此不能限制医生利用高科技去挽救危重病人，延长个体患者的生命。但是，伦理学家认为，伦理学应当面向社会，面向未来，应把个人伦理扩大为社会伦理，建立全方位的道德价值观，把义务论、价值论和公益论三者结合起来，因此，要对高科技、高消费实行伦理学指导、协调。作为社会公益论，伦理学强调应当把大量资金用于推广更多人能接受能享受的适用技术。如何合理分配有限的卫生资源，这既是一个伦理学问题，也是一个经济学问题。一方面，对于我们这样一个经济尚较落后，人口老龄化即将到来，广大农村尚处于缺医少药的境地，有着13亿人口的大国，医疗保健事业完全依赖高科技，这是国民经济所无法承受的；另一方面，过度依赖高科技必然导致卫生资源分配不公。因此，对我国全体人民来说，首先得强调并推广适宜技术，走适宜技术、低成本、高效益的道路，这是符合我国国情的必经之路。

但是，对于具有生物医学观的医师来说，他们从事医疗工作，所接触的是个体病人，他们面对病人的生死，必然要采取一系列高科技手段。面对这一两难的问题，关键是要转变医务人员的观念，进行伦理道德教育。与此同时，制定一系列法制及政策措施，来摆正高科技与适宜技术的关系，既要不滥用高科技，也要提倡适宜技术，这才是医学发展的正确导向。

四、个体治疗与群体防治

要解决现代社会人类的健康、疾病的防治，原有的传统的病人—医生的医学服务模式已不适应医疗卫生事业发展的要求。社会化导致病因学的深刻变化，人类生存于一个复杂、多变量的自然与社会的综合环境中，有些疾病可以说完全是由社会原因引起的，传统的服务模式不可能系统地研究社会因素对疾病和健康的影响，也不可能很好地解决社会的防治问题。如不从社会学因素来考虑这些疾病，就不可能认识这些疾病的原因；如不从社会治理入手，就无法消除发病的原因。因此，人们必须在医学观念上、医疗的指导思想上、对健康和疾病的认识上、医学研究方法上、医学的内容和服务的方式和手段上、对疾病的防治措施上，进行观念与方法的彻底转变，即从个体治疗向群体防治转变。从现代疾病谱与死因谱的改变来看，医生的诊疗技术即便再高明，也只能解决个别病人的诊疗效果，而不能降低群体的发病率与死亡率。单纯从个体治疗入手，可说是消费大而社会效果差。如医生要解决一个心血管病人的危象,目前国内做一例 PTCA (冠状动脉腔内成形术)的花费是 2 万~3 万元,一例心脏搭桥手术则需 4 万~5 万元。从国家政府层面来说,即使是百分之几的病人进行这类手术,耗资也是惊人的。因此要降低这类疾病的发病率与死亡率,必须查出发病的社会学原因,进行群体防治,才能收到防治的实效。因此,医疗卫生事业必须朝着社会化方向转变,才能促使人类的健康水平出现突破性的提高。

到 21 世纪,医学的社会化倾向将越来越突出,WHO 提出"2000 年人人享有卫生保健"的战略目标,今后重点应推广初级卫生保健和预防工作,医疗卫生机构应从"封闭式"向"开放式"转变,医学从个体化向社会群体化发展。但是,迄今为止,绝大多数医务工作者习惯于传统的病人—医生的服务模式,缺乏思想上的准备,如不加速观念上的转变,将会影响我国 21 世纪医疗卫生事业的发展。这是必须引起人们关注的问题。

五、健康教育与病后治疗

健康教育主要是从转变人们的认识和行为来实现和促进社会预防,从而达到更有效地保障个体和群体的健康。世界卫生组织总干事中岛宏指出:"我们应当承认,世界上大多数主要的保健问题和婴儿死亡是可以通过改变人的行为来预防的,而且所需费用很低。"事实证明,20 世纪 70 年代美国总统尼克松制订了一个"阿波罗"癌症防治计划,由于当时把经费投入生物医学措施,如研究诊断方法、治疗药物、手术的改进及肿瘤发生的生物学机制等,最后以失败而告终。当然,这些生物学措施是完全必要的,但是这项计划却忽视了社会行为因素。后来美国向人民进行健康教育,使 1970—1980 年间在心脑血管病的防治取得了显著成果,使心脏病下降 37.7%,脑血管病下降 43.5%。由此可见,通过健康教育和行为干预,可以使心脑血管病的发病率和死亡率明显下降。因此,医学社会学家认为,预防当代的主要疾病,促进人民健康,最迫切的任务不是扩大医疗服务和各类新技术的应用,而是发展健康教育。1988 年陈敏章部长指出:"要使广大群众都明白,一部分疾病可以通过改变环境、转变行为、建立科学的生活方式,实行自我保健,便可以预防和控制。"目前我国有烟民 3 亿多,若不从健康教育入手,预计到 21 世纪每年将有 200 万人死于与吸烟有关的疾病,其中有一半死于癌症,到那时即使设置更多的医疗机构,也无法解决这些患病的烟民的问题,国民经济及患者家庭也将难以承受巨大的医疗费用的支出。因此,健康教育要以全体人民为对象,通过生理的、心理的、社会的,以及与健康密切相关的知识教育,改变不利于健康的各种行为习惯,建立科学的生活方式,使人人具有自我保健能力,从而达到在精神、身体、社会交往等方面保持健全的状态。通过健康教育,有可能达到控制疾病的目的。然而,当前我国的医疗保健机构主要致力于生物医学的诊疗措施,抓的是病后治疗。对于心脑血管病及肿瘤患者来说,一旦得病,临床治疗耗资巨大而效果并不理想,而从社会人群总体来说,却不能降低发病率与死亡率。这就告诫广大医务工作者,我国的医疗卫生事业究竟向何处去? 当然人一旦得病,提高诊断治愈率是无可非议的,但对全体人民来说,首先是抓"治未病",而不是"治已病"。这正是我国的医疗卫生事业迈向 21 世纪应该重视的战略问题。

六、医学教育：技术教育与素质教育

人是科学技术的载体。要使我国的医疗卫生事业更好地适应 21 世纪的发展需要,首先要培养具有 21 世纪思想素质与技术能力的医学卫生人才。但是,迄今,我国的医学教育基本上仍旧沿袭 20 世纪 50 年代生物医学的课程设置,在教育的指导思想上重知识技术教育,忽视素质教育;在教育方法上重知识传授和灌输,轻能力培养,忽视人文知识教育与非智力因素的熏陶。不能不承认,目前我国医学生的整体素质和 21 世纪医学科学和社会发展的需要是不相适应的。按生物医学模式培养的学生,他们的思想方法重技术、重硬件(仪器、设备)、瞩目于个体医疗,擅长微观分析;轻社会决策,疏于软科学与管理才能,忽视群体预防及宏观综合。目前医疗管理岗位上某些领导出现的种种倾向,恰恰反映了生物医学模式培养出来的结果。发展中国家派出的大批医务人员赴发达国家学习技术,学成归国后致力于引进高科技而轻视适宜技术,导致医疗经费的迅速上涨。当然,引进高科技,实现医院现代化,这是无可厚非的。但是,如果整个医疗队伍的导向都向这方面发展,其后果是十分严重的。彭瑞聪教授在《从医学目的看卫生发展》一文中指出:整个医学导向即是把"医学目的"看成是通过个体病痛的治疗,使医学院校形成了临床医学甚至治疗医学导向,医学的目的偏重于个体病痛的治疗,依着这种趋势发展下去,"医疗保健危机"是难以避免的。要解决好这个难题,要从基本方针、医学目的、政策和管理三个层次来构思我国的卫生发展与改革的框架。要将医学引向正确的道路,关键是培养具有 21 世纪战略思想的医学人才。陈敏章部长在 1995 年 10 月召开的医学教育会议上,对医学教育提出了三点意见：第一，他认为要转变教育思想，要提高学生的自学能力和解决实际问题的能力，要向学生传授学习的方法；第二，随着医学模式的转变，社会人文知识在医学教育中应占有越来越重要的地位，这是以往的薄弱环节，必须引起足够的重视；第三，要注意选拔和培养教育管理干部，我们只从技术干部中选拔输送管理干部是远远不够的。回顾这几年来医学教育改革，医学与人文交叉学科始终处于可有可无的境地，生物医学课程仍占据医学教育阵地。如果整整一代人仍按生物医学模式来培养，由他们来领导21世纪医学发展，无疑会给医疗卫生事业带来许多严重后果。回顾这几年来的医学教育改革，卫生部门虽经多次号召，但医学教育改革始终以小步舞曲在原地回旋。因此，当前要扭转这种倾向，应进行行政干预，订出一系列决策与措施。总之，医学教育必须改革，改革形势已迫在眉睫，如果我们仍然按生物医学模式去培养21世纪的人才，将会影响到我国21世纪医疗卫生事业的发展，这是一项不可掉以轻心的百年大计。

本文发表于1996年《医学与哲学》第17卷第10期，第508-511页。

（整理：王馨远　审校：周禹欣）

麻 醉 的 历 程

《列子·汤问篇》记载公元前 5 世纪扁鹊用毒汤给病人饮服后，施行"剖胸探心"手术，术后再"投以神药，既悟如初"。前者无疑是麻醉药，后者则近似催醒剂。公元 2 世纪华佗发明麻沸散，用酒饮服后能使病人"醉无所觉"，然后施行腹腔手术："抽割积聚"，"除去疾秽"。据载：古埃及人也曾经用大麻给病人麻醉后做手术。罗马时代医生狄奥斯考里德（Dioscorides）的手稿中曾记载用欧伤牛草酒治疗失眠和剧痛，并用它在切割或烧灼时作为麻醉药。可惜古人所发明的麻醉剂后来都失传了。因为麻醉技术的中断，所以在后来漫长的岁月里，外科手术几被人视为酷刑，令人惊恐而不堪承受了。

据中世纪史籍记载，那时的手术要由几个身强力壮者使劲将病人按在手术台上，手术时病人会发出撕心裂肺般的呼号，令旁观者不寒而栗。当时的外科医生也被视为低卑的职业，由理发师或浴室擦背人兼理。为了减轻病人的痛苦，医生或用酒灌醉病人；或用棒猛击病人头部使其丧失神志；或用手按压颈动脉使脑一时缺血失去知觉；或采用放血方法使病人极度虚弱而减轻痛苦。为了减轻病人痛苦，医生不得不采取"闪电式"的手术方法，例如尿结石手术，要求熟练的医生在 1 分钟内解决。俄国外科医师皮罗果夫（Pirogoffs）曾在 3 分钟内锯断大腿，半分钟就切去乳房。但这种"庖丁宰牛"的手法，很难使手术做得准确和精细，如果病人再经受出血、感染等难关，术后存活下来的也就屈指可数了。例如，拿破仑的部队里有一名军医，做了 1 000 例手术，只救活了 3 个人。

化学的发展为麻醉药的发现提供了条件。1772 年，普利斯特利（Priestley J. J.）发现了氧化亚氮气体。随后戴维（Davy H.）发现吸入氧化亚氮能缓解疼痛。由于吸入氧化亚氮能使人神魂颠倒而狂笑不已，人们又把它称为"笑气"。当时在大学宿舍里或在缙绅淑女们的集会上，常常以吸入笑气来寻欢作乐，却把戴维的提示弃之脑后。1824 年，希克曼（Hickman H. H.）给动物吸入笑气后进行截肢手术，获得了成功。当他要求进行人体试验时，却遭到世人的拒绝，连戴维也对之不感兴趣。

早在 1540 年,化学家科达斯(Cordus V.)就合成了乙醚。瑞士化学家、医生帕拉塞尔萨斯(Paracelsus)在他的一篇论文中写道:"它有一种适意的气味,年轻的姑娘都乐意使用它,沉睡了很长一段时间后,醒来却安全无恙。"他认为"可以推荐它用在疼痛性的疾病。"法拉第(Faraday M.)在 1818 年的一篇有关乙醚的论文中指出,乙醚被吸入体内能产生与氧化亚氮相似的效应。1823 年,英国外科医师布罗迪(Brodie B. C.)用豚鼠做实验,也发现了乙醚的麻醉作用及其可逆反应。但保守分子反对应用这种方法。

19 世纪初,科学界已经初步揭示了氧化亚氮和乙醚的麻醉效果。1844 年 12 月 12 日,美国的寇尔顿(Colton G.C.)教授在康涅狄格州的哈特福德作了关于"笑气"的报告,并给一名叫库利的药店店员吸入笑气,当库利出现眩晕兴奋时从台上跳下来,并与一个壮汉进行格斗,库利的腿撞到椅子上而受伤流血,但他却一点不觉得痛苦。此事引起听众席中的一位名叫韦尔斯(Wells H.)的牙科医生注意,认为吸入笑气可使拔牙无痛。次日,他要求寇尔顿提供笑气,给他的一名学生牙医里格斯(Riggs J. M.)拔除了一颗坏臼齿,效果十分满意,后来他给 10 多个病人吸入笑气施行外科手术,证明笑气确有麻醉作用,这是在美国进行的最早的麻醉手术。

次年 1 月,韦尔斯经莫顿(Morton W. T. G.)介绍,应邀在沃伦(Warren J. C.)的哈佛大学医学院的教室内作笑气麻醉拔牙表演,他因给的剂量太少,麻醉深度不够而失败,当场被听众哄出教室。虽然后来韦尔斯做了多次无痛拔牙,但他的成功一直未被公众认可。

差不多同时,美国杰斐乡镇医师朗格(Long C. W.)于 1842 年 3 月 30 日用乙醚成功地为一颈背部生两个瘤子的患者进行切除手术。后来他在 6 月 6 日、7 月 3 日以及随后的年月中应用乙醚做了 8 例小手术,均获成功。由于朗格地处乡村僻地,他的成功并未引起世人的注意。他的论文迟至 1849 年才在《南方医学和外科杂志》10 月号刊出。

再说莫顿,当时他还是哈佛大学的医学生,他目睹了韦尔斯的失败。但从老师杰克森(Jackson C.)教授处知道乙醚也有麻醉作用,他因此阅读了有关乙醚的全部资料,并用猫、狗、鸡、鼠做实验,证明效果确实很好。随后他勇敢地在自己身上做试验,发现吸入乙醚后失去知觉达 8 分钟。他立即意识到可用乙醚做比拔牙更长时间的手术。1846 年 9 月 30 日,他用乙醚给佛洛斯特(Frost E.H.)麻醉并毫无痛苦地拔去了一颗有病的臼齿。随后他在沃伦的支持下,于 1846 年

10月16日在过去韦尔斯丢丑的课堂里,用乙醚给一个名叫阿伯特(Abbott E.G.)的患者进行手术,由沃伦执刀为病人割除了颈部左侧的肿块,手术历时8分钟,病人毫无痛苦反应。在场的著名外科医师比吉洛(Bigelow H. J.)当众宣称:"我今日所见的事情,将会风行全球。"这次表演,成功地消除了人们对麻醉的怀疑。随后,《波士顿内外科杂志》报道了这个消息,立即传播到世界各地。次年,美国的传教医师伯驾(Parker P.)用中国人做试验,应用乙醚做外科手术。莫顿表演后两个月,英国伦敦大学的李斯敦(Liston R.)于1846年12月21日为一个36岁、名叫丘吉尔的患者进行截肢术。当时一个年轻学者李斯特(Lister J.)观看了这场表演,他知道丘吉尔原为骨折,他之所以被截肢是因为创口感染。20年后,李斯特发明了消毒防腐法,从此结束了外科手术中的悲剧,使外科又大大地推进了一大步。

当乙醚麻醉成功后,世人逐渐忘记了氧化亚氮,但寇尔顿却仍在进行旅行表演笑气的吸入,并以韦尔斯的失败告诫牙医史密斯(Smith J. H.)勿再重蹈覆辙。不料史密斯自1863年来反而积极探索和尝试用氧化亚氮麻醉拔牙,结果在众多的病例中都获得成功,使氧化亚氮重新得到公认并获得推广使用。1868年外科医师安德鲁斯(Andrews E. W.)在氧化亚氮中加入20%的氧气供病人吸入,从而使氧化亚氮的安全性显著提高。

英国苏格兰伊甸巴拉大学的妇产科医师辛普逊(Simpson J. Y.)闻知乙醚麻醉消息后,1847年1月19日他将乙醚试用于产妇,认为效果不尽理想。1847年圣诞节前夕,他偶然接触到氯仿(即三氯甲烷),发现氯仿比乙醚的气味更好闻,而且用量少,麻醉时间长。他试用氯仿于产妇分娩,获得满意效果。于是向伊甸巴拉的内外科学会报告了他的成功事例。当时苏格兰教会竭力反对无痛分娩,因为《圣经·创世记》第三章中这样写道,上帝曾对夏娃说,"汝生产儿女,必多受苦楚",认为女人分娩时有痛苦,是上帝的意旨,因此无痛分娩是违背圣经教义的。产妇能否应用无痛分娩,后来争论了好多年,直到1853年维多利亚女王分娩,由斯诺(Snow J.)医师用氯仿使其生下第8个孩子,无痛分娩获得皇室的首肯后,宗教界反对的气焰才大大低落了。

麻醉术的发现为人类带来了福音,但是医学界却为发明权掀起了一场"乙醚战争"。莫顿当年公开表演麻醉术,所用的药物是保密的,后来各医院表示:如他不公开药物进行鉴定,医院将拒绝应用他的麻醉术,莫顿这才公开了他的秘密。他给这种麻醉剂取名为"忘川"(Letheon),意谓"冥府有忘川之水,人饮其水会忘记一切"。莫顿申请专利权,于 1846 年 11 月 12 日获得专利许可。此时他一面派经纪人去各地索取使用费,同时又向国会申请发明成果奖。1852 年美国第 32 届国会第一次会议决定,颁发一笔 10 万美元的奖金给"无痛外科的发明者"。正是这张 10 万美元的支票,导致了一场争名夺利的混战。首先是莫顿与杰克森之间发生了一场纠纷,杰克森声言:早在莫顿进行麻醉研究的五六年前,他就发现了乙醚的麻醉作用,而且是在他的启发和建议下,莫顿才应用这一药剂进行试验表演。杰克森还抢在莫顿前向巴黎医学科学院送去一份报告。这样,莫顿不得不认可杰克森是他专利的共享者。当时,韦尔斯也提出应用笑气的发明权,虽然他在那次公开试验时遭到了失败,但韦尔斯声称是他将氧化亚氮的麻醉特性告诉了莫顿,而在此以前,莫顿并未想到将乙醚用于麻醉。因此,韦尔斯认为他也应享有发明者的荣誉。此外,还有其他争名夺利之徒也纷纷上阵争夺这项发明权。朗格家乡的佐治亚州医学协会访问并审查了朗格的资料,断定朗格确实在 1842 年已将乙醚用于外科手术。由于各方争执不下,加上调查的困难,议会审议持续了许多年仍未得出结论,因此,10 万美元奖金只能束之高阁。不过人们后来认为:朗格应是真正的"乙醚麻醉的发明者";莫顿则被称为"吸入麻醉的创业人和倡导者"。

在此之后,医学家又纷纷寻找新的麻醉剂。1874 年,奥尔(Oré P. C.)应用静脉注射水合氯醛进行麻醉。这种麻醉方法虽然效果不佳,但毕竟是静脉全身麻醉的开端。1884 年,法国眼科医师科勒(Koller K.)将可卡因滴入病人眼内,获得角膜和结膜完善的局部麻醉,从此揭开了局部麻醉的新篇章。次年,美国外科学家霍尔斯特德(Halsted W. S.)提出将可卡因注射于神经干部位的神经阻滞概念。1892 年,德国医师施莱斯(Schleich)于皮下注入可卡因,这是局部浸润麻醉的开端。但可卡因毒性很强,局部注射很不安全。直到 1905 年艾因霍恩(Einhorn)合成了奴佛卡因,才使神经阻滞麻醉与局部浸润麻醉更为安全,从而展现了它的实用价值。1898 年,德国外科医师比尔(Bier A.)对蛛网膜下腔阻滞进行了动物实验和自身试验并取得成功,从而使蛛网膜下腔阻滞广泛应用于临床。

在药物麻醉方面,我国医务工作者发掘祖国医学遗产,使被埋没了 1 700 年的华佗中药麻醉重放光彩。徐州医学院于 1970 年 7 月 8 日运用中药洋金花(又名"凤茄花")为主药的中西医结合的复合麻醉,通过注射、口服或灌肠,5 分钟内就可使病人进入麻醉状态,效果可以维持 5~6 小时。手术完毕后,注射中药催醒剂——毒扁豆碱（又称"依色林"），病人在 5～10 分钟后即可清醒过来。中药麻醉具有方法简便、副作用小、镇痛时间较长等特点，还可以改善病人的微循环，发挥抗休克作用；其缺点是深度不够，需要进一步研究加以完善。

针刺是我国古老的治病止痛方法，既然针刺能止痛，那么能否作为外科手术的麻醉方法？1958 年 8 月 30 日上海第一人民医院率先用针刺麻醉成功地施行了扁桃体摘除术，随后不少单位又成功地运用针刺麻醉拔牙、进行甲状腺手术及疝修补术等。1959 年还把它运用到颈部、胸壁、四肢、腹腔、胸腔、脑瘤切除及体外循环心脏直视手术等许多大小手术上。针刺麻醉完全革新了麻醉史上的观念，它不用药物而用一根小小的银针来止痛麻醉，这是麻醉史上的创举。但是，针刺麻醉由于镇痛不全、肌肉紧张、内脏牵拉反应等缺点，在一定程度上限制了它的广泛应用。有关针刺止痛、麻醉的机制还有待进一步研究。

本文发表于《祝您健康》1996 年第 10 期，第 26-28 页

（整理：王馨远　审校：周禹欣）

开展医学文化史的研究

多年来,医史学界把研究医学史的目的确定为研究医学发展的规律、研究过去如何为现代与将来服务。在阐释中外医学史的发展过程中,强调政治经济制度对医学发展之决定性作用,并据此作为医史分期的依据;同时突出了唯物论与唯心论、先进与保守者之间的斗争。但研究的深度与广度尚不够。政治经济体制的变革是科学技术发展的基础,可仅仅以此为主线尚有许多历史现象无法得到说明。如东西方都经历过相同的经济发展阶段,那为什么科学技术与医学领域里却呈现许多不同的特征? 这需要从更深的层次思考研究。

医学是历史过程中的社会文化现象,医学是社会文化在特定的社会层面和时空体系中的一种特殊的文化形态,它是在特定文化背景下的社会活动与医疗实践相结合的产物。离开了各民族的社会文化背景,就无法说明很多历史现象,也就无法揭示医学发展的规律。文化是个泛概念,指人类在社会发展过程中所创造的物质财富和精神财富的总和。文化是一种社会现象,它以物质为基础,每一民族、每一社会都有它与之相适应的文化,并随着社会物质生产的发展而发展。社会的政治经济体制的变革决定着文化的发展,文化又能对社会和政治经济施以巨大的反作用和影响。因此,把政治经济和各民族的社会文化背景割裂开来,就无法说明各民族社会发展的历史过程及其特定的民族文化特征。文化的发展具有历史的连续性,新文化不可能脱离旧文化而产生,割断了文化的联系,就无法了解当今文化的特征,也不可能推测今后文化发展的方向。

中西医都经历过相同的经济发展阶段,为什么中西医却呈现出不同的发展道路及轨迹,产生不同的理论体系、方法论及实践医学特征? 这就需要从多角度、多层次、全方位的文化背景来探讨其不同的特征。医学的发生发展不仅受社会经济制度所制约,同时它不能不受到各民族医学产生的特定的生存时空、政治经济、哲学思想、宗教信仰、民族语言、文学艺术、风俗习惯乃至人种体质等因素的影响。医学是一门人学,较之其他任何科学具有更多的民族文化特征。社会文化因素对医学的生存和发展、理论的构建、认同标准、价值观念、技术发明以及临床实践产生深刻的影响。离开了社会文化大背景,就无法认识医学的发展规律及各民族医学的不同特征。医学的服务过程和研究成果又渗入到整体社会的运行和文化的形成和变迁之中。医学一方面受各种文化因素的影响,另一方面其本身又具有广泛的文化特质和职能,反过来对民族文化产生巨大的影响。但是,迄今人们对医学与整个社会文化的互动关系缺乏充分的认识。医学不只是依靠自身内部完善而发展形成的一门科学,它是在政治、经济、法律的干预与控制下,不断吸收其他各种科学技术知识,并以某种哲学认识论和方法论为思想基础所构建起来的一门综合的知识体系。要研究医学的发展过程,必须走出医学自身的系统,从更广袤的文化大背景出发,才能揭示医学发展的规律及各民族医学的特征。

长期以来,我们把医学理解为和疾病作斗争的具体的科学技术,这当然有其正确的一面。因此,多年来医史著作大多围绕医学人物、典籍、事件展开,导致医史研究的内容处于自身系统的封闭状态,而不能深入医学的历史渊源与文化背景,这就极大地限制了我们的视野。文化史的研究提示,医学在社会中的发展、演变,常常在不同人种、不同民族、不同地域表现某种特殊形态。古代希腊医学与东方医学、现代医学与传统的中国医学,都是各个时代不同社会文化的产物。医学的多样性是文化多样性的特殊表现形式。中医是在其特定的传统文化环境中生长发展起来的。因此,只有广泛地联系东西方不同的社会文化背景,才能更好地揭示中西医产生的历史渊源及不同特点。

宗教对医学的影响也是十分复杂的,不仅仅表现在唯心论与唯物论之间的斗争上,也不能简单地认为宗教对医学只能起消极的影响。中世纪时期,西方基督教对医学采取干涉与压制的态度,认为医学是不信神的科学。但是,在西方修道院内却保存了大量的古代文献典籍,成为古希腊文明的保存者。公元11世纪后,在不少教区的修道院基础上产生了最初形式的大学,成为近代西方文明复兴的基地。修道院也是医院的摇篮,由修道院内部建立起来的早期医院,使西方个体医学向群体医学过渡,这对近代医学及医疗体制的发生发展起到了重要的推动作用。中国的儒、道、释对医学不采取排斥与压制的态度,特别是儒医成为我国医学史上的一支重要力量。道教的养生、炼丹也对我国医学的发展起了积极作用。佛教的传入,特别是隋唐年间传入的《龙树眼论》,对我国眼科学的发展起了促进作用。隋唐以后,我国的官方以及寺庙、道观,都曾经建立过医学校、病坊和药局,但是,它们都未能发展成为近代的医疗、教学机构。因此,从文化史角度来研究宗教对东西方医学的影响,也是一个值得研究的课题。

从文化史角度研究疾病史,发现疾病的发生发展不仅是自然过程,还有其深刻的社会文化背景。疾病的发生发展与人群生活的自然地域、宗教信仰、军旅征伐、商贸往来、人口迁移、道德风尚、家庭结构、人文风俗、文艺服饰等等人文因素密切相关。中世纪流行于全球的鼠疫、天花、麻风、霍乱、梅毒、疟疾、猩红热、斑疹伤寒等,很大程度上是由社会文化因素决定的。精神病患者的疾病现象,不仅是生物学上的表现,患者的精神意识也是其所处时代与环境的社会文化的折射。患者的感知、行为、幻觉与妄想,与民族文化、社会风俗、宗教信仰等社会因素关系密切。社会文化因素对精神疾病的产生以及诊治、预防等均起着不容忽视的作用。

中西医是东西方传统文化的特定产物。中国的表形文字与西语的拼音文字,形成了中医的形象思维与西医的逻辑思维。东西方不同的语言文字,对医学理论体系的形成、主体的观察、经验的积累、疾病的分类和命名都存在密切关系。因此,中西医不仅存在技术上的差别,而且存在着民族文化与语言文字上的差别。要了解中西医的特征与本质差别,必须跨文化从中西文化比较史的角度来研究。比较研究将会给各种医学以公正的评价,并对其存在的各种不同特征作出科学的解释,从而对过去的医学才能有更深的了解,对未来医学作出合理的预测。医学文化史的研究,将会给我们认识医学开辟一个新天地,并使我们获得全新的视角。

近年来,我国的一批中青年学者摆脱了医学史原有的框架与体系,开始从文化现象入手,采取多元化、多方位以及分析与综合相结合的方法来研究医学史。90年代以来,这批学者在多种刊物(《医学与哲学》等)发表了一系列文章,出版了多种具有开拓性的论著,其中有何裕民主编的《差异·困惑与选择》(此书结合对东西方文化背景的分析对中西医进行比较研究)、何裕民和张晔的《走出巫术丛林的中医》(此书从巫文化的角度研究巫术对中医的影响)、李良松和郭洪涛的《中国传统文化与医学》、马伯英的《中国医学文化史》、马伯英等的《中外医学文化交流史》、邱鸿钟的《医学与人类文化》等等。近来又有福建科学技术出版社正在编辑出版的一套《中华文化与中医学》丛书,这套丛书将阐释中医学与远古文化、周易、儒文化、道文化、佛学、兵家、文物学、饮食文化、传统美学、文学、艺术、天文学、象数、史学、典章制度、民族学及民俗学等之间的联系。近年来研究医学文化史几乎成为时尚,但是,要建立完整的医学文化史体系,其任务是十分艰巨的,非一代人所能完成的。

总之,开展医学文化史的研究,将会形成一个内涵丰富、外延广袤的医学史体系,这正是今后医史学研究的一个新方向。

本文发表于《中华医史杂志》1997 年第 27 卷第 4 期,第 193-194 页

（整理：王馨远　审校：周禹欣）

医 药 的 起 源

要探讨医药的起源,必须研究人类的起源。

关于人类诞生的地点,有单一起源说与多地区起源说。单一起源说认为现代人是在非洲形成的,大约在 15 万~30 万年前,人类走出非洲迁移到欧亚大陆,取代了原先生活在那里的直立人。20 世纪 80 年代以来,分子生物学家运用分子遗传学方法,证明世界各地人种是一个单一的统一体,现代人类祖先的基因库起源于非洲。我国学者陈竺院士的研究也得出同样的结论。多地区起源说认为现代人是亚、欧、非等地各自独立出现的。近几十年来,在中国各地发现了各种年代的古人类化石,建立了一条人类在中国土地上发展的进化链。贾兰坡院士认为中国是人类诞生地之一。但是,我国学者周国兴认为,要确立中国起源说,还需要更多的、系统的化石证据,现时下此结论为时尚早。

古猿是怎样变成人的?

从近几十年发掘出来的化石资料来看,人类的演化不是直线上升的,人类的谱系是呈枝杈繁多的灌木丛,原始的与进步的人类呈重叠现象,同时存在。古人类学家认为生活在距今 500 万年的南方古猿才是人类的直系祖先。古猿从树居生活下到地面,随后出现四肢分工到直立行走。古猿在很长一段时间内是使用天然物进行觅食和防卫的,之后经历了千万年时间,才逐步地进步到人工制造工具。长期以来,人们认为劳动是促进猿变成人的决定因素。当代学者认为,古猿变成人,有自然环境的变化,有自然选择、遗传变异等生物学因素,有社会群体劳动等社会因素,是众多内外因素综合的结果。人类演化过程中经历了南方古猿、能人、直立人、早期智人(古人)和晚期智人(新人)几个阶段。

南方古猿是处于从猿到人的过渡阶段的猿人,是一群社会化动物,他们能用手从事各种活动,使用自然物进行劳动,脑容量在 440~530 毫升,已具有初步意识,萌发了初步的"自觉的能动性"。能人约生活在 180 万年前,脑容量已达到 680 毫升,可能已有简单的语言能力和思维能力,他们已经开始使用和制造工具，在人类进化的分类位置上处于人属地位。人与动物的区别是人能制造工具，人类开始制作的石器工具是一些稍经敲打的简陋石器。旧石器时代的石器，大体可分为尖状器、砍砸器和刮削器三类。北京猿人已能根据不同用途制成不同类型的石制工具了。我国发现的古人化石有广东的马坝人、湖北的长阳人、山西的丁村人，当时已进入旧石器时代中期，丁村人制造的石器已有明显的专业分工，已发展成一种大型的以厚尖状器和砍砸器为主体的石器文化。我国发现的新人化石有广西的柳江人、四川的资阳人、内蒙古的河套人和北京周口店的山顶洞人，当时已进入到旧石器时代晚期。这时期石器的主要特征是用窄而长的石叶制成各式各样的工具和武器，制作的工具有矛和标枪、鱼叉和鱼钩，以及有眼的针。当时骨器有了相当大的发展，在山顶洞人遗址发现一端带孔的骨针，表明他们已能用兽皮缝制衣服。到了中石器时代，普遍使用细石器，出现了复合工具和弓箭。新石器时代是以磨制石器及陶器的发明与应用为标志，磨光石器的器型多样化，石器更加规整、光滑、锋利。当人类进入定居的农业和畜牧时代，出现了社会分工。大约距今五六千年前，我国进入父系氏族社会。到原始社会末期，生产力发展到一个新阶段，人类的劳动所获有了剩余，私有制便应运而生，氏族成员之间的财富分配出现了不平等，引起社会矛盾的激化，最终导致原始公社的解体，人类进入了阶级社会。

一、工具制造与早期的医疗活动

石器不但是生产劳动的工具，也是最早的医疗器械和外科手术刀。我国古代文献即有"以石刺病"的记载。早期的砭石，先民们用来热熨、按摩、切割痈肿、放血、叩击体表。石器时代先民们也曾应用骨针、竹针放血排脓。据考古发现，从旧石器到新石器时代，在欧洲、非洲、南美洲、北美洲和南太平洋区域的许多岛屿，均发现史前时期的钻孔颅骨，有的甚至多到 5 个单独的颅骨切开孔，其中有的病人钻孔后继续生存下来。经近人实验，用一件适当加工的石器，可以在 5～6 分钟内在颅骨上钻出一个洞来。古人进行颅骨钻孔，企图从颅内放出邪恶和恶魔来。

二、火的发明与医药

人类在距今 200 万年前的早期猿人阶段已经知道用火。我国考古工作者在西侯度文化地层中，以及元谋人、蓝田人、北京人遗址，均发现用火的遗迹。非洲肯尼亚切索旺扎(距今 140 万年)发现最早的炉灶遗址。北京猿人尚不知人工取火。旧石器时代中期的早期智人阶段,人类才发明人工取火的方法。击石取火可能是最早的人工取火方法,钻木取火可能和击石取火的历史一样悠久。

当人类发明人工取火以后,这对于人类自身的进化、健康的维护和最终脱离动物界,有着至关重要的影响。火的发明和使用,使人类征服黑夜、严寒和防止野兽侵袭,使人类能迁移到寒冷地区,扩大了生存领域。火可以驱赶、围歼野兽以及开垦荒地。火的发明与使用,推动了人类由生食走向熟食,使难以下咽的鱼鳖螺蛤成为人类的食物。火还可以对食物进行消毒灭菌,缩短消化食物的过程,减少疾病,增进健康和延长寿命。熟食促进人类的体质发育与大脑的进化。火的发明与应用,在人类卫生保健史上有着极为重要的意义。火是先民们最早的一种治疗方法。当先民们受寒、腹痛、关节酸疼时,可以用温热的石块、草灰等进行局部热敷,这是灸熨法的起源。近代鄂伦春族、藏族等兄弟民族,在身体的特定部位热敷以治疗风湿病和关节炎。当先民们将热能与药物和酒结合,这又可作为药熨治疗方法。至于中医用艾叶在经穴上施以热灸,这是较后年代的医疗方法了。

三、药物知识的起源

早期猿人的食性与猿类相同,主要以素食类食物为主,偶尔亦吃动物类食物。早期人类因对于自然界的极端无知和饥不择食,常会误食一些有毒的植物而产生呕吐、腹泻、昏迷等中毒反应,甚至引起死亡。经过无数次的尝试和经验积累,逐渐获得了一些辨别食物和毒物的知识。有的学者对这种"中毒识药说"提出疑问,认为"饥不择食"仅仅是形容人或动物在饥饿时不再挑剔而已,并没有包括进各种有毒之物;又认为自然界普遍存在的客观现象是因食物资源匮乏导致群体灭绝,或自相残杀,似乎看不到在这种情况下乱食有毒物品的例证。对于早期人类来说,从中毒得到的经验知识首先应该是"此物不可食"。人们知道,原始人群逐水草而居,当某地食物匮乏时,一般都迁移到食物丰富的地方去,不会群体灭绝。据考古学家的意见,猿人食人事件是经常发生的。近人观察黑猩猩也有同类相食的事。因中毒而获知"此物不可食",但也不能保证其他猿人不再误食。食物与毒物的界限不是绝对的。有些食物多食也能致病,毒物如果服食适量或加工得法,也能转害为利。早期人类误食的中毒事件是经常发生的,"食药同源"这无疑是早期人类获取药物知识的重要途径。尼安德人在演化过程中发生种群灭绝,但人类群体继续存在,在觅食过程获得药物的知识可得到积累与继承。当动物发生疾病时也会本能地服食某些草木,但这种本能不可能成为有意识的经验加以发展和提高。只有猿人进化到人类,经验才可以相互传授,知识才能获得积累和提高。当人类进入农耕时代以后,对植物有了进一步的认识,能更有意识地利用这类植物治病。继植物药之后,人类通过渔猎活动获得动物药的知识。进入畜牧时代以后,对动物的习性以及动物药的功能有了进一步的认识。至于矿物药的发现,这是原始社会末期的事,人们通过采矿和冶炼获得了矿物药知识。

有关伏羲氏、神农氏尝百草的传说是人类择食过程发现药物的生动反映。

四、陶器的发明与医药

新石器时代是以磨制石器及陶器的发明与应用为其标志的。陶器使原始人的生活发生了巨大的变化,人们有了较为固定的饮水盛食器具,而且可以制作熟食,促进了人体的健康和定居生活。经过仰韶文化和龙山文化的发展,陶器的制作有了细致的分工,其中炊器即发展到 10 余种之多,可以进行煮、炖蒸、烤、熏、烙、煎等方法加工烹调食物。进入农业社会以后,人类又知道栽培蔬菜,蔬菜成为人类食物的重要组成部分。

根据药食同源的观点,人们通过烹调制作出各种可口的主食和菜肴,而且发现了许多食物的药效。由于烹饪的发展,出现了专事烹饪的庖人(厨师)。相传伊尹创制汤剂,伊尹乃汤之厨师,反映汤剂的发明与烹饪有密切关系。伊尹说过"杨朴之姜,招摇之桂",姜、桂既是常用的调味品,也是常用的药物。商以前人们习用单味药,商代由于药物品种的增多和对疾病知识的加深,人们根据不同的病情选择多种药物配成复方,从而使生药转为熟药,由单味药转向复方药。

五、酒与医药

在自然界中,凡富含糖类的物质,受到酵母菌的作用,都会自然地生成酒。最早的酒应是水果发酵后形成的酒。畜牧时代人类将未饮完的畜奶贮于容器中,放置久了也能发酵成为奶酒。新石器时代以前,人们在无意中发现自然酿成的酒。只有当人类有意识地采用谷物酿酒,才能为人们提供大量的酒。

人类开始人工酿酒,可以上溯至距今六七千年前的新石器时代早期或中期,粮食生产的发展为酿酒提供了原料;制陶技术的进步为酿酒的发展做了技术上的准备。距今五六千年前的新石器时代中期的遗址中,发现了大量与酒酿造、贮存、加热、饮用等有关的用具。原始社会的酒是酒精度极低的连酒糟一起吃的醪糟。1974年河北藁城台西村商代遗址中发现制酒作坊,展示商代中期酿酒工艺已发展到相当的规模与水平。商代除酿制粮食酒外,还可能酿制果酒和药酒。甲骨文中有"鬯其酒"的记载,鬯是一种用黑黍和香草酿制的酒。

我国的文字"医"(醫)从"酉",可见酒与古代的医药有密切关系。《黄帝内经》记载用汤液、醪醴治病。《汉书·食货志》称"酒为百药之长",可见其对酒之推崇。

六、外治法的起源

远古时代,先民们生活艰苦,环境险恶,随时可能遭受猛兽、虫蛇的伤害。由于生活条件极差,意外伤害较多。氏族部落间的械斗,骨折创伤经常发生,当时人类伤亡率极高。

考古学家在古人类的化石上,可见到各种伤痕,如在北京猿人的头骨上见到由器械打击而产生的伤痕。山顶洞人的头骨上也见到器物打击的伤痕。在山东曲阜西夏侯新石器时代遗址的人骨上见到肱骨骨折后愈合的征象。江苏邳县大墩子新石器时代人骨上见到骨镞造成的箭伤。新石器时代人骨化石中,还见到骨质增生、骨性关节炎、口腔疾病等。

据民族学调查,处于原始阶段的民族已掌握了医治骨折、脱位和创伤的简单方法,可以做最简单的外科手术,会把坏牙拔掉,会治疗蛇咬伤、脓肿、伤风等疾病。有的民族已能采用按摩术、冷热水疗法、蒸汽浴、放血、洗肠等。随着生产工具的改进以及与疾病斗争经验的积累,先民们甚至用石刀施行剖宫产术、断肢术、穿耳鼻术、续骨固定术、阉割术及穿颅术。

七、宗教、巫术与医药

有人认为,医学从其开始便与宗教和巫术有着不可分割的联系,医学起源于巫术,最早的医生就是巫师,最早的治疗手段就是巫术。

从考古学发掘的资料来看,迄今尚未发现旧石器时代早期有关宗教的任何实物证据。北京猿人时期也未形成宗教观念。旧石器时代中期以后,人类的生产力有了一定的发展,开始有了自我意识,逐渐认识到许多自然现象和人们经济生活的联系。当时人类在强大的自然界面前,显得软弱无力,产生了在自然现象和物体的背后寻找某种超自然的力量的想法,从而对自然现象神化并加以崇拜,产生了宗教观念。在欧洲旧石器时代中期的尼安德人的遗址上,北京周口店山顶洞人的遗址上,均发现埋葬死者的墓葬。埋葬死人是灵魂崇拜的一种表现形式。随后在欧亚各地的旧石器晚期的遗址中,均发现宗教的遗迹。宗教并不是自古就有的,它是人类社会发展到一定阶段的社会意识形态。

人类最早的宗教是自然崇拜,他们无法制驭强大的自然力量,遂把那些与人类最有影响的自然物或自然力或对人类生活有利害关系的自然现象奉为崇拜对象。动植物崇拜或图腾崇拜,是先民们相信人与某种动物、植物或无生物之间有一种特殊的关系,于是把这些对象加以人格化或神化。灵魂、祖先、鬼神崇拜是古代人类对自身精神活动和机体活动的无知,以及对梦和生死的错误认识,认为有一种独立于肉体以外的灵魂存在。偶像崇拜是灵物崇拜的发展。后来人们的抽象力进一步提高,把原有各种神灵作用集中于一神之身,产生了一神教。人们的生产情况决定着原始宗教的崇拜形式、祈祷内容、牺牲的品类,与此相伴的各种宗教仪式都是随着人类的生产、生活的变化而变化的。

巫医的产生和巫术的盛行,是人类历史发展到一定阶段的产物。当时人们不理解疾病的原因,将病因归之于神灵鬼怪的作祟、祖先的惩罚或触犯了禁忌等,企图通过卜、筮诸法寻求征兆指示,通过超自然力的方法,以祈祷、祭祀等方式祈求祖先的宽恕、神灵的保佑,以禁咒、符箓来驱除鬼魔。巫医也用药物及其他治疗方法来治病。宗教巫术是人类历史中出现的文化现象,是原始人对人和自然关系的一种认识和探索,也是先民们最初的理性思维方式。宗教仪礼和巫术活动,是当时人类极为重要的文化活动与生活方式。在古代,巫术疗法曾是医学构成的组成部分。古代曾把医写成"毉",表明巫术曾经在某个时期中渗透到医疗活动中来。原始宗教产生之初,尚没有专业的巫师和巫医。新石器时代晚期,由于生产力的发展,有了剩余产品,出现了社会分工,从而产生了专事祈祷、祭祀的巫。巫师在从事宗教活动外,还参与政事活动;又因他们掌握某些医药知识,以巫术为人治病,因而造成医巫相混的局面。历史上确有一个阶段医学为宗教巫术所控制,但在巫师占统治地位的年代,在民间仍保留有许多朴素的医药经验。巫师们所采用的医疗方法,主要是人们在与疾病作斗争的实践过程中积累的知识。如果认为医学起源于巫,把医药发展中某个片段作为历史的全过程,那么就歪曲和颠倒了客观的历史过程,抹杀了医药的实践性和科学性。

自从有了人类就有人类的医疗活动。医药知识从开始起,便由生产所决定,医药知识是人类在生产劳动和与疾病作斗争的实践过程中积累起来的,随着生产力和生产工具的不断提高和改进,人类的医药知识也得到不断的发展与进步。

本文发表于《中华医史杂志》2000 年第 30 卷第 1 期,第 48-51 页

(整理:周禹欣　审校:王馨远)

优生学发展述评

一、优生学的前科学阶段

人类很早就注意到了优生问题，在原始部落中，对出生时有显著残疾的畸形婴儿，予以遗弃，任其死亡。在原始社会生产力极度低下时，不可能有多余的食物来扶养这类畸形儿，这种处理方式在当时被认为是合理的。先民们禁止在直系亲属之间通婚。我国春秋战国时代的典籍中，就有"男女同姓，其生不蕃"的说法。在古埃及和古印度教的教经中，记载着指导人们选择妻子和新郎的原则，要求择偶时不仅要身体健康，并要调查对方家族中有没有遗传病。在《摩奴法典》中写道："一位妇女生下的儿子，总是赋有他的生身父亲的特性，以及嫡亲儿子继承了他的父母或父母双方的坏特性，他永远也不可能避开他的血统。"在荷马的史诗《伊里亚特》及《奥德赛》等作品中，记载有贵族所具有的高贵门第的体质特征，如胆略、勇敢和才能都能遗传下去。为了保持这个阶级的纯洁性，贵族只限于在内部进行通婚。古代斯巴达族人在婴儿出世时用葡萄酒给其沐浴：若婴儿无恙，表示这孩子体质强壮，将其留下；若受不了这种处理，表示这孩子体弱，应予处死淘汰。他们通过这种方式"去劣存优"，以保持种族强盛。罗马教皇狄奥多西一世（Theodosius I）就曾严令禁止表亲结婚，违者判罪，甚至处死。犹太人的宗教律中禁止 43 种亲戚结婚，在《犹太教法典》中又增加了 26 种。古希腊哲学家柏拉图（Plato）在《理想国》中主张对婚姻关系加以干预，在生殖方面加以控制，还倡言将衰弱、有病或低能的个体予以处死，并禁止那些酗酒、淫乱、道德低下和体质衰弱的、有不治之症的人与优秀的臣民通婚，避免这些坏特性传给子代。

古人在经验基础上，提出了一些优生主张。由于当时的优生措施并不是建立在科学基础上，有些主张并不可取，有些对策带有阶级压迫的烙印。因此，在 19 世纪以前，优生学尚未成为一门科学。19 世纪以后，由于遗传学与进化论的建立,人们对遗传现象及其物质基础和规律性有了科学的认识。英国的高尔顿(Francis Galton,1822—1911)对这两方面进行了综合研究,从而开创了优生学的研究。

二、高尔顿与优生学的建立

英国的高尔顿是具有多方面才能并在许多领域作出过贡献的学者。他是达尔文的表弟,16 岁进入伯明翰综合医院学习医学,一年后到伦敦皇家学院继续学医。次年进入剑桥三一学院学习数学,随后他又回过头来做了短暂的医学研究。自父亲逝世后,他才得以摆脱由他父亲为他安排的事业。从此,他广泛涉猎各个科学领域,参加各项社会活动。他在地理学、气象学、统计学、指纹学、遗传学、心理学、优生学、人类学等方面均作出了开创性的贡献。其中最突出的成就并为人们记忆所及的乃是他在人类遗传学和优生学方面的工作。

高尔顿从事遗传学和优生学的研究,主要是被他的表兄查尔斯·达尔文发表《物种起源》(1859)而激发起来的。达尔文提出了以"自然选择"为基础的生物进化学说,他用自然选择、适者生存、生存竞争、优胜劣汰来解释生物界发展进化的规律。达尔文的进化论思想深深打动了高尔顿,促使他探究人类智能遗传等问题,旨在改善人类的遗传素质,以利促进社会的发展。

达尔文也曾关注优生学的研究,他晚年曾为自己与表妹埃玛结婚的遗传后代而懊恼不已。达尔文曾企图用植物的实验去证明"自然厌恶近亲授精"。1870 年他曾建议在人口普查中插入一些项目,以确定近亲通婚的有害后果。高尔顿则把达尔文的进化论直接应用于人类,并将人类学、心理学、遗传学、统计学等方面的研究结合在一起,对人类智能和遗传的关系进行了大量的研究,开创了一门新的学科——优生学。

高尔顿在 1883 年出版的《对人类才能及其发展的调查研究》一书的附注中,首创了"优生学"(eugenics)这个名词。高尔顿给优生学所下的定义是:"对于在社会控制下,全面地研究那些能够改善或损害后代体力或智力上的种族素质的各种动因。"他主张促使有优良或健全素质的人口增加,防止有不良素质的人口增加,以改进人类的素质。简言之,优生学是一门研究怎样改善人类遗传素质的学问。高尔顿建议运用遗传规律方面的知识研究优生学,调查古今各国各社会阶层的生育率;收集可靠资料以阐明一些家族之所以昌盛或衰退的因素;研究影响婚姻和婚姻制度的各种因素;广泛宣传优生学对于国家民族的重要性。

高尔顿是生物统计学的创立者,他把统计学和遗传学结合起来,提出遗传统计方法的两条原则。第一条原则为祖先遗传法则。他指出子代的遗传素质是受父母控制的,而父母的遗传素质是受祖父母影响与控制的,这种亲代的遗传特性,随着世代的繁衍而逐代降低,他在《自然的遗传》(1889)一书中提出一个遗传的数学理论:子代的遗传性 = 1/2 父母 + 1/4 祖父母 + 1/8 曾祖父母,他用数学术语来表达遗传规律,即子代的继承物 = 1/4P + 1/8PP + 1/16PPP(P = 亲代,PP = 祖父母或外祖父母,PPP = 曾祖父母或曾外祖父母)。第二条则称为回归法则。这个法则表明体质遗传的特性具有向中心回归的趋势。身高父母所生子女不如父母高,并逐代变化,最后趋于平均值;身矮父母所生子女要比父母高,但也逐代趋于平均值。他论证了人口的平均值是世代间"类型稳定性"的反映。他于1875 年用统计方法画出了最早的回归线,并首先应用"回归(regression)"这个名词。他又用量变表示两种性状之间的相互关系,提出了"相关指数",并以"R"作为"相关系数"的符号。

高尔顿进一步研究人类智力遗传,他认为人类在智力上是有差别的,他以受试人的考试分数作数量统计,得出这样的结果,即在一个群体中,超群出众的天才人物,与智能低下以至愚笨者的人数,大致是相等的,而大部分人是属于中等智力。

高尔顿为了探明遗传对人类智能的影响,他调查了 300 个人的家谱,其中包括法官、政治家、文学家、科学家、诗人、神学家等所谓的社会名流,他用统计分析方法,发现在某些家庭中杰出人物出现的概率很高。因此他断言人的特性是遗传制约的,"好"的后代一定有其"好"的遗传特性的亲代。他还调查了 30 个有艺术能力的家庭,他认为艺术能力也是遗传的。为了判定遗传与环境对人类智能的影响,他又搜集了 80 对同卵双生子来估量环境对人的影响。他注意到双生子具有相同的遗传结构;他发现双生子不仅比其他亲兄弟、姐妹在心理特点上更为相似,而且更易感染同样的疾病,甚至分离了若干时后却在同一天死亡等等。他据此推断人的体力、智力与心理特征是由遗传决定的。他并不否认环境对人的影响,早在 1875 年时,他就明确地把对人类的影响区分为先天和后天两部分,而且他确信同卵双生之间的差别必定是由环境所决定的。由于他证实了遗传对人类智能的重要作用,因此他鼓励富有天资者多生育,而主张有缺陷的人不要生育。为了实现这个目的,他认为人类种系像家畜一样,可由人工一代一代加以匹配,最终会产生天资极高的人种。

高尔顿发现在文明社会中有着与"自然淘汰法则"不一致的"逆淘汰"现象，他认为现代人类文明包括科学、技术、法律、宗教、伦理、道德等可能会创造这样的环境，在这种环境下，不仅一些被认为心身两健的"适者"能生存繁殖，同时一些被认为应属于被淘汰的弱者，也能得到生存甚至繁殖的机会。这样，势必导致有缺陷的人大量繁殖和有天赋的人的相对减少，从而增加人群中的不良遗传频率，最终严重地减弱了人类的遗传素质。与此同时，高尔顿强调了即使这种逆淘汰现象存在，基于文明社会实施的有效措施，也一定会改善人类的遗传素质。高尔顿企图从此确立一个新的生物学基础，以建设一个更适当的社会组织，因此这种优生学有一定的社会学意义。

高尔顿认为人体的缺陷和犯罪也具有遗传性。他发现在贵格会教徒中色盲的流行几乎相当于其余社会成员中的两倍。由于贵格会教徒出身五六代以前就过着与世隔绝的生活，结果导致贵格会教徒的原始家系很少有可能具有任何同喜好色彩有关的气质，因此，在他们之中比在其余人口中会出现更大比例的色盲（1883）。他又认为个人生来不仅具有颅骨和面貌的特征、天才或低能的差别，而且还具有内在的善恶的差别。

高尔顿研究心理学，瞩目于心理的遗传和种族的改善。他是个别差异心理学的创始人。他于1883年发表的《对人类才能及其发展的调查研究》，被认为是科学的个体心理学及心理测验的肇始。为了测量人类才能的差异，他发明了许多实用简便的心理测验的仪器和方法。他对内省心理学也有很大的贡献。他又用心理问卷法调查进行心理意象的研究，发现被试者的意象有很大的个别差异。他认为职业、年龄和性别与意象的差异有关，许多长于抽象思维的人往往缺乏视觉意象，而女子比男子、幼儿比老人的意象要强一些。他发现遗传对意象的相似性有一定的影响，兄弟姐妹间的相似性比随意选定的个人之间的相似性更大些。高尔顿断言心理特征与身体特征一样可以画出同样的常态分配曲线。

优生学建立时期正是生物科学（进化论、遗传学）取得长足进步的时期。然而，当时又是种族主义盛行时期，优生学因此蒙上了伪科学的阴影。后来优生学经历的种种波折与浮沉，则是因高尔顿建立该学科时已埋下了祸根。优生学一度走入歧途，它既有内在理论上的原因，又有外在的社会学原因。

高尔顿的优生理论，过分强调智能的遗传性。他声称"高贵"的家族遗传下来的是聪明智慧、身体健康、仪容美丽、道德高尚的遗传因子，而卑贱的家族遗传下来的则是愚昧、疾病、犯罪和低能。他错误地认为种族也有优劣，把阶级的差别和遗传混为一谈，使优生学被反动统治者所利用。1855 年法国种族主义者高比诺(J. A. Gobineau, 1816—1882)写了一本名叫《试论人类种族的不平等》，胡说什么白种人中的北欧金发的雅利安人是世界上最高等的种族，德国日耳曼种族的贵族是雅利安人的后裔；还说什么同一种族的内部，统治者、贵族是高等种族，下层劳动人民是劣等种族，等等。达尔文、高尔顿也都受了这种谬论的影响，发表了一些错误言论。

高尔顿强调人的遗传性，人们不能否认和忽视遗传的作用，但是遗传素质只是人的心理发展的生理前提，优秀人才固然有其遗传上的原因，但是，他们的成才与他们出生后的生活环境、教育以及社会实践有密切关系。人的素质是在社会实践中逐渐发育和成熟起来的，甚至有些素质上的缺陷还可以通过实践和学习得到不同程度的补偿，因此人的智能是先天遗传和后天的社会实践共同作用的结果。人的智能与种族或阶级更是风马牛不相及的，不同的种族与不同的阶级中，均可产生不同智能的人群。高尔顿强调遗传决定论，无疑是片面的、错误的。因此他的观点后来被法西斯主义者利用作为种族主义统治的理论工具，在某一时期遭到人们的批判与唾弃，这是优生学发展史上一段曲折的经历。

三、科学时期的优生学

进入 20 世纪前半世纪，优生学继续沿着两个方面发展。一方面由于生命科学的发展，使人们认识到发展优生学对改善人类素质、促进社会进步是十分必要的，从而引起各国政治家、科学家的广泛重视。另一方面，优生学中的伪科学成分被种族主义进一步歪曲利用，造成了更为严重的恶果，从而遭到世界各国人民的批判与唾弃。直到 20 世纪下半叶，由于遗传学、分子生物学的发展，奠定了优生学的理论基础，加上社会的进步与经济的发展，广大人民认识到优生学的重要性，推行优生政策。这对促进社会进步是十分重要的，使科学的优生学得到了健康的发展。

第二次世界大战时期，纳粹德国极度夸张优生学中的伪科学成分，大力推行反动的种族主义，希特勒叫嚷要创造一个雅利安"主宰民族"，他打着优生旗号，屠杀了 600 万犹太人，使优生学、优生运动和优生政策蒙受了巨大的耻辱。从而，人们对"优生"一词再也不敢问津。希特勒覆灭后，种族主义阴魂不散。第二次世界大战后，美国、英国种族主义者又打着优生旗号，"证明"白色人种盎格鲁撒克逊种族是"天之骄子"的民族，而黑人、印第安人则是劣等民族，叫嚣要对这些"劣等民族"实施种族隔离,要对他们实行强制性绝育手术,主张用饥饿、瘟疫来消灭他们。这批反动的种族主义分子的种种言行,严重地损害了优生学的声誉。

坚持科学立场的优生学家对种族主义分子的错误言行和罪行持严肃的批判态度。美国的鲁滨逊(Robinson W. J.)在 1916 年出版的《实用优生学》一书中撰写了一章"伪优生学者"。他尖锐地指出:"优生运动也一样,被狂妄的附和者所破坏了。""这些假优生学者与我们自然是无关的,并且我们对于他们的荒谬和过甚之处也毋庸负责。这些假优生学者的最坏处……反而延缓了真优生学的进步。"美国华盛顿大学的伊顿(John W. Eaton)为 1975 年版《美国大百科全书》所写的"优生学"条目中,就曾明确指出:"20 世纪的前 25 年,在优生运动中……的许多观点现在都应列入种族主义的。例如他们相信在不同的阶级和种族中,存在着天然的遗传上的优越者和低劣者。20 世纪初许多优生学家认为种族混合是危险的,可能会使他们所说的'纯种'变坏。现代的优生学家和遗传学家清楚地认识到,上述说法是毫无根据的。在育种实践中已有证据表明,遗传上不相似的个体间的混杂,倒可能是更有好处的。迄今人们已认识到,在社会经济的阶级和理想的遗传品质之间并没有什么密切的关系。"我国著名优生学者潘光旦教授在法西斯横行的 1939 年,撰写了《演化论与几个当代的问题》一文,明确地批判了纳粹反动政客的法西斯主义、种族主义的谬论。

日本学者木村资生在《从遗传学看人类的未来》(1974 年)一书中曾正确地指出:"优生学是达尔文的表弟高尔顿从理想主义出发提出来的,但一时被纳粹德国的非科学的、无人道的民族政策所滥用,因此优生学也就面目全非了。然而从以分子遗传学的发展为标志的近代生物学的革命和进步来看,在人类生活发生巨大变革的今天,对优生学问题应该从新的立场来重新加以认真研究。"由此可见,优生学的是非曲直越来越得到人们的理解。

苏联在 20 世纪 20 年代开始开展优生运动,并成立了优生学研究机构和优生学会,出版了优生学杂志。但为期不长,到 20 年代末,优生学被列为禁区。在 30 年代后,特别是 1948 年苏联农科院召开的"八月会议"以后,李森科主义者发动了对细胞遗传学的围剿,用行政命令强制推行李森科主义,禁止孟德尔-摩尔根学派,优生学随同遗传学被列为"反动的""为帝国主义服务"的伪科学,直到 1971 年重建了医学研究所。我国于 20 年代引进优生学,丁文江撰写的《谱牒与哲嗣学》中,宣传了优生学观点,介绍了高尔顿的优生理论。20 世纪 30 年代潘光旦发表多种论著,介绍与宣传优生学理论,同时进行优生学研究,提出节制生育、限制人口、禁止血缘相近的男女"内婚"和早婚,以及指出同姓、表亲结婚的害处等。但是在新中国成立初期,我国照搬苏联一套,也把优生学列为禁区,特别是十年浩劫时期,优生学与阶级、阶级斗争联系起来,更使我国科学工作者望而生畏。近一二十年来,随着遗传学的迅速发展,人们已从分子水平上认识遗传与变异现象,同时,随着我国人口政策的制定、计划生育运动的展开,提高人的遗传素质已被提到重要议程上来,优生运动也随之积极地开展起来。

20世纪前半时期,优生学的科学基础和技术基础得到了扩大与发展。人们终于搞清了近亲结婚的危害性,在一些国家明令禁止近亲结婚。绝育术出现了并被作为一种重要的优生措施(在日本称之为"优生手术")。在20世纪以前对绝育采取的是阉割术,而20世纪初以来则采取非阉割的绝育术(输精管结扎术、输卵管结扎术等)。这就可使一些不应生育后代的遗传病患者,得以结婚而又不必阉割,并且不致危及后代。许多国家制定了相关法律,美国有30个州立法准许或要求先天性智力薄弱者以及其他难以治愈的严重遗传性疾患的患者施行绝育手术。对于优生与计划生育的结合,人们曾有过不同意见的争论,但逐渐认识到对人口数量的控制与对人口质量的改善两者之间的内在关系,避孕计划生育与优生之间互相促进。人工授精作为一种积极的优生措施正在为人们加以研究,并给予推行。美国遗传学家缪勒(Muller H. J. ,1890—1967)曾提议让一些真正杰出的男性多次供应精子进行人工授精,产生大批遗传品质优良的后代;他还建议将人的精子冷冻贮存若干年后再使用,以便有足够的时间更客观地判断精子供应者的品质和适合性,或试图用非外科手术从出色的妇女体内抽出大量的卵子,在体外受精,再植入妇女体内。应用此法能否提高人口素质,抑或因重复应用同样基因导致人类基因库的单调,影响人类个体的多样化,从而降低了人类的遗传品质,引起人们的很大争议。但是,生殖细胞的冷冻和贮存、人工授精、体外受精和胚胎移植(试管婴儿),作为一种消极优生学措施,仍有其推行的价值,这可使那些有缺陷的精子或卵子的夫妇能生育正常的后代。人工流产术作为清除一些有问题的胚胎,也是一种重要的优生性手术。以上这些进展,扩大了优生学的科学成分,并构成了当代科学优生学的重要部分。

20世纪50年代以来,分子遗传学的进展,证明人类许多疾病是分子缺陷造成的。现已证明约有4 000种疾病与染色体和基因结构的缺陷有关。60年代至70年代之间,遗传咨询和产前诊断技术,使优生目标不仅可以通过社会措施在社会群体水平上得以实现,而且可以通过医疗措施,在每对夫妇个体生育水平上实现,使得父母可以借助于医学知识与技术以选择自身后代的遗传品质和先天品质。于是人们把遗传咨询、产前诊断和选择流产三者的结合称之为"新优生学"。

现代优生学是防止出生缺陷,提高出生素质的科学。出生缺陷包括遗传性、先天性、产伤性三类疾病,其防止措施除包括传统的优生措施以外,还包括婚前检查、孕期保健、产期保健、围产医学、环境保护等一系列措施。近年来将药物致畸、污染致畸、辐射致畸、病毒感染致畸、产伤致呆等新知识,补充到优生实践中来,大大扩展了优生学的科学基础。优生学是一门综合性很强的发展中的科学,可以划分为基础优生学、社会优生学、临床优生学、环境优生学四大部分。优生学需要生物医学与人文社会科学中的多个分支的共同配合,需要分子遗传学、人类遗传学、医学遗传学、行为遗传学、胚胎学、畸形学、实验生物学、妇产科学、围产医学、儿科学、精神病学、社会学、伦理学、人口学、法学等多学科的共同协作研究,同时需要整个社会的重视,使优生措施社会化、群众化,并用一系列政策法令和工作机构来加以保证。

人们从优生学的创立及其曲折的经历中,可以获得许多历史教益,要评判一门学科的科学性及其社会价值,并不能根据一时一人的某些言论来作结论,科学本身与社会实践在不断发展,人们的认识也在不断地提高与进步。高尔顿创立优生学的初创阶段,发现了一部分的真理,同时也发表了某些错误观点,后来曾经被种族主义者和法西斯分子歪曲利用。但是,人们不能因此全盘否定优生学的科学性,甚至将之一棍子打死,将其列入伪科学中去。自从进入 20 世纪下半世纪,优生学终于为人们所承认,加上社会发展的需要,优生学终于走出了困境,成为一门为人们所肯定的科学。当然,今后在推行优生学、优生运动和优生政策时,人们还会遇到一系列的科学和社会学上的问题,人们只有在不断的实践中加以创新与发展,才是对待任何科学的正确态度。

参考文献

[1] 阮芳赋.医学新论[M].哈尔滨:黑龙江科学技术出版社,1984:174-209.

[2] 阮芳赋.优生新知[M].北京:人民卫生出版社,1981:15-38.

[3] 艾钢阳.优生学[M]//中国大百科全书·现代文学.北京:中国大百科全书出版社,1993:1727-1729.

[4] 赵功民.遗传学与社会[M].沈阳:辽宁人民出版社,1986:189-236.

［5］钱信忠.医学小百科：优生［M］.天津：天津科学技术出版社,1983.

［6］潘光旦.优生原理［M］.天津：天津人民出版社,1981.

［7］E．G.波林.实验心理学史［M］.高学敷,译.北京：商务印书馆,1981.

［8］加德纳·墨菲,约瑟夫·柯瓦奇.近代心理学历史引导［M］.林方,王景和,译.北京：商务印书馆,1982：196.

本文发表于《南京医科大学学报》(社会科学版)2001 年第 1 期,第 54-58 页

（整理：周禹欣　审校：王馨远）

朊病毒的发现与流行

——疯牛病、克雅氏病

一、英国爆发疯牛病

1985 年 4 月在英国东南部的小镇阿什福德农场,在牛群中发生了一种怪病,在最初一段时间,病牛整日无精打采,随后又表现出烦躁不安、左右摇晃、肌肉震颤,不能保持平衡,步履踉跄,最后不能进食,口吐白沫,倒地不起死亡,从发病到死亡仅数周到数月。人们对这种从未见过的疾病甚感惊讶。1986 年英国兽医实验中心的病理学家发现病牛脑组织发生退行性病变,脑组织中有许多小孔,呈海绵状变化。到了 1987 年 12 月 15 日止,在 80 个农场发现了该种病牛。如果该病是传染性的,应该在相邻地区发生使多数乳牛患病,而该病在距离甚远的好几个郡的牛群中均发现了。1987 年夏,病理学家在牛的脑组织内,发现与羊瘙痒症有关的原纤维。1987 年 10 月,《兽医记录》期刊发表了第一份简短的报道,把这种牛的新疾病定义为"牛海绵状脑病",即所谓的"疯牛病"(Bovine Spongiform Encephalopathy,BSE)。

到了 1987 年底,疯牛病蔓延到英格兰与威尔士各地牛群,最早仅发现 420 头病牛,随后每月都有新的病牛发现。从 1986 年 11 月至 1995 年 5 月间,英国大约有 15 万头牛感染了这种病,然而在 1997 年 1 月至 10 月间,竟有 37 万头牛染上这种病。随后,疯牛病席卷了 31 个国家(地区),其中包括英国、爱尔兰、瑞士、法国、奥地利、比利时、卢森堡、荷兰、德国、芬兰、葡萄牙、丹麦、西班牙、斯洛伐克、阿曼、苏丹、马尔维纳斯群岛、列支敦士登、苏丹等。整个欧洲笼罩在一片恐慌中。这对于英国乃至整个欧洲的畜牧业来说,不啻是一场灾难。英国的牛肉产量降低到原来的一半。另外,屠宰业、炼油业、饲料产业、药物及化妆品等都受到不同程度的冲击。这一事件迫使欧盟决定禁止英国向欧盟和其他国家出口活牛、牛肉及牛制品,要求英国将 30 个月以上的肉牛全部杀掉并安全销毁,这一举措令英国每年损失 40 亿英镑,在短短几年时间里,使英国畜牧业遭到了致命的打击。

2001 年初,在与我国内蒙古自治区接壤的蒙古西部科布多省爆发了疯牛病。2001 年 9 月,日本东京东部一家农场也发现了疯牛病。2003 年,美国华盛顿州也发现了疯牛病。面对不断发生的疯牛病,人们确实感到了威胁。我国的畜牧业有很多种牛、种羊引进自欧洲国家,因此,我国必须提高警惕,加强海关检疫,防止疯牛病进入国门。

二、是什么原因造成疯牛病的流行?

是什么原因导致疯牛病在英国爆发?英国的中央兽医实验室的医生们最终查到了原因,主要是农场主给牛群喂食了患羊瘙痒病(scrapie)羊制成的骨肉粉制成的牛饲料(英国于 1975—1977 年间去非洲猎杀非洲羚羊,其中有患羊瘙痒病的羊制作的牛饲料)。在饲料加工厂的生产程序中,1981 年后,由于经济原因,英国动物饲料加工厂改变了加工方法,取消了两个破坏致病因子的关键步骤:①取消使用有机溶剂;②取消了长时间的高温(140℃)蒸气消毒,致使足够量的致病因子存在于动物饲料中,导致食用这类饲料的牛群发病。其他动物食用这些饲料也会患病。开始医学家认为羊瘙痒病不会传染给人,认为疯牛病也不会传染给人类,因此忽视了疯牛病对人类健康造成的威胁,从而忽视了被污染的牛源性食品、药品、化妆品,使之已不知不觉地进入了人类的生活当中。

当英国政府知道这种饲料是疯牛病的原因时,英国政府于 1988 年禁止在本国使用这些饲料,但是他们仍把这种"疯饲料"大量销往其他国家。据皇家关税和货物税局公布的数据显示:到 1989 年,英国向欧盟出口的"疯饲料"约 2.5 万吨,向欧洲以外的国家,大部分是中东和非洲国家出口约 7 000 吨。到 1991 年向第三世界出口多达 3 万吨。后来继续购买英国这种"疯饲料"的国家有捷克、尼日利亚、泰国、南非、肯尼亚、土耳其、斯里兰卡等。没有人知道这些国家用这种饲料喂养的牛中,有多少可能潜伏着疯牛病。这种致病源非常稳定,用普通的烹调温度无法将其杀死,甚至消毒、冷冻和干燥等处理方法也无法将其杀死。它的感染力特别强,一头牛只要食用了像胡椒粒那么小一丁点儿,就可感染疯牛病。1987 年英国农业部的官员已意识到疯牛病可能对人类健康造成影响,但是他们隐瞒了这个内情,未把这个问题告诉卫生部门。到了 20 世纪 90 年代的最初的 5 年,令人担忧的证据不断出现,疯牛病可以感染许多动物。1989 年,这类疯牛病的疾病在猫身上突然蔓延,使人们开始意识到在人类社会爆发这种疾病的先兆。严重的情况终于发生了,人们发现一种与疯牛病类似的克雅氏病①在人群中不断发生,而且是在年轻人中频频发生。1994—1995年英国先后发现10多名42岁以下的人感染克雅氏病,患者平均年龄为27岁,其中有一位年仅18岁的少女。2003年7月,英国已确诊132例变异型克雅氏病(Variant Creutzfeldt-Jakob Disease,vCJD),法国确诊6例,爱尔兰确诊1例,意大利1例,美国1例。研究证明,猫的海绵状脑病与人的变异型克雅氏病,都是食用染有致病因子的牛肉引起的,这才引起医学家们的警觉。1988年9月,科学家将疯牛病的脑组织接种到小鼠的大脑,证实了疯牛病具有跨种属传播的可能性,同时又证实了疯牛病可以通过口服的途径传染给小鼠。1996年3月,英国政府首次宣布疯牛病与人类的克雅氏病之间存在联系。

直到1996年3月,英国才在世界范围内停止出口这种"疯饲料"。尽管自1989年起,几种最可能感染人类的牛杂肉以及牛内脏均禁止用作食物,但以后的6年间,英国政府没有采取任何措施来确保屠宰场从牛的身体上剔除所有脑和脊髓等神经组织,而且用机器加工的牛肉残留有更多的传染性的致病媒介,并且可能在1995年以前使许多人受到感染。

为防止疯牛病传入我国,卫生部和国家质检总局发布公告:禁止进口(包括采用携带、邮寄等方式)和销售含有发生"疯牛病"国家或地区的牛羊及其神经组织、内脏、胎盘和血液(含提取物)等动物源性原料成分的化妆品,对于已进入我国含有发生"疯牛病"国家或地区牛羊动物源性原料成分的化妆品,有关企业应自行从市场上全部召回,最迟不得晚于2002年4月20日。

三、关于克雅氏病

在疯牛病发生以前,科学家已发现人类中的一种中枢神经系统变性疾病。1970年德国医师克罗伊茨费尔(Creutzfeldt)和雅各布(Jacob)发现了这类疾病,因以把它称为"克雅氏病"。克雅氏病,可分为传染性、散发性和遗传性三种类型,约有10%～15%的病人具有家族性常染色体型的遗传缺陷。传染性见于医院感染。克雅氏病常以散发方式遍及世界各地,发病率大约在百万分之一,潜伏期可长达10～15年。病人的症状是智能极度退化,呈现痴呆或神经错乱,视觉模糊,平衡障碍,肌肉萎缩,一旦发病,平均8～12个月内死亡,病人的大脑也发生海绵状变化。

———————————

① 克雅氏病通常发生在中老年人身上,发病率在百万分之一。

携带疯牛病毒和克雅氏病是否存在关联？伦敦圣玛丽医院的一个研究小组利用转基因鼠进行实验,发现疯牛病和克雅氏病与蛋白质变异有关,这种蛋白质可存在于正常的脑细胞里,却能够发生变异,当投喂这种受到变异细胞污染的食物,可以在动物之间发生传染。爱丁堡西区总医院对英国 10 例克雅氏病患者进行调查,认为他们染上此病与接触和进食携带疯牛病毒的肉有关。这是科学家第一次提出疯牛病极可能是人类发生克雅氏病的原因。这一结论,推翻了医学界长期以来认为疯牛病不太可能传染给人类的结论。1996 年英国科学家曾给两只恒河猴的脑内接种疯牛病的脑匀浆,150 周后猴子终于死亡,对猴子的脑组织检查发现,其与人类的克雅氏病死亡的脑组织有相似的病理变化。1996 年 8 月,英国一位验尸官宣布一位死于 1996 年 2 月名叫霍尔的男青年,经病理解剖证实其死于新型克雅氏病。霍尔生前喜食牛肉,特别是牛肉汉堡包,因而误食了大量疯牛肉。又有一系列事件表明,有的患病者偏爱食用汉堡包或有牧场接触史,也患上了克雅氏病。

1989 年,英国政府决定禁止用牛脑、脊髓、扁桃体、胸腺、脾、肠制作供人食用的食品。2000 年 10 月 26 日,英国政府发表《牛海绵状脑病调查报告》,确认其可传染给人。所谓新克雅氏病就是"人疯牛病"。2003 年底,美国、加拿大、日本等国都发现了疯牛病,引起了全世界的恐慌。科学家证明,克雅氏病死亡者的脑组织改变与疯牛病的脑组织几乎没有差别,病人与疯牛病的症状也极为相似。又,在 20 纪 50 年代和 60 年代,有的人因长得矮小注射生长激素以助长,无形中也感染了克雅氏病。

四、食尸部落中的库鲁病

究竟什么是导致疯牛病、克雅氏病的致病因子？

此话要回顾 20 世纪 50 年代美国的小儿科医师盖杜塞克(Gajdusek D. C., 1923—2008)发现了一种人类前所未知的疾病——**库鲁病**。

1957 年,盖杜塞克与澳大利亚小儿科医师吉布斯(Gibbs)率领一支小分队去大洋洲进行考察,在大洋洲的巴布亚新几内亚的高原上,生活着处于新石器时代的一个叫作弗雷(Fore)的土著部落,该部落流行一种骇人听闻的食尸风俗。该部落当一个族人死去后,为了悼念亡灵,传承他的智慧,亲友们会把死者的尸体分而食之。居民们用死者的血和内脏搽抹身体,随后分食死者的肉和脑子。参加食尸仪式主要以妇女与儿童为主(年幼者仅 4～5 岁,2/3 为少女),成年男性较少。一般男人享有特权,以吃死者的肌肉为多,妇女与儿童分食脑子,认为这样可以传承死者的智慧。因此，成年女性患病的占 45%，女：男比例为 15∶1。该部落中流行一种奇怪的疾病，最初病人感到头疼和关节疼，随后又出现行走困难，并伴随着肢体颤抖。该病发展到晚期，病人会丧失记忆，认不出家人和亲友，当地人称它为"库鲁病"。"库鲁"一词在当地的含义就是"害怕地颤抖"，因为病人会不由自主地发出笑声，又称它为"笑病"，人最后瘫痪死亡。弗雷部落原有 160 个村落，有 35 000 左右人口，几乎有 80%患者，整个民族陷于危亡之中。20 世纪 50 年代后期，在 WHO 和澳大利亚政府干预下，禁止食尸恶习，发病率逐年下降。1988 年死于库鲁病的仅有 6 人。近年来该病在 12 岁以下的儿童中基本消失。

盖杜塞克历尽艰辛，前后经过十二年的探索终于揭开了库鲁病发病的原因。最初，盖杜塞克认为库鲁病是一种感染性疾病，因为任何一种外来感染源侵入人体后，都会发生炎症反应和发热症状，并产生免疫反应，脑脊髓淋巴细胞增加，但是他检查库鲁病人，并不发生这类症状。进而他对死者的脑组织进行培养，始终没有找出致病的细菌与病毒。他认为，这是一种人类尚未认识的比病毒还小的病原体引起的，他将它命名为"慢病毒（slow virus）"。1966 年，盖杜塞克把死者的脑组织接种到猩猩和猴子身上，动物也发生了库鲁病，他又把库鲁病、羊瘙痒病、克雅氏病的脑组织滤液接种到猩猩和猴子身上，也发生同样的症状，因此证实羊瘙痒病、摩鲁病、克雅氏病可能是同类病原体所造成的疾病。

盖杜塞克因研究库鲁病及其病原体，获得 1976 年诺贝尔生理学或医学奖。

五、疯牛病、克雅氏病的病原体揭秘

美国医学家普鲁西纳（Stanley B. Prusiner）揭开了这个秘密。

普鲁西纳在 30 岁时救治了一个罕见的 60 岁患脑病的妇女，患者死后解剖发现其大脑呈海绵状变性，这种脑病叫克雅氏病（Creutzfeldt-Jakob Disease，CJD），发病率通常为百万分之一。后来他又研究羊瘙痒病。早在 1959 年一个名叫哈德劳（Hadlow W.I.）的学者就推断羊瘙痒病与库鲁病可能属于同一原因的病。普氏以研究羊瘙痒病为突破。他从 1972 年起以仓鼠为动物模型研究羊瘙痒病，他用核酸酶和蛋白酶来研究羊瘙痒病的羊脑组织，证实羊瘙痒病的病原体是一种蛋白质物质。他把这种蛋白质致病因子命名为感染性蛋白质，并提出蛋白质构象致病假说。

普鲁西纳将这种新发现的病原体称为"朊病毒（prion, scrapie form of the

prion protein，PrPSc)"，这种病原体既不是细菌也不是病毒，它不具有遗传性的基因物质——核酸，这是一种具有传染性的蛋白质颗粒，采用通常的杀灭细菌、病毒的物理、化学方法，均不能杀灭其致病性。据报道，人与动物的多种神经系统疾病，都是这类朊病毒造成的。人与动物病死后，脑组织发生相似的病理变化，即中枢神经系统呈海绵状变性，神经元发生淀粉样沉淀。朊病毒发生的疾病，潜伏期可以从几个月到几年，甚至长达30年之久，病人没有炎症反应，也不发热，或有任何特殊的免疫反应。一旦出现症状最多维持一年，几乎100%死亡。

普鲁西纳提出朊病毒这种致病的蛋白分子不包含核酸，在此之前，人类所知的致病原有细菌、病毒、立克次氏体、真菌与寄生虫，这些病原体均含有核糖核酸（DNA），根据现代生命科学，只有核糖核酸才能复制、繁殖自己，普鲁西纳的发现与现代分子生物学的基本信条（只有核酸才是传染和遗传的物质）相悖。普鲁西纳的发现，引起当代病毒学家的怀疑，反对者通过媒体对他进行口诛笔伐，并进行人身攻击。随着研究工作的进一步深入，他所提出的观点，终于获得了越来越多的学者认可。有一个学者海赛奥（Karan Hsiao）曾发现一个突变的朊蛋白基因，该基因可以引起家族性疾病，该基因在转基因鼠上复制了该病，表明朊蛋白可以致病；而反对者却没有找到否定蛋白致病的实验证据。到了20纪90年代，朊蛋白致病因子终于被科学界所接受与承认。

朊病毒是一种特殊的传染性蛋白颗粒，这种朊蛋白有两种结构：一种是正常形式的 PrPc（称为细胞型粒子蛋白）；另一种是致病形式的 PrPSc（称之为致病粒子蛋白），即朊病毒。这两种蛋白的分子量完全相同，具有相同的氨基酸，它在一级结构与正常细胞蛋白相同，只是在三级结构上（立体结构）存在差异。前者在人体神经元等细胞膜表面存在，当这类蛋白质结构上发生变化——结构转换错误折叠，这种无害的蛋白质便变成了有害的致病物质。这种异常的朊病毒（PrPSc）可以激发细胞内正常的脱蛋白（PrPc）转变成病毒（PrPSc）。这种致病蛋白质在细胞内沉积，最后导致脑细胞胀破形成空洞，发生淀粉样变性。这两种蛋白质的构型不同，其理化性质也不同。PrPSc 蛋白应用通常的物理化学方法均不能杀灭其活性。PrPc 在去污剂里可以被溶解，而 PrPSc 却呈不溶性；PrPc 容易被蛋白酶所消化，而 PrPSc 则对蛋白酶有抵抗作用。由朊病毒引起的疾病，统称为朊病毒病（prion diseases），表现为遗传性、感染性或散发性。其中，感染性朊病毒病，即传染性海绵状脑病（transmissible spongiform encephalopathies，TSEs），是引起人和动物脑组织渐进的空泡变性，导致人和动物神经系统功能紊乱并最终死亡的传染性海绵状脑病。这种病与任何传染病都不同,朊病毒不产生抗体,因此无法用常规免疫学方法对患者进行检测。国内外现有的几种朊病毒抗体,只能用于死后尸检或发病后活检。然后,朊病毒的最大特点之一是其超长的潜伏期,在牛中一般为 3~5 年,在人群中一般为 10 年,甚至更长期。无论人或动物在潜伏带毒期间,不仅不出现临床症状,也无任何血象和体征赖以诊断,而一旦出现症状,病程很短,通常在数月内无一幸免,全部死亡。

人们在很早以前就发现了一种动物的朊病毒病,早在 1732 年英国牧羊人发现一种可致绵羊死亡的疾病叫作羊瘙痒病,其症状有:共济失调、站立不稳、烦躁不安、奇痒难熬,最后瘫痪死亡。英国生物学家阿尔卑斯用放射处理破坏 DNA 和 RNA 后,发现其组织仍具有感染性,因以他认为羊瘙痒病的致病因子可能是蛋白质。由于这种推断不符合当时的一般认识,没有得到认同,甚至被视为异端邪说。以后陆续发现的水貂软化病、马和鹿以及猫的海绵状脑病,以及疯牛病和克雅氏病,都是这类蛋白质所造成的。

人的克雅氏病大多数是自发的,可能是 PrPc 基因突变引起的。遗传性克雅氏病,或者是由于 PrPc 自发转化成 PrPSc 引起的。人类的格斯特曼综合征(Gerstmann syndrome,GSS)、致死性家族型失眠症(fatal familial insomnia),或许早在胚胎时 PrPc 基因就发生突变了。在人朊病毒病中遗传性和传染性两者在病因学中的相对作用,颇令人困惑。在这些突变中有 5 个是先天的与人朊病毒病联系在一起的。死于遗传性朊病毒患者的脑中含有感染性朊病毒颗粒,科学家发现患这类脑病死亡的脑组织滤液可以传递给豚鼠和小鼠以及猿类和猴子,使这类动物发病,表明朊病毒既有遗传性,又有感染性。

普鲁西纳因发现朊病毒,提出蛋白质传染粒子学说,获得了 1997 年诺贝尔生理学或医学奖。据目前所知,由朊病毒引起的人畜共患传染病约有 30 余种,其中包括人类的克雅氏病、库鲁病、格斯特曼综合征、致死性家族型失眠症。这种异常的朊病毒可以通过遗传出现遗传性克雅氏病。动物的朊病毒病包括:疯牛病、绵羊瘙痒病、山羊瘙痒病、传染性水貂脑病、麋鹿慢性消耗病、猫海绵脑病以及有蹄类动物的脑病,甚至可以引起美洲狮、猎豹、豹猫、虎等动物发生脑病。这种异常的朊病毒可以通过遗传出现遗传性克雅氏病。

朊病毒有很强的传染性,且难以灭活,用普通的烹调温度无法将其杀死,甚至连消毒、冷冻和干燥也无法将其杀死。带有特殊的蛋白颗粒,可以通过角膜移植传染给正常人体,也可通过外科、牙科等手术传染。医生施用经过高压消毒的手术器械为病人做手术，也能将这类致命的朊病毒传染给被手术者。克雅氏病可经医疗仪器传染，即使经过消毒处理，仍具有传染性。据报道，将为克雅氏病人做过的电极检测后用于另两位年轻人，导致这两个年轻人也发生克雅氏病。这个电极在两年以后，虽经三次清洁和重复酒精与甲酸蒸气消毒仍具有传染性。把此电极植于一只黑猩猩的大脑皮质，18个月以后，此猩猩发病，产生克雅氏病症状。这一实验再次证明朊病毒难以灭活，且有极强的传染性。[1]

人的克雅氏病与疯牛病，已经成为世界性公害。由于该病发病后，几乎100%死亡，因此对于疯牛病以及各种克雅氏病的控制，特别是医源性克雅氏病和变性克雅氏病的预防和控制，已经成为国际范围内重要的公共卫生问题。我国医学家董小平和他的同事依照国际规范成功地建立了国内唯一的样品库，为进行相关检测技术方法的评估提供了物质基础，并完成了有关试剂盒的研制，检测符合率达到100%。

中国预防医学科学院洪涛院士早在20世纪80年代在其实验室就开展了朊病毒研究，并倡导成立了20个省市30个单位参加的全国朊病毒研究协作网。1998年，经侯云德、洪涛、曾毅、高守一4位院士联合提议，朊病毒研究被列入国家"863"研究课题，并获得国家自然科学基金的资助。1999年，该院病毒研究所正式成立人朊病毒检测中心，科研人员对朊病毒和朊病毒病进行了多项基础应用与基础研究，建立了有自己知识产权的多项诊断方法，可分别从血液、脑组织标本中进行朊病毒诊断，并已用于临床。

疯牛病有没有彻底消灭？绝对没有！

据最新消息，巴西政府2021年9月4日发布公告，巴西发现2例疯牛病，分别发生在巴西米纳斯吉拉斯州和马托格罗索州。巴西政府已正式向世界动物卫生组织通报上述病例，相关牧场已被隔离。中国是巴西牛肉重要的出口市场，基于巴西与中国国家市场监督管理总局签署的卫生协议，巴西农业部决定自2021年9月4日起暂停对华牛肉出口，直至中国有关部门完成相关评估。除巴西出现疯牛病案例，其他国家是否存在尚未检测到的疯牛病事例，应该引起国人的高度警惕。

本文原以《人牛大战——疯牛病：切不可掉以轻心》为题发表于《祝您健康》2001年第4期，2022年补充修订

（整理：姜海婷　审校：张纲）

---

① 洪涛.传染性与非传染性痴呆——朊病毒病与阿尔兹海默病.科学出版社,2011：39.

关于人类基因组解读计划的某些思考

基因组图谱的完成,目前仅仅是测定了 30 亿个核苷酸的排列顺序,随后更主要的、更艰巨的工作是解读、破译这些基因的结构与功能,以及基因之间的相互关系与调控作用,也即是要解读基因编译的蛋白质清单。人类基因组图谱的测序工作,仅仅是了解人类基因的共性,对人与人之间的基因差异以及基因变异的研究,发现变异的疾病基因,通过分析这些特定的变异基因来诊断疾病或预测疾病的发生,将是今后更艰巨的任务。

一、基因功能问题

人类究竟有多少个基因,开始认为有 10 万个基因,后来一度估计有 14 万个,当人们测定了基因组序列后,最后认为有 3 万多个基因,仅比线虫、果蝇多 1 万多个基因。特别令人震惊的是中国科学家于 2002 年完成的水稻基因组的测序,发现水稻有 4.6 万~5.5 万个基因,竟然比人类的基因组还多。学者们认为,低级生物的基因功能非常单一,基因的协同能力比较差,植物体内蛋白质的多样性,主要依赖于多种基因来复制。为了适应外部环境,水稻需要大量的基因来补偿。但是人类的基因具有多功能特性,每个基因的核苷酸序列可以重新组合搭配,通过基因选择性切割,可以制造多种蛋白质,因此人类 3 万多个基因却能制造 40 多万个甚至更多的蛋白质。由于人类基因具有多功能性,要完成一个生物学反应,只要通过一个基因或少数基因即能完成。另外,人类不是靠"自我开发"新基因来获取新功能,而是通过重新编排或扩充已有可靠资源来达到"创新"的目的。

人类基因的多功能性改变了科学家原先的认识:一种基因与一种疾病有关,因此,今后用于诊断疾病的基因检测将被蛋白质的检测所代替。蛋白质是生物功能的"执行者",因此,在今后诊断疾病中,测定蛋白质将是主攻方向。

人类基因组出乎意料远较原先估计的少,与蛋白质编码无关的非编码序列却达人类基因组序列的 98%,有人将这些与蛋白质合成无关的核苷酸称之为"垃圾"! 如此巨大的信息量难道真是无用的"垃圾"? 这是值得商榷的,或许在这些"垃圾"中正潜藏着目前未为人知的功能。

人们从探索大脑功能定位的历程中获得许多启发。19 世纪中叶法国医生 P. 布罗卡(Broca P.)发现左额叶的语言中枢以后,掀起了研究大脑功能定位的热潮。20 世纪 50 年代,加拿大外科医生彭菲尔德(Penfield W. G.,1891—1976)用电流刺激大脑皮层的不同部位,绘出了大脑皮层的感觉区和运动区的机能定位,于是人们企图把全部大脑机能定位图一一表现出来。结果人们发现有明确功能的投射区仅占大脑皮质的 1/4,仍有很大部分皮质没有明确的分工,后来人们发现这些区域属于联合区。联合区对人类的智能具有十分重要的作用。脑的记忆与成百万的机能区相互联系,感觉中枢彼此之间及其与运动中枢存在无数的连接。如果破坏大脑半球视觉投射区,可以引起器质性全盲。如果限于损害纹状旁区(第一联合区)时,受害者可以看得见,但不能认知或确认他所看见的是什么,这称之为心理盲。如果纹状周围区(第二联合区)遭到损害,人可能不会在认知客体上发生困难,不过当客体不在时,是不能把它的形象回忆出来的。这时,病人不能把印刷或书写的词跟任何意义联系起来。当第二视觉联合区机能缺失时,通常称为字词盲,即是所谓感觉性失语症(言语缺失)的一种。由此可见,大脑的功能投射区必须在联合区的协同下,才能发挥人类的智能活动。

推此及彼,联想到占基因组图谱中 2%的编码区或许正是在 98%的非编码区的协同作用下才能完成生命功能。这些非编码区或许在生命进化、胎生发育、突变过程以及在蛋白质的编码、协调蛋白质之间的关系方面,起有重要的作用。否则,生命进化过程中要储备 98%的无用"垃圾",实在难以令人理解。我国基因组研究中心主任首席科学家杨焕明认为,遗传密码有广义与狭义两种。人类基因组计划开始于 1990 年 10 月,仅仅经过 10 年时间,特别是近 5 年内,取得了巨大的进展,至 2001 年 2 月宣布完成了基因组图谱的测序工作,但这仅仅是完成了狭义密码的解读工作,而要解读广义的遗传密码,或许要比完成狭义的遗传密码图需要更多的时间,需要付出更艰巨的劳动,其中的奥秘或许永无穷尽。

基因图谱中的非编码区,早在 20 世纪 70 年代罗伯茨(Roberts R.,1943—)与夏普(Sharp P.,1944—)已经发现。这两位诺贝尔奖奖金获得者发现基因中的遗传信息是以不连续方式排列的,他们称之为断裂基因(split gene),在此以前,科学家把基因认为是一个连续体。断裂基因主要由外显子(exon)和内含子

(intron)构成。外显子是编码顺序,具有合成蛋白质的功能,内含子则是非编码顺序。内含子和外显子相间排列,复制时一起被转录下来,当 RNA 在转录过程中,将内含子剪切掉,把外显子连接起来形成成熟的 mRNA,作为合成蛋白质模板。间断的基因结构是真核生物中最常见的结构,它存在于各种生物中,从酵母、植物到动物和人。断裂基因的发现对生物学基础研究有十分重要的意义。基因的剪接机制在传递遗传信息过程中是通用模式,而且在生物进化中起着重要的作用,为产生新的生物功能提供极好的机制。内含子的存在在进化上是有益的,通过把外显子隔开,可以加快两个等位基因的不同外显子聚集有益突变的速率。另一方面,基因突变是基因复制时结构或功能上发生了错误的变异,如果核苷酸上每一微小变化都可导致生物个体在结构和功能上的改变,这对生物个体的生存以及种系的存在是极为不利的。因此,基因组中存在大量的与蛋白质编码无关的核苷酸,这种结构实际上起到了缓冲作用,既可容许基因不断的变异,又可以保持物种的相对稳定性,又可维护个体生命的存在。罗伯茨与夏普又指出:大多数现存基因都是从少数几个祖先基因通过重复进化而来的。通过"独立"的重复,会产生两个隔开而又相同的基因。一个拷贝发生突变便产生一种新的蛋白质,而另一个拷贝仍专司原来的蛋白质,这样就扩充了生物体的蛋白质库。在许多情况下,生物体通过选择剪接以调节基因表达,产生不同的蛋白质,以适应环境变化。

人体有 30 亿个核苷酸,如果其中的 2% 的基因是制造氨基酸的遗传指令,那么 98% 的核苷酸在调控人体发育方面当有其重要功能。美国塞莱拉基因小组的总裁文特尔(Venter C.)这样指出,有 40% 的基因功能神秘莫测,不为人知,将来不仅要了解单个基因的作用,而且还要回答更为复杂的问题:基因如何协同作用,如何对它们的活动加以控制,它们产生的蛋白质如何相互作用,等等,这些均是今后需要研究的领域。

人们发现人体基因组中的原癌基因也是断裂基因,内有内含子。细胞原癌基因中的内含子在转变成病毒原癌基因后竟不存在,而当这些病毒再次感染动物和人体时,就可以将这些原癌基因插入到细胞基因中,使宿主细胞发生癌变。因此研究人体基因组的原癌基因中的内含子(这是一种单拷贝序列),对揭开癌症起因具有十分重要的意义。

根据现代非达尔文的分子进化理论,对于基因组结构中存在的这种现象,也能给予解释。20 世纪 60 年代末,日本的木村(Kimura)、美国的金与朱克斯

(King and Jukes)提出的"分子进化中性论",认为生物进化的主要原因是基因突变。一个由一百个氨基酸组成的多肽链,大约每 $28×106$ 年发生一个氨基酸置换。这种置换率尽管对每一条多肽链来说是很低的,但是对整个基因组来说,突变率还是很高的。这种从分子水平上的置换与蛋白体功能的改变没有直接联系,因此这种突变不会被自然选择所淘汰。这种分子水平上的突变是经常发生的、大量存在的,而且是中性的,并没有受到自然选择的压力,这种中性突变的长期积累,造成了生物大分子的进化。在三联体遗传密码中,例如 UUU 和 UUC 都能翻译成苯丙氨酸,CCC、CCU、CCA、CCG 都是脯氨酸的密码子,因此第三个字符的改变,并不改变原来的氨基酸组成,这种核苷酸的突变叫同义突变。即使个别或部分氨基酸被其他氨基酸置换或缺失,并不意味着它的功能会被改变或丧失,这种突变被称为同功突变。例如人体血红蛋白的变异体多达 94 种,但仅有镰刀形红细胞贫血症少数几种变异出现携氧障碍。罗伯茨发现的断裂基因,其中含有大量的内含子,如果突变发生在内含子上,它们对基因的转录和 mRNA 的翻译不造成任何影响。此外,在真核基因中具有多份拷贝,称为重复基因,这些数目巨大的基因中,即使出现个别功能性突变,对于细胞履行各自的功能,几乎不产生什么影响。

现代分子进化论并没有否认自然选择在表型水平上的作用,中性突变是通过遗传漂变在种群内传播的,这种突变所引起的进化的途径和方向不是必然的,而是随机的。但是,任何变异对环境都有选择性,都要经受环境的自然选择,随着环境一定方向变化,生物的进化也就有了一定的方向。偶然的突变被纳入必然的进化轨道,基因水平上进化程度几乎是一定的,例如血红蛋白平均每年进化速度几乎是一定的,这就导致各种生物种系血红蛋白的多样性。非达尔文主义者认为:在机体内执行重要功能的制约的大分子进化速度小,功能不重要的分子进化速度快,就大部分突变来说,既不好也不坏,是中性的。这对个体生命及种群的存在是十分重要的。如果说任何分子突变均会涉及重要功能,不仅使个体可以随时死亡,而且也会使物体的遗传性不能保持相对稳定性。从当今基因组中发现大量与蛋白质编码无关的核苷酸序列,表明这正是生命进化中重要的机制。

二、基因治疗问题

当我们一旦知道了基因造成患病的确切信息后,我们可以用某种药物来处理这个基因,或者用某种为此目的设计的病毒,甚至可以将一段正确的信息移植或取代这个缺陷基因,以此来治疗疾病。在这里不禁令人想起魏尔啸(Virchow R.)发表《细胞病理学》以后,在整个 20 世纪,细胞病理学成为统治临床医学的主导思想。既然细胞的病理变化是疾病的原因,那么只要祛除局部的病变细胞,或用物理学、化学或生物学的方法消除致病因素,就能达到治疗的目的。细胞病理观在推动 20 世纪医学发展方面曾经发挥了巨大的作用,但是,局部病变是整个机体的病理反应,仅仅消除局部的病变,不改变整体状态,并不能从根本上解决整体的病变。因此到了 20 世纪下半叶,医学界已经看到了这种思想方法的局限性。人们如果把思路从细胞层次引申到分子层次,从方法论来看,同样存在局部论的偏颇。如果人们仍然循着这种思路来指导 21 世纪的临床医学,今后的发展前景也是值得人们深思的。

随着基因密码的破译,如果认为消除致病基因,就能立刻解决一切基因的治疗问题,这似乎是过于简单化的想法。即使对于单基因病,要达到治疗目的,难度也是十分艰巨的。到目前为止,导入基因缺乏理想的载体与理想的靶细胞。导入的基因的表达目前尚无法调控,这些导入基因能否正常地发挥作用,难以预料,有可能适得其反,造成严重的不良后果。要求每个靶细胞只整合一个拷贝的基因,同时应有相当比例细胞导入的基因得到表达,要做到这点困难还不少。例如,科学家早在 1989 年就发现了囊性纤维变性的致病基因,但至今仍然没有人可以通过药物手段来纠正这一基因缺陷。对于多基因疾病,难度就更大了。哈佛大学医学院华裔教授刘宗正研究表明,人类有 2.6 万多个基因与心血管系统有关,约占人类所有基因的 3/4,而这些基因的病变是长期以来与人类生存环境、生活习惯以及所受的文化教育不同的原因所导致的基因病变,因此企图通过一种手段或少数药物来治愈这类疾病几乎是不可能的。人类大约有 3% 是单基因缺损引起的疾病,而对许多人体易感病将涉及许多基因,每个人都至少带有 5~10 个可能在适当环境中发病的基因,要纠正这么多的基因缺陷,绝不像焊接水管那么简单。临床实践证明,人体中的生物大分子基因不是孤立的,它处于多重关系网中,其正常与异常的状态都是这些关系网的作用结果,如果不能有效地调节和控制这些关系网,就不可有效地调节和控制分子和基因。现有的基因治疗证明,外源基因不但受到机体的排斥,而且在细胞内的作用过程难以控制。如果不弄清并掌握机体和细胞对基因的作用机制,就难有成功的基因治疗。对单基因疾病的治疗尚难实现有效的调控,而对多基因疾病的治疗则困难更大。目前的基因治疗表明,常用的基因导入方法如化学介导法、显微镜注射法、电穿孔法都有一个共同的不足之处,即导入受体细胞的目的基因片段和目的基因片段整合到受体细胞基因组的效率不高。病毒载体导入法被认为是最有前途的基因转移技术,一般多使用反转录病毒和腺病毒作载体。反转录酶虽具有将基因整合到宿主细胞基因组的能力,但是它自身含有病毒蛋白及癌基因,就有使宿主细胞感染病毒和癌变的危险。反转录病毒的缺点还有转染效率低,癌病毒所携带或产生的病毒蛋白可诱发机体局部炎性反应及全身免疫反应,安全性难以预料。目前人们对导入基因的表达尚无法调控,这些导入的基因能否正常地发挥作用难以预料。如果该基因一旦被插入到错误的位置上,其后果将不堪设想,当插入位置附近的基因功能受到严重的干扰,甚至可产生癌症或其他疾病。而且作为载体的病毒会不会重组出新的传染性病毒?面对这些风险,很多人一直认为对基因治疗应该持谨慎的态度。当人们对多基因遗传病的基因基础知之不多时,企图用基因疗法来治疗多基因疾病,对之切不可抱过高的期望。

毫无疑问,今后在基因治疗领域将会取得一系列突破;但是,人们千万不要盲目乐观,认为今后基因治疗能解决所有的临床治疗问题。医学家如能采取正确的态度,或许能在未来医学领域中取得更大的成果。

本文发表于《医学与哲学》2002年第23卷第11期第28-30页

(整理:彭澜　审校:潘依琳)

生殖技术革命及其疑难

人类的生存繁衍一直是由自然生殖决定的。男女结合后的性交、输卵管受精、植入子宫、子宫内妊娠以及之后的婴儿出生,是人类自然生殖的基本过程。然而,医学科技的发展,使人类有可能自觉控制自身的繁殖,以维持人口的数量和提高人种的质量。现代的生殖技术打破了人类的自然繁衍的连续过程,超越了这一自然的垄断方式。

一、生殖技术与生殖革命

生殖技术(Reproductive technology)是指用现代生物医学知识、技术及方法来代替自然的人类生殖过程的某一步骤或全部步骤的手段。现代生殖技术有三种:人工授精(Artificial insemination, AI)、体外受精(In vitro fertilization, IVF)和无性繁殖(Clone,即克隆)。人工授精是用非性交的方法,将精子置入女性生殖道内,任精子与卵子自然结合,以达到妊娠的目的。按照精液的来源,人工授精可分为供精人工授精(又称"异源人工授精",Artificial Insemination by Donor,AID)与夫精人工授精(又称"同源人工授精",Artificial Insemination by Husband,AIH),按照精液的使用方法可分为冷冻精液与新鲜精液两种。体外受精是用人工办法取卵,使其与精子在试管内结合成受精卵或胚胎,再将受精卵或胚胎移植到子宫内,使其着床妊娠的技术。用体外受精培育出来的婴儿通常被称为"试管婴儿"。无性繁殖则是用简单的、低等生物生殖方式来繁殖高等动物甚至人类,这种方法几乎完全放弃了人类自然生殖的所有形式和过程。

现代生殖技术的进步,无疑是生殖医学领域中的一场革命。据世界卫生组织报告,全世界育龄夫妇中约有 5%～15% 是不育症患者,其中男性不育占 1/3～1/2,而且有逐年增加的趋势。据报道,欧美国家男性精子质量明显下降,20 世纪 40 年代每次排精精液量有 3.4 mL,至 90 年代则下降到 2.75 mL,含精子量从 3.84 亿下降到 1.8 亿,由于生态环境破坏、有毒化学品的污染、辐射加上酗酒、吸烟等不良生活习惯,以及男性睾丸癌患者的急剧增加,大多数男子的精子质量下降。据报道,我国育龄妇女中,约有 255 万人患有不育症;又据美国国家卫生统计中心统计,在已婚的 15～44 岁妇女中,约有 50%患者有不同程度的不育症,主要表现为排卵功能障碍、输卵管阻塞或损伤、宫颈黏膜异常、子宫病变等。据统计,在美国每 12 对夫妇中就有一对不能生育;在中国育龄男女中不育患者约占 2%～6%。① 生殖技术的发展与应用,为解决不育问题开辟了新的途径。人工生殖技术不仅给不育症患者带来了福音,而且可以使遗传病患者避免自己的悲剧重现于后代。从这个意义上说,生殖技术可使人类通过科学技术有意识地达成自己的正常愿望和理想,并使人类的生殖和繁衍更加科学和有规律,从而根除疾病、保证优生。

人工授精为遗传病患者培养健康后代,又能为优生学服务。如果夫妇都是隐性遗传病同一致病基因携带者(杂合子),他们生育的孩子发生遗传病(纯合子)的概率为 1/4。如果丈夫是某种显性遗传病的患者,那么他们出生的患儿的概率则为 1/2。运用异源人工授精,可以获得健康、理想的后代。人工授精可以为计划生育服务,为男性绝育者提供生殖保险,在做绝育手术前将精子预存在精子库保存,可以免除男性的后顾之忧,使计划生育政策有了科学的保障。

体外受精是帮助不育妇女生育的有效办法,把受精过程转移到体外的试管中进行,使输卵管阻塞的妇女有了生育孩子的可能。如妻子患有严重的遗传病,则可以采用丈夫的精子与供体的卵子在试管中受精,然后再植入妻子子宫内受孕,从而获得健康的血缘后代。体外授精为男性少精症患者带来希望。因为男性精子缺乏者很难自然受精,按自然生殖过程需要 2 亿～3 亿精子才能受孕,而体外授精只需 5 000～10 000 个精子就可以受孕,解决了不育夫妇的生育问题。

由于试管婴儿成功率达 20%以上,因此这项技术在很多国家蓬勃地开展起来。据统计自第二次世界大战以来,在美国至少已有 100 万个孩子是通过人工授精的方法出生的。北京医科大学从 1988 年 3 月制作成功中国第一个试管婴儿,迄今试管婴儿的成功率已达到 20%,最高可达到 30%,已达到世界水平。

二、人工授精的伦理诘辨

生殖技术的应用为广大不育夫妇带来了希望,为优生学研究提供了技术,为计划生育的实施增加了保证。但是,生殖技术使人类的生殖在时间和空间上都

---

① 高崇明,张爱琴.生物伦理学[M].北京:北京大学出版社,1999:66.

脱离了人体,从而改变了人们传统的自然生殖的生育观念。因此它在一开始就受到了传统道德观念以及政治、法律与宗教的阻挠和束缚。

生殖技术切断了婚姻与生育的联系,切断了生育与性行为的联系。同源人工授精除解决不育问题外,用冷冻技术贮备的精液,是否应允许失去丈夫的寡妇继续用丈夫的精子孕育后代?寡妇用丈夫的精液生育的后代,尽管使用的是丈夫的遗传基因,在传统氛围下,仍会遭受巨大的舆论压力,加上孩子生活在这种单亲家庭中,对于两代人的心理健康均不利。这样诞生的婴儿在遗产继承上是否同丈夫生前出生的孩子一样,享有同等权利?传统的继承法并不承认被继承人死亡之时不存在的后代(不含遗腹子)享有继承权。

异源人工授精,采用了非婚姻关系的另一男性的精子,更加引起了传统伦理道德的强烈谴责,继而产生了一系列法律问题,甚至还出现了丈夫以妻子接受了供精者的精子,就是与第三者通奸的行为,并以此为理由要求离婚的事件。事实上异源人工授精不能与通奸相提并论,因为在实际应用中,供精者的受体并不与供精者本身相接触,并不发生性行为,且在实施供精技术中,实行互盲原则,即医生与供精者互盲,供精者与受精者互盲,因此这与通奸是风马牛不相及的。

异源人工授精将会影响到传统的血缘关系,后代基因的改变使传统的"传宗接代"彻底失去了意义。异源人工授精使用了另一男子的精子,使父亲与新生儿并无血缘关系,只是养育关系。由此提出了什么是父亲的问题。"异源"使生物(或遗传)父亲同社会父亲分离,甚至使父亲角色同丈夫角色分离。从权利与义务相统一的观点看,应当承认进行异体人工授精妇女的丈夫为孩子的合法父亲。美国已有 25 个州作出了类似的法律规定。为他人妻子提供精液作人工授精的男子不是孩子的合法父亲,不享有对孩子的权利和义务。

采用异源人工授精生育的孩子,一旦夫妻婚姻关系破裂,将给丈夫收养孩子造成困难,在注重血缘关系的传统势力较顽固的地区出现纠纷尤为突出。从父亲角度来看,孩子并非"亲"骨肉,收养本身难以完全消除心理障碍。从孩子来看,一旦被知情者传开,有可能会对孩子造成巨大的心理创伤,甚至由此萌发寻找给自己提供遗传基因的供精父亲的愿望。

一些单身妇女或同性恋能否通过异源人工授精这种途径生育自己的孩子,能否允许这些不具有合法婚姻关系的非婚女子生育?从原则上来说,人人都应享有生育的权利。因此,不允许非婚女子实现女人的正常生育愿望是不道德的。在英国、美国等国家精子库都向独身女开放,即她们可以通过人工授精或体外受精——胚胎移植的方法生育子女。如果允许非婚女子用异源人工授精生育，就得承认她们所生子女的法律地位。如果出现这种与婚姻完全分离的非传统的单亲家庭存在，将彻底破坏传统的家庭结构。在这种没有父亲的"单亲家庭"中诞生的孩子，会不会因缺乏父爱的感情而影响心理健康，会不会造成不完全的人格，会不会因此造成"问题儿童"？很难预料由这些孩子组成的社会前景。

异源人工授精使夫妇有可能选择基因，获得自己满意的后代。美国因此目的成立诺贝尔精子银行，以提供高智商人士的精子，仅美国就有 50 多万妇女采用该精子银行提供的精子，且每年以 2 万人的速度递增。但是，可供采用的精子毕竟是少数，而需求者量大。一方面，这些借助精子银行提供基因生育的后代，若干年后极可能出现近亲联姻；另一方面，如果都求助于少数优质基因，将使人类基因库日趋单调，影响人类个体的多样化，甚至破坏由于各种类型人的互补所维持的社会稳定。就算天才人物的精子作供体，也不能保证所生后代的基因组合优于常人，而且天才人物往往年龄偏高，精子的基因发生突变的频率很高，这样出生有先天性遗传缺陷孩子的概率就大大增加。

精子库的存在也将导致一系列的社会问题。首先是精子的权属问题，丈夫死后，他的冷冻精子还该不该存在？它的支配权应该属于谁？妻子有无支配自己丈夫精子的权力？她能否要求用亡夫的精子来孕育后代？目前尚无法律条文可依。因此，丈夫在生前必须立下"遗嘱"，对死后如何处理其精子立一字据。又：精子库所保存的精子，使供精者根本无法预知自己的精子将授予何人，当供精者的精子"制造"了他人的子女，同自己的子女成为实际上的同父异母兄弟姐妹时，在感情上、心理上能够接受吗？

精子银行中储存的精子，是作为商品提供给需要者，作为商品的精子，该如何按"质"论"价"呢？商品化发展的趋势，必将使精子库成为商业机构，各精子库为争夺市场就会产生竞争。这将可能导致如下后果：一方面为了追求高质量，有可能使精子的来源日益狭窄，影响了人类个体发展的多样化；另一方面，为了追求高利润，又可能会忽视精子的质量，传播劣质基因。商品化还可能使供精者到处出卖精子，或者隐瞒自己的身心缺陷等，同样也会造成基因单调或传递一些遗传病、传染病等疾患。我国自 20 世纪 80 年代以来，在某些地方出现了人工授精业务失控状态，有条件没条件的单位都来从事这项业务，而且还出现了"地下供精者"的专业队伍，以一人的精液供十几位妇女受孕，这样势必造成受术者后代身体素质低下的严重后果，并导致大批同父异兄弟姐妹之间的婚配。1989 年国家卫生部发出了《关于严禁用医疗技术鉴定胎儿性别和滥用人工授精技术的紧急通知》，明令除科研需要外，人工授精业务一律不得开展。但仍有人我行我素，看来对人工授精立法已到了刻不容缓的地步。由此可见，要推行人工授精技术，必须加强管理，采取一系列社会措施，将危险系数降至最低，这是一项复杂的社会系统工程。

由于供精者的精子可以多次进行人工授精，这就使同一供精者孕育的若干后代分布在不同家庭，且彼此互不知晓。这些同父异母的受精儿，加上供精者本人的子女，他们成年后完全有可能恋爱、结婚、生育，引起血缘关系的混乱。这种近亲婚配和繁殖必然会导致某些遗传病的显性表达，造成后代的退化。如何避免这种情况的出现？必须考虑相应的对策。应当使同一精源的人工授精对象尽可能加大时空差距，即让这些同父异母后代尽可能加大年龄差距和扩大地理分布；还可以从性别角度加以控制，使人工授精尽量保留同一性别的后代；甚至可以考虑让同一精源的授精家庭建立某种父母的知情联系，但这在实际操作中又违背了保密原则。

目前对什么样的人作为合格的精液提供者仍有争论。但是，现在人们已经可以在精子银行里除了对精子质量提出要求外，还可以对提供精液者的骨骼类型、肤色、发色和眼睛的颜色，甚至职业、饮食习惯、宗教信仰，是否是左撇子等作出选择；她们也可以选择那些富有天才的人的精液作为体外授精的精源。

三、代理母亲——谁是真的父母？

体外授精采用试管制造婴儿的技术，由于不完全或完全不使用夫妻配子的情况，对社会伦理、传统道德、政治法律造成了很大的冲击。如果妻子没有卵和排卵功能严重障碍或妻子患有遗传病，则需用供体卵子与丈夫的精子进行试管授精，再将胚胎植入妻子的子宫孕育。由于使用了供体卵，这实际上破坏了夫妻两人婚姻关系的线性传递，这类体外受精最主要的是引起了母亲角色的矛盾，由供体卵产下的生命，导致生物母亲分裂为"遗传母亲"和"孕育母亲"，那么谁是孩子的合法母亲？供卵者为孩子提供了生命的遗传物质，但她并未孕育、生育和养育这孩子，供卵者与孩子的父亲没有任何联系，并非孩子生父的合法妻子。对妻子来说，她直接生育了孩子，为他（她）带来了生命，但她并非传统意义上的生母，她没有提供自己的遗传物质。但她也并非传统意义上的养母，因为她不仅养育这孩子，还担负着孕育、生育这孩子的一切职责。因此，她将处于非完全母亲（指遗传、孕育、养育相统一的母亲角色)的两难选择。体外受精从一定角度看,这些妇女类似于"生育机器",她只是为丈夫生养了后代。对于这样一位母亲,应通过立法来确立接受体外受精生育的妻子的法律地位,用法律条文明确规定这些妇女的合法母亲的身份。如果夫妻都不育,体外受精还可以完全用供体精子和供体卵在试管授精,再将胚胎植入妻子子宫,以达生育的目的。这对孩子来说,接受的是他人的全套基因,他(她)与家庭内的父母亲之间均无血缘关系,但他又是由母亲孕育的,是她带给了他血肉之躯,然而这个试管婴儿又完全未继承父母的遗传信息。从配子的供者来说,他们给孩子提供了遗传物质,但并非孩子的真正父母,因为他们没有生育他,而且两人没有合法婚姻关系,他们却是孩子的遗传父母。由此可见,传统的单纯的家庭角色不复存在,亲子关系、生养关系出现混乱——孩子实际上有4个父母,他们分别从他们那儿获得了遗传物质及发育、成长的环境条件。像这类体外受精生养孩子的现象,动摇了传统的婚姻观、生育观、家庭观,将深刻影响社会学上的人性,动摇人类的价值观。

对于某些不育妇女来说,由于子宫病变或子宫切除,为了达到生育的目的,她可以采取体外受精,甚至不使用夫妻配子,而且通过胚胎转移,植入到另一个妇女的子宫,即由"代理母亲"代理妻子妊娠、生育。

代理母亲在20世纪70年代末开始出现。在美国代理母亲已成为全国性现象,有些州还成立了代理母亲中心,出版代理母亲通讯,组织代理母亲协会等。代理母亲的出现,使不育夫妇,尤其是妻子子宫病变或切除,不能自己生育的夫妇可能得到健康的后代,甚至具有他们遗传基因的后代,这正是代理母亲存在的社会根据。

代理母亲的出现,更加深了父母亲角色的矛盾,尤其是由供体分别提供精子和卵,由代理母亲妊娠和生育,再由不育夫妇养育。这样出生的孩子有5个父母,其中3个母亲分别承担遗传、孕育、养育职能。对于希望得到这孩子的不育夫妇,孩子实际上同他们无任何生物学上的联系,只是纯粹的养育关系。孩子是他们"计划"的产物。他们亲自选择精子和卵子,甚至子宫,从头到尾"指挥"了整个生育过程,他们在全部生殖过程中,仅仅付出了金钱。如果这对夫妻出于某种理由和需要,还可以出钱雇人替他们养育、教育这孩子。这样的孩子已不是爱情的结晶,代理生育完全抽取了父母同子女之间的感情纽带,最终只剩下了用金钱冷冰冰地构筑起来的"亲子关系"。面对5个父母的复杂情况,法律应该确定谁为孩子的合法父母。孩子虽有5个父母,却没有真正合法的亲生父母。所以,法律须重新考虑父母的定义。

代理母亲的出现,使其成了比其他妇女更名副其实的"生殖机器",这对代理母亲来说道德吗? 代理母亲经过十月怀胎,但孩子出生后随即被另一对夫妇抱走而离去,这往往使她遭受莫大的痛苦,这合乎道德吗? 有些代理母亲因忍受不了感情的折磨,最终撕毁协议,退出报酬,要留下孩子。但法律却维护原始的协议,使代理母亲不能留下孩子,这对她可能造成心理创伤,这样的对待道德吗? 又,代理母亲十月怀胎,是否应当保证婴儿健康? 如果出生的婴儿有缺陷,该由谁负责? 如果代理母亲因分娩造成不幸死亡,委托父母应负法律责任吗? 如果分娩的孩子死亡,代理母亲应负法律责任吗?

在美国委托父母一般约花费 4 万～5 万美金给经纪人、医师、律师以及代理母亲,由于可观的报酬,是否允许职业代理母亲存在? 代理母亲通过"租借"子宫,利用自己的身体的一部分器官来赚钱,这种生财之道合乎道德吗? 这可能使子宫也商品化,成为制造婴儿的盈利机器。代理母亲还可能造成更严重的问题,甚至于有人为残疾的亲人提供骨髓和器官零件。还有女儿为父亲充当代理母亲角色,或者为父母的冷冻胚胎代理妊娠生育婴儿,生下的孩子到底与她是什么关系? 这至少出现了变相乱伦(姐生妹?),使各种至亲关系、家庭关系复杂化。代理妊娠还可能使单身男子利用代理母亲生育后代,这同样破坏了现存的家庭结构,造成生育、家庭同婚姻的联系中断,导致传统家庭的瓦解。还有什么人有资格充当代理母亲? 除了健康因素外,还应有哪些限制? 未婚妇女、寡妇可以担当吗? 等等问题。

代理母亲能帮助不育妇女达到生育的目的,有其一定的积极意义,但是有些具有生育能力的夫妇为了免受怀孕和分娩的痛苦,也想找代理母亲替自己生孩子,一些独身者或同性恋者也想通过代理母亲给自己生下一个只有社会学母亲或父亲的孩子,这允许吗? 由此而带来的众多社会伦理道德问题如何对待? 因此,人们应严格控制由代理母亲来生育孩子,并制定相应的法律来规定父母和孩子的权利和地位,以减少民事纠纷。①

四、胚胎的权利

体外授精面临的另一个问题是对受精卵或胚胎的权属问题,该由谁来操纵

---

① 肖玲.传统生育方式面临的挑战[M]//林德宏.当代科学的冲击.南京:南京大学出版社,1989:160-194.

这些受精卵。对受精卵和胚胎的操纵是否合适？冷冻或解冻的胚胎是否有生存的合法权利？

美国田纳西州有一对叫朱尼尔与玛丽的夫妇患不育症,医生将他们精子和卵子放入试管中授精,产生了9颗受精卵,然后将其中两颗植入妻子玛丽的子宫中,但这次妊娠失败了。医生将其余7颗受精卵贮存起来,准备日后等玛丽身体好转后再行人工妊娠。谁知朱尼尔夫妇发生婚变、离婚,双方对簿公堂争夺这7颗受精卵。玛丽还想利用这些受精卵孕育孩子而成为母亲。朱尼尔则坚决反对把这7颗受精卵交给玛丽处理,认为玛丽如果妊娠成功,自己就是这些孩子的亲生父亲,他不愿离婚后再被迫做父亲而承担经济和社会责任。此案提出了一系列问题:受精卵能否算财产?夫妻离婚后该如何处理这些受精卵?受精卵究竟属于谁?受精卵能否转让或赠送?朱尼尔夫妇离婚后这些受精卵能否让其全部出生?

又有报道,美国的一对拥有百万家财的里澳斯夫妇在墨尔本医疗诊所储存有两颗受精卵,后来不幸在一次飞机失事中丧身。这就产生了一个问题:这两个胚胎有没有权利活下来继承他们的财产,是否应该破坏他们?1984年澳大利亚当局经过几个月的争执后,同意破坏这两个"已成遗孤"的胚胎,但维多利亚州议会决定把胚胎植入代理母亲子宫中,长大后继承财产。近年来澳大利亚新通过的法律就认为冷冻胚胎同样具有财产权和继承权。

前一案例涉及胚胎的所有权,后一案例涉及胚胎本身有否生存权。如果让胚胎孕育成人,能否继承遗产?这些问题的核心就在于:受精卵或胚胎是不是人?这涉及胚胎的本体论地位、道德地位。①

在体外授精、胚胎移植过程中,人们将多余的胚胎用低温冷冻的方法保存起来,以备一旦胚胎移入失败后,仍可将冷冻的胚胎继续使用。迄今在胚胎银行中就保存着许多无人认领的胚胎。1991年英国法律规定,冷冻胚胎不能保存过5年。这些多余的胚胎应如何处理?是赠送给他人还是将它们供医学做实验?这样做合适吗?或将这些胚胎杀死或抛弃?这些冷冻胚胎是人吗?它们是否享有人的基本权利?这就是关系到胚胎的道德地位和法律地位问题。在某些西方国家,特别是美国,许多人认为胚胎就是一条生命,应该给予法律保护。

胚胎是什么?从生物学来看,精子一旦进入卵后,结合成受精卵,即"合子"。由受精卵发育而成的初期幼体称胚胎。有人认为一旦精子与卵相遇而结合,生

---

① 施卫星,等.生物医学伦理学[M].杭州:浙江教育出版社,1998:226-227.

命即刻形成,故胚胎就是生命,就是人。因此,对胚胎应该像对待一个人那样,给予其爱护与尊重,不可随意操纵和伤害它。相反的意见认为,胚胎仅是潜在的生命,它可以发育为生命,成长为人,但胚胎还不完全等同于人,只是萌芽状态的生命,仅仅是人的前提而已。胚胎只具有生物学上的人的意义,并不具有社会学上的人的意义,后者需具有意识和理性,胚胎至多是"亚人"。因此,不应该要求完全像对待人那样来对待胚胎。所以,对胚胎的不同认识,必然影响对胚胎的所有操纵行为的态度。

关于胚胎的权属问题存在很大争议。胚胎属于谁?是提供配子的丈夫还是妻子?或两者共有?是供精者还是供卵者,甚至是代理母亲?是孕育夫妇还是养育夫妇?抑或是施行胚胎移植的机构?还是冷冻保存的"胚胎库"?如果一对夫妻双双逝世,他们的冷冻胚胎属于谁?如何处置才道德?赠予其他夫妇,用于科学实验,还是应当破坏它?能否将它植入代理母亲子宫内代育以"传宗接代"或继承遗产?假如这胚胎并非来自夫妇一方或双方的配子,情况相同吗?如果丈夫去世,妻子有权独自决定他们胚胎的命运?她能否用它妊娠、生育?这样出生的孩子能否继承遗产?如果认为胚胎是人,法律就应该承认丈夫生前存在的胚胎即使死后由妻子孕育,将来孩子也能够继承遗产。如果认为胚胎不是人,那么丈夫生前并不存在的孩子将不能继承遗产。丈夫去世时就已存在的冷冻胚胎,与丈夫去世时存在于妻子腹中的遗腹子,究竟有多大区别?既然遗腹子能继承遗产,那么仅仅由于胚胎所处的场所(胚胎库和子宫)的不同,就造成后代权利的如此巨大的差别,这公平吗?法律必须对体外受精、胚胎转移所遇到的这些问题作出公正的回答。

胚胎转移技术也导致胚胎因其价值而来的商品化问题。一旦胚胎商品化,就可能出现以出卖胚胎为目的的特殊产业。如若同出卖子宫者联营,将可能形成婴儿制造产业。目前有些落后地区,就存在用自然生殖过程来生产婴儿、出卖婴儿的情况。有的农村地区,有人把妻子的肚子变成银行,这与胚胎商品化何其相似?如果胚胎是人,出售胚胎岂不等于拐卖人口?

本文发表于《科学技术学》(江苏科学技术出版社,2003 年版)

(整理:彭澜 审校:潘依琳)

克隆技术的伦理争论

1997 年 2 月 24 日英国《泰晤士报》披露了一条震惊世人的消息：世界上第一只通过无性繁殖的克隆羊"多莉"已在 7 个月前在英国爱丁堡罗斯林研究所降生（1996 年 7 月 5 日）。消息一经披露，全世界轰动了。它给世界带来争论、惊恐和愤怒，它使科学家、政治家、学者、法学家乃至每一个普通人都想表达一下自己的意见。

克隆就是人工复制生命，它实际上是非自然界制造生命的一种人工方式。人们对克隆技术最恐惧的就是克隆人。因此，克隆技术既是一个生物学问题，又是一个社会学问题。

一、克隆技术的价值

"克隆"一词是英语词 clone 或 cloning 的音译，源于希腊文 klon，原意是指插枝。

无性繁殖本来是一种低级的生殖方式。生物进化的层次越低，越有可能采取这种生殖方式。低级生物如微生物，采取自行分裂的方法繁殖，分裂后子代与亲代的遗传物质完全同一。因此，微生物的生殖完全就是"克隆"。"无性繁殖"在植物界和低等动物中也大量存在，比如柳树扦插，它可以长成相似的柳树；在动物界，如原生动物的分裂生殖、尾索类动物的出芽生殖等。但是，在高等动物中，包括人类在内，只有通过严格的有性繁殖方式繁衍后代，即分别来源于雌雄个体的卵细胞和精子细胞的融合，形成受精卵，然后经过不断分裂，最后孕育成一个新的个体。这种有性生殖的后代，分别继承了父母各一半的遗传物质。一枚受精卵具有分化出各种细胞和组织的潜能，并进而形成一个完整的个体，在科学上把这种具有形成完整个体的潜在能力称为全能性。随着胚胎发育愈完善，胚胎细胞的全能性也就愈差。哺乳动物成体的体细胞（除精子、卵子外）就完全丧失了全能性。但是，当受精卵的头几次分裂产生 8 个细胞时，其中每个细胞尚有可能发育成一个完整的个体,能分化形成机体的任何组织或器官,人们称这种细胞为全能干细胞。当受精卵发育成囊胚,人们剥离囊胚的外层"滋养层"(此层在胚胎发育中成为胎盘),取出内细胞团的细胞,这类细胞能制造大多数形式的胚胎细胞,人们称之为多能干细胞。但这类细胞已不能制造完整的个体的所有组织。当胚胎继续分化,大部分细胞最终只能执行某项单一的功能,只能形成数量有限的专门细胞,这类细胞称之为专能干细胞(例如骨髓干细胞能分化成不同类型的血细胞)。如果从人体中已高度分化的体细胞中取出一个细胞,它是不可能发育成一个完整的人体的。

以英国爱丁堡罗斯林研究所威尔穆特(Wilmut)为首的一批学者采用一只6岁母羊的乳腺上皮细胞,取出其中的细胞核,与一枚去核的卵母细胞进行融合。当核移植卵在体外发育到胚泡期时,将其移植到受体母羊的输卵管中,经过几天体内发育后,再从输卵管中取出,选取其中发育良好的胚胎,第二次移植到合适的受体母羊子宫内,经过约150天的发育,终于生下了一只名为多莉的小母羊。威尔穆特采用的成年母羊的乳腺细胞,这种体细胞已失去了全能性。它打破了过去普遍认为的已高度分化的哺乳动物体细胞核不可能发生逆分化的旧观念,揭示了高度分化的体细胞在去核卵细胞中能重新编程,宣告了人类具备进入高等动物体细胞进行无性繁殖(克隆)的能力。这项成果被列为1997年世界十大科技新闻的榜首。

多莉羊克隆的成功,引出这样一个疑问:人们是否可以从人体的体细胞中复制一个与这个供体完全一模一样的个体? 不少科学家认为,从理论上和技术上看,制作克隆人应该是办得到的,因此,克隆人迟早会出现的。

二、再造希特勒或爱因斯坦?

人类如果能通过一个体细胞克隆出一个与原单亲体一模一样的子代,那么是否能通过这种方式克隆出许许多多如爱因斯坦、贝多芬那样的天才呢? 那么战争狂人希特勒也可以通过这种方式克隆出许多来协助他征服世界,从此使人类陷入苦难的深渊。

克隆人在外表、行为、智能方面与原型人长得一模一样? 一个人的智力、思想,是由先天遗传性与后天的自然、社会环境相互作用的结果。克隆伟人或克隆战争狂人时,即使把细胞核中的所有基因都保存下来,由于供体核要接种到另一个去核细胞中,去核卵细胞中存在有原有的细胞质,因此核中基因表达要受到细胞质中物质的调控,尤其是在卵裂的初期,卵细胞质中所携带的 mRNA 翻译的蛋白质对核中基因表达就起着十分重要的作用。一方面,由于线粒体等细胞器属于母系遗传,在复制过程中,原供体细胞的遗传基因不可能不受到影响。克隆胚胎在子宫内发育的阶段,由于与当年原型人在子宫内发育环境也不一样,孕妇的营养、生活方式不同,胎儿的发育也会出现差异,因此克隆儿的体重和身长也会同原型不一样。另一方面,人的高矮与胖瘦不仅仅是由基因决定的,因后天的生活环境、营养条件的不同,也会出现差异。

基因技术克隆的人,仅仅包含其原型最基本的生物功能,不可能包括后天通过学习积累的知识和经验。人不仅是生物学意义的人,更具有社会学属性。初生儿的神经系统是在出生后与他人交往中、在社会环境中逐渐发育成熟的,从而使他形成具有特殊心理、行为的社会人。人是生物、心理、社会的集合体,具有在特定环境、文化背景下形成的特定人格,这个集合体是克隆不出来的。所以,克隆出来的只是与他(她)的父本(母本)生理上相同的基因组,而不是与父本或母本一样的社会人,绝对不可能复原出与供核蓝本各个方面完全惟妙惟肖的人。爱因斯坦或希特勒,是在他们生存的历史年代及社会环境下形成的特定的人物,人们即使克隆出与爱因斯坦或希特勒一模一样的生物学上的人,也仅仅是躯体,而不是他的思维、情感、知识和人格。由于所处的历史背景、社会环境不同,绝不可能复制社会学意义完全相同的人物。

绝大多数科学家认为,克隆人的研究危害极大。美国一位研究动物克隆技术的专家向人们提出警告:试图用无性繁殖来克隆人,可能导致畸形婴儿出生。因为科学家一般均采用成年人的细胞来克隆人,在成年人生活过程中,由于化学和环境辐射的影响,有可能使细胞的 DNA 发生变化。人们并不知道用于克隆人的细胞是否已经发生了有害的突变,这样克隆出来的人很可能是一个畸形儿。如果用 DNA 受损的细胞进行克隆,可能造成怀孕失败。此外,克隆方法要求把细胞在实验室中培养一段时间,在培养过程中 DNA 也有可能发生变异,但人们却无法察觉到。

科学家在克隆动物身上已经发现许多弊端,爱丁堡罗斯林研究所和 PPL 制药公司的研究人员说,用一头 6 岁绵羊的细胞克隆的多莉羊的细胞中控制寿命的重要物质端粒比同龄绵羊的端粒短 20%,端粒是染色体末端的微小 DNA 链,每次细胞分裂时,端粒都要缩短,随着端粒的缩短,染色体变得不稳定并且容易受损。多莉用的是一头中年羊的细胞克隆的,因此它比同龄羊更容易衰老。研究人员发现出生才 5 岁的多莉,已过早地患上老年羊才患的关节炎。威尔穆特认为多莉的疾病可能是在克隆过程中造成了基因缺陷。东京传染病研究中心的科学家小苍厚雄克隆出 12 只大鼠,几乎都过早地死了。又据美国康涅狄格大学华裔科学家杨向中领导的小组宣布,他们发现生下不久就死亡的克隆雌性牛犊,在 X 染色体上的 10 个基因中有 9 个基因在重新"编程"和再"关闭"过程中出现了异常。这一发现可以解释为什么一些克隆动物早夭。世界上第一头克隆羊多莉活了六岁半后,患了进行性肺病,于 2003 年 2 月 14 日死去。麻省理工学院的鲁道夫·耶尼施(Rudolf Jaenish)说:"没有理由可以认为其他任何一种哺乳动物(包括人类)会同老鼠有所不同。这项发现将使所有认为克隆人类没有危险的人信服,克隆过程中会发生基因突变,当前似乎没有解决的办法。"

克隆羊多莉的实验表明,克隆的成功率极低。威尔穆特在克隆多莉时,将 434 个体细胞核移植到 434 个去核卵中,产生了 277 个融合细胞,成功率为 63.8%;再将这 277 个移植卵移到输卵管中,成功者 247 个,成功率为 89.2%;在输卵管能够发育到胚胎阶段者 29 个,成功率为 11.7%;将 29 个胚胎移植到 13 只代理母羊子宫中,获得成功者为 1 个,妊娠率为 7.7%,因此总的成功率为 1∶434。克隆牛要经过 100 多次才成功 1 次,克隆老鼠的成功率是 2%～3%。早衰是克隆动物严重的问题,如果用 50 岁的人的细胞克隆人,那么他一诞生细胞就已老化,这对克隆人是十分可悲的结局。

克隆羊多莉的研制者威尔穆特也不赞成克隆人,认为该技术曾导致先天缺损动物的出生,将这种技术用于人类是"非常不人道的"。他们认为,两性繁殖方式是生物经过几十亿年进化的结果,是最适合人类的繁殖方式,来自父亲和母亲的遗传物质相互融合,形成更适应生存环境的后代。两性繁殖还可以取长补短,其后代更健康。因此,绝大多数科学家认为克隆人研究危害极大。

三、克隆人的伦理之争

克隆羊的成功在技术上为克隆人做好了准备。但是,对克隆人的一切担忧恐惧,都源于由此引致的伦理混淆或颠倒,从而可能引发一系列的社会和法律问题。

在人类遗传学和生殖生物学中,迄今为止一直遵守一条铁的法则:由父母通过性细胞(精子和卵子)中遗传物质(DNA)的结合而产生子代。即使现代人类生殖工程中,采取的非自然过程,即人工授精、胚胎移植和体外受精等手段,也只是在铁的法则指导下的一些改进。然而,克隆人一旦出现,即意味着遗传法则的歧化、异化或杂化。

克隆人的出现,将彻底打破人类的生育概念和传统生育模式,克隆人是无性繁殖,只要有体细胞(男性的或女性的)核和卵子胞浆(即去核卵子)即可。这样,单身女子或两个女性同性恋者也可实现非传统的生育过程。单身女子只要取出自身乳腺上皮细胞核,移植到自己的去核卵子中形成重构卵,重构卵再移植到自己的输卵管中,即会发生正常的怀孕。这种"自己生自己"的生育模式,在许多方面给伦理学提出了解决不了的难题。女同性恋者可以从扮演丈夫角色的女子体细胞中取核,移植到扮演妻子角色的女子的去核卵子中制备重构卵,再在子宫里发育成胎儿。此种生育方式的伦理问题同样难以解决。

克隆人技术打破了与男女结婚紧密相连的传统的生育模式,使人伦关系发生模糊、混乱乃至颠倒,进而冲击传统的家庭观以及权利与义务观。

在克隆人的过程中,体细胞核—去核卵—孕育三者排列组合可有多种选择。假如选择 A 核＋B 去核卵移植到 C 子宫怀孕,分娩后由 D、E 夫妇领养,那么如下人伦关系如何确定?(1)出生的孩子是 A 的复制品,试问克隆人(他或她)是 A 的子代抑或弟弟抑或妹妹抑或自我?(2)克隆人的遗物物质全部来源于 A,因此在血缘上与 B 无关,试问克隆人的"生物学母亲"是谁?(3)B 和 C 是临时担当孕育胎儿和分娩角色,称为"代理母亲"和"母亲替身",D 和 E 为养父母,称为"社会学父母亲"。假设克隆人解决了"生物学父母亲"的界定问题,试问克隆人有无在"生物学父母""代理母亲"和"社会学父母"中选择父母和更换父母的自由? 抚养克隆人的义务和权利归属于谁? 克隆人对谁的遗产有继承权? 从医学伦理学角度审视,可以发现 A、B、C、D、E 都是不完全的父亲和母亲,可说是父将不父,母将不母,子将不子。在这种组合家庭中,伦理的模糊、混乱和颠倒很容易导致心理上和感情上的扭曲。如果采用匿名或无名体细胞核,克隆人一出生就将成为"生物孤儿",这对孩子是公平、道德的吗? 无名和匿名细胞的大量应用,加上卵子库的开放,有可能孕育出一批批同父母群,同父异母群和同母异父群,甚至近亲配偶群,随着时间的推移,将形成恶性循环,影响人类生命质量。(4)假如 A 体细胞在冷冻保存 100 年后被采用,试问 B、C、D 是克隆人的"社会学父母"辈分,还是孙子的孙子辈分? 确定这种辈分的伦理依据是什么?

由于克隆人技术的出现,一个男子的体细胞可以由其女儿的去核卵和子宫孕育出生,这种父女共同协作生育的事情有悖于伦理。更有甚者,以某男子或女子的体细胞核为"种子",可由其妻子、女儿、母亲或孙女孕育出克隆人,祖孙三代由同一来源的"种子"生出完全相同的人,这是多么荒唐的人伦关系。这一切在克隆技术未被发现之前,人们连想都不敢想。

克隆技术可导致性别比例的严重失调。人类在自然生育中性别比例基本上保持1∶1,克隆人技术使来源于男子体细胞核的胚胎发育成男孩;来源于女子体细胞核的胚胎发育成女孩。如果在一个有性别偏见观念的区域和国家,很容易使人口性别比例失调和偏差,将导致一系列严重的社会和道德伦理问题。

克隆人技术的出现,有可能激发某些政治家、社会活动家、思想家、科学家、影视明星和貌美体健者试图复制自己。克隆并不能保证人种的优化,从遗传学角度看,通过父母结合使男女双方的遗传基因混合,有可能使子女在质量上超过父母,单靠体细胞做无性繁殖,子女的质量无法超过父母,有性繁殖反而增加变异的可能性。克隆技术仅是"复制",而"两性繁殖"将出现基因新的组合。克隆人会导致人类基因库的单一性,多样性的丧失对人类生存的前途是不利的。无性繁殖使群体的每个个体都一样,从而增加了这个物种被消灭的风险。英国患疯牛病的牛就是经过长期"优生"培养出来的牛,这种牛却对疯牛病毫无抵抗力,倒是一些土牛不怕疯牛病,拯救了英国的畜牧业。

随着克隆技术大量应用于人类,生儿育女这个现代家庭的一大支柱将彻底坍塌。在无性繁殖中,由于卵的染色体已经被除掉,所以这里没有雌性亲体。女性不但不再给后代提供遗传物质,甚至也不再十月怀胎,导致母亲概念的极度扭曲。这使她们在社会上的自我形象又将发生什么样的变化? 不仅妈妈概念将消失,爸爸概念同样会扭曲。无性繁殖的人,实际上没有父亲、母亲、兄弟、姐妹,家庭中的亲属关系因此消亡,他们没有亲情、没有爱。克隆人没有一个健全的社会关系、健全的家庭,他们不是在慰融的爱意中成长起来的,他们生来便是一个绝对孤独的人,他们的心智又怎么可能是健全的? 他们将会以前所未有的自私、冷漠乃至残忍的可怕形象向我们走来。

克隆人的问题再一次说明,技术上有可能做的,不一定就是在伦理学上应该做的。新技术都具有两重性。克隆技术可以为人类带来巨大的好处,如可以使保存优良品种变得很容易,比现在用种群来保持便宜得多;还可以加快育种过程,使通过多种杂交来纯化、稳定一个新品种的繁殖过程变得没有必要。然而,克隆技术的负面效应也是非常明显的,如果将其用在人的复制上,将会给社会带来严重的后果,因此必须加以制止。

四、全球多数票反对克隆人

当克隆绵羊多莉出生以后,世界各国就克隆技术展开了激烈的争论,关键问题是否允许克隆人？对此不仅社会舆论反应强烈,而且一些国家政府机构或首脑也都作了明确的表态。同时,科学家们对此也持不同的意见并展开了激烈的争论。

美国总统克林顿下令禁止生物科学研究机构用公共拨款来制造克隆人。美国生物技术工业组织主席也下令禁止其下属的 700 家企业和研究中心研究人类的无性繁殖。美国总统克林顿要求国会尽快通过立法,在 5 年内禁止克隆人,并声称科学研究决不能在伦理道德真空中取得进展。随后,美国食品和药品管理局(Food and Drug Administration,FDA)也发表声明,称他们有权管理这种与基因治疗以及克隆人有关的研究,任何人不经 FDA 同意,克隆人类都是违反联邦法律的。

1998 年 1 月 12 日,19 个欧洲国家在巴黎签了《禁止克隆人协议》,提出禁止用任何技术创造与任何生者或死者基因相似的人,认为克隆人有损于人的尊严,违背社会伦理道德准则,因此克隆人是不人道、不可接受的。协议规定,如果签字国的机构或个人进行克隆人试验,将受到严厉惩罚。违反协议的研究人员或医师将被禁止再从事科研工作或行医,有关研究所或医院将被吊销执照。即使他们在欧洲以外地区进行克隆人试验,也将被追究法律责任。目前已经有 23 个国家签署该协议,明令禁止克隆人。

世界卫生组织和欧盟也都表示禁止人类克隆研究,认为克隆人有悖人类尊严,在伦理道德上是不能接受的,并认为应该有"更多的生物伦理规则"来规范无性繁殖技术。但是,世界卫生组织提出:禁止"复制人",并不意味禁止利用克隆技术,因为该项技术能够为人类战胜癌症等疾病"生产"出所需要的抗体。联合国教育、科学及文化组织于 1997 年 11 月 10 日在第 29 届大会上通过了《世界人类基因组与人权宣言》,指出应当利用生物学、遗传学和医学在人类基因组研究方面的成果,但是这种研究必须以维护和改善公众的健康状况为目的,任何违背人的尊严的做法,如用克隆技术繁殖人的做法,都是不允许的,即明确表示反对克隆人。

绝大多数科学家认为,克隆人研究危害极大,可能导致畸形婴儿出生。1995 年诺贝尔和平奖获得者约瑟夫·罗特布拉特(Joseph Rotblat)说:"克隆技术一旦被滥用,社会将陷入无穷的罪恶之中。"一般来说,大多数科学家的意见是全面禁止克隆人,但不反对研究细胞克隆技术。因为如果不用诸如细胞克隆等新技术,要想用基因信息治疗疾病是不可能的。细胞克隆早已被确定为寻找治疗疾病方法的一项珍贵技术。

中国的官方认为:克隆技术是人类科学技术上的一大进步,有突破性意义,应当支持和保护科学家采用克隆技术探讨医学领域中的重大难题。但是在中国境内禁止开展克隆人的试验。目前,克隆动物还很不成熟,盲目开展会造成不可估量的后果。即使技术成熟,也不可能解决法律上和伦理上的问题。中国原卫生部部长陈敏章于1997年3月对克隆人研究公开表示,原则上是:不赞成、不支持、不允许、不接受。但是,他提出要大力普及有关克隆知识,引导人们正确理解克隆的概念,这样会更好地支持科学技术的发展。中国科学家认为,克隆人即便在理论上可行,要使其在技术上成为现实还有一段相当漫长的路要走。中国科学家认为,对人类负责的科学家,应当绝对禁止用基因技术制造克隆人,这是因为科学研究的基本出发点是为了造福人类,而克隆人将会给人类社会带来严重的社会问题,理当予以禁止。

五、狼来了,克隆人降生了吗?

克隆技术是生命科学的一次巨大飞跃,人们采用病人自身的体细胞,逆向克隆出胚胎细胞,取出胚胎干细胞,在体外诱导成病人所需的组织器官,使器官移植免除了异体移植的排斥反应。应用克隆技术制造转基因生物,对开发转基因食物和药物具有巨大的经济价值。克隆技术在保存物种,特别是珍稀、濒危动物方面具有很大的应用前景。因此,世界各国政府及科学家都主张进行胚胎干细胞研究。但是,也有国家和科学家反对任何胚胎干细胞研究,认为该项研究与克隆人仅一步之遥,一旦开放胚胎干细胞研究,即为克隆人试验的开放打开了闸门。

虽然克隆人试验遭到人们的强烈反对,但是仍有人敢冒天下之大不韪,蓄意要进行克隆人试验。

国际上第一个公开声称要进行克隆人试验的是美国芝加哥的一位69岁的物理学家理查德·锡德(Richard Seed)(人称"科学怪人")。他在1998年1月7日宣称要成立一家人类克隆诊所,赶在美国国会禁止克隆人的立法之前,着手进行克隆人,他打算用克隆技术为不育夫妇制作克隆婴儿。当他的计划遭到美国总统克林顿和美国食品和药品管理局的明确反对后,锡德仍不示弱,他宣称:"克林顿无权阻止我。"他认为克隆人是人类的福音,它为不育夫妇创造新的生命,这是以往科学无法做到的,能让他们拥有完全属于自己的骨肉;它为癌症等疾病找到治疗方法;它甚至可使人的寿命"无限延长"。

最突出的事件是美国邪教组织"雷尔教派"公然宣称要进行克隆人实验。他们成立"克隆援助公司",并在美国西弗吉尼亚州尼特罗的一所废弃中学内设立了一个实验室,2000年由生物学博士法国人布里吉特·布瓦瑟利耶(Brigitte Boisselier)女士负责克隆人试验。布瓦瑟利耶现为雷尔教派的一名主教。2000年9月西弗吉尼亚的一对律师夫妇年仅10个月的儿子安德鲁不幸死于心脏手术,他们冷藏了安德鲁的一块皮肤,出资50万美元,欲使其爱子"重生"。他们招募到20个卵子提供者和50名志愿代孕母亲。该公司决定进行人类克隆试验以来,已有不计其数的不育夫妇、同性恋者和丧子的人请求进行克隆。这项试验尽管遭到各界反对,但是布瓦瑟利耶表示将坚持实施这一克隆计划。美国食品和药品管理局的联邦调查人员于2001年6月30日突袭了该实验室,勒令其停止克隆人实验。布瓦瑟利耶受此警告,便把实验室迁到国外的一个秘密地点,申言她的克隆人实验照样会继续下去,她认为克隆人问世的时间并不遥远。

雷尔教派克隆人的实验掀起轩然大波,导致美国人要求尽快出台禁止克隆人的法律。虽然美国众议院通过了禁止克隆人的法案,但该法案一直没有在参议院通过,原因是担心立法会阻碍克隆研究在治疗方面的应用。目前美国只是禁止使用公共资金资助任何有关克隆人的试验项目,然而通过私人赞助进行克隆人的项目研究在美国是合法的,但需要得到FDA的审批。

世界上另一个"克隆疯子"则为意大利的胚胎学和生殖学家塞维里诺·安蒂诺里(Severino Antinori)。安蒂诺里在罗马经营着自己的试管生育诊所,1994年他曾经成功地运用试管生育技术为一位62岁的妇女生下一个男孩。他于2001年11月举行为那些因丈夫的原因不能使妻子受孕的夫妇进行克隆人试验。为了避免媒体的渲染和追逐,他选择了一个地中海国家开展这项试验。2002年4月,他宣称已有3名妇女怀上"克隆胎儿"。他又声称来自世界各地的600~700对夫妇找上门来登记,参加这一试验。这一消息引起了全球科学界和理论界的震惊,并遭到一片谴责。意大利众议院于2001年3月14日批准意大利政府于1998年签署加入欧洲禁止克隆人协议。由于意大利政府的禁止,安蒂诺里宣称他准备到其他国家或伊斯兰教国家进行实验。如果世界上没有任何一个国家支持他的克隆人计划,他就搬到公海的一艘船上继续进行克隆人试验。

2002年2月28日,联合国设立一个特别委员会就制定《禁止生殖性克隆人国际公约》展开讨论,却因意见分歧太大而无果而终,这些表明在克隆人问题上,支持者仍然大有人在。

克隆人能禁止得了吗? 美国的锡德这样申言:"这种事即使不是我,别人也会干;即使不是现在,以后也会有人干;即使不在这里,其他地方也会干。政治团体只能延缓它而不能阻止它。""议会无法阻止克隆人。克隆技术的发展是不可避免的,其发展速度也不会减慢。我们有能力做到这一点。"美国普林斯顿大学分子生物学家斯尔佛(Lee M. Silver)指出:在市场导向的经济社会,从供需角度看,只要有需求社会就会有供应,克隆人的技术在某些国家被禁止,并不表示全球都能控制其发展趋势。他又指出:即使克隆人的技术已经发展成功,他还是主张以自然方式传宗接代,以科学方式克隆人仍属特殊环境下的极少数。又,基因改善技术应用于传宗接代,能做决定的是父母,决定因素则是财力,即使在道德上要求科学家不要应用这方面的技术,99%的科学家都因为道德的理由自我设限,仍可能有1%会看在钱的份上去尝试。我国学者复旦大学教授张乃根主张用刑法来禁止克隆人的复制,但是他也不得不悲观地承认:"生殖性克隆人迟早会出现,人类迟早要面对这个挑战,这不是能够禁止得了的。"

中国科学院院士何祚麻公开支持克隆人,他认为"技术不成熟不应该是禁止克隆人的理由,而应该靠研究发展去解决,禁止的结果只能是扼杀"。他认为,"不能要求只有绝对把握、必须100%的成功才能克隆人。今后不应排除对人的试验。但是试验阶段,不能去大规模推广应用。科学无禁区,以伦理学观点反对科学试验是站不住脚的。科学是为人类谋福利的,其发展不应该受到任何限制,只有科学应用才应该慎重",因此,不能以任何理由限制科学发展。他表示,虽然反对在技术还不完善的时候,就草率进行克隆人试验,但应慎重对待克隆人研究,不宜一概否定。

克隆人虽遭到多数人反对,但治疗性克隆却获得众多的国家政府和科学家的支持,因此,克隆人的技术必将获得进一步的完善与发展,今后克隆人的成功率将会提高,费用将会降低,克隆人迟早会诞生。因此,有的学者指出:不论我们反对还是拥护,都改变不了科学的发展方向。我们应该预见到,人是早晚要走到克隆人这一步的。不管国家政府如何立法禁止,立法只能延缓这个过程。伦理秩序的变易要相应地跟上,才不致造成思想感情的混乱;政策法规的管理要逐步配套,才能让这项科学技术有控制地使用,不至于泛滥成灾。

按:2002 年年终(11 月 26 日),美国新闻媒体爆出一条重要消息,意大利"克隆疯子"安蒂诺里(也有人称他为"先行者")宣布,世界上第一个克隆人于 2003 年 1 月在一处"秘密"的地方诞生。随后,布瓦瑟利耶于 2002 年 12 月 27 日宣布"克隆援助公司"已克隆出一名叫"夏娃"的女婴,于 2002 年 12 月 26 日降生于某个秘密地方,该女婴的生育母亲和克隆母亲是同一个现年 31 岁的美国妇女,克隆女婴是通过剖宫产秘密诞生的。布瓦瑟利耶又声称,她在几个月时间内让 10 次克隆人试验 5 次受孕成功,并称另外 4 个克隆婴儿即将降生。对此消息的真实性,科学家都持怀疑态度。因为多莉是在 277 次试验中才取得唯一一次成功。据调查人员查访,该实验室设备简陋,能否做克隆人试验令人怀疑。因此,布瓦瑟利耶的克隆婴儿究竟是新闻炒作或是彻头彻尾的骗局,有待 DNA 验证。如果该婴儿确系克隆儿,佛罗里达法庭决定要对婴儿进行法律保护。雷尔教派不接受克隆人身份鉴定,理由是"担心这个孩子被带走"。

消息公布后,立即引起广泛的关注,并遭到强烈谴责。美国总统布什的发言人斯科特·麦克莱伦(Scott McClellan)说:"同大多数美国人一样,总统认为,克隆人问题令人深感担忧。他坚决支持全面禁止克隆人的法律。"法国总统希拉克呼吁,所有国家"毫不迟疑地支持"法德主张,在全球范围禁止克隆人这种有罪行为的建议。

参考文献

[1] 代天宇.复制生命:人类与克隆[M].北京:科学出版社,1999.

本文发表于《科学技术学》(江苏科学技术出版社,2003 年版)

(整理:彭澜　审校:潘依琳)

人类基因组计划

人类基因组计划（Human Genome Project，HGP），是一项改变世界的科学计划，与"曼哈顿"原子弹计划，"阿波罗"登月计划，并称为人类自然科学史上的"三大计划"，但在对人类自身的影响上，它远远超过了另外两项计划。它是 21 世纪生命科学与生物产业的基础和先导，将极大地影响整个人类生活，改变我们现有的哲学、伦理、法律等观念。

一、革命性突破与根源性危机

2001 年 2 月 12 日是现代生命科学史上值得纪念的日子，中外科学家联合公布了人类基因组图谱初步分析结果（按：实际上 2000 年 6 月 25 日人类基因组草图就已基本完成）。破译全部人类遗传密码是科学家长久以来的梦想，一旦人们查清所有基因的顺序与功能，这将意味着揭开人类生老病死的秘密，从而使征服癌症等疑难病症成为可能，也使人类延年益寿成为可能。基因工程的发展，促使人们有目的地去改造生物，生产出具有特殊目的的转基因生物。生命密码的破译，必将给人类社会带来一系列的变革，然而，技术是一把双刃剑，它不仅促进了科学技术及经济的发展，同时给社会伦理道德带来了一系列的冲击。

人类到底有多少个基因，开始时科学家认为有 10 万个基因，后来一度估计有 14 万，当人们测定了基因组序列后，最后认定为 3 万多个基因，仅比线虫、果蝇多 1 万多个基因。特别令人震惊的是中国科学家于 2002 年完成的水稻基因组的测序，发现水稻有 4.6 万～5.5 万个基因，竟然比人类的基因组还多。人类的基因具有多功能特征，每个基因的核苷酸序列可以重新组合搭配，通过基因选择切割，制造多种蛋白质。由于人类基因具有多功能性，要完成一个生物学反应，只要通过一个基因或少数基因即能完成。另外，人类不是靠"自我开发"新基因来获取新功能，而是通过重新编排或扩充已有可靠资源来达到"创新"的目的。

由于人类基因组的多功能性改变了科学家原先的认识，即一种基因与一种疾病有关的观念,因此,今后用于诊断疾病的基因检测将被蛋白质的检测所代替。蛋白质是生物功能的"执行者",因此今后诊断疾病,测定蛋白质将是主攻方向。

人类基因组出乎意料远较原先估计的少,与蛋白质编码无关的非编码序列却达人类基因组序列的98%,有人将这些与蛋白质无关的核苷酸称之为"垃圾"！这是值得商榷的,或许这些"垃圾"中正潜藏着目前未为人知的功能。占基因组图谱中2%的编码区或许正是在占98%的非编码区的协同作用下才能完成生命功能。这些非编码区或许在生命进化、胎生发育、突变过程以及蛋白质的编码、协调蛋白质之间的关系方面,起有重要的作用。①

2001年2月所公布的人类基因组图谱,仅仅是测定了30亿个核苷酸的排列顺序。遗传密码有广义和狭义两种。当今完成的狭义密码仅仅是了解人类基因组的共性。广义密码则是要进一步破译这些基因的结构与功能,以及基因之间的相互关系与调控作用,也即是要解读基因编译的蛋白质清单,进一步研究人与人之间的基因差异以及基因的变异,发现变异的疾病基因,并通过分析这些特定的变异基因来诊断疾病或预测疾病的发生,从而寻找治疗疾病的药物。

一方面,生命科学一旦揭开基因组秘密,将给科学技术、医疗预防带来了一次飞跃;另一方面,人类一旦进入这个遗传领域,将会给社会造成深远的影响,个人隐私权将会受到侵蚀,而且遗传资料可能会被社会及公共卫生企划者利用,作为分派每个人的社会地位的依据,从而出现新的宗族主义及人种的歧视。

二、基因解密的道德危机

一旦基因解密,人们可以通过基因测试,就能预测人的健康与疾病发生的概率,便可早期采取预防措施。由此可见,人们愈早测出罹病的遗传倾向,给当事人带来的好处愈多。即使人们对整张人类基因图未完全掌握,但只要根据已发现的基因,就能为每个人建构出一幅大致的遗传素描,个人的隐私将彻底暴露,因此也可给个人带来一系列不利的社会后果。

当某人遗传基因测试后,其遗传倾向一旦公之于众后,可能被雇主、保险公司或政府官员所利用,将会侵害到个人的自由和生存。遗传检验的结果将成为保险公司向投保人索取的重要资料,他们将根据投保人的遗传信息,来设定人寿及健康保险的等级和投保年龄的合理标准,通过基因检测来确定是否潜藏有致

---

① 张慰丰.关于人类基因组解读计划的某些思考[J].医学与哲学,2002(11):28-30.

病基因,从而决定投保者应交保险费的多少,基因在这里实际上造成了顾客之间的不平等。一方面,对于保险公司来说,若那些自知有高罹病风险的人蓄意增加寿险或健康保险,保险公司将要付出大量的保险理赔金额,将远远超过所能预估的损失;另一方面,对于遗传风险较小的投保人来说,如果与高风险者缴付同样的保险金则是不公平的。对社会保障机构来说,当他们得知某人未来可能罹患某种残疾或是花费昂贵的疾病,社会有权要求该人以预付缴税或其他办法来弥补这种病无可避免的昂贵花费。这对医学的人道主义原则来说,则是开倒车的行为,而且会对低收入者产生高压冲击。相反,如果无视这个现实,则会忽视现实的社会压力与负担,因为社会没有能力负担患长期慢性病人的医疗护理费用。

对于雇主来说,他们有可能要求员工或应征人员接受遗传检测,或是要求他们出示检测结果。这样做会使部分人被排除在某些工作之外。一个可能罹患精神分裂症、躁郁症或其他精神疾病的青年人,很可能无法得到和武器有关的工作,如警察、军人。从社会治安角度来说,人们也应该采取措施来防止这类人从事掌握武器的职业。企业管理部门在擢升重要职位时,可能也会考虑候选者是否容易酗酒、罹患精神病或老年痴呆,如有这种遗传倾向的职工,将会被排除在候选人之外。对于飞机驾驶员来说,如果具有遗传性心脏病的倾向,这类人很可能在飞行途中突然发作心脏病,从而危害到机上所有人员的安全。那时,雇主可能会面临两难的处境,如果他们以员工的遗传倾向为由,不让他们从事某些工作,可能会被控为"歧视"员工。当某些遗传缺陷会使人特别容易被化学物质或工作场所的其他物质伤害时,雇主们会拒绝这类人从事该项工作。但是,从另一方面来看,若雇主不曾按照员工的遗传体质倾向,将他们调离危险环境,最后员工果真受到伤害,那时雇主不仅要支付大量的医疗费用,而且可能因"疏忽"而吃官司。为此,雇主可能因为害怕巨额的医疗保险费、寿险及残病保险费,而利用基因图谱的研究成果,造就出大批"生物性"失业人口。这类人由于找不到工作,将沦为"生物低等人",势必成为降至经济阶级最底层的新族类。在竞争激烈的商业社会中,企业必须尽量选择无论就生产潜能或未来健康而言都是最好的员工。遗传诊断一旦被雇主利用,某些人可能会突然发现自己已登上遗传黑名单,被归入不适应工作的人,从而会陷入基因歧视的困境。①

筛选隐性遗传性疾病基因,客观上可减少遗传性疾病患儿的出生,但这带来

---

① 周德.破译人类基因之谜:幻想与现实:打开长生不老的生命之门[M].西安:西安出版社,2000:344-358.

了另一个问题——生育选择问题。生育选择是指父母对检测发现有遗传性疾病胎儿作出生产或流产的决定。纳粹德国当时曾利用遗传学成果,对有病的、患精神病的和智力低下的"劣生者",实施大规模强制性的绝育措施。人的生育权是个人的基本权利,对有缺陷的胎儿,父母有选择是否生育的权利,他人包括政府无权干涉。遗传检测技术,是为个人提供可信的信息,以作出个人生育的选择,而不应该被用作强制性公共政策的工具。但是,一旦推行遗传检测,在现实生活中会遇到各种干扰因素。从技术方面来说,目前尚不知在基因检测中如何避免假阳性或假阴性结果的出现? 如果生下缺陷婴儿,谁应对此负责? 因而,检测人"宁可错杀一千,不能漏过一个"的做法,对检测假阳性者也统统列入"格杀勿论"之列,会使公众对基因检测的可信度发生怀疑。同时,父母生育选择权会遭遇到外来的压力,如果一对父母欲选择生育有遗传性疾病的胎儿,他们可能会受到周围人群的责备,也可能受到保险公司的威胁,这些因素都会影响人们作出自主的选择,这是对生育选择权的干涉。

基因检测也将给人们造成强大的心理压力,并关系到名誉权的损害。对检测到带有某种致病基因但并未出现疾病症状的某些个人或家族来说,其本人或家族将在无形的精神压力下度日。政府机构或社会团体是否允许从人道主义角度出发,对那些携带可能致病基因的人和家族采取预防保护措施? 但是,这样做也可能反而使被监护人或家族感到更自卑,蒙受巨大的社会压力、舆论压力和心理压力。带有缺陷基因的人和家族,不仅会给本人带来不好的影响,而且可能影响到他们或其子女与社会的交往、择偶、找工作和上学。

1997 年 11 月 11 日,联合国教科文组织大会一致通过了《人类基因组与人权宣言》。宣言中宣布:人类基因组的研究及其应用为改善个人及全人类的健康状况开辟了广阔的前景,但强调,它们同时应充分尊重人的尊严、自由和权利,并禁止基于遗传特点的一切形式的歧视。"人类基因组意味着人类大家庭所有成员在根本上是统一的,也意味着对其固有的尊严和多样性的承认,象征性地说,它是人类的遗产。""每个人都有权使其尊严和权利受到尊重,不管其具有什么样的遗传特征。"①该宣言致力于解决歧视问题,并指出任何人都不应因其遗传特征而受到歧视,将宣言中的这些原则变为有效保护易受伤害的个人不受歧视威胁的实际行动,是国际社会、民族、国家以及正在从事基因测试的专业和商业面临的一个重大挑战。人类基因组研究业已表明,不仅一个民族或国家内部

---

① 徐宗良,等.生命伦理学:理论与实践探索[M].上海:上海人民出版社,2002:306-314.

人人平等,不同民族或国家之间也是平等的;不管是白种人、黄种人,还是黑种人,不同的是皮肤,皮肤之内大同小异,而且个体之间的差异要大于种族之间的差异。在人类基因组的研究中,防止歧视是一个不可忽视的伦理问题。

三、基因治疗:包医百病?

一部完整的基因组图谱,将帮助人们确定以前找不到的致病基因位置,确定哪些人易得某些类型的疾病,以及帮助为病人定制药物。一旦知道了基因造成患病的确切信息后,我们可以用某种药物来处理这个基因或者用某种为此目的设计的病毒,甚至可以将一段正确的信息移植至或取代这个缺陷基因,以此来治疗疾病。

基因密码的破译。如果认为消除致病基因,就能立马解决一切基因病的治疗问题,这似乎是过于简单化的想法。即使对于单基因病,要达到治疗的目的,难度也是十分大的。到目前为止,导入基因缺乏理想的载体与理想的靶细胞。导入的基因是随机分布的,要想将目的基因导入靶细胞染色体特定位点,有相当的难度。由于导入基因的表达目前尚无法调控,这些导入基因能否正常地发挥作用,难以预料,有可能适得其反,造成严重的不良后果。要求每个靶细胞只整合一个拷贝的基因,同时应有相当比例细胞导入的基因得到表达,要做到这一点困难还不少。科学家早在 1989 年就发现了囊性纤维变性系单基因病,但至今仍然没有人通过药物手段来纠正这一基因缺陷。对于多基因病,难度就更大了。美国学者威廉·R.克拉克(William R. Clark)指出:"基因治疗在治疗多基因病方面,目前还有点渺茫;把多个基因引入受损细胞,并具备协同表达和完善调控的方式,目前技术尚无法实现这一可能性。"[①]哈佛大学医学院华裔教授刘宗正研究表明,人类有 2.6 万多个基因与心血管系统有关,约占人类所有基因的 3/4,而这些基因的病变是长期来与人类生存环境、生活习惯以及所受的文化教育不同的原因所导致的,因此企图通过一种手段或少数药物来治愈这类疾病几乎是不可能的。当人们对多基因遗传病的基因基础知之不多时,企图用基因疗法来治疗多基因疾病,就目前的基因治疗手段来说,不可抱过高的期望。

关于癌症的基因治疗。癌症是由于外界因素如辐射、化学物质和某些病毒引起的,或由细胞内的 DNA 复制差错产生。癌症的发病,多数情况下必须有一

---

① 威廉·R.克拉克.基因治疗:21 世纪分子医学的希望和问题[M].邵承工,蔡武城,译.上海:复旦大学出版社,2001:113.

个以上基因丢失或突变才会发生。大部分癌症一般到生命后期才发生,有一个原因就是癌症的产生需要积累多重的突变作用。癌症的多基因特征,意味着基因治疗仅仅给一个缺陷基因添加基因的正常拷贝的方法,在许多情况下是无效的。因此,就目前来说,采取基因疗法治疗癌症,是一个十分困难棘手的问题。①

目前的基因治疗,常用的基因导入方法有化学介导法、显微镜注射法、电穿孔法等,都有一个共同的不足之处,即导入受体细胞的目的基因片段和目的基因片段整合到受体细胞基因组的效率不高。病毒载体导入法被认为是最有前途的基因转移技术,一般都使用反转录病毒和腺病毒作载体。反转录酶虽有将基因整合到宿主细胞基因组的能力,但是它自身含有病毒蛋白及癌基因,因此就有使宿主细胞感染病毒和癌变的危险。反转录病毒的缺点是转染效率低,癌病毒所携带或产生的病毒蛋白可诱发机体局部炎症反应及全身免疫反应,安全性难以预料。目前人们对导入基因的表达尚无法调控,这些导入基因能否正常地发挥作用难以预料。基因一旦被插入到错误的位置上,其后果不堪设想。当插入位置附近的基因功能受到严重的干扰,甚至可产生癌症或其他疾病。作为载体的病毒会不会重组出新的传染性病毒? 面对这些风险,很多人一直认为对基因治疗应该持谨慎的态度。

当人们对基因治疗抱过高期望时,美国高中生杰辛格之死却带来了"寒流"。1999 年 9 月,18 岁的杰辛格(Gelsinger J.)因患某种遗传病在宾夕法尼亚大学接受基因治疗 4 天后,因凝血障碍而死亡,这是全球首例基因治疗罹难事件。美国食品药品管理局(FDA)立即终止了该大学正在进行中的 8 项基因治疗临床试验。后来有关死因调查结果表明,这病患是死于责任医生违规操作。但是,2003年初法国又有一名"气泡儿童"(按:患有先天性综合型免疫缺陷的儿童,他们必须在形似气泡的无菌隔离舱中生存)采用基因疗法治病。医生们利用一种能持续侵袭细胞的逆转录酶病毒,将新的基因释放入患者体内,不久该患儿出现了白血病。FDA 于 2003 年 1 月 14 日宣布,该局决定暂停 27 项类似的基因疗法试验。

目前,基因疗法虽有很大的风险,存在许多技术上的困难,但是它的美好前景却是十分明显的。毫无疑问,基因疗法为 21 世纪生命科学及临床治疗医学开辟了一个广阔的前景。

---

① 威廉·R.克拉克.基因治疗:21 世纪分子医学的希望和问题[M].邵承工,蔡武城,译.上海:复旦大学出版社,2001:125 - 150.

四、基因决定论质疑

基因能决定人们的生死寿夭,决定人的智能、性格与命运吗?人不仅仅是一个生物学个体,更具有深刻的社会学属性。先天遗传或基因特性无疑在一定程度上会影响人的生理特性,但是,人的生存环境、生活方式及所受的文化教育在某种程度上能影响人的先天遗传特性。

严重的先天性遗传病患者,如先天性痴呆、囊性纤维变性、严重型复合性免疫缺陷症等患者,无疑是由于染色体异常或基因缺陷所致。但是,某些疾病如糖尿病、心血管疾病、癌症等,其发病因素并不是完全由基因决定的。基因特性与临床疾病之间,存在着统计学意义的相关性,而不是必然性。因为基因型转化为表现型,还要取决于生存环境、生活方式及心理因素多方面的影响。例如带有乳腺癌致病基因的妇女中,仍有 30% 的人不会患病。另如某些自体免疫性疾病、小儿糖尿病、风湿性关节炎等,带有这些疾病基因的人只有一小部分人最终会得病,这些致病基因也未必就会决定个体的健康和生命。

对于某些带有原癌基因的家族与个体来说,一般癌基因都处于受抑制状态,它需要经过某些激活过程,才能使细胞癌变,如受到环境因素如化学致癌物、射线或病毒侵袭后,激活了癌基因,使细胞歧变。肿瘤的发病与社会、心理因素也有密切关系。带有原癌基因的人,如遇到重大的精神创伤、忧郁、压抑等原因,可使基因突变。社会因素如环境污染、饮食因素等对基因突变也有影响。癌基因体现了肿瘤发病的生物学基础,带有癌基因的人并不是必然发生基因突变而癌变。癌症的发病,是在内因与外因相互作用的结果。对于带有癌症严重家族史的个体,如能注意生活方式,避免致癌物质,早期加强监测,仍可获得个体的健康与长寿。

人类的基因以及等位基因有没有"好基因"与"坏基因"的差别?其实人类的基因组并没有"正常基因组"与"疾病基因组"的差别。导致某种疾病的等位基因,一方面在一定的情况下是病因;从另一方面看,人类基因组在进化过程中一定会发生突变,这对整个人类的生存发展有深刻的意义。现在几乎所有致病率高的隐性基因又都是抗病基因,如镰刀状细胞贫血的杂合子已知对疟疾有一定的抵抗性;白种人中频率最高的囊性纤维变杂合子,很可能对霍乱、伤寒等传染病有抵抗力。这类基因组既是致病基因,又是抗病基因。基因的多样性,是人类作为群体,在不同环境下赖以生存的保证。每一个人的基因组,都带有几百个致病的等位基因。基因组只有多样性,没有好坏的差别。每一个人都会因自己的基因而生病,但每个人的基因组,包括遗传病人的基因组,都是正常的,绝对不能因为生了一种或几种病,就称之为"疾病基因组"。按照基因传递规律,这种致病等位基因存在,肯定要以一定的概率"纯化",不可避免地会产生这种遗传病的病人。我们还要从疾病的自然、社会与个人属性来正确对待疾病。从自然角度来说,作为生物的人类,一定会有天敌或寄生虫的,一定会依附别的生物。疾病所致的痛苦,是人类抵御病原的一种反应。疾病,又是一个机体损坏到一定程度毁灭这一个体的自然手段。

人类基因组是全人类的宝贵遗产,是人生存到今天、发展到明天的根本基础。人类只有一个基因组,全人类所有成员在根本上是一致的。通过基因组的比较,可以得到与疾病有关的突变或等位基因信息,以及各个人种、群体、个体的特殊性的基因信息。

每个人的基因没有绝对的优劣之分,说某个个体的基因绝对的好,这是不可能的,即使带有致病基因,这种个体也包含有好的基因。例如某些有智力障碍的儿童,却是一个音乐或数学天才。创造性基因很可能与严重的神经精神病相关的基因紧密相连,凡·高、海明威也许可以说是这样的例子。又如当代最伟大的理论物理学家霍金,他携带有可怕的肌肉萎缩基因,但他在智能方面的基因优于常人。设想他的父母在他出生前知道了这种可怕的基因而采取堕胎措施,或出生后遭到社会的歧视,剥夺了他接受教育的权利,那么当今世界就会少一个天才。

人的行为与智力是否受基因决定?毫无疑问,基因作为先天的基础,有一定的影响,但绝不是绝对的决定因素。基因缺陷是许多严重精神病产生的重要因素。基因是大脑生长发育的基础,有了这个基础,某些社会因素才会成为发病的诱因。基因可能引发严重的精神病,解释了精神分裂症、忧郁症、恐惧症及各种癖好经常会成为家族性疾病的原因,以及双胞胎患同类精神病比例偏高的原因。如果是单卵双胞胎,患忧郁症的比例可高达40%;有50%的精神分裂症患者显然与基因缺陷有关;各种成瘾癖好也与基因有关。但由此断言人的一切思维行为以及智力活动都是由基因决定的,就言过其实了。大脑功能有一部分是由基因决定的,但绝不是全部。每个人在小时候受到的教育和生活环境在智力成熟过程中发挥了重要的作用。基因给我们提供了发展的空间,每个人的基因类似不同大小的桶,至于桶内盛的什么东西,如营养水、清水、剧毒水,各人所盛的内容是由后天决定的。例如一个先天聪明的人,却是高智能的犯罪分子,这是后天生活的环境以及接受的教育所决定的。但是,企图将人的行为归因于某个单一的神经元是不合理的,要归因于单个基因就更不合理了。人的行为模式或心理特征,受许多不同基因的共同影响,人的行为方式与思维特征,是整个大脑功能的综合活动,而人的大脑活动更是受人的教育、社会等综合影响的结果。因此,企图找出某种行为的基因基础是不合理的。先天与后天、遗传因素和环境因素经常是共同发挥作用的,这个作用要比任何一个因素单独发挥的作用要大得多。

五、基因技术,"切勿滥用!"

当人们掌握了基因组图谱全部代码,有可能将动物的基因移植到人的基因组来,因此,从理论上讲,人们就可能设计出新的人类。科学要圆人类的梦,但要为人类负责,基因技术可以实现人类的许多梦想,但不能制造怪物。人们不能错误地使用基因技术,而要理智地、审慎地对待高科技带来一系列的社会问题,让他们真正造福于人类。

生物技术的迅猛发展,也可能给人类造成巨大的灾难。战争狂人可以利用基因技术,制造杀人工具——基因武器,即是在一些致病细菌或病毒中,接入对抗普通疫苗或药物的基因,产生出具有显著抗药性的致病菌;或者在一些本来不会致病的微生物体内接入致病基因。这就是用 DNA 重组技术改变细菌或病毒,使不致病的成为致病的病菌;使可用疫苗或药物预防和救治的疾病变得难以预防和治疗。据报道,已有人把具有抗四环素作用的大肠杆菌遗传基因与具有抗青霉素作用的金黄色葡萄球菌的基因拼接,再把拼接的分子引入大肠杆菌中,培养出具有抗上述两种杀菌素的新的大肠杆菌。

人类不同种群的遗传基因是不一样的,一旦当人们将不同种群的 DNA 排列出来,就可以生产出针对不同人类种群的基因武器。20 世纪 50 年代,美国军事研究人员曾致力于研究针对黑人的溪谷热病毒,因为黑人死于这种疾病的可能性要比白人大 10 倍。南非种族主义者曾研制一种针对黑人的病菌,后来由于南非结束了种族隔离政策而终止了这项研究,但仍有一些国家对该项研究感兴趣,申言他们的研究是预防该种生物武器的防御性武器。但美国科学家联合会断言,在生物技术和生物技术武器领域进行防御性研究的人,也可能把这些知识应用于进攻性武器。

基因组图谱的破译,表明不同人种对疾病的易感性或免疫性的确存在差异。

最明显的是对艾滋病毒的免疫性,在白种人中约有 1%～5% 的人天生不受艾滋病毒的感染,原因是这些人在一个基因中有 31 个核苷酸的缺陷,这一"缺陷"恰恰使病毒无孔可钻,但这一突变在黄种人中至今没有发现。假设将艾滋病毒以遗传工程手段,改造成易传播的病毒,如人类抗病力较弱的肝炎病毒、感冒病毒,培育出"杂种病毒",这对人类将是一场灾难。种族选择性生物武器,在技术上和理论上有可能制造,这绝不是危言耸听。生物武器产量极高而生产规模很小,没有辐射而难以检测,没有烟火而被杀时又不知道,没有特殊标记而极难隔离、防止,其后果极为可怕。这类武器可能会成为丧心病狂的恐怖分子追求的目标。

当然,在预见的时期内,人们还难以对病毒或细菌进行武器技术方面的处理,使它们能够区分不同的人种。因为迄今为止,人们所了解到的各人种之间的遗传差别太小。因此在今后 10 年内尚不可能出现这类基因武器。如果人们彻底弄清了人类基因组,并掌握了基因工程技术,那么可怕的设想在几十年之后会变成现实。

人们早就认识到遗传基因工程有被滥用的可能。1973 年联合国即通过了《禁止研制、生产和储存并销毁细菌(生物)及毒剂(化学)武器公约》,1975 年联合国再次通过《禁止使用生物武器公约》,但少数国家发展生物武器的步伐并没有停止。在人类跨入新世纪的转折关头,善良和正义的人们应扪心自问,我们是要给子孙后代留下一个和平的世纪,还是一个黑暗恐怖的世纪? 一些科学家对基因武器的忧虑远远超过当年一些核物理学家对核武器的忧虑。当战争狂人制造出杀人的基因武器时,他们自身也可能被基因武器所消灭。人类向何处去,是灭亡还是继续生存繁衍? 这是地球上生存的人们需要深刻思考的问题。

本文收录于《科学技术学》(江苏科学技术出版社,2003 年版)

(整理:彭澜审校:潘依琳)

学贯中西　融汇古今

——喜读《医药文化随笔》

近日收到上海中医药大学傅维康教授寄赠的《医药文化随笔》(简称《随笔》，上海古籍出版社 2006 年)，捧读之余，不禁击节称绝。此书虽名曰"随笔"，然文笔清新，内涵丰富，傅兄自谦为豆腐干文章，其实小中见大，见微知著，每篇均可视为佳作。

傅兄与本人相知相交半个世纪之久，《随笔》一书唯傅兄之才学与经历方有此力作，岂区区吾辈所能为矣。傅兄早年毕业于上海第一医学院，曾从事临床工作，并接受委派担任医史界元老王吉民先生(中国医史博物馆创始人，我国第一本英文《中国医史》的作者)的助手，后担任上海中医药大学医史博物馆馆长兼医史教研室主任。傅兄潜心学术，对中西医史有很深的造诣，著作等身。五十年来，先后撰著《中国针灸史话》《中国医药历史漫话》《杏林述珍》《黄帝内经导读》等，前两书经外文出版社分别译为日、英、越、印尼、西班牙、法等国文字，蜚声中外医药界，是新中国成立后最早向国外介绍的中医药著作，此外又主编《中国医学史》《针灸推拿学史》《中药学史》《中国医学通史·文物图谱卷》等著作。

傅维康在撰述鸿篇巨制之余，仍乘兴发掘中外医药史未为人们涉及的领域。数十年来，在国内外报纸杂志发表了一系列的短篇随笔，今集腋成裘，积一百六十篇，约 30 万字，汇编成《随笔》一书。此书内容涉及医术源流、医家修养、医学成就、医疗机构、医事活动、中外交流、养生保健、特色风采、掌故逸闻，可谓是一部医学小百科全书，足可补正史之不足，起到了补苴罅漏之功。

纵观其书，仅阅篇名，即可引起读者的兴趣。随举其篇目："针灸治疗的最早规范""两千年前中医放腹水术""中国古代人工呼吸术""古代中医人工流产""中国古代的'口香糖'""马可·波罗的中医药见闻""孟尝君的快餐""康有为曾倡'安乐死'"……如此吸人眼球的篇目，非一睹其文而不休矣！有的篇章，如"《黄帝内经》论习医、行医和医德"，对今医人提高医德修养也富有教益。

　　《随笔》中有三十余篇介绍瓜果蔬菜的内容，其中涉及西瓜、南瓜、生姜、蒜、葱、核桃、花生、芝麻、绿豆、枣子、栗子、梅子、杏子、香蕉、葡萄、猕猴桃、番薯、番茄、荠菜、猪、羊、鸡等果蔬食物，既有文献考证，述其渊源，兼及医疗功效、现代科学发明，读来兴趣盎然，对人们的养生保健、防病治病均有裨益。

　　《随笔》有的篇目，如"简述'医'字""略述'药'字""'瘤''癌'二字之由来""略说'九'"等，均为传世之佳作，纵横捭阖、旁征博引、考证精详，可谓一字之订千滴汗，无疑是呕心沥血之作。

　　《随笔》中不乏纠正视听之作。时下有人掀起取消中医的逆流，他们大都举鲁迅为旗帜。今读"鲁迅和医学"，方知鲁迅早年对家乡庸医因耽误他父亲的病情的缘故，挟带些切肤之痛的私怨（鲁迅：《坟·从胡须说到牙齿》），因此把一些庸医和确能治病的中医相混同。随着时间的推移，鲁迅终于纠正了早年的观点。后来鲁迅不仅自己多次服用中药，而且很重视祖国医学古籍的收藏，不仅亲往书局购买中医书，还自己动手修补中医书籍，收集国外出版的有关中医书籍，了解日本学者对中医药的研究，致力于祖国医学文献研究，并自己接受中医治疗，且对中医的科学价值越来越信服。这是对那些反中医者最有力的驳斥。

　　《随笔》中介绍外国医学史文章二十余篇，其中有著名医家的生平业绩，又有西医史上的发明创造，可知西医发展梗概，有利于中西医间相互了解、沟通。

　　傅兄所撰的诸多篇章，每论一病一药、一事一物，行文似流水，亦中亦西，或中或今，亦医亦文，或谐或庄，作者集医学、史学、文学素养于一身，以"致人性于全，不使之偏倚"（鲁迅：《科学史教篇》），是自然科学与人文科学交融的典范之作，其治学风格达到了至善境界。

　　愚谓个人的精神发育史，就是他的阅读史：一个民族的精神境界取决于国民的阅读水平。一个医生要成为医术精良、医德高尚的从业者，除阅读专业书外，更要阅读一些富有文化内涵与哲理的书，《随笔》是值得推荐一读的书。

本文发表于《江苏中医药》2006年第39卷第10期，第53-54页

　　　　　　　　　　　　　　　　　　　　（整理：姜海婷　审校：张纲）

书海观潮：一部不该遗忘的巨著

——王吉民、伍连德合著英文《中国医史》再版影印本评介

70多年前，当时已是蜚声国内外的两位医学家王吉民与伍连德用英文合著了一部《中国医史》（*History of Chinese Medicine*），向世界介绍中国古代医学的成就。究竟是怎样的因缘促使这两位学者用了16年的心血来完成这部900余页的巨著？

作者及编书缘起

王吉民（1889—1972）是著名医史学家。16岁考入香港西医大学堂习医。1937年春，应中华医学会邀请，王吉民到上海协助办理中华医学会会务，先后担任浙江医师及药剂师公会会长、中华医学会副会长等职。1949年，国际科学史研究院授予王吉民通讯院士；1966年，该研究院又授予王吉民院士，他是中国医史界第一位获得国际科学史研究院院士殊荣者。

伍连德（1879—1960）出生于马来西亚北部的槟榔屿。年轻时代的伍连德勤奋好学，成绩优异，多次获得奖学金和研究奖金，先后在英国剑桥大学、利物浦热带病学院、德国哈勒大学、法国巴斯德研究所留学和研修深造。1903年，24岁的他取得英国剑桥大学博士学位，成为中国留学剑桥大学的第一位医学博士。他是中国和世界近现代医学的先驱者、国际公认的公共卫生奠基人，中华医学会首任会长。

二十世纪一二十年代，伍连德创下了一系列重大医事业绩：扑灭东三省鼠疫（1911年）、筹建北京中央医院（今北京大学人民医院，1915年）、与颜福庆等创立中华医学会（1915年）。在繁忙的医事社会活动之际，1916年伍连德阅读了美国医史学家加里森（Garrison F. H.，1870—1935）的《医学史导论》（*An Introduction to the History of medicine*，1913）。在这部762页的巨著中，谈到中国医学的内容竟然不到一页的篇幅，不仅有许多谬误，而且多有贬低之意。为此，

伍连德致函质询该书作者，为何对中国医学的介绍如此肤浅，又作不正确的评价？加里森回信给伍连德曰："中医或有所长，但未见有以西文论述之者，我这部书的半页资料，犹属外人之作，盖因无从参考，遂难立说，简略而误，非余之咎。"伍连德阅信震动很大，随机把信转给好友王吉民一阅。王吉民看了此信之后，感触也很深。伍、王两人深感作为从事医学专业的中国知识分子，很有必要将中国医学历代之发明创造的宝贵内容，向中外人士广为介绍。于是，两人在完成各自的医务工作之余，对中国医学史进行了深入的学习与研究，前后历时 16 年之久，最终用英文撰写成《中国医史》这部 900 余页的巨著，于 1932 年出版。随后，王吉民和伍连德又瞩目于医史文物的收集，于 1937 年 4 月中华医学会第 4 届全国代表大会期间，展出了 1 000 余件中国医药学历代文物。事后，王吉民 1936 年又成立中华医学会医史委员会，并筹建我国历史上第一家医史博物馆（1938 年 7 月），他们一系列的工作，对于向世界介绍了我国的医学成就，在当时发挥了积极的作用。

《中国医史》的内容及评价

王吉民、伍连德于 1932 年出版的《中国医史》，是我国医学家第一部用英文全面阐述中国医学成就的专著，出版后引起世界医学界的高度关注，迄今仍为西方医学界了解中国医学的参考书之一。此书 1932 年在天津首版，1936 年经修订于上海的全国海港检疫管理处再版印行，至今已历 77 年。

王吉民、伍连德是两位既有现代医学的知识和眼光，又深爱着自己民族与传统的医学先辈，这部书稿体现了他们既尊重传统医学，又倡导现代医学的发展，对中西医采取兼收并蓄的态度。此书不仅系统地介绍了数千年来中国传统医学的成就，并且用四分之三的篇幅介绍近代西医传入中国的历程，反映了中西医在当时这一特定历史背景下的现状，其中不少史料是直接引自海关、教会档案的第一手资料，至今仍为了解西医传入我国的重要文献。限于作者当时的条件，该书在选材和论述方面难免有欠妥和错误之处。当年他们著述的出发点仍在介绍弘扬我国历代医学的成就。对于中西医问题，两位作者认为中西医不应该对立，现代医学本身也来源于传统医学，是用现代的科学方法使之经由经验演化成科学。他们认为中国的传统医学也应该走科学化的道路。当年，伍连德对中医的态度是相当尊重的，他并不反对用传统医学的方法来防治疾病。但是，这部书在中国和海外的遭遇截然不同，人们对此书一度给了不公正的评价。在 20 世纪 60 年代,国内有人指责此书是从民族虚无主义出发,美化教会医学,把它作为反面教材加以批判。其实,当时两位作者并无崇洋媚外之意。盖现代医学的传入与教会医学存在密切的关系,直到20世纪30年代,现代西医主要集中在香港、澳门、上海、南京等城市。当时在中国成立了一系列教会医院、教会医学校。国人自办的医院与医学校才刚刚起步,当时中国还没有建立现代的医疗卫生体系,要求两位作者在20世纪30年代介绍中国医疗卫生事业的业绩,实在难为两位先生矣!

再版影印本的价值

目前,《中国医史》除北京、上海、南京及建校较早的老校图书馆或许有藏本,国内读者几乎难以看到。相反,此书几十年来一直是国外著作界广泛引述的重要参考书。因此,我国医学界及医史学者,不仅需要重新评价此书,而且需从中发掘大量资料供广大学者参考。上海辞书出版社认识到此书的文献价值与历史意义,从王吉民先生家属中收集到先生1936年的藏书,予以重新影印出版,而且在装帧方面完全按照原书影印。特别引人注意的是,书的扉页上有伍连德先生的亲笔英文签名,书后的索引部分还有王吉民先生手书的订误文字。

《中国医史》的影印本书前既有全国人大常委会副委员长、中国科协主席韩启德院士撰写的长序,又有傅维康教授撰述的王吉民、伍连德两位先生的传略。韩启德对此书给予了高度评价,指出"上世纪30年代,王吉民、伍连德两位前辈著述《中国医史》的初衷,正是深感于中国医学在世界医学史上的缺位,而立志于向世界介绍",又谓"通过医学史,我对医学的本质以及发展规律有了更深入的认识,也深刻地感受到当前医学与人文日益脱离的趋势,这就更让我坚定了医学应当回归人文的理念","回溯医学史,就是对医学价值的精神回归"。这是何等深刻、公正的评语!

毫无疑问,再版影印本《中国医史》,为国人贡献了一份精神食粮大餐,它不仅是有关中国医学史必备的学术参考书,又具有珍贵的文物及文献收藏价值,值得向广大医学界及其他读者们推荐。

本文发表于《健康报》2009年7月16日第6版

（整理：姜海婷　审校：张纲）

三十年回顾：医学人文学科的复兴

就我国而言，医学人文学科的形成和发展，可以说是近 30 年的事。

"文化大革命"十年浩劫，我国的科学技术、文教卫生事业遭到严重破坏。1978 年 3 月在北京召开全国科学大会，提出要在 20 世纪内，实现农业、工业、国防和科学技术的四个现代化。当时，以于光远为首的一批领导与学者，提出以辩证唯物主义思想为主导，来推动我国科教事业，成立自然辩证法研究会。1978 年 7 月 5 日—21 日在北京举办了一次规模宏大的自然辩证法夏季讲习会。当时全国 28 个省市自治区的自然科学技术工作者、哲学工作者 1 500 人参加了这次讲习会。于光远、李昌、钱三强等在开幕式与闭幕式上讲了话。大会邀请了 23 位著名学者，其中有吴文俊、冯康、何祚庥、王绶琯、吴汝康、龚育之、王梓坤、冯契等，就数理化、天地生各个领域作了专题报告。这次大会吹响了以自然辩证法方法研究各个领域的进军号。

随后，1979 年 12 月 20 日—1980 年 1 月 4 日在广州召开全国医学辩证法讲习会。会上，代表们摆脱了多年来的精神枷锁，讨论十分热烈，勇于创新，讨论了当前世界医学发展的特点、趋势和医学哲学问题，回顾与总结新中国成立 30 年来我国医学科学发展中的经验教训，对"中西医结合"问题也展开了热烈的讨论。北京协和医院副院长艾钢阳对"创造中国统一的新医学、新药学是我国医学发展的唯一道路"的说法提出了质疑，这可是冒风险的言论，毕竟当年打棍子、戴帽子的年代刚刚过去不久，代表们对这个问题进行了激烈的争论。据说这次会议反映到党中央，中央政治局为此制定了中医、西医、中西结合三支力量共存作为我国医学发展的方向。广州讲习会上，确定了医学辩证法研究的方向，决定创办《医学与哲学》杂志，这可以说是在医学领域拉开了思想解放运动的帷幕。

广州会议后，1981 年 12 月 6 日至 12 日在南京召开了第一届全国医学辩证法学术讨论会。会议由自然辩证法研究会发起与组织，主题是"健康、医学与社会"。在这次会议上，学者们主要讨论了医学模式的转变——从生物医学模式向生物-心理-社会医学模式的转变。医学模式的转变,不仅是医学观的转变,它推动了我国医学科学与医疗卫生事业的发展,而且促使我国医学人文学科的发展。当时医学人文学科除医学史外,其他学科尚未分化形成,都包含在医学哲学这一大口袋内。《医学与哲学》杂志在杜治政主持下,不仅培育了一大批医学人文学科各个领域的学者,而且促进了医学人文学科的成长和发展。自《医学与哲学》创刊以来的 30 年中,经由彭瑞骢、杜治政等的组织,先后召开了 10 次学术专题讨论会,影响很大,不仅改变了人们的观念,而且促进了医学科学,推动了医疗卫生事业,功垂医界,将永载史册。

医学人文学科是近 30 年来逐步分化形成的。20 世纪 80 年代初,医学人文学科究竟有哪些学科,当时的概念十分模糊。北京医学院的阮芳赋提出了一个初步的框架,其中包括 20 余门学科,迄今有的学科已经蔚然成林,有的仅仅提出一个目录,有待今后进一步开发。

从 1979 年到 2009 年的 30 年中,医学哲学学科建设获得了长足发展,成为我国人文医学的带头学科。

1979 年 12 月召开的广州医学辩证法讲习会,是一次以"实践是检验真理的唯一标准"及十一届三中全会的精神为指导的、在医学界拨乱反正的会议。此次会议除了讨论我国医学发展道路等问题外,还科学地论证了哲学对医学的意义,恢复和重申马克思主义与医学(自然科学)的正确关系,并促成了在高等医学院校开设自然辩证法课程,同时决定创办《医学与哲学》杂志。这次会议后,中国自然辩证法研究会与中共中央党校联合举办首届自然辩证法师资培训班,以此为契机,逐步形成了我国人文医学的研究队伍。1982 年,由北京医学院牵头,组织了 15 所医学院校参加,彭瑞骢主编的我国第一部《医学辩证法》教材出版,医学院校逐步在研究生中开设了"自然辩证法"与"现代科学技术与马克思主义"的课程,有的院校还在本科生中开设了"医学方法论""临床思维"等选修课。

30 年来,我国人文医学的学者专家,以《医学与哲学》为平台,组织了一系列的学术会议,开展了多次有重要影响的学术讨论,其中如就"临床思维""正确的诊断从哪里来""医学方法论""还原论与系统论""医学模式""医学目的""医学人文精神""医学整合"等问题的探讨,发表了大量有重要意义的论文。这些学术研讨由于紧密结合当代医学实际,从哲学角度对当代医学的种种哲学问题做了回应,不仅丰富了医学哲学的研究,而且还对我国医学和保健服务提出了有价值的建议,受到全国医学界的广泛认同和有关部门领导的高度重视。

1987 年 11 月，中国自然辩证法研究会医学哲学专业委员会的成立，对指导全国的医学哲学学术研究和教育教学发挥了重要作用。30 年来，医学哲学学术研究成果累累，涌现了一批医学哲学专著。如元文玮的《医学辩证法》、邱仁宗的《医学的思维和方法》《病人的权利》、常青的《医学方法概论》、邱鸿钟的《医学与人类文化》等。最近 10 年，冯显威的《医学科学技术哲学》，刘虹、张宗明和林辉的《医学哲学》、贺达仁的《医学科技哲学导论》等相继问世。2004 年召开的医学哲学专业委员会二届三次会议，就经过长期酝酿的《医学哲学研究纲要》进行了认真的讨论，这个纲要经修改后正式发表于《医学与哲学》2004 年第 12 期，并成为引用率高的一篇文献资料，它标志着医学哲学学科建设迈出了重要一步。

作为一种历史现象来研究医学的过去、现在和未来的医学分支，有医学史、医学概论、医学未来学。

医学史是我国最早形成的一门人文学科，早在 1915 年，伍连德等人就创办中华医学会，于 1935 年内设医史委员会。北京医学院的李涛、江苏医政学院的陈邦贤和上海中华医学会的王吉民等三位前辈是我国医学史学科的奠基者，他们为医学史的教学与研究立下了不朽的功绩。但是，数十年来，医学史仅仅为少数有识之士赞赏，未能蔚然成林，成为显学。20 世纪 50 年代中期，我国成立了 5 所中医院校，因为中医课程所授的学科本身是一种历史文献，不知道中医史是无法入门的，因此，中国医学史成为中医学院校的必修课。西医院校，在生物医学观的思想主导下，认为外科医生不知道历史照样能开刀，内科医生照样能看病，没有这种紧迫性。又因课程繁多，加上缺乏师资，迄今西医院校没有把它列为必修课，部分院校则列为选修课。医学史知识对提高医学生的人文素质至关重要。韩启德院士指出："通过研究医学史，我对医学的本质以及发展规律有了更深入的认识，也深刻地感受到当前医学与人文日益脱离的趋势，这就更让我坚定了医学应当回归人文的理念"，"回溯医学史，就是对医学价值的精神回归"（王吉民、伍连德《中国医学史》再版序）。正因为有这种认识，从北京医科大学的彭瑞骢到现在北京大学医学部的韩启德，他们均把医学史列为必修课，给我们起到了示范带头作用。

我国的医学史学者出于历史的责任心，并不因为受冷落而消沉，致力于学术研究，殚精竭虑地深入各个专题，写出了一大批精品著作，其中有卫生部组织编写的四大卷《中国医学通史》、廖育群等主编的《中国科学技术史·医学卷》、贾静涛的《世界法医学与法医学史》、张大庆的《中国近代疾病社会史》、王镭的《西藏医学史》、于凤高编著的"医学与文化从书"等。2003年非典流行期间,国内出版的有关瘟疫(传染病)流行的历史著作多达30余种。另有翻译出版的世界名著,有程之范主译的《世界医学史》(再版),张大庆主持翻译的《剑桥医学史》、《剑桥世界人类疾病史》等。近30年来出版的医学史及教材多达百余种。

医学概论近年来出版有多种教材,另有阮芳赋的《医学社会学概论》、艾钢阳的《医学论》,部分医学院校将医学概论列入课程,使学生在总体上对医学有一个认识,对今后学习其他各门学科起到了引导作用。

医学未来学对医学的未来发展进行预测,虽然对未来医学进行预测带有或然性,但对当代医学或许能起到启发与引导作用。这方面已经出版的著作,中国人自著的极少,迄今出版的有彭瑞骢主审、高潮等主编的《医学未来学》,另有翻译的小册子数种。

作为一种社会现象和社会职业来研究的医学分支有医学伦理学、医学社会学、医学法学、医学政策学、医学经济学、医学系统工程学、医学教育学等。这个领域的分支学科,因为与当代医学科学的发展以及医疗卫生事业的发展密切相关,因此获得前所未有的发展。

生命伦理学、医学伦理学的发展最为突出,目前已成为我国医学人文学科的显学。20世纪70年代以来,生命科学与医疗技术的一系列突破,其中如基因工程、生殖技术、克隆技术、器官移植、胚胎干细胞技术以及心肺复苏技术的突破、关于安乐死问题的争论等导致社会、伦理、法律问题的争论,促进了生命伦理学的发展。为了提高医师的职业道德,调整医务人员和病人、社会之间以及医务人员之间的关系,医学伦理学成为医务人员必须遵守的职业规范、医学生必须学习的知识。特别是近20年来,医疗体制改革过程中,由于一度强调市场化倾向,看病难、看病贵等问题凸显,从而导致医患关系紧张。为了建立医患之间互信互爱的人际关系,提高医务人员的医德医风,学习医学伦理学更成为必需。现实的需要促进了我国生命伦理学、医学伦理学的发展。医学院校纷纷成立医学伦理学教研室,医学伦理学成为必修课。同时,在我国医学院校及相关机构又建立了一批研究中心,成立了医学伦理学会,出版了多种刊物,召开了多次学术会议,并结合有关专题制定了一些伦理学规范。又,随着生命科学及基因工程的进展,因基因技术广泛应用于农业、食品、医药、环保等方面,对生态环境、人类健康、社会发展产生了不同的影响,既给人类带来了巨大利益,又可带来负面影响。因此,转基因技术的伦理问题又被提上了议事日程。其他如生态环境问题日益突出,导致人们从伦理角度来探讨生态的伦理问题。又如艾滋病的广泛流行，导致了一系列的社会、法律、伦理纠纷，遂有艾滋病伦理学的产生。又因基因技术的发展，出现了基因伦理学的研究。总之，生命伦理学已与当代科技以及人们日常生活密切相关，生命伦理学已经成为当今世界医学界和社会公众十分关心的话题。

在生命伦理学、医学伦理学研究领域里，我国出现了一批领军人物，撰述了一系列专著，其中有杜治政的《医学伦理学纲要》《医学伦理学探新》，杜治政、许志伟合编的《医学伦理学辞典》，又有邱仁宗的《生命伦理学》，邱仁宗、翟晓梅的《生命伦理学概论》，翟晓梅、邱仁宗的《生命伦理学导论》，陈元方、邱仁宗的《生物医学研究伦理学》，孙慕义的《后现代卫生经济伦理学》以及何兆雄的《中国医德史》，等等。据杜治政、许志伟的《医学伦理学辞典》附录所载，中文版的医学伦理学著作有113种（2003年前）。又恩格尔哈特（Engelhart H. T.）的名著《生命伦理学基础》也已译成为中文出版。

总之，我国医学伦理学起步于20世纪80年代，经过30年的发展，已经成长出了一支专业队伍。虽然我国医学伦理学研究相对于西方国家还存在一定的差距，但30年来，生命伦理学从无到有，已获得可喜的发展。这是有目共睹的。

医学社会学是社会学和医学相结合的一门学科。医学社会学研究医学中的社会问题和社会学中的医学问题。医学社会学是研究医务人员、病人和医疗保健机构的社会学特点和规律、它们之间的相互关系，以及它们与其他社会现象之间的相互关系；医学社会学是把疾病和各种有关的活动作为社会行为来加以研究。目前，我们所谓的社会医学是研究社会文化因素对疾病和健康的影响，解决疾病和疾患的预防治疗和其他实际问题。因此，医学社会学是研究社会学问题，它属于社会学范畴；社会医学研究的是医学问题：这两门学科是有区别的，但是这两门学科的从业人员在工作中是难以完全截然分开的。

目前，世界各国从事医学社会学工作的从业人员队伍十分壮大，医学社会学作为一门学科发展得也比较完善。医学社会学已经成为美国社会学中最大的分支。在新中国成立前协和医院即有一支社会工作者队伍，早年南京精神病防治院也有一支社会工作者队伍。目前香港各大医院都有一支社会工作从业人员。但是我国目前的医疗卫生系统完全忽视这个领域的工作，没有配备专业人员从事这方面的工作。从今后发展形势与需要来看，医学社会学必然会引起人们的重视。

目前，医学社会学在我国尚未获得人们的重视与认可。在这个领域内学术专著也寥寥可数。其中最早出版的有美国学者 H.P.恰范特、蔡勇美与我国学者刘宗秀、阮芳赋 4 人合著的《医学社会学》（1987 年），随后，威廉·科克汉姆的《医学社会学》翻译出版（杨辉、张拓红等译，2000 年）。另有 D.沃林斯基的《健康社会学》（孙牧红等译，1999 年），其他属于社会医学的出版物较多，其中有彭瑞聪的《医学科技与社会》（1998 年）、王树岐的《社会与医学》（1989 年）。近年又有新的译作出版，其中有 S.K.图姆斯的《病患的意义》（邱鸿钟等译，2000 年）、菲利普·亚当、克洛迪娜·赫尔兹里奇的《疾病与医学社会学》（王吉会译，2005 年）、凯博文的《苦痛和疾病的社会根源》（郭全华译，2008 年）。以上译作出版，表明我国学者已经注意到医学社会学这门学科。

卫生经济学是运用经济学的理论和方法，研究怎样最优、有效、公平合理地开发、筹集、配置与使用卫生资源，并以经济学的观点和方法来阐明健康及卫生服务中出现的各种经济规律，不断提高卫生系统的效绩，来解决卫生事业中的问题，促进社会主义现代化、为人民健康服务。在计划经济时代，政府部门的决策者以行政指令来分配与使用卫生资源，缺乏全面的论证与科学研究。当时的传统观念认为，医院是消费性的福利事业单位，医院职工的劳动是非生产性的劳动。卫生部前部长钱信忠曾提出，卫生部也要按经济规律办事，要运用经济手段管理卫生事业。1980 年初，卫生部开展了对医疗成本与收费标准的研究与测算，探讨了价值规律在医院各领域的作用和对卫生事业的影响。

1981 年 1 月在武汉市召开了医院经济管理理论研究座谈会。1981 年 9 月，在牡丹江市召开了"全国卫生经济学和医院经济管理学术讨论会"，接着成立了中国卫生经济研究会筹委会，并决定筹办《卫生经济》杂志。1983 年在广州召开了中国卫生经济研究会成立大会和第一届年会，成立了中国卫生经济研究会（1984 年改名为中国卫生经济学会），这标志着中国卫生经济学的诞生。

20 世纪 80 年代，在理论研究方面，主要的进展是讨论了我国卫生事业的性质、宏观发展战略以及微观经营方针问题、医务人员劳动性质以及合理补偿的必要与途径问题、卫生工作社会效益与经济效益的关系以及卫生工作效益综合评价问题。在这一时期，召开了多次全国性的学术工作会议，发表了大量有关卫生经济研究的论文，翻译和编写了卫生经济学教科书和参考书，如何鸿明、杜乐勋主编的《卫生经济学原理与方法》，何鸿明、周采铭主编的《卫生经济学》以及江苏医学情报研究所王松年等翻译的《卫生经济学》（Paul J. Feldstein），医学院校把卫生经济学列为选修课或必修课。至 20 世纪 80 年代中期，卫生经济学作为经济学的一门分支学科在我国初步形成。现在就卫生经济这个专题，网上载录的文章就有两万多篇，今仅举有关卫生经济学的专著列举以下数种：胡善联的《卫生经济学》(2003)、程晓明的《卫生经济学》(2007)、高丽敏、刘国祥的《卫生经济学》(2008)、轩志东、罗五金的《宏观卫生经济学》(2008)、吴明的《卫生经济学》(2002)、邱鸿钟与袁杰主编的《现代卫生经济学》(2005)等等。

卫生法学是研究卫生法律规范及其发展规律的一门法律学科。党的十一届三中全会以来，社会主义民主和法制建设得到加强，卫生立法工作有了明显进展。党的十五大确立了建设社会主义法治国家的目标，为卫生立法工作创造了良好的环境。目前，全国人大常委会通过了 8 部卫生法律：《中华人民共和国食品卫生法》《中华人民共和国药品管理法》《中华人民共和国国境卫生检疫法》《中华人民共和国传染病防治法》《中华人民共和国红十字会法》《中华人民共和国母婴保健法》《中华人民共和国献血法》《中华人民共和国执业医师法》。我国的各项卫生工作逐步走向了法制化管理的轨道。

1987 年卫生部在沈阳召开了首届全国卫生法学理论研讨会。1993 年 9 月 4 日，中国卫生法学会在北京成立，标志着卫生法学这门学科在我国正式成立。近几年来，我国卫生法学取得了一系列进展，形成了一支卫生法学研究队伍，中国卫生法学会现有近千名会员。中国法学会先后召开了多次卫生法学理论研讨会和有关专题研讨会，对现代医学技术突破引起的法律问题，诸如安乐死、生殖技术、生育限制和控制等问题展开探讨。1992 年《中国卫生法制》杂志创刊发行；1992 年卫生部政策法规司等部门编辑出版了《中华人民共和国医药卫生法律全书》，并确定定期出版法规汇编；许多医学院校相继开设了卫生法学课程。1989 年中华医学会成立了法学专业学组，编写出版了一批卫生法学教材和专著。在开展国际学术交流方面，卫生部与 WHO 合作，定期举办卫生法学研讨会，借鉴国外卫生立法经验，促进我国卫生法学的发展；中国卫生法学会于 1998 年首次派代表参加第 12 届世界医学法学大会，成为该组织成员。

随着社会和科学的进步，医药卫生所涉及的范围和研究领域不断扩大，卫生法学面临一系列的挑战，诸如：医药卫生资源的配置，死亡范式的转换，脑死亡立法的讨论，辅助生殖技术的应用带来的法律问题，器官移植和人工器官的应用及行为控制，人体试验、遗传工程、克隆问题与干细胞的应用，人口控制和计划生育，公共卫生与人类健康等一系列问题。

卫生法学涉及众多方面的法制管理，其中包括：卫生行政诉讼、医政管理法、执业医师法、医疗事故处理法、初级卫生法、中医药和民族医药法、传染病防治法、红十字会法、献血法、精神卫生法、公共卫生监督法、食品卫生法、药品管理法、公共场所卫生法、职业病防治法、化妆品卫生法、医学教育科学研究管理法等等。因此，必须加强卫生立法的进程，以保证卫生事业获得健康有效的发展。由此可见，近20年来医疗卫生事业发展的需要，推动了医学法学的迅速发展。在卫生法学领域里，从事卫生法学的专家们编撰了一系列著作，其中有王镭主编的《中国卫生法学》(1988)，陈明光主编的《卫生法学》(1992)，吴崇其、达庆东主编的《卫生法学》(1999)，吴崇其主编的《中国卫生法学》(2005)，赵同刚主编的《卫生法》(2004)，冯建妹著的《现代医学与法律研究》(1994)，龚赛红著的《医疗损害赔偿立法研究》(2001)，郭自力著的《生物医学的法律与伦理问题》(2002)，谈大正著的《生命法学导论》(2005)，倪正茂、陆庆胜等著的《生命法学引论》(2005)，杨立新的《医疗侵权法律与适用》(2008)等。

回顾总结这30年来医学人文学科所走的道路，可谓从无到有、从小到大，取得了长足的进步。我们列出了事实，因为事实是最能反映真实历程的。必须看到，我们每进一步都要付出代价，都要克服各种有形和无形的困难，此种艰辛，难为人所理解。虽然我们现在已经建起了一个门类较为齐全的框架，但这个框架还需要充实，需要为更多的有识之士所支持，需要更多的创新意识，使之更趋完美。事实上，要取得各级领导的足够重视，特别是技术专家们的首肯并非易事，医学人文学科工作者尚需进行艰苦的努力，除了需要在学术上有所建树，还要进行广泛深入的宣传，使人们充分认识到开展人文学科研究对人类进步的重大意义。要让人们认识到，医学是一门人学，并非是单纯的技术操作。要使医学科学、医疗卫生事业取得不断进步，造福人类，技艺与人文是医学科学发展的两条腿，缺一不可。今后，我们要在已有的基点上，不断取得新的成果。

本文发表于《医学与哲学(人文社会医学版)》2009年第30卷第11期，第79-81页

（整理：姜海婷　审校：张纲）

艾滋病：人类面临的严重挑战

艾滋病的发现，迄今已历 30 年，患者一旦感染艾滋病病毒，就目前的医疗水平而言，尚无治疗良策。一旦发病，患者无不死亡。因此，艾滋病已成为威胁人类生命的杀手，世人喻之为"黑色瘟疫""世纪绝症"。

回顾人类的疾病史，从来没有哪一种病如艾滋病那样引发一系列严重问题。艾滋病主要攻击中青年人，这些人正是社会赖以物质生产和人口再生产的承担者。艾滋病使大量青壮年早夭，造成劳动人口下降，国家人口结构改变，人均期望寿命缩短，尤其是在非洲国家，使其平均寿命缩短 10 年。如赞比亚人均寿命由 65 岁下降到 33 岁；津巴布韦从 70 岁下降到 40 岁；乌干达从 59 岁下降到 31 岁。中青年是家庭的中坚，一旦死于艾滋病，他们年迈的双亲便失去了依靠，年幼的儿女便沦为孤儿。仅乌干达艾滋病孤儿就有 60 余万。据 WHO 提供的资料，非洲染上 HIV 的 5 岁以下儿童达 40 万，这些儿童的悲惨命运使人十分痛心。对于那些艾滋病严重流行的地区及国家，艾滋病成为社会不安定因素之一。

艾滋病的流行暴发还给一些国家和社会的经济带来巨大影响，给国家、家庭的医疗费用支出造成沉重的负担。据某个非官方研究报道，在 20 世纪 90 年代，艾滋病给泰国经济造成的损失估计为 50 亿～100 亿美元。据报道，1991 年艾滋病使美国蒙受 660 亿美元的损失。据 WHO 调查，一个艾滋病患者的治疗费用通常在 5 万～12 万美元，在法国为 50 万～100 万法郎。一个青壮年劳动者因病及死亡，每个病人少创造的财富估算在 54.1 万～62.3 万美元。据专家估计，我国一个艾滋病人的医疗费用和间接损失约 6.4 万～8.6 万元。也有人统计，我国一个艾滋病人的就诊费用 2 582 元/次，住院费用 531 元/日，47 577 元/年，这还不包括医疗费用外的间接费用。有专家估计，当艾滋病病毒感染者达到 60 万～100 万时，每年可使我国遭受 4 600 亿～7 700 亿元的经济损失。

艾滋病不仅仅是健康和公共卫生问题，而且已成为全球性社会、经济和安全问题。艾滋病比任何其他疾病都更深切地与社会、伦理、人权、法律、道德存在着密切关系。由于艾滋病的流行带来了一系列新的法律和伦理学问题,使立法问题变得更为复杂。关心和保护艾滋病患者的权益和关心保护大众权益之间产生了种种矛盾与两难局面。不少国家已对高危人群设置了强制性检测法,但是却遭到伦理学家的强烈反对,他们主张应取得高危人群的自愿合作,使他们自愿接受检测。有关艾滋病的刑事责任问题,已促使法律界关注到立法问题。有的患者用此感染作为武器去伤害或企图伤害他人,构成了犯罪。正确对待艾滋病患者及有关人员的权利和义务问题,也成为预防艾滋病的一个重要问题。由于社会的歧视,艾滋病患者在就业、上学、住房等方面遭到歧视和排斥,使患者丧失生活勇气,自杀、犯罪现象屡有发生,增加了社会危害及艾滋病的传播。对艾滋病患者的歧视已成为一些国家的社会问题。要消除这些歧视,就必须唤起社会各界的良知与支持,对患者给予同情。

世界上半数国家已通过了与艾滋病相关的法律和规定,囊括了从血液安全到计划生育,从旅游到监狱,从教育到保险的问题。第六届国际艾滋病大会的主要议题是如何制定合理的政策。自 1983 年以来,美国各州已通过 2 000 多个议案和 450 条法律。某些国家地区对某些居民进行强制性检查,要求所有或部分 25 岁来访者出示试验阴性证明书,或对发现的阳性者驱逐出境。但 WHO 并不支持这种强制性调查。日本政府已将艾滋病列为必须报告的疾病,规定医生发现病人后,必须在 7 天内向县政府报告病人姓名、年龄、性别及其感染来源,违者处以 10 万日元以下罚款,医生与有关人员不为病人保密处以 1 年监禁和 30 万日元以下罚款。

全球艾滋病规划组织前主任乔纳森·曼恩指出:"艾滋病是唯一使人们在政治上、经济上和社会上理解到,世界是如何相互依存道理的疾病。"

本文刊登于《南京医科大学报》2011 年 11 月 30 日第 2 版

(整理:姜海婷 审校:张纲)

梅毒的起源与传播

一、梅毒发源在哪里？

1993 年在南京东郊汤山镇葫芦洞发现了两个头骨化石,其中 1 号头骨为女性,2 号头盖骨是男性。古人类学家在 1 号头骨化石上发现了病灶,在头骨的额骨大部分、左侧顶骨的前内侧及邻近部分都有大面积的病变区,各病变区性质基本相同,病灶呈不规则状,与周围没有病变处界限明显。从病灶来看,可能是 1 号女猿人生前患有骨膜炎,但也不排除乃梅毒所致。在梅毒起源史上,世界各国无不相互推诿与指责,从不争抢这份"荣誉"。那么,汤山的南京猿人头骨上的病变是否是梅毒病变? 当然,有待古病理学家来下结论。从我国发掘的众多古猿人骨骼以及马王堆等古尸,迄今尚未发现有梅毒的病理变化。因此,推测汤山南京猿人头骨十有八九不是梅毒的病变。

梅毒的起源,在医学史界曾经是一个争论不休的问题。性病梅毒是苍白密螺旋体菌引起的疾病,是通过性接触感染的,在病理变化方面与其他性病最显著的区别是——性病梅毒有严重的、常常是致命的发病周期,并且疾病会侵及中枢神经系统,但这些特殊情况在品他病、雅司病和地方性梅毒中都不会出现(按:上述三种病是由不同类型的螺旋体所引起的,在旧大陆古已有之的疾病)。有 20% 以上的梅毒患者发生骨骼的病理改变。因此,关于梅毒的发源地,其真实的证据只能来自古人类骨骼考古学。性病梅毒常波及颅骨,古病理学家根据颅骨的病变才能对该病作出鉴别诊断。受累的颅骨顶部的骨板表现出典型的"虫包虫样变",被称之为"干性骨疽",病变常发生在顶骨和额骨部位,病例过程包括骨的完全破坏和不规则修复。炎症反应起初仅局限在头骨本身的骨组织内层,随后逐步向内、向外扩散,最终可能导致颅骨穿孔。

考古学家对几千例早期埃及和欧洲人骨遗存进行了详细检查,但并没有发现公元 1 500 年前的古尸存在有梅毒证据。在伦敦斯毕塔菲尔德基督教堂墓地中发掘出的唯一一例女性颅骨标本上,显示出典型的干性骨疽病变,该个体的年代早于 1537 年。在其他墓葬中发现的骨骼标本,呈现有干性骨疽病变的,墓葬年代均在 15—16 世纪。在我国的古人类遗骨及众多古尸中,从未发现有梅毒病变的征象。总之,据欧亚旧大陆考古学报道,在公元 1 500 年以前,均无确实证据表明存在过患"梅毒"的病人。然而,在新大陆(北美和中美地区)却提供了前哥伦布时期发现了许多无可争议的梅毒病例的证据。例如,在佩科斯的普韦布洛、新墨西哥、亚利桑那州、亚拉巴马州、俄亥俄州和北卡罗来纳州等地,都发现了许多梅毒病例。因此,公元 1 500 年左右造成欧亚大陆梅毒病的流行,学者们倾向于认为该病的流行与哥伦布水手从新大陆携带回梅毒病原体有密切关系。

性病不仅是梅毒,通过性行为传染的疾病尚有软下疳与淋病,然而,它们是不同的病原体传染的。后两种病则古已有之,我国古代医籍也见记载。

但是,也有人主张 15—16 世纪以前,欧亚旧大陆已存在症状较轻的梅毒,当时人往往把梅毒与麻风病混淆,把这类病人均认为是麻风病人。学者们认为哥伦布水手从新大陆携回的是一种毒性与传染性更强的苍白密螺旋体菌种,导致了欧洲爆发性梅毒大流行,然后再蔓延到亚洲,造成世界性的性病梅毒的流行。

二、梅毒在世界的传播

关于通过性行为传播的疾病,在《圣经》的早期卷本中,已有了尿道炎、淋病或类似感染的描述,但这些病并不是 15 世纪开始流行的梅毒。亚里士多德首先提出"淋病"这个名词,因此,旧大陆的人民在梅毒出现前的 2 000 年前,就已经对性病性尿道炎有了一些了解。

1492 年 8 月 3 日哥伦布率领西班牙水手约百人从巴罗斯港启航进行第二次远航,这次航行哥伦布发现了巴哈马、古巴和伊斯帕尼奥拉岛。当他们登陆巴哈马群岛的圣萨尔瓦多时,当地的印第安部落阿拉瓦克的妇女与哥伦布船员发生了大量的性接触。1493 年 3 月 15 日,船员们返回西班牙的巴罗斯港,他们从新大陆带回大量的新奇珍品,其中有可爱的獏、鹦鹉、椰子、玉米、菠萝以及闪闪发光的黄金,但同时在他们体内潜藏着一种不为欧洲人所欢迎的或从未遇到过的可怕的疾病——梅毒。这些船员回来后,继续肆意逛妓院,与其他女子交往,因而使梅毒传播了开来。

1494 年 12 月,法国国王查理八世远征耶路撒冷,在查理八世的雇佣军里,有法国人、西班牙人、德国人、瑞士人、匈牙利人和波兰人,其中即有哥伦布的水手。这批远征军 1496 年 2 月攻入意大利的那不勒斯，但是在那不勒斯对抗查理八世的城防兵中，也有西班牙的雇佣军，在两军对垒混战中，梅毒在那不勒斯肆意地流行起来。对这次大爆发其责任究竟在侵略军抑或守城者，史学界仍有争论。当时，查理八世的士兵中，由于梅毒的暴发，查理的军队崩溃瓦解。那不勒斯的居民也纷纷发病。当时，那不勒斯的居民称它为"法国病"或"高卢病"，法国人则称为"那不勒斯病"；另外，还有人称它为"西班牙病""葡萄牙病""意大利病""勃艮第病""德国病""波兰病"等。然而，被称呼最多的还是暗示法国的"高卢病"。16 世纪以后，"法国疹"又成为最主要的名称。当查理八世的雇佣军返回各自的家乡后，梅毒在欧洲各国迅速传播开来。

当年，意大利的一位医生和诗人费拉卡斯托罗于 1526 年写了一首脍炙人口的长诗《论梅毒或法国病》，经修改后于 1530 年在维罗纳出版社出版。他以清丽隽永的诗句描绘了一个名叫西非卢斯（Syphilus）少年感染此恶疾的情景，并描述了该病的症状及治疗方法。费氏认为，该病是亵渎神灵而遭到惩罚所患的疾病，费氏坚信梅毒与性放纵有直接关系。后来，人们稍加改动而称之为西菲利斯（Syphilis），从此人们以这名少年的名字来命名之，中文称之为"梅毒"。

梅毒 1494 年首次在意大利和西班牙暴发，第二年（1495 年）又流行于法国，还出现在德国和瑞士，1496 年又在荷兰和希腊流行，1497 年又传到英格兰和苏格兰，1499 年传到波兰、匈牙利和俄罗斯。当时有数百万平民受害，据载 16 世纪初，巴黎市民中竟有三分之一罹患梅毒，皇亲权贵也不能幸免，查理八世于 1498 年死于梅毒，死时年仅 28 岁；俄罗斯沙皇伊凡由于疾病侵犯到脑部，患梅毒伴麻痹性痴呆，性格暴戾，大开杀戒，甚至杀死了自己的儿子，他自己死于 1584 年 3 月 15 日，享年 54 岁；其他如法国的法兰西斯一世、英国的亨利八世均罹患梅毒。当时欧洲的著名艺术家、画家和诗人也深受其害。1498 年 5 月 20 日，葡萄牙的探险家达·伽马绕过好望角在印度西南部的卡里卡特地区登陆，从此，梅毒也出现在印度，它被当地人称为"葡萄牙疮"，认为此病是葡萄牙殖民者引入的，从此，梅毒又登上亚洲大陆。

自 1494 年梅毒流行以来，直到 20 世纪，该病从未停息过。特别是在第二次世界大战期间，梅毒又发生过一次大暴发，1947 年梅毒流行达到了顶点。20 世纪 60 年代起，由于享乐主义盛行，"性解放思潮"的兴起，梅毒又大行其道。20 世纪以来，由于医学的进步，青霉素的发明与广泛应用，有效地制止了梅毒的流行，使患者明显减少。

三、人类与梅毒的抗争——梅毒的防治

梅毒刚开始在欧洲疯狂地流行时,人们尚找不到防治梅毒的良策。最早采用新大陆的一种乔木——愈疮木治疗。该种乔木生长于安第斯山、巴哈马群岛、牙买加、圭亚那等地。人们应用愈疮木的原因今天看来很可笑,竟是根据亚里士多德的目的论理论。根据目的论,认为某一特定环境中容易发生的疾病,肯定在这同一环境里就存在能够治疗此病的药物,这种药物就是为了治疗该病存在的,这是上帝创造事物时安排好的。梅毒既然起源于新大陆,那么,那里盛产的愈疮木便是治疗此病的"良药"。于是,梅毒病人与医家们奉愈疮木为"生命之木"或"生命之树"。人们应用此术治疗梅毒,有时病情有所缓解,但是不久又复发,正如费拉卡斯托罗所说,"从未成功地摆脱这个病"。于是,人们就只好寻求别的药物了。

汞,即水银,是最早用来治疗梅毒的药物。汞的硫化物辰砂,从 13 世纪就开始用于治疗各种皮肤病,包括麻风。后来就用辰砂拌成油膏来搽除梅毒造成的皮肤损伤。有文字记载,西方最先将汞用于治疗梅毒是 1496 年意大利维多纳内科医生乔尔吉奥·索马利瓦。

从 20 世纪开始,人类才真正找到治疗梅毒的药物。

1905 年理查德·丁与埃里希·霍夫曼用一种特殊的染色技术,在梅毒患者皮肤腐烂的伤口上发现一种苍白密螺旋体,终于查清了这一疾病的病因。1906年奥古斯特·冯·瓦色曼与德国皮肤病学家阿尔伯特·奈塞卡和卡尔·布鲁克一起,共同研制出一种专用于诊断梅毒的普通血清试验,可以测出梅毒患者体内的抗体,即瓦色曼试验,迄今仍用于诊断梅毒。1906 年,卡尔罗伊特在梅毒病人的大动脉中发现了螺旋体,1913 年野口英世在病人脑组织中证实了细菌的存在,证实梅毒病原体是导致病人精神异常的原因,这是梅毒患者的晚期症状。

随后,保罗·埃尔利希开始研究人体对化学物的反应。当时德国的纺织工业十分繁荣,新的苯胺染料正被用于编织物的染色,埃尔利希发现不同的织物可染不同的颜色,于是他推想人体的某些细胞和组织存在一种选择性的亲和力。他研究白喉鉴定出在细菌毒素的刺激下,动物体内会产生出一种可以中和这种毒素的抗毒素,并用之于治疗,还发明了测定抗血清效力的方法,从而促成了一个化学治疗的新领域。

埃尔利希与他的日本同事秦佐八郎发现第 606 号化合物对杀灭梅毒螺旋体

有特效,1910 年埃氏宣布他发现了称为"洒尔弗散"或"胂凡纳明"的治疗梅毒的第一种特效药。这在当时被认为是治疗梅毒所取得的巨大突破。但因为它毒性过大,仍不够理想。1912 年埃尔利希又成功地研制出一种比"606"更为安全有效的新药"914"。

1917 年奥地利精神病学家将疟疾病原体疟原虫注入梅毒病人体内,诱发患者患上疟疾而发热,这种热病竟然能在一定程度上杀灭梅毒的致病螺旋体,瓦格纳·尧雷格因此获得了 1927 年诺贝尔生理学或医学奖。其他科学家继续寻求对胂凡纳明的改进,发明了一些相类似的化合物。1928 年英国的弗莱明发现了青霉素,1936 年德国的多马克发明磺胺药,都能对梅毒起积极的治疗作用。青霉素不仅能成功治疗梅毒,还可用于治疗另一种古老的性病——淋病。自青霉素广泛应用于梅毒病人的治疗,患者从此大大减少,以至于到了 1956 年梅毒流行竟然得到了明显的遏止。但是,由于滥用抗生素,病菌产生抗药性,出现了毒性更大的病菌。因此,人类必须不断研制新的更有效的药物来制止梅毒的危害。其实,关键是要提高人们的保健意识,建立良好的性道德观,这是杜绝梅毒的首要对策。

本文发表于《金陵晚报》2012 年 6 月 25 日,篇名改为《梅毒让 1492 年法国远征军崩溃瓦解?》

（整理：姜海婷　审校：张纲）

我国医史士林 60 载回顾

悠悠岁月，我们这代人都到了耄耋之年。李经纬、傅维康 2 位教授相继过了 80 寿诞。2011 年，医史界又举行盛会庆祝程之范教授 90 华诞。忆往昔，我们这一代人有困惑，有惊喜；改革开放以来，学术昌盛，医史学出现大好局面，预示未来的发展将有更大的辉煌。

我们这一代人实为医学史界的第二代人。医史界第一代元老当推陈邦贤、李涛、王吉民 3 位先生。3 位先生奠定了我国现代医史学的基石。陈邦贤先生撰述我国第 1 部《中国医学史》(1919 年首版，其后于 1936 年和 1957 年 2 次修订出版)。王吉民先生的《中国医史》(1932)是以英文著述向世界介绍我国古代医学的成就及西医的经典。李涛先生的《医学史纲》(1940)是我国第一部中西合璧的医史著作。医史界的 3 位元老的为人、情操与治学风范，足以为后学师表。

陈邦贤先生为人朴讷，治学勤奋，生活朴素，在艰苦的环境下孜孜治学。他谆谆教导我们，做学问要执着，持之以恒，"不怕慢，只怕站"，可谓治学之名言。陈邦贤先生另著有《栖霞新志》《中国医学人名志》《二十六史医学史料汇编》《医学史纲要》《新本草备要》等。李涛先生有学者风骨，不苟言笑，他当年在《中华医学杂志》上按朝代发表了一系列医史论著，为我国医史研究奠定了基础，惜未完成而病故(1959)。李涛先生当年教导我们，做学问要有坐冷板凳精神，要"安贫乐道"。昔年程之范教授在李涛先生门下，先生每次来办公室，都督促程之范教授认真读书，谓时下学人一味追求"钱途"虚名，应对这种浮躁心态无情地鞭挞。王吉民先生有君子风度，清癯儒雅。他当年因加里森的 700 余页《医学史导论》，其中述及中国医学史的内容竟不到一页篇幅，愤而述作。为了维护民族自尊心，王吉民先生与伍连德先生合作，殚精竭虑，历时 16 年，撰成 900 余页的《中国医史》(英文版，1932 年)，向世界介绍我国医学的发明创造及其成就。王吉民先生另著有《中国历代医学之发明》(1928)及一系列论文。他对"弘扬祖国医学文化，保存国粹，矫正外论"产生了积极的影响。

王吉民先生对筹组中华医学会、成立医史学会（1936）、创办医史博物馆（1938），均作出了不可磨灭的贡献。

第一代医史学者还应提及的是范行准先生，他著有《明季西洋传人之医学》《古代中西医之关系》《中华医学史》《中国预防医学思想史》《中国医学史略》《中国病史新义》（由学生整理），均作出开拓性贡献。

程之范先生可称是第一代与第二代医史学界承前启后的学者，他是第二代医史学人亦师亦友的长者，他 1948 年即师从李涛教授，是医学院校医史学科的带头人。

第二代医史学人起步于 20 世纪 50 年代。当时的历史背景是毛主席、党中央重视中医药工作，提倡发扬我国医学遗产。从 1956 年开始，各地筹建中医学院。为弘扬祖国医学遗产，向国内外介绍我国医学的伟大成就，深感培养医学史人才的迫切性。于是，卫生部委托北京医学院医史教研室的李涛与中医研究院医史研究室的陈邦贤主持医学史高级师资班的教学工作。当时从全国西医院校各选送 1 名学员来京学习（按：1956 年中医学院尚在筹备中，未正式成立）。开学典礼时，当时卫生部部长李德全、医教司司长季钟朴亲临开学典礼并讲话，可见卫生部对开办这个班的重视。1956 年，党中央、毛主席提倡"百花齐放，百家争鸣"的方针，当时北京的学术空气十分活跃。医史师资班的中医课聘请著名学者于道济、赵燏黄、朱颜、谢仲墨、陈苏生、魏如恕、龙伯坚等人来讲课；中西医学史由陈邦贤、李涛、程之范、马堪温等来讲授。其他有关哲学、历史、文化、科技史等聘请了冯友兰、张岱年、周辅成、侯仁之、裴文中、袁翰青、王重民、钱宝琮、向达、傅振伦、李光荫、龚育之等重量级名家来讲课。当时卫生部副部长钱信忠也亲临班级讲授保健组织与保健史。可见当年国家对开办这个师资班的高度重视。

这个班的教学为培养我国首批医史师资打下了良好的基础。可惜这个班 1957 年结业后，学员们回到原单位即碰上了反右运动，有的学员回去后即被打成"右派"分子。随后的年代中，开展了一系列的政治运动，医学史教学内容被认为是宣扬封、资、修，遭到了批判。大多数学员纷纷改行，有的改搞中医学、统计学，有的转搞行政——这批刚洒下的医史研究种子即被掩埋了。师资班结业时，准备留下张慰丰、龚纯、姒元翼等学员，由于 20 世纪 50 年代人事取留由党政领导决定，不允许自由流动，留人的计划未能实现，因此后来从西医学习中医班中留下李经纬、蔡景峰等人。

医史界的 3 位元老为我国医史学奠定了基石，而且北京、上海已有 3 处医学史教学、研究的机构，这为医史学发展准备了良好的条件，决定了这 3 个单位成为我国医学史教学、研究的学术中心。

中国中医科学院中国医史文献研究所是我国医学史领域最主要的学术中心。20 世纪 50 年代，陈邦贤先生在江苏医学院、镇江卫生局、苏州医士学校任职，1958 年，陈邦贤先生从江苏调至中央卫生研究院医史研究室任副主任。该室后并入卫生部中医研究院医史研究室。卫生部委托中医研究院举办的全国第一届西医学习中医研究班于 1958 年结业，该班学员李经纬、蔡景峰被分配到该室。当时医史研究室尚有李涛教授的英文秘书马堪温，从《学习》杂志社调入的赵璞珊，1963 年上海中医学院毕业分配到医史研究室的王致谱等。1982 年，医史研究室升格为中国医史文献研究所，陈邦贤先生（后由李经纬教授）主持工作，任该所的所长。在李经纬教授的领导下，该所完成了一系列的重大项目。其中最富有价值者，即是李经纬教授牵头组织全国力量完成的国家规划任务《中国医学通史》4 卷，以及大、中、小中医工具书的编撰。另外还有《中医人物辞典》《中医文献辞典》《中华文明史》（医史部分）、《中医常用工具书手册》、《中国医学百科全书·医学史》、《清史·医药卫生志》等等。李经纬教授或是独著，或是合著，也完成了一系列著作，其中有《中国古代医学史略》《中国古代文化与医学》《中外医学交流史》《中医学思想史》等。蔡景峰教授除参与上述一系列著作的撰著之外，对民族医学史特别是藏医史作了开创性工作，著有《中国藏医学》等。马继兴、余瀛鳌 2 位教授是中医文献学大师，对中医古典医籍的辑复、补订、考证、注释、语释、点校、分析作出了杰出的贡献。马继兴著有《出土亡佚古医籍研究》《马王堆古医书考释》《中医文献学》等 10 余部著作。赵璞珊著《中国古代医学》，王致谱与人合著《民族文化与中医学》。马堪温对中西医学史均有研究，除参与多种英、俄文的医史译作外，曾对《伤寒论》作专题研究，与人合著有《伤寒论新解》。李经纬教授成为医学史界的领军人物，自 20 世纪 80 年代以来，一直是中华医史学会的主任委员、《中华医史杂志》的主编。中国医史文献研究所是我国最早设立医学史硕士、博士生学位点，李经纬教授等人培养的一大批医学史的硕士生、博士生成了我国第 3 代医史学领域的精英。第 3 代医史学人完成了一系列高质量的医学史专著（按：本文主述第 2 代医史人事）。毫无疑问，以李经纬为首的中国中医科学院中国医史文献研究所是我国医学史学科最重要的学术中心。

北京大学医学部医学史教研室、医史学研究中心、医学人文研究院是我国医学史教学、研究的又一中心。以李涛教授为首的北京医学院医史教研室,是我国医学院最早成立的医学史教学、研究机构(1946)。李涛教授于 1956 年负责首届医学史高级师资班的教学工作,因积劳成疾,1957 年师资班尚未结业时已经病倒,1959 年逝世。自此以后,医学史教研室由程之范教授负责,教研室尚有宋之琪教授等人。程之范教授领导的医学史教研室、医史学研究中心是我国医学院医学史教学、研究中心,涉及中西医学史 2 个领域。程之范教授于 1955 年即提出医学史研究不仅仅是研究古代医学文献,更重要的是研究医学活动的规律。程教授是中外医学比较史研究的开拓者,著有《世界医学史纲要》《简明医学史》《中外医学史》等,尚主编《中国医学百科全书·医学史》《大百科全书现代卷·医学史》《中国医学通史·近代卷》,主译卡斯蒂廖尼《医学史》。他曾经担任中华医学会医史学分会主任委员、《中华医史杂志》主编等。程之范教授是西医院校唯一的医学史专业的博士研究生导师。医学史教研室的宋之琪教授,除参与上述工作外,还与薛愚教授合著《中国药学史料》等书(未署名)。北京大学医学部医学史教研室、医史学研究中心、医学人文研究院还开辟了医学史外史的研究领域,把医学史研究推向更高的层次。程之范教授培养了多位医学史硕士、博士生,迄今张大庆博士成为北京大学医学人文研究院的院长,是第三代医史学领域的领军人物,译了一系列国外的医史名著。

上海中医药大学的医史博物馆、医史教研室是我国医学史研究的又一个中心。当年王吉民先生筹建中华医学会及医史博物馆,曾将一笔巨款用来收集中医药图书及文物,此事委托范行准先生经办,因此范行准先生也成为中医药珍贵版本的藏书家、医学史著名学者。20 世纪 50 年代,当时华东军区卫生部部长、军政委员会卫生部部长宫乃泉爱其才,聘他去军事医学科学院任研究员。范行准先生的藏书最后为中国中医研究院征集。1957 年,傅维康教授毕业于上海第一医学院,旋调入王吉民先生处做助手。上海的医史博物馆藏有大量的中西医学文献与文物,傅维康教授在这样的环境及名师指导下,加上勤奋好学,立即显示不凡的才华,自 20 世纪 60 年代开始,发表了一系列的论文和著作。傅维康除了与王吉民先生共同编辑《中文医史论文索引》《中国医学外文著述书目》《中国医史外文文献索引》等,还因掌握了大量的中外医史文献资料,于 1960 年始撰写了一系列文章先后在报刊上发表,同时又出版了一系列著作,其中有《中国针灸史话》《中国医药历史漫话》,经外文出版社出版,分别译成日、英、越、印尼、西班牙、法等国文字,蜚声中外医药界。此外他又先后主编《中国医学史》《针灸推拿史《中药学史》《中医护理史》等,特别要提及的是他主编《中国医学通史·文物图谱卷》,此书收集文物精品照片802组,计930幅文物照片。由于傅维康长期担任医史博物馆馆长,该馆收集医药卫生文物珍品最为丰富,因此《中国医学通史·文物图谱卷》的编撰工作可谓非其莫属。50余年来,傅维康在中外报刊发表的中外医史论文达数百篇之多,他将历年发表的文章择其精品汇集成《医药文化随笔》,先后3次修订出版。2010年出版的《医药文化随笔》收集的文章有160篇,内容涉及之广,可谓是一部医学小百科,反映了傅维康深厚的学养与广博的知识,这是其他医史学者无法媲美的。

学术中心的形成,人才的成长,除得天时、地利、人和之助外,与各人的禀赋和勤奋亦有密切的关系。上述3个学术中心的形成与领军人物的面世,是综合因素的结果,非偶然之机缘也!第二代医史人物,当推1956年医学史高级师资班培养的一批学员,惜此班学员因种种因素与条件的限制,既不能成为学术中心,因此也不能成为领军人物。除了20世纪50年代以来的政治运动的影响外,还因为当时的学员均选自西医院校,而西医院校与中医院校的课程结构截然不同:中医院校以内、难、本经、伤寒、温病等古籍为教材,为了解中医学术源流与演变,必须学习中医史;西医院校的教材以最新版本为前导,20世纪以来,西医临床分科越来越细,很多专家终生看一种病,外科医生专做某一器官的一种手术,这些专家唯技术至上,参阅文献越新越好,追索最新进展,因此,西医院校未有学习医学史的迫切性。近年来始有著名学者感到如此培养出来的医生缺乏人文精神,因此呼唤要回归人文,提高道德素养,需要学习医学史等人文学科,但学术界对这些呼吁并未形成共识。对于20世纪50年代的人来说,时光已经流逝,只能寄希望于后学矣!当年师资班的31个学员,仅有4～5人坚持下来,且各人的机缘不同,成才与业绩也有差别。哈尔滨医科大学因领导的重视,成立医史教研室,由如元翼、徐维廉2位主持工作。如元翼又成为硕士生导师,曾主编《中国医学史》《医学史》等书。四川成都华西医科大学的郭成圩,领导给其配备了助手,曾主编《医学史教程》。西安第二军医大学的龚纯兼搞统计学与医学史,著《中国历代卫生组织及医学教育》。南京医学院的张慰丰,1951年陈邦贤先生在江苏医学院教授医学史时,即聆听过老先生授课,1956年去北京参加高级师资班学习,1957年返宁继承陈老的教席,因时代变迁,直到"文化大革命"后始能从事学术,然医学史课程始终被列为选修,仅开一班课,为完成教学工作量,他先后担任自然辩证法、科技哲学等6～7门课,八面应付,未能专注一门。张慰丰在医史领域参与《医药史话》《医史学》《中外医学教育史》《新中国医学教育史》《医学小百科·医史》《中国医学百科全书·医学史》等书的编撰,虽费力多而敬陪客座,计划中的工作迄今尚未完成。

20 世纪 50 年代以来至"文化大革命",西医史的教学、研究工作始终兴旺不起来,一谈到西方医学的发展,受极"左"思潮的影响,就可能被扣上洋奴哲学、崇洋媚外等大帽子,很少有人涉足这个领域。另外,由于闭关锁国政策,加上外汇的限制,极少引进国外有关医学史的图书,因此有关西医史的译著很难出版。就个人所知,我国最早的一部西医史是学者丁福保所编撰的《西洋医学史》,此书 1914 年由上海医学书局出版,国人知之不多(按:2007 年由东方出版社再版,并加插图)。我国最早翻译的西医学史著作是世界著名医史学家西格里斯(Segerist H. E,)的《人与医学》,由顾谦吉译,胡适校,1936 年商务印书馆出版。李涛的《医学史纲》是第一部中西合璧的医学史。20 世纪 50 年代强调一面倒,学习苏联,始由任育南、龚纯、马堪温、陆肇基等合译苏联彼得罗夫的《医学史》(1957);另有宫乃泉译的《苏联的医学和保健》。由程之范主译的卡斯蒂廖尼的《医学史》,20 世纪 50 年代已译出初稿,迟至 1986 年始由商务印书馆出版了第 1卷,直到 2003 年广西师范大学出版社出版全书,可谓等白了少年头。自 2000 年以来,国外图书大量进口,第三代医史学家得见这些图书,开始大量译述国外医史著作,从此打开了西方医学史的窗口,出现了大好局面。

在西医院校,医学史虽未获得重视,但老一代的学者中不乏博雅之士,他们开始关注医学史。著名历史学家陈垣早年撰有《中国解剖学史料》(1910)。我国著名医学家不仅在专业上有突出造诣,他们也关心医学史的专科史。例如我国早年的医学家俞凤宾(1920—1922 年曾任中华医学会会长)于 1916 年在《中华医学杂志》上发表《中西医之沿革》,我国著名解剖学家王有琪著《现代中国解剖学的发展》,著名生理学家吴襄、郑集合著《现代国内生理学者之贡献与现代中国营养学史料》,3 位学者对 20 世纪 20—50 年代,我国学者在解剖学、生理学、营养学方面的贡献进行了介绍。其他如病理学家侯宝璋发表"中国解剖学史"专论;眼科学家陈耀真、毕华德、郭秉宽对眼科史均有专论发表;药学家赵燏黄、黄胜白对本草史进行专题研究,黄胜白著《本草学》;营养学家侯祥川对脚气病作专题史研究;口腔医学家周大成著《中国口腔医学史考》、郑麟蕃等著《中国口腔医学发展史》;贾静涛著《中国古代法医学史》《世界法医学与法科学史》;陈新谦著《中国近代药学史》;何兆雄主编《中国医德史》《外国医德史》等,均为力作。又人民卫生出版社的刘广洲对古代除害灭病、卫生防疫发表一系列专文,后汇集成书《中国古代灭虫除鼠资料选集》。近代以反中医闻名的余云岫,早年也是医史学会的会员,著《古代疾病名候疏义》,是疾病史的一部力作。

自全国各地建立中医学院以来,各校均成立医学史教研室,成为中国医学史教学、研究领域中的一支重要力量。北京中医学院是首所成立医学史教研室的中医学院,当年有中医名家任应秋兼医史教研室主任,著有《中国医学史略》,后由甄志亚、熊同俭主持工作。甄志亚为人谦虚朴实,工作认真负责,主编《中国医学史》教学参考资料,材料丰富,是中国医学史著作中的一部重要参考书。黑龙江中医学院虽地处北隅,车离原从事哲学教学工作,但他对医学史颇为执着,著有《中国医学史》。由于学院领导重视,车离是中医学院最早设立博士点的导师,得使后继有人。黑龙江中医学院从基层引进何爱华,对扁鹊、《难经》做专题研究,著有《难经解难校译》,也为学人所肯定。福建中医学院由中医名家俞慎初主持医学史教研室,著《中国医学简史》《中国药学史纲》。山西中医学院由中医名家贾得道任医学史教研室主任,著《中国医学史略》。上述几部医学史著作,均为时人所重。湖南中医学院周一谋,在医学史领域进行多方面研究,对马王堆出土医书做专题研究,著《历代名医论医德》等,也为学人所肯定。陕西赵石麟对医学史也作过多方面研究,尤对孙思邈进行专题研究。其他如谢海洲、尚志钧、洪贯之对本草史研究,亦有专著问世。魏稼对针灸史研究,为时人所重。其他如宋向元、史常永对医学史也均有建树。

在中国学术界有许多学者均关注医学史研究,如陈存仁著《中国医学史图鉴》《被忽视的发明:中国早期医药史话》(后书为陈氏近年出版的遗作,是丛书中的一种)、姜春华、姜光华编著《历代中医学家评析》、张赞臣著《中国历代医学史略》、朱颜著《中国古代医学的成就》、郭霭春编《中国医史年表》、陈梦赉著《中国历代名医传》,及我国台湾地区学者刘伯骥著《中国医学史》等。又著名中医世家传人何时希著《中国历代医学家传录》3册,堪称巨著。特别要提到的是中医喉科名家耿鉴庭,他是陈邦贤先生在20世纪40年代江苏医政学院执教时最早的大弟子,也是中医史名家,发表了一系列中医史论文。上海中医家宋大仁早年虽参加余云岫反中医队伍,涉足医史研究多年,发表医史论文多篇,并以收藏中医文物著称,后来他的文物为广州中医学院征集,并为该校聘任,终老广州。

1978年,十一届三中全会与全国科学大会召开,我国的文教卫生事业获得蓬勃的发展。在卫生部部长钱信忠、卫生部科技局局长陈海峰的关怀与支持下,中华医学会医史学分会于 1979 年恢复活动,《中华医史杂志》于 1980 年正式复刊。从此以后,医学史的教学与科研得到了前所未有的发展。钱信忠曾担任中华医学会医史学分会的名誉主任,陈海峰曾担任医史学分会主任委员、《中华医史杂志》名誉主编。陈海峰也是一位卓越的医史学家,著《中国卫生保健史》《中国医药卫生科技史》。另一位应该提及的领导干部是北京医科大学原党委书记彭瑞骢,在他的支持、领导下,在我国推行生物、心理、社会医学模式,在各种会议上大力推行医学人文学科的建设,当年会同卫生部医教司司长朱潮,强调把医学史课程列入教学计划。北京医科大学医史学研究中心是在他的大力支持下成立的。近年来在韩启德院士的领导与支持下,北京大学医学部成立了医学人文研究院,极大地推动了医学人文学科与医史学的发展。

回顾 60 年来医史学科发展的曲折历程,虽然一度受到挫折与压制,但是,在医史学者的努力工作与奋斗下,仍取得了巨大的成绩。进入 21 世纪以来,党中央深入推行改革开放政策,通过中外学者的交流,医史学者的眼光更宽广了。第三代医史学者除研究、整理古代医学文献外,还在哲学、宗教、社会、经济、法律、伦理道德等更广阔的文化背景下研究医学的发展,探讨医学发展规律。

按:本文主要涉及第二代医史学人的经历,未及第三代医史学人的工作与成就。由于笔者已临耄耋之年,记忆与精力大不似前,所述人事难免错误与遗漏,非有意忽视,尚望同道多加鉴谅与指正。

志谢 本文曾经李经纬、傅维康 2 位学长指正,特此鸣谢。

本文发表于《中华医史杂志》2012 年第 42 卷第 3 期,第 172-175 页

(整理:姜海婷　审校:张纲)

中西医历史理论体系比较研究

引 言

东西方医学是在不同的文化历史背景下形成发展起来的技术科学。在古代,东西方医学各自在本土产生与成长,由于当时地域的隔阂,东西方民族在物质文化交流方面受到种种限制。公元 476 年,由于蛮族入侵,西罗马帝国覆灭,古希腊罗马文化一度衰落。公元 15 世纪以后,随着资本主义生产方式的崛起,西方的科学技术逐步实现了现代化。16 世纪以后,西方医学摆脱了古典主义的樊篱,走上了实验生物医学的道路,并逐步向现代医学体系迈进。而中华民族的历程,却与西方不同。中世纪时代,西方陷入黑暗时期,中国却经历着封建王朝的辉煌年代。中国的封建王朝是世界上最完善、最巩固的一种中世纪政权统治模式,它没有经历像欧洲那样因蛮族入侵所出现的经济、文化上的大倒退。中国的政治体制始终保持着封建社会的大一统局面。因此,中国的科学技术沿着古典模式,继续着它原有的道路发展下来。中国的医学则沿着秦汉时期形成的体系一直沿袭到近现代。18 世纪以前,中西医学虽有交流,但当时的西医尚不能取代中医的地位,因此这两大医学体系不存在相互撞击与抗争。

19 世纪,帝国主义国家为了寻找市场,用洋枪大炮打开了中国的大门。鸦片战争后,中国逐渐沦为半殖民地半封建社会。帝国主义利用医药作为侵略的工具,基督教医药事业从一开始就与帝国主义结下了不解之缘。美帝在华教会公开主张:“欲介绍基督教于中国,最好的办法是通过医药;欲在中国扩充商品的销路,最好的办法是通过教士。医药是基督的先锋,而基督教又是推销商品的先锋。”裨治文牧师申言:“我等在中国传教之人与其说是由于宗教的原因,毋宁说是由于政治原因。”①西方医学是在上述的历史背景与动机下传入中国的,并从此开始,中国社会出现了中西医并存与撞击的局面。西医是工业文明下的产物,

---

① 王吉民.伯驾利用医药侵华之史实[J].医史杂志,1951,3(3):2.

具有先进性和时代性；中医是农业文明下的产物，近代它的发展较之西医的迅猛发展而出现了停滞。但中医充满着中国哲学内涵和东方的智慧，由于几千年来的深厚积淀和独特的理论体系以及临床疗效，因此在工业文明的条件下，中医以其独特的品格得以与西医撞击而并存。所谓撞击是指运动着的物体跟别的物体猛烈碰撞；而中西医文化的撞击，实际是在同一时空中两种不同医学文化之间出现的交锋、交流，以及相互比较和交融。

所谓交锋，是中西医作为异质的两个文明进行激烈的抗争。依照近代对科学的定义来否定中医学理论体系，这在西医传入中国以后一直存在着，在一定的时期和阶段"废止中医论"甚嚣尘上。而20世纪以来，由于西医的迅速发展，西医的学术也给中医带来了强大的压力，否定和废止中医的思潮加速蔓延。余云岫等人1929年提出的"废止中医议案"被国民政府通过，但由于广大中医界人士的强烈反对，这一提案最终未能实行。近百年中西医之间的矛盾，不仅有学术上的分歧，更有政治背景的斗争，因此出现了近百年来中国医学史上一段曲折的经历。

所谓交流，是指相互沟通。中西医文化之间的对话包括两方面内容：一是一批中医界的有识之士认识到中医要生存就要发展、改革和创新，因此在历史上产生了"中西汇通""中医科学化"的思潮和流派；二是以平等的方式探讨两种医学能否共存，以至共同繁荣，以及能否兼容，能否为了人们的健康和生命互相取长补短。

关于比较研究，实际是从西医渐入中国的时候就已开始。许多医家和有识之士鉴于中西医文化的差异，开始进行比较研究。这个比较研究沿着对两大医学体系认识不断深化的道路而不断展开和深化，也就是从开始时的简单比较到后来越来越深入的广泛比较研究——既从两大医学体系之间理论、治则治法、用药特点及途径、思维方式、行为规范等方面进行比较研究，又从世界文明发展、社会文化等角度和层面进行比较研究。一方面从历史文化、文明发展、理论模式和方法论着手，形成对中西医两大医学体系的较为系统和理性的认知；另一方面努力寻找中西医两大医学体系之间的交集，从而更好地为人类的健康和生命服务。

所谓交融，是指交汇融合。中西医两大医学体系之间，从交融的角度来看实际上存在着阶段性的特点：初期的形式是中西医汇通，后来是中西医结合，当然最高级的形式是未来的中西医的融合。需要指出的是中西医文化之间的交锋到目前为止尚未停息。

新中国成立以后,党中央大力提倡继承和发扬祖国医药遗产,摆在医务工作者面前的是如何深入地研究和对待中西医这两种医学体系。中西医研究的对象都是维护人类的健康,以新的视野和深度考量,为什么这两种医学体系不能共同繁荣?既然中西医都能看好病,中西医之间应该是能够兼容与互补的。我们承认,中西医各有所长,也各有所短,我们能否做到扬长避短,发扬中西医各自的特色?中西医并存的局面,给人们提供了机遇。通过中西医文化撞击的历史性考察和研究,通过中西医文化在新的历史条件下的进一步交流、比较和结合,促进中医理论体系在系统时代、生态文明的新时期的发展,以迸发出新的火花和智慧,实现中西医的共同繁荣,实现中医和中医文化的进一步发扬光大和伟大复兴。这也是本卷研究的出发点与愿望。

人们有理由相信,通过我国中西医务工作者的通力合作,我们一定能够创造出一种具有中国特色的医药学来,中华民族能为人类的医疗保健事业作出新的贡献,这也是我们的光荣任务与历史使命。

第一章　西方医学文化的兴起和向中国的传入

纵观世界医学史,就世界古老民族医学而言,有两河流域的美索不达米亚医学,尼罗河流域的埃及医学,黄河、长江流域的中国医学,印度河、恒河流域的印度医学以及地中海、小亚细亚沿岸的希腊罗马医学,概括地说,可分为东方文化与西方文化两大系统,延续至今的两大医学体系即是中国医学与西方医学。

东西方医学是在不同地域、不同民族以及不同的历史文化背景基础上发展起来的技术科学,这两个医学体系的产生发展各自经历了不同的历程,形成了各自不同的理论体系与医疗实践方法,他们在保障人类的健康卫生事业方面,都曾经发挥了积极的作用。研究这两大医学体系的异同以及这两大医学体系的交流与撞击,不仅能更好地了解这两大医学体系的不同特点,而且会更有利于今后的融汇与发展,这正是当前人们需要努力探索的方向。

第一节　西方古代医学文化概观

一、西方古代希腊罗马医学文化概观

古代希腊是欧洲文明的发源地,古希腊医学则为西方医学的渊源。

古希腊文化是指地中海沿岸包括希腊半岛、爱琴海诸岛屿、小亚细亚西部沿岸以及克里特岛上居民所创造的文化。地中海位于欧、亚、非三洲的交汇处,是

东西方的通道。今人所知的希腊文化,实际上是指这个地区民族发展过程中某一阶段的文化。

希腊人实际上是多种族集团融合的种族。公元前9—前8世纪,希腊半岛、爱琴海诸岛和小亚细亚沿岸基本上连成一个整体,形成了具有固定地区和共同方言的3个民族(埃俄利亚人、伊奥尼亚人、多立斯人)。到公元前6世纪,城邦奴隶制形成,同时也形成了统一的希腊民族。

前期希腊文化几经兴衰。公元前6 000年,爱琴海地区出现前希腊文明,随后进入克里特—迈锡尼文明。公元前3 000年至公元前1 100年在克里特岛兴起了克里特文明。公元前20世纪至公元前12世纪,在希腊半岛出现迈锡尼文明。公元前11—前9世纪,希腊文明史称荷马时代。公元前6世纪,希腊文明达到全盛时期。希腊所处的地理位置,与希腊文化的形成有密切关系。希腊半岛多山,影响了内陆的交通,但是,希腊半岛是伸向地中海的岛屿,而地中海是欧亚大陆的通道,因此,希腊人通过海洋与欧亚各民族进行了广泛的交流。希腊的文化是开放性的,其接纳了埃及、美索不达米亚以及印度等国的文化。据史籍记载,很多希腊学者曾到过埃及、巴比伦、印度、波斯等国游学。可见希腊文化是希腊人和东方各族人民文化交流的结晶,是在广泛吸收其他各民族文化的基础上发展起来的。

1. 古希腊的两种医学

古希腊医学实际上是古爱琴文化一个时期内的医学方面的成就,它的形成同样受到其他民族的影响。

古希腊医学存在两个系统:一为神庙医学,一为经验医学。

早在前希腊时期的克里特文明时期,就已存在僧侣医学或神庙医学。后来在荷马的史诗《伊利亚特》中提到的魔术医学,在当时已退居次要地位。荷马以后的著作中也经常看到咒文、迷信、符、鬼等等涉及神秘色彩的医疗方式。在希腊神话中有许多涉及医药的神。其中最著名的医神当推阿斯克勒庇俄斯(Aesculapius),他被尊为医生(Iatros)、治疗者(Orthios)和救助者(Soter)之神。可能在阿斯克勒庇俄斯医神之前,希腊人已把蛇尊为"圣蛇"或神。蛇被认为是智慧的动物,是医与药治疗的象征。阿斯克勒庇俄斯是一尊手持一根盘着蛇的长杖的神像,迄今西方仍把阿氏神像及蛇杖作为医药的标记。据载阿斯克勒庇俄斯还有两个女儿,海基雅(Hygiea)是健康卫生之神,帕娜西亚(Panacea)是药物治疗庇护之神。希腊人信奉的是多神教,各民族崇拜不同的神,并且经常有变动。

当时希腊在风景优美、气候宜人、空气新鲜、有清洁矿泉水的地方建立医神庙。据载当时希腊建有 200 多座医神庙。庙内的僧侣为各地来神庙求治的病人举行一系列宗教仪式,要求患者洗澡、斋戒、戒酒、禁绝某些食物,然后在神坛下进行祈祷,并睡在神像下等待治疗,使病人处于催眠状态。有时祭司们在夜间戴着神的面具去施行各种治疗,这是试图通过奇迹来增强病人的信心,或通过暗示来达到治病的目的。同时,僧侣们也对病人进行矿泉浴、按摩、饮食、放血、涂膏或应用吐、泻等草药来进行治疗。去神庙求治的患者必须奉献祭品与谢金。后来,有教养的希腊人对这种神庙医学逐渐失去信任。随着合理的科学医学的繁荣兴盛,神庙或魔法医学只在低等阶层中流行。

古希腊的另一种医学体系为经验医学,早在克里特文化时期就已存在。医家们逐步脱离开魔术思想和僧侣的教条主义,并把其医疗技术建立在对自然的观察和不断实践的基础上。荷马在他的史诗中已提到职业医生。医生被看作"技艺人"(《奥德赛》),是"大众公仆"(《伊里亚特》),当时军医有较高的地位。经验医学家是由知识分子所组成的团体,他们以哲学思想为指导,开始思考世界的和谐性以及生存的目的,观察自然和人类自身,并试图从人的各方面来了解人。当时在风景优美建有医神庙的地方,同时有这批医生在那里行医,甚至还建立医学校。例如在塔兰托(Tarentum)湾的克拉通(Croton)建立有一所医学校,该校有两位著名的希腊医师:德谟塞底斯(Democedes)和阿尔克迈翁(Alcmaeon)。当时最著名的医学校是公元前 6 世纪于希腊科斯(Cos)岛建立的医学校。希腊最著名的医学家希波克拉底即是该校的学生,后来又成为这所学校的教师。

2. 希腊的哲学与医学

希腊的医学与希腊的哲学可以说是同时发生的。要使经验医学上升为理论,离开了哲学思辨是不可能完成其理论总结的。实际上古希腊不少哲学家,同时也是博物学家、生物学家和医学家。希腊哲学思想中的某些原则是从观察自然和人类生活的变化或通过医疗实践和观察疾病现象中获得的。当时哲学家试图探求万物的始基,米利都学派的泰勒斯(Thales,约前 624—约前 547)认为水是构成宇宙万物的本原。他的弟子阿那克西曼德(Anaximander,约前 610—前 546)认为世界万物由一种称之为"无限"的原始物质组成。阿那克西米尼(Anaximenes,约前 586—前 525)认为气是万物的本原。毕达哥拉斯(Pythagoras,前 580 至前 570 之间—约前 500)及其门徒们认为生命是由四元素(土、气、水、火)组成的,这些元素平衡就是健康的状态。毕达哥拉斯学派的阿尔克迈翁（Alcmaeon，约前5—4世纪），即前述克拉通医学校的生理学家和医生，也认为人体是由热、冷、干、湿四种液体组成，四体液平衡就是健康的状态，其中任何一种过剩或不足，均可导致疾病。另一个哲学家恩培多克勒（Empedocles，前495—前435年）也主张一切有机和无机物都由水、火、气、土四种元素组成，不同量的四元素组成不同性质的物质，四元素平衡则人体健康。德谟克里特（Democritus，前460—约前370）认为万物是由最小的、不可再分的原子所构成的。总之，希腊哲学家试图用自然的原因来解释世界中的现象和所发生的变化。四元素和中国的五行说，反映了古代社会生产力及科学技术发展的水平，人们只能在那个时代物质生产力的条件下去认识这个世界，从这点来说，四元素与五行说可说是属于同一认识水平下总结的理论知识。西方医学家要去认识人体现象，总结临床经验，他们只能运用那个时代的哲学高度去进行理论总结，希波克拉底学派是在那个时代的文化背景下形成的医学学派。

3. 希波克拉底的医学体系

希波克拉底及《希波克拉底文集》，在西方医学史中的地位与影响，类似于我国的医学经典《黄帝内经》（简称《内经》）。

希波克拉底是确有其人的希腊著名医学家。希波克拉底（Hippocrates，前460—前377）出生于科斯岛上（今土耳其西海岸）的世医家庭，早年随父学医，曾漫游整个希腊，师从哲学家德谟克里特。希氏及其门徒创立了当时最有影响的医学学派——科斯学派。《希波克拉底文集》与中国的《内经》一样，非出自一时一人之手，而是希氏和他的门徒们的集体著作。此书的著作年代与《内经》的年代相差不远。

希氏及其学派最重要的功绩是使医学与宗教魔术脱离，使医学从阿斯克勒庇俄斯的僧侣中解放出来，成为一门技术科学。希氏与《内经》一样，否定神鬼致病说，认为癫痫、癔症与鬼神无关，癫痫的原因在脑。希氏与《内经》一致，从整体论出发，认为人体各部分是不可分割的，局部疾病与全身有关，疾病与客观环境也有密切关系。他在《论风、水和地方》一文中，提出与《内经》《异法方宜论》等篇类似的观点，指出医生治病必须考虑季节、气候、城市坐落方向、风的性质、水的质量以及居民的生活方式等，采取不同的治疗方法。在古希腊时代，由于科学技术尚处于初创阶段，没有精细的科学仪器，医生主要通过感官来诊察了解病症。希氏强调医生要通过视觉、听觉、触觉、嗅觉、味觉来诊察病人的体征。他通过感官对疾病的症状进行了生动而翔实的描述。例如,"希波克拉底面容"迄今仍记载于教科书中。他通过听诊,记述了胸膜炎时出现的"一种像皮带摩擦的声音",胸膜积水时"像醋一样的水泡声",可谓细致入微。

希波克拉底继承了古希腊哲学家有关四元素说,在此基础上提出四体液学说,作为希氏医学理论基础。他认为人体由四种体液——血、黏液、黄胆汁和黑胆汁所组成,四体液具有不同的性质,由于四体液的不同配合,在体内占优势的那种体液决定了个体的体质类型。不同体质类型的人易患不同的疾病。令人十分惊奇的是,《内经》特别是《灵枢》的有关篇章,对人的体质作了极为详细的论述。在《阴阳二十五人》篇中,按人体肤色、体形、禀性、态度以及对自然界变化之反应特征将人分成二十五种类型;《逆顺肥瘦》将人分成肥人、瘦人、肥瘦适合之人以及壮士与婴儿等不同体质;《卫气失常》将肥壮之人又分为膏、脂、肉三型。《寿夭刚柔》按人体之形气、阴阳、柔刚将众人分类;《论勇》将人分为勇、怯两类;《通天》按人的性格特征分为五型,所谓五态之人;《素问·血气形态》按形志苦乐分为五型。① 虽然东西方医学对人体的体质有不同的分型,但是东西方医学都注意到不同的体质具有不同的生理活动特性与病理倾向。

东西方医学家各自采纳了东西方哲学的成果:中医采取五行说,西医采取四元素说。《内经》以五行为基础,把各种食物包括四季气候变化、人的生理病理以及精神情志状态都归纳到五行的框架内。希波克拉底则以四元素为基础,把人体的脏器、体液、气质归纳到四元素框架内。东西方古代医学家试图用统一的框架,把事物按其不同的性质进行归纳,这反映了在当时的生产力条件下,人的思维模式具有共同的特征。

希波克拉底的四体液病理学说,是以动态平衡论作为理论基础。他认为人体的四种体液如保持比例适当、配合和谐,人体就能保持健康。由于先天的、营养的、外部的(意外事故、季节气候等)原因,可以造成四体液比例失调,过多或不足,人就会感到不适和痛苦,四体液配合不当导致不同的疾病。

希波克拉底在治疗上特别重视机体的自然痊愈力。他认为并不是医生治愈了疾病,而是人体本身战胜了疾病。希氏提出医生的职责是维护和适应这种自然力,要用一切办法去激起身体的"自然能力",避免采取与之相反的或违背自然的行为,至少不给病人带来损害,不做任何无价值的事。他要求医生不要妨碍病理变化的"自然"过程,而应该根据医学知识考虑自然过程来进行工作。希氏认

---

① 匡调元.人体体质学:理论、应用和发展[M].上海:上海中医学院出版社,1991:11-12.

为"不给予任何处方有时是一种优质的药物"。在希波克拉底时代所用的药物为数甚寥,人们所掌握的药物知识也十分有限,因此,如果医生运用不当,反而会给病人带来痛苦与危害。希氏的主张不失为比较中肯的方法与慎重的态度。希氏主张采用饮食、阳光、空气、矿泉水、体育锻炼等方法,当然希氏也不放弃治疗方法。他所采用的治疗方法是以毒攻毒(同性相治)或相反疗法,补其不足,除其多余。运动过多,治以休息;安逸致病,治以运动。医生要掌握一个总原则,就是医生要与疾病、体质、季节和年龄等特点相抗衡。急则缓之,缓则急之。当时也根据病人的具体症状进行对症治疗。①

《黄帝内经》也重视自然疗法,主张顺应自然法则,"逆之则灾害生,从之则苛疾不起"。医生治病,首先是扶助正气,调动人体的自然功能,以达到扶正祛邪、强身治病的目的。在这个领域里,东西方医学几乎有异曲同工之妙。中医治疗有采取正治疗(即相反疗法):"寒者热之,热者寒之,虚则补之,实则泻之。"还有反治法:"寒因寒用,热因热用,塞因塞用,通因通用。"反治法是对那些病人所表现的假象所采取的方法,实质上仍是相反疗法。由此可见,东西方医学采用相同的治疗原则,这正是经验医学共同的特征。

整体观是希波克拉底医学学派的指导思想。希氏认为人体是一个统一的整体,机体各部分是不可分割的,人体与外界环境也是密切相关的。希波克拉底写道:"疾病开始于全身……身体的个别部位立刻相继引起其他部位的疾病……各部位彼此是互为因果的。如果有人即使在身体的很小部分引起损害,全身就共感到这苦痛,其所以如此,是因为在身体的最大部分中所存在的,也同样存在于最小部分中。这个最小部分,无论他经受怎样的感觉,总要把这感觉传播的……最小部分本身中具有一切部分,而这些部分是相互关联的……能把一切变化传播给所有部分"。②③ 希波克拉底虽未阐明人体是通过何种机制相互联系的。但由于希波克拉底是以体液论作为他的生理病理学基础,因此,从体液论出发,机体通过体液使各部分联系成为一个整体是不言自明的。人们又发现古代东西方医学存在许多惊人的共同点,希波克拉底也阐明过大小宇宙息息相应的观点,他认为身体最大部分中所存在的,也同样存在于最小部分中……最小部分本身中具有一切部分,而这些部分是互相关联的。希波克拉底也十分重视机体与环境

① 希波克拉底,等.希波克拉底文集[M].赵洪钧,武鹏,译.合肥:安徽科学技术出版社,1990:221.
② Hippocrates. Hippocrates:Vol Ⅷ[M]. Jones W H S, trans. Cambridge, Mass:Harvard University Press, 1948:47.
③ 彼得罗夫.医学史[M].任育南,马堪温,许曾瑛,等译.北京:人民卫生出版社,1957:61.

的关系,他在《论风、水和地方》一文中讨论了机体与环境及生活习俗之间的关系。由上所述,可见古代东西方医学中的整体观有许多共同点。

恩格斯对古希腊的科学技术作了一个总结性评论:"在希腊人那里——正因为他们还没有进步到对自然界的解剖、分析——自然界还被当作一个整体而从总的方面来观察。自然现象的总联系还没有在细节方面得到证明,这种联系对希腊人来说是直接的直观的结果。"①由于古代生产力及科学技术发展水平的限制,古代医学不可能对人体进行分析性研究,因此,古代医学家只能从总体上把握人体的某些活动规律,对内部的细节缺乏了解。由于对细节缺乏了解,因此也就不可能很好地掌握整体。后来西方医学被分析论所取代,是历史发展的必然结果。

公元前334年,马其顿王亚历山大(Alexander the Great,前356—前323)远征东方,建立了横跨欧、亚、非三洲的庞大帝国。亚历山大死后,帝国分裂,希腊本土的文化衰落,文化中心转移到亚历山大城。希波克拉底死后,西方医学家开始致力于解剖生理学的研究,托勒密王支持人体解剖研究,当时出现了两位著名的解剖学家:希洛菲卢斯(Herophilus,公元前335—前280)、爱拉西斯拉特(Erasistratus,公元前310—前250),他们对解剖、生理学有许多重要发现。从此,西方医学开始从结构与功能的关系上来研究人体的生理活动,但是,他们在理论上仍然遵循希波克拉底的体液学说,并未跳出古典学派的窠臼。

随着希腊文化的衰落,亚历山大丧失了它在古代世界中政治和经济的中心地位。公元前146年,希腊本土被罗马征服,罗马继承了古希腊文化,西方的文化中心转移到了罗马帝国。

3. 盖仑的医学体系

自古希腊衰落后,罗马接替了亚历山大帝国,成为古代西方世界的政治文化中心。但是,在哲学科学以及文学艺术方面,希腊仍占据着领导地位。然而,罗马人崇尚务实,他们在行政管理和工程技术方面显示了他们的特长。罗马人利用奴隶的劳动在罗马城市修建了一系列公共设施,如下水道、竞技场、大型浴场。罗马人又制定了卫生法规,设置了"医务总监",充分表现了罗马人的务实精神与管理能力。

在军事上罗马人征服了希腊人,但在文化上是希腊人征服了罗马人。在医药学上,罗马贵族虽轻视医业,但是他们却接纳了大批希腊医生并给予了他们公

---

① 恩格斯.自然辩证法[M].北京:人民出版社,1971:30.

民权。在医学理论上罗马仍继承并沿袭了希腊的医学体系。罗马人为了征战的需要,重视外科军医,建立了战场上的紧急救护制度及野战医院,后来又形成了疗养院,并建立了医院的管理制度。

罗马时代出现了一些著名的医师与医学学派,对后世西方医学具有深远影响的当推出身于希腊小亚细亚帕加马(Pergamum)的盖仑(Galen C.,约公元129—前200)。他首先认为解剖学是医学的基础,解剖学对于医生犹如设计图对于建筑师。他在解剖生理学上有许多惊人的发现,但是,当时解剖人体是被禁止的。据载他解剖过一具尸体,但他大多数解剖知识来自动物实验。盖仑被西方尊为实验生理学与解剖学的奠基人、"医学之王"。盖仑的哲学思想源于亚里士多德(Aristotle,前384—前322),他认为最好的医生也是哲学家,是用哲学思想指导医疗的医生。但是盖仑错误地坚持目的论观点,认为自然界的一切都是有目的而存在的,人体也不例外,人的构造也是由于造物主的目的而设。盖仑的医学思想继承了希波克拉底的学说,遵循整体论原则与四体液病理学说。治疗方面重视药物治疗,采取相反疗法,其他还采取饮食、体操、按摩、放血等疗法,外科用结扎止血法、压迫止血法以及烧灼法。盖仑的医学体系以形态学作为基础,他提出了一个重要原则,认为每一功能的变化都与一个器官的损害有关,反过来器官的每一损害结果都使功能发生改变,这是指导西方医学思想的结构与功能相关的理论。自盖仑始,西方医学界把病理学、症状学建立在解剖学与局部病理变化的基础上,从而确立了西方辨病论证的方法论原则。盖仑的原则预示西方医学必然迈入以实验分析和还原论为主的方法论体系,从此东西方医学在方法论上分道扬镳,沿着各自的道路发展,形成了东西方两大医学体系。

盖仑在医学上有三大错误:一是灵气学说。他认为灵气是生命的要素,肝脏产生"自然灵气",心脏产生"生命灵气",脑产生"动物灵气",这三种灵气混入血液成为高级的生命灵气,它维持人体的一切生命活动。二是以为左右心室之间存在有不可见的小孔。据此提出错误的血液流动学说,认为食物在肝脏中变成血液,自肝脏输出一部分血液流至全身,滋养人体,另一部分经腔静脉流到右心室。进入右心室的血液又分为两路,一部分由肺动脉流向肺,一部分经心室中隔小孔渗透到左心室。左心室的血液除来自右心室外,另有肺静脉流入的带有空气的血液。按照盖仑的观点,血液自心脏流出后便不再返回,完全为身体所消耗,血液的流动像潮汐一样地涨落。三是认为化脓是创伤愈合的必要步骤。将创口感染作为愈合的自然过程,从而使许多病人死于创伤感染,严重地影响了西方临床外科治疗学的进展。

盖仑对古代西方医学的发展无疑是作出了巨大贡献的,但是盖仑后来被中世纪教会尊为神圣的偶像,他的学说被认为是不可怀疑的教条,而这是导致盖仑医学成就异化的真正原因。从此盖仑的教条作为西方医学的金科玉律,一直统治到 16 世纪,前后长达 1 500 年之久,成为阻挡西方医学进步的障碍。不管人们如何评价盖仑的功过,但在西方医学史中,正是他把医学从技艺引入到科学之门槛,他的医学成就和科学方法是亚历山大利亚科学传统在医学上结出的第一个硕果。

盖仑生在罗马帝国的辉煌时期,他的成就标志着希腊罗马医学发展的高峰。盖仑死后,罗马帝国内部发生动乱,由于奴隶制的日趋腐败以及奴隶的不断起义,罗马帝国在政治经济等方面爆发了全面危机,罗马帝国开始趋向衰落。随后由于战争、瘟疫,公元 476 年,日耳曼民族入侵,西罗马帝国终于土崩瓦解。随着罗马帝国的灭亡,罗马的科学文化也归于沉寂,导致西方古代文明的衰落。

二、中世纪西方医学文化的衰落

公元 476—1640,史称中世纪时代,欧洲处于黑暗时期。公元 395 年罗马帝国分裂为东西两帝国。由于北方日耳曼人入侵,公元 476 年西罗马帝国覆灭,许多城市被彻底毁灭,古代文明荡然无存,唯一保存下来的就只有基督教。当时欧洲分裂成许多城邦小国,仅德国就有二百多个小邦和一千多处骑士领地。当时欧洲经济处于生产停滞、城市萧条的局面,政治上四分五裂、战乱频繁,人们的生活中心从城市转向农村。在思想领域里,基督教神学成为当时占统治地位的意识形态。基督教会敌视一切科学文化知识。公元 391 年提阿非罗主教下令烧掉藏书几十万册的亚历山大图书馆。罗马教皇格利哥里一世也下令烧掉罗马城巴拉丁小丘的一所藏书丰富的图书馆。欧洲中世纪初期,不仅广大人民没有文化,连由氏族贵族转变来的封建领主,也大多不能知书识字,整个欧洲处于愚昧无知的黑暗困境。经院哲学成为当时的官方哲学,它的任务是为基督教教义寻找理论根据,哲学完全成为神学的婢女。科学、教育、文学无不具有宗教的性质,一切科学研究不能超越宗教的范围。古希腊时期所获得的自然科学知识,或者被抛弃,或者被歪曲并变成僵死的教条。基督教会为了镇压"异端",在欧洲各地成立了"异端裁判所",将一切异端分子活活烧死。异端裁判所成立后的 500 年中,仅西班牙一地,被判为异端的就达 38 万多人,中世纪欧洲各国被判刑烧死的约有 500 万人。[①] 在这个年代里,一切进步思想都被压制,自然科学遭到严重的摧残。

---

① 张绥.中世纪"上帝"的文化:中世纪基督教会史[M].杭州:浙江人民出版社,1987:133.

1. 教会医学

中世纪时代，基督教会垄断了医学与医疗大权，教士们宣称，唯有至高无上的基督才是拯救人的灵魂与肉体的救世主。《熙笃会律令》(Cirtercian Order)规定，凡购买药物、请医生看病或吞服任何种类的药物制剂，是干涉神的安排，都是违背教义的，因此世俗的医学被贬为是不信神的科学。中世纪时代，无休无止的瘟疫大流行，不仅威胁到了人类的生存，并严重阻碍了医学的进步。人们对医生完全失去了信任，结果导致迷信、魔术和神秘主义泛滥。基督教会认为瘟疫是上帝对人类罪恶的惩罚。教皇格利哥里更威胁说，向民间医生求助的病人，将一律视为异教徒。在狂热的宗教气氛中，医学受到了教会的严重干扰与压制，从而导致医学的停滞与倒退。

中世纪时期，医药为僧侣阶层所把持，使用药物就是暗示缺乏信心，教会的治疗方法就是不断地祷告和行"按手礼"。于是，神秘的信心疗法，使用护身符与被魔仪式获得了教会的认可。从此，修道院医学复兴起来，在寺院的神殿中设置卧榻来收容病人，病家则满怀希望地期待圣灵托梦和奇迹的到来。基督教的圣徒被人们崇拜为医病的神人。这些圣徒在为病人治病前，需先忍受苦难的折磨与考验。有些教徒在遭受过截肢、戳眼、敲牙的折磨，成为圣徒后，就被奉为人体某一部分治病的医生。基督教徒曾经信仰过各种不可思议的治疗术。中世纪时期，崇拜圣徒的遗骨曾风靡于基督教世界，宣称腿有残疾的人触摸一下圣骨即可步履如常，赤痢病人只需自圣殿采回一撮泥土，舌头发炎病人只需舔一下圣殿的扶手就会痊愈。基督教国家又深信国王御手的抚摸能治愈瘰疬（颈淋巴结核）。根据《圣经·马可福音》论述："王为尔抚摸，上帝使尔痊愈。"公元5世纪，法兰克王克洛德一世即用御手抚摸治病。11世纪"忏悔者"爱德华用此法为许多瘰疬患者施治；英国查理二世约抚摸过10万病人；1755年路易十六加冕时，为2 400病人施行过医治。故当时人称瘰疬为"圣病"或"帝王病"。此法直到19世纪仍为基督教徒所崇信。

中世纪时期，教会成为文化的垄断者。由于战乱频繁，瘟疫与饥饿不绝于世，广大人民根本不可能接受文化知识教育，唯有基督教的寺院里才收藏有古典文献，寺院成为学者们安全的避难所，这样教会又成为文化的保存者。中世纪时期，行医被基督教看作是一项慈善事业，因此在寺院附近建立了病院和药园等寺院的附属机构。早期这些附属机构仅仅是作为旅客和香客的投宿处；有的则收容无家可归的人，对他们给予生活上的照顾并供给饮食与衣服；有的则是收容病患者;也有的是专收麻风病人的,16世纪又出现了专收梅毒病人的医院。这类病院除进行祈祷、行按手礼、涂圣油外,有时也给予相应的医疗措施,当时由修道院内的男女执事给患者施行一些最初级的护理。这类早期的修道院医学后来成为欧洲医院的雏形。在修道院医院里,也开始了有组织的医学活动。9世纪最负盛名的当推蒙特卡西诺寺设立的医学校,当时成为学者们的活动中心。随后在欧洲各地也相继创建了教会医学校,中世纪后期享有盛名的萨勒诺医学校也脱胎于教会医学校,后来摆脱了教会的控制成为一所世俗的非宗教性的医学校。

修道院医学在10世纪时发展到了极点,但由于僧侣们常常走出修道院,离开了宗教的职守,1130年克莱蒙特宗教会议以及1139年拉泰朗教会会议,先后禁止僧侣和正规教士行医,认为教士们的这类行为与寺院修道生活与精神上的虔诚膜拜抵触太多。因而,许多教会遂限制医学活动。13世纪时多米尼亚和弗兰西斯两教团公然反对任何科学活动。于是教会医学逐渐取代了世俗医学。

2. 中世纪的世俗医学

中世纪时期,尽管教会垄断了医疗大权,但是世俗医学从未间断过,它在民间继续流传,保留着古代经验医学的传统,这也成了文艺复兴时期医学复兴的基础。

中世纪时期,古希腊的四体液学说几乎成为临床医生诊断治疗的重要依据。医生们特别重视检尿法,企图通过病人的尿液来观察判断人体内体液平衡状态。医生们认为人体内"多余物质"或异常变化,都可以从尿液中检查出来。当时医生声称,只要借助于验尿,不用见到病人,几乎可以诊断任何疾病,因此尿杯成为中世纪时期医生诊断的重要工具。萨勒诺医学校有一部医学古抄本,其中有40页是介绍尿中沉淀、气味与重量以及治疗控制体液的秘诀。萨勒诺的一位著名医生以撒·犹大(Isaac Tudaeus)是验尿专家,他对尿的颜色、密度、成分进行了仔细的研究,对静置以后所形成的各种云状物和沉淀物加以观察,他曾建议将尿杯分成4个层次,以与人体的各部位相对应,如尿杯中上层混浊,表示病人头部有病,其他三层则与人体其他部分相关联。这种方法其实没有真正的诊断价值,而是走上了捕风捉影的极端道路。根据四体液学说,人体的血液与痰的颜色、气味、密度与泡沫也都成为诊断的依据。医生们为了调整体液平衡,放血疗法成为调整体液的最有效方法之一。萨勒诺的《摄生卫生》中说:"放血能使怒气平息,以喜悦取代悲伤,使思恋的男女免于疯狂。"甚至僧侣也定期放血,以摒除俗念,保持他们的灵台清明。中世纪时期,医生们对放血的部位与放血的时间也进行了长时期的喋喋不休的争论。意大利著名医史学家不无感慨地说:"十四世纪的医生给我们的印象几乎是他们完全着迷于豪华的服饰,只会验尿和一定的时候行放血术,这足以说明当时医学的贫乏状况。"医生们根据四体液理论进行思维,他们在冷或热、湿与干之间反复推敲与斟酌,这种近乎愚蠢而单纯的理论一直统治着医学界,直到 19 世纪法国医师布鲁萨斯(Broussais F. J. V. , 1772—1838)还在大力推行放血疗法,他给一个病人放了 32 次血,由于普通感冒给自己放了 7 次血。1858 年魏尔啸(Virchow R. , 1821—1902)发表《细胞病理学》,才以细胞病理学取代了体液病理学。上述荒谬的诊断治疗方法才退出历史舞台。

3. 阿拉伯医学

中世纪时期的欧洲处于黑暗时代,而地处巴尔干半岛的拜占庭帝国与信仰伊斯兰教的阿拉伯国家,没有遭受到这场浩劫。阿拉伯人继承与保存了古代文化遗产,他们收集与保存了古希腊的文献,并将这些典籍译为阿拉伯文或叙利亚文,加以注释,后来西方人将阿拉伯文著作又重新译成拉丁文,使得西方人认知了古希腊的文化传统。在伊斯兰教统治的地域内,伊斯兰教成为统治人们思想的准则,教育与医疗大权也由清真寺所管辖,因此在清真寺周围也附设有医院与学校,这些医院与学校成为保存古代文化的基地与避难所,古希腊罗马的医学传统在这些机构内得以繁荣与发展。阿拉伯人不仅吸收了古希腊的医学传统,也吸收了中国医药学的部分内容。阿维森纳的《医典》可说是中世纪时期汇集东西方医学的一部经典。阿拉伯人在医学上促进了临床观察,重视实践与训练,并积累了某些化学和药物学知识。由于伊斯兰教严格禁止解剖,所以其在解剖学上没有给予任何促进。虽然,阿拉伯人对医学的演进与医学理论方面没有作出新的创造与贡献,但是他们是医学传统的保存者,他们培育了民间医学。14 世纪以后西方医学得以发展与进步,实际上是从阿拉伯人那里重新接受了古希腊人的医学遗产。因此,阿拉伯人不仅仅保存了古代的文化遗产,而且为欧洲 14 世纪开始兴起的文艺复兴提供了条件。

第二节　西方近代医学文化的兴起

一、西方近代医学文化产生的历史背景

经过漫长的中世纪的"黑暗时期",14 世纪末 15 世纪初,欧洲封建制度开始崩溃,在某些城市里出现了资本主义的工商业,新兴的资产阶级开始崛起。资产

阶级为了发展资本主义,开拓商品市场,必须摆脱封建统治,首先要反对的是教会的专制统治。中国的火药、指南针和纸已经传至欧洲,这对欧洲新兴的资产阶级思想革命运动起了很大的推动作用。因此,15—16世纪发生了与封建教会相对抗的资产阶级的"宗教改革"运动和"文艺复兴"运动。宗教改革要求摆脱罗马教会的统治,否定教会特权和等级制度,鼓励独立思考,追求理性解放,这是资产阶级为争夺权利而进行的反封建和反教权的一场思想斗争。所谓"文艺复兴",只不过是借鉴古希腊罗马时代的学术文化,来建立与封建主义的意识形态相对立的资产阶级新思想、新文化。这种思想文化就是所谓"人文主义"。人文主义反映了新兴资产阶级反封建、反宗教统治的要求,因为资产阶级要自由地从事工商业,需要自由竞争,首先就要反对神权统治,反对禁欲主义,主张个性解放。"人文主义"把人作为思考、研究的中心,它要求人们关心现实世界,这对科学技术的发展是一个巨大的推动。

恩格斯指出:"真正的自然科学只是从15世纪下半叶才开始。"(《反杜林论》)资产阶级为了发展生产,需要科学技术,而生产的发展,新技术的使用以及地理上的新发现,为人们提供了必要的物质基础和大量的科学材料,从此,人们开始摆脱中世纪经院哲学的桎梏,以对自然界进行系统的实验观察,来代替以往纯粹的思辨性推理,近代科学(天文学、地理学、气象学、物理学、化学、力学、生物学、医学)就是在这样一个时代环境中开始发展起来的。

14世纪末、15世纪初医学开始摆脱教会的束缚。首先是意大利西海岸的滨海城市萨勒诺出现了一所世俗的医学校——萨勒诺医学校。这所学校创建于公元900年前后,至12世纪达到了最繁荣的时期,它的威名一直保持到14世纪末。萨勒诺医学校的教授们从希波克拉底、盖仑、阿维森纳等古典医家文献中摘取了部分资料作为教材,当时还编著了有关的解剖学教材,人们用动物(猪)代替尸体来学习解剖学。这是西方冲破了中世纪万马齐暗局面后出现的新曙光。随后欧洲各地纷纷建立起世俗医学校,在这些世俗的医学校里,开始了尸体解剖实验。

二、西方近代医学文化的迅速发展

近代科学革命以哥白尼(Copernius,1473—1543)发表《天体运行论》(1543)作为起点。由于他提出了太阳中心说,向宗教权威进行了挑战,从而使自然科学摆脱了神学的羁绊,开始走上了科学化的道路。近代医学的改革则是从解剖学开始的,与哥白尼发表《天体运行论》同一年,比利时学者维塞留斯(Vesalius,

1514—1564)发表《人体之构造》,揭示了人体结构上的变化,奠定了解剖学的基础,从而使西方医学走上了近代科学化的道路。

文艺复兴时期对欧洲医学发生深刻影响的另一个人物是巴拉塞尔萨斯(Paracelsus,1493—1541),是他首先向中世纪的经院哲学进行公开的挑战,反对传统的权威,公开焚毁盖仑和阿维森纳的著作,使医学为大众所接受。巴拉塞尔萨斯是西方医学化学的开创者,他首先提出人体是一个化学系统,并把炼金术引向制药化学。在西方古代及中世纪时期,欧洲医生也是应用多种草药治病的。但是由于欧洲的医生没有掌握草药治病的规律,因此,中世纪时期人们把几十种乃至上百种草药混合在一起制成制剂。由于药不对症,病人服药后毫无效果,导致病人对医生治疗失去信心。巴拉塞尔萨斯抛弃了多种草药的复合制剂,提倡使用单纯的有效药物。他从矿物中制造许多金属类药物,如汞、铅、铜、铁、砒石、硫黄、硫酸铜、硫酸钾等制剂。巴氏又推广酊剂及酒精的浸膏,首创用吐酒石剂及鸦片酊,从而将西方医药引向了重化学合成药而轻草药的倾向。由于矿物学可以进行定量分析,而草药因其内含成分复杂,早期化学家不能进行分析研究,从而西医走上了与中医学完全不同的道路。

17世纪,由于物理学上取得的巨大成就,人们试图采用伽利略的实验和数学相结合的机械力学方法来研究生物学、生理学和医学。意大利学者散克托留斯(Sanctorius,1561—1636)首先应用定量实验方法研究人体的体温、脉搏以及体重的动态变化,他可以说是对人体基础代谢最早采取控制性定量实验研究的学者。英国医生哈维(Harvey W.,1578—1657)根据解剖学的发现,并应用定量计算的方法,估计心脏每次收缩所流出的血量,得出动物的血液是单向流动并且是循环不息的结论,从而确立了血液循环学说。一方面,由于西方医学采取了实验观察及数量分析方法,使医学摆脱了思辨推理的玄想,成为一门实验科学。但是,当时人们企图用机械力学的原理来解释生理病理现象和生命的本质。因此,这个时期的医学带有形而上学和机械论的特征。另一方面,由于采用了分析方法,使得人们对机体的某些现象及局部细节有了深入的了解,这较之古希腊人对人体的笼统的概念,显然是前进了一大步。但是,这种思想方法导致人们孤立地、静止地看问题,忽视了事物之间的相互联系,影响了人们对整体的正确认识。这个时期医学所收集到的大量资料,为后世医学的发展奠定了重要的基础。

17世纪,生产和科学技术的发展,为科学仪器的发明与改造创造了条件。伽利略(Galileo G.,1564—1642)曾首创温度计、摆钟、望远镜、显微镜等。散克托留斯加以改进,制成温度计、脉搏计及各种外科器械,并首先应用于临床。显微镜的发明与应用,使得人们摆脱感官的直观观察,深入物体的微细结构,从而出现了近代组织学、微生物学、胚胎学和病理学。

18世纪,牛顿(Newton I.,1643—1727)力学取得了辉煌成就,它支配了自然科学的发展过程,这个阶段的自然科学,机械的、形而上学的思想方法仍占支配地位。18世纪,化学取得了一系列进展,发现了氧气、氮气及二氧化碳等气体。拉瓦锡(Lavoisier A.L.,1743—1794)通过定量实验,阐明了氧化的原理,从而揭示了呼吸生理的机制。伽伐尼(Galvani L.,1737—1798)又发现了生物电现象。18世纪病理学获得巨大的进展,意大利的莫干尼(Morgagni G.B.,1682—1771)对各种疾病的有关器官的病理变化进行了描述,确立了器官病理学。从此医生诊病有了明确的"病灶"概念。法国的比沙(Bichat M.F.X.,1771—1802)将组织学的原理引入生物学和病理学,促使人们注意到疾病的位置在组织,从而确立了"组织病理学"。18世纪是病理学的奠基时代。

19世纪,欧洲资本主义国家在生产领域和科学技术方面,取得了前所未有的巨大进展。欧洲各国相继发生了工业革命。工业革命是从技术革新开始的。18世纪下半叶出现了以纺织机、蒸汽机为代表的第一次工业革命,蒸汽机的发明与应用,使热力学成为一门科学。法拉第(Faraday M.)、麦克斯韦(Maxwell J.C.)、赫兹(Hertz)等人所确立的电磁理论,导致电力技术的大发展,因此出现了第二次工业革命。19世纪自然科学的三大发现,即能量守恒定律、细胞的发现和细胞学说、达尔文进化论,给哲学思想的发展带来了深刻的影响。马克思、恩格斯创造性地综合了当时社会科学和自然科学领域里的成果,确立了辩证唯物主义世界观,从而使哲学和自然科学摆脱了形而上学的思想方法,由搜集材料、整理材料转向研究事物发生、发展过程,开始摆脱了对事物的单纯现象的描述,进入到理论综合的新阶段,逐步地建立起自己的概念理论体系。自然科学新理论的建立、技术领域里的革新,促进了医学的发展。在这个世纪里,生理学、病理学、微生物学、卫生学等方面均取得了巨大的成果,临床医学也有显著的进步。

19世纪,欧洲医学家摆脱了自然哲学的羁绊,运用物理、化学的理论和实验方法来研究人体的生命活动规律,出现了一个实验生理学的蓬勃发展时期。俄罗斯生理学家谢切诺夫(Sechenov I.M.,1829—1905)、巴甫洛夫(Pavlov I.P.,1849—1936)创立并发展了神经生理学。19世纪中叶,由于物理学、化学的进步与显微镜的改造,微生物学成为一门科学。巴斯德(Pasteur L.,1822—1895)确定了微生物对传染和发酵的作用,奠定了微生物学的基础。科赫(Koch R.,1843—1910)发明微生物的染色法,改进了培养细菌的方法,发现了炭疽、霍乱、结核等细菌。19世纪中叶至20世纪初,学者们几乎查明了大多数传染病的病原体。微生物学的建立,对于传染病学、外科医学起了很大的促进作用,为流行病学尤其是卫生学的确立,奠定了科学的基础。

19世纪,巴斯德运用物理、化学或生物学方法,获得了减毒疫苗,创立了免疫学。随后经过许多学者们的努力,人们了解到人体中存在有细胞免疫和体液免疫两种系统。19世纪由于细胞学说的确立,人们开始从细胞水平来研究疾病的发生发展过程。魏尔啸描述了大量疾病的显微镜病理改变,于1858年发表《细胞病理学》,奠定了细胞病理学的基础。魏尔啸忽视整体和局部的统一性,割裂了机体与环境之间的相互关系,对于疾病的全身反应和发展过程缺乏了解,这种形而上学的思想方法不能把握疾病的本质。但是,魏尔啸的细胞病理学,使人们确认了疾病的物质基础——细胞,这对病理学的发展起到了一定的推动作用。

19世纪,由于基础医学所取得的一系列进展,临床医学也取得了很大进步。维也纳医师奥恩布路盖(Auenbrugger J.L.,1722—1809)发明叩诊法;法国医师雷奈克(Laennec R.T.H.,1781—1826)发明听诊法,他们把临床诊断与病理解剖加以对照比较,医生根据检查所得来判断机体内部的病变,提高了诊断水平。19世纪由于新仪器的研制并应用于临床,临床上广泛采用体温测验法。其他如赫尔姆霍茨(Helmholtz H.L.F.,1821—1894)发明检眼镜(1851)、路德维希(Ludwig C.F.W.,1816—1895)制成血压计(1847)、加西亚(Garcia M.P.,1805—1906)发明喉镜(1854)、德索缪萨克斯(Desomeaux A.J.,? —1894)发明膀胱镜(1865)、基利安(Killian G.,1860—1921)制成气管镜,以及内窥镜的发明与改进,提高了诊断与治疗水平。19世纪末,伦琴(Rontgen W.C.,1845—1923)发现X射线,对临床诊断与治疗起到了很大的促进作用。临床医学利用化学与分析方法检验血液、尿及胃肠内容物,大大地改进了诊断方法。由于微生物学与免疫学的进展,医生的诊断方法也更加丰富、完善了。分析化学、合成化学以及免疫学的发展,药物品种及治疗手段也较前有明显的进步。人类血型的发现,解决了输液、输血的理论与技术。麻醉术、消毒防腐术的发明与应用,使外科学取得了巨大的进展。

20世纪,现代医学技术的发展是从物理学革命开始的,相对论与量子力学是20世纪物理学中最有影响的重大突破,物理学的一系列进步为现代新兴技术的发展奠定了基础。X 射线及放射性元素，不仅可以用来诊断疾病，还可以用来治疗与研究疾病。随着原子核科学技术的发展，出现了一个新兴学科——核医学。电磁学的发展，促成了电子工业的革命，电子医疗器械成为现代医学的重要工具。随着电子技术向微型化、自动化、集成化、结构组合化方向发展，人们将电子计算机作为辅助诊断工具，用于图像处理、病因分析、疗效分析、疾病预测以及医院管理等方面，大大提高了诊疗技术与管理水平。超声学与激光技术的发展，为医学提供了新的诊疗仪器，并产生了超声医学与激光医学等新的分支学科。电子显微镜的发明使人们对生命的认识进入超微结构，为病毒形态学的研究开创了一个新时代。再加上高分子化学的发展，各种材料和药物（如磺胺药、抗生素）得以人工合成，高分子材料为现代人工器官的研制创造了条件。随着 20 世纪分子生物学与遗传工程的出现，人类开始从分子层次来探讨疾病的机理和发病原因，遗传工程将不同的生物基因在体外进行合成、分离、剪切、组合和拼接，然后把人工重组的基因转入宿主细胞内大量复制，并使新的遗传特性得到表达，可以纠正和治疗有缺陷的基因——先天性遗传病，并可构建出新的生物或赋予原有生物以新的功能。

20 世纪，临床医学也取得了巨大的进展。化学疗法与抗生素的发明与发现，促使人们研制和合成了数百种磺胺类药物，发现了许多种抗生素，使传染病得到基本控制。营养学的研究使人类知道蛋白质、糖类、脂肪、维生素和微量元素是维持机体生命的必需物质，而且认识到蛋白质是由 20 种氨基酸所组成，并确定其中 8 种是人体本身不能合成的，但是它们都是组织和正常生活活动所不可缺少的，因此必须从饮食中摄入。人类认识了各种营养缺乏病和病因，因而有可能采取"强化食物"等措施来加以防治，也使完全胃肠外营养法成为可能。

20 世纪以来，人们在征服和控制传染病方面取得了巨大胜利。1980 年，在日内瓦召开的第 33 届世界卫生大会上宣告，人类已消灭天花。正当人们陶醉在这个胜利中时，人类又面临艾滋病的威胁。20 世纪 70 年代以来，医学科学取得了前所未有的成就，昔日不治之症相继被人们攻克，但是，当代医学又面临一系列新课题，某些病因更加复杂的疾病如心血管疾病、脑血管病、肿瘤、遗传性疾病变得更加突出，成为当前医学的主攻目标。由于人类平均寿命的显著延长，人类又面临老龄化的挑战，研究和解决老年人的医疗保健问题及老龄化所带来的一系列社会问题，已成为当今社会的一个众所瞩目的热点。

现代科学技术的成果正日益深入渗透到生命科学中来，现代医学的每一个进步与现代科学技术的成就有着密切的关系。基础医学研究与临床治疗已从定性向定量,从主观向客观,从宏观向微观(又从微观到宏观),从局部向整体,从静态向动态,从手工操作向完全自动化方向转变,为提高整个人类的健康水平作出了积极的贡献。

西方医学界自哈维把实验方法引入生理学和医学研究以来,近现代医学以物理学、化学、生物学作为基础,沿着实验科学的道路,采取定量分析的方法发展起来。人们对人体结构与功能、生理和病理的认识,分析越来越深入,从器官到组织、细胞乃至分子;从治疗手段来看,医学界发现了一系列有效的药物与特异疗法,从而使人类在认识疾病、治疗疾病、预防疾病方面取得了极大的胜利。这使人们产生一种信念,认为每一种疾病都可以在器官、组织、细胞或生物大分子上找到形态结构和(或)生化代谢的特定变化,都可以确定出生物的和(或)物理、化学的特定原因,都能找到特异的治疗手段,这种医学思想称之为生物医学模式。生物医学模式对医学发展曾经起过巨大的推动作用。然而,医学的对象是人,既具有生物属性,又有社会属性,每个人都在特定的社会群体中生活,他们的健康受到社会环境的影响,有些疾病甚至可以说完全是由社会原因引起的。每个个体具有不同的思维活动和心理过程,人的心理活动受到外界社会环境所制约。人的心理活动和身体的物质活动是相互影响的,心理因素不仅可以致病,也能够治病、防病。因此,要了解疾病的发生发展过程,要取得防治疾病的有效方法,必须掌握心理学的有关知识。但是,生物医学模式没有给患者的社会、心理和行为方面留下余地。这是因为生物医学不可能系统地研究社会因素对疾病和健康的影响,所以也就不可能很好地解决防治问题。在现代工业化社会里,人群的"疾病谱"和"死因谱"已发生明显的改变,心血管疾病、脑血管疾病和恶性肿瘤是现代社会中人群死因的前三位疾病,这些疾病的发病与社会因素及人类自身的心理因素及行为方式具有密切的关系。因此,仅仅依靠实验室的生物学或物理化学方法,单纯依靠临床的个体治疗,而不从社会治理入手,不改变人们的生活方式,人类就无法消除发病的原因,也不可能对这些疾病采取有效的防治对策。

近几十年来,自然科学和社会科学汇流十分显著:一方面,随着科学技术的社会化,自然科学的研究已成为重要的社会现象;另一方面,由于自然科学的社会功能不断扩大,也给社会带来一系列新问题,例如环境污染、生态平衡失调、能源危机、人口膨胀、城市拥挤、人口老龄化、交通阻塞以及医疗保健问题等等。因此，我们必须采取自然科学与社会科学协作的途径。医学科学的进展亦带来一系列伦理道德问题，诸如试管婴儿、精子库、器官移植、安乐死、遗传工程等，都需要社会学、伦理学、教育学、法学等社会科学的协作。基于以上原因，20 世纪 70 年代学者们根据现代医学发展的情况，提出了生物、心理、社会医学模式，以指导人们从生物学、心理学、社会学三个不同层次来综合考察人类的健康与疾病，以便采取综合的防治措施。生物、心理、社会医学模式为当代医学提供了重要的理论和方法，这对提高医药卫生事业的保健效能与社会效益具有重要的指导意义。

第三节　西方医学文化向中国的传入

一、欧洲殖民扩张和西方科学文化的传入

16 世纪中国出现了资本主义萌芽，但是，这颗刚萌发的种子没有获得合适的土壤，最终未能茁壮成长。明朝末年，由于明王朝政权腐败、宦官专政、党争不休，加上横征暴敛，各地市民暴动与农民起义时有发生，随后又是后金入侵。清政府对外采取闭关锁国政策，对内实行专制统治。封建王朝制定的文化教育政策，严重地阻碍了我国科学技术的发展。但是 16 世纪以前，我国在一些科学技术领域里，仍然占有领先地位。16—17 世纪时期，在资本主义萌芽推动下，我国出现了许多有成就的科学家，如李时珍、朱载堉、徐光启、徐霞客、宋应星和方以智等人。但是，由于没有现代化大生产作为基础，这些学者的努力，只能沿着传统的轨道继续前进。

15 世纪末至 17 世纪后期，欧洲处于封建制度解体和资本主义生产关系发展阶段，资产阶级为了发展生产力，迫切要求发展科学技术。16—17 世纪欧洲产生了一系列有成就的科学家，其中有哥白尼、伽利略、开普勒（Kelper J.，1571—1630）、哈维等人，使欧洲的科学技术走上了近代化的轨道。新兴的资产阶级为了寻找市场，努力在世界各地开拓殖民地。葡萄牙、西班牙、荷兰、英国、法国等先后入侵美洲和东方，中国与印度是他们梦寐以求的目标。1511 年葡萄牙的舰队第一次侵犯中国的东南海面，袭击中国广东沿海地区。1516 年葡萄牙商人首先来到广州。西方资本主义为了推销商品，巧妙地利用了传教士。传教士知道要进入中国这样一个文化悠久的东方大国，必须利用科学技术作为敲门砖。最早来华的耶稣会传教士有利玛窦（Ricci M.，1552—1610）、汤若望（Von Bell J. A. S.，1591—1666）、南怀仁（Verbiest F.，1623—1688）、艾儒略（Aleni G.，1582—1649）等人，他们为了迎合中国人民的心理，努力适应中国的

饮食起居和礼仪生活,积极学习中国语言及经、史、子、集,同时向中国人介绍西方的天文、数学、地学、物理、火器等知识,以取得中国士大夫的信任。但是,传教士所介绍的西学,并不是西方先进的科学技术,例如哥白尼等人的著作,因传教士的忌讳,没有予以介绍。而明代的一些知识分子如徐光启、李之藻等人,在资本主义萌芽思潮的影响下,一方面继承我国传统的科学技术,另一方面吸收了一些西方的近代科学知识,这对推进我国的科学技术,起到了良好的作用。清康熙帝对传教士所介绍的西学,也采取积极的态度,他任用汤若望、南怀仁为钦天监,命巴多明译成满文解剖学,又任用传教士参与完成全国地图测绘。但是由于封建统治者并没有认识到发展科学技术和国家富强之间的关系,他们仅仅是从是否有利于维持封建王朝的统治出发来接纳西学,因此当时所吸收的西学在社会上所起的作用极为有限。总之明末清初西学的传入,对中国当时科学文化的发展起了一定的积极作用。[①]

清王朝自雍正当政到鸦片战争前的一百余年间,封建统治阶级推行闭关锁国政策,使西方科学技术的传入几乎处于停顿状态。在此期间,西方的科学技术却取得了长足的进步。1840年鸦片战争爆发,帝国主义列强用大炮轰开了中国的大门,从此中国沦为了半殖民地半封建社会。在清王朝面临亡国灭种的危局时,朝野人士才意识到中国的积弱和贫穷,士大夫阶层提出"借法自强"的主张。改良派和洋务派提出学习西方之长以实现自强御侮的目的。洋务运动早期(19世纪60年代)着重引进西方军事工业技术设备及其科学和工艺学知识;到19世纪70年代后,洋务人士开始兴办商业、民用工业;到19世纪90年代,改良派认识到富强之本,不尽在坚船利炮,因此,把发展民主政体及文化教育提到比军事民用工业更重要的地位。清末,国人从四个方面入手引进西方的科学文化:一是办企业,创办军用和民用企业,引进西方近代工业技术和设备;二是设译馆,翻译西方的人文科学与科学技术方面的书籍;三是立学堂,兴教育,对旧教育制度进行改革,改旧书院为新式学堂,并创办新式大学堂;四是派遣留学生,去英、法、德、日等国留学,学习实业(工、商、矿、农、医等应用科学知识技艺)、格致(基础科学)、师范、政法、经济和军事等各种专业,为中国培养了大批掌握近代文化的新型人才。

经过清末几十年的西学引进工作,西方文化作为一种新的文化在中国逐渐植根并发展起来。辛亥革命推翻了统治中国两百多年的清王朝,解放了人们的

---

① 杜石然,范楚玉,陈美东,等.中国科学技术史稿:下册[M].北京:科学出版社,1982:192-232.

思想,使民主主义思潮成为不可抗拒的潮流。当时大批留学生陆续回国,带回了西方的科学技术和政治法律知识。1914年8月,第一次世界大战的爆发使帝国主义暂时放松了对中国的压迫,中国的民族资本主义工商业得此机会获得了较快的发展。辛亥革命后新式教育在全国普遍展开,知识分子又将西方的科学技术、政治法律等书籍翻译出版并在报刊上大力宣传。1915年开始的以民主和科学为口号的新文化运动,对中国传统的封建思想文化展开了猛烈的批判。五四运动后,中国知识分子进一步加强对西方现代科学的引进、介绍和传播,特别是科学研究机构的设立,使得中国由单纯的引进发展到能自己进行科学研究。由于西学的大规模引进,国人对西学出现了不同的认识与态度。洋务运动期间,洋务人士以冯桂芬、薛福成、李鸿章、张之洞等人为代表,提出了"中学为体,西学为用"的口号,主张在中国固有的文化基础上对中西文化采取兼收并容的态度,也即是在发扬中国固有的伦理政治制度的前提下学习西方的科学技术。而维新人士康有为、梁启超、谭嗣同、严复等人认识到不冲破中国旧学中的名教纲常就不可能引进西方的民主民权思想和制度。严复把中国文化界的文字、书法、篆刻、考据之学、儒家礼乐、理学等一概斥为不切实用,是无补于当时国计民生的无用的东西;他批驳了"中体西用"的观点,认为欲救中国,必须废八股,大兴西学,全面引进和发展西方的格致之学(自然科学),以民主民权思想改变人们的道德观念。在此期间,我国又出现了国粹主义思想,西方文化的冲击,使中国传统文化面临严重的危机,西学在中国的兴盛动摇了中学的地位,一些士人(以章太炎为代表)为挽救神州的陆沉,提倡保存国粹,振兴国学,以激发国人的民族主义精神和爱国热情,增强民族自尊心和自信心。但国粹派并不一概排斥西学的输入,主张汲取西学的长处,章太炎就提出广译西书,并汲取西学的理论和方法来研究国史和民族等等。他们主张保持国粹的目的是保持民族文化的独立性,以抗列强的"灭国新法"。但是,国粹派在新文化运动期间,却站到了新文化运动的对立面,鼓吹尊孔读经,完全堕落为封建复古的卫道士。

继新文化运动后,在20年代末和30年代初,又掀起了中国科学化运动。新文化运动侧重于对旧文化的批判,而科学化运动则致力于新文化的建设。中国科学化运动的中心内容是以科学的方法整理中国固有的文化,以科学的知识充实中国现在的社会,以科学的精神光大中国未来的生命。科学化运动的内容包括三方面:一是探讨、整理我国数千年的文化遗产,去粗取精、去伪存真,用之为现实服务;二是充分利用现代科学知识和方法,以解决国防、生产和生活问题;三是致力未来科学之进步,谋其有益于人类,以期迎头赶上世界科学的文明,光大中华民族之生命。中国科学化运动是一场以科学方法整理中国传统文化,推广、普及、应用现代科学对青少年进行科学教育的运动,是在中国进行的一场科学建设运动。①

我国自 1860 年洋务运动后开始大规模引进西学。相形之下,对西医的引进却没有形成急切的需求,因为医学远不如军事和实业那样,与当时自强求富的国策密切相关。当时人们还未觉得在医药学方面,西医已胜过中国的传统医学,非得用西医来补充或代替中医。因此,在洋务运动的 30 多年间,对西医的引进并不是很重视。洋务运动期间,清朝官方主办的西医事业屈指可数。其一是 1871年京师同文馆科学馆中增设医科教授西医,当时同文馆招收的医科学员人数有限,太医院担心这些学习西医的学生将来会影响他们的利益,因此只让学生听课,不准学生实习。其二是 1881 年李鸿章在天津设立医学馆(1893 年改称北洋医学堂),此馆最初是为安置被清政府提前召回的 120 名留美少年中学习医学而修业未满的学士,使他们能继续学完专业。光绪戊戌变法时期,虽有立医学堂之议,但并未付诸实施。

二、西方医学文化在中国的广泛传播

16 世纪初到 17 世纪,欧洲封建体制瓦解,资本主义制度迅速成长。由于地理上的新发现,欧洲人打通了驶往东方的航道。早期葡萄牙航海家来到东方,不仅为了进行贸易,掠夺财富,同时也为了传播天主教。16 世纪第一个来华的耶稣会士是西班牙的圣方济各·沙勿略(St. Francis Xavier,1506—1552),他于1552 年 8 月抵广东台山县的上川岛,未及进入广州,于同年 12 月 3 日病死。1557 年葡萄牙人侵占我国领土澳门。1566 年教皇任命卡内罗(Carneiro B.,1516—1582)为澳门区主教。卡内罗于 1569 年在澳门创办了仁慈会,还设立两所医院,一收教友,一收教外人。16 世纪中叶,澳门又建圣拉斐尔医院,有病床70 张,1640 年及 1667 年重修,1747 年又进行扩充。1579 年间,澳门又设一所麻风病院。由于澳门医院主要为欧洲商人服务,对我国影响不大。②

1573 年意大利耶稣会士范礼安(Valignano A.,1539—1606)被任命为远东视察员,他认为要到中国传教,首先要学会中文,熟悉中国的礼仪和民族风俗。

---

① 李经纬,鄢良.西学东渐与中国近代医学思潮[M].武汉:湖北科学技术出版社,1990:1-45.

② Wong Chimin. Wu Lien-teh. History of Chinese Medicine[M]. Shanghai:National Quarantine Service,1936:262.

1579年教会派罗明坚(Ruggieri M.，1543—1607)来澳门学习官话。1582年范礼安又召请巴范济(Pasio F.，1551—1612)、利玛窦来华协助罗氏工作,并学习华语。明代耶稣会传教士中最有影响的当推利玛窦,他虽然数度受挫,终于在1601年获准在北京住下,直到1610年5月11日去世,在京居留10年,结识了瞿太素、徐光启、李之藻、杨廷筠、王征、金声、瞿式耜等士大夫,其中一些还被他先后劝说入教。据载,李之藻当时独居京师,适患重病,乏人照料,利氏朝夕于床第之间调护,在他病笃时,劝其奉教并为其施洗。

在耶稣会士中,邓玉函(Johann Sohreck，1576—1630)是最早系统介绍西医解剖生理知识的西方来华的传教士医师。他于1620年来到澳门,并在那里(给一日本神父)进行过尸体解剖。邓玉函早年在杭州名士李之藻家以瑞士巴塞尔大学博安(Gaspard Bauhin，1560—1624)的《解剖学论》(1592)作底本,口译此书,由一文士笔录两卷。邓去世后书稿由汤若望收存,1635年万历进士毕拱辰在汤若望处发现此稿,经他润色题名《泰西人身说概》后付梓。另有耶稣会士罗雅谷(Rho G.，1593—1638)译述,邓玉函、龙华民(Longobard N.，1559—1654)校阅的《远西人身图说》,其内容较之《说概》有所增益,但以上两书均以希波克拉底、亚里士多德和盖仑的医学理论为依据,未反映维塞里之新知,但较之我国国内的解剖学知识,无疑要详明得多,并使国人了解到"记含之室在脑"的观点。

邓玉函虽为当时欧洲名医,但他来华后在宫廷主要从事天文历法的工作,并未在医药方面施展其才华。明季来华的耶稣会士,并没有意图将西洋医学传入中国。当时传教士的著作中,虽然附带述及西方古典的心灵、生理之学,也提到西方医事制度、医药机构的设置,但当时他们只是将之作为西方异域的风土人情以引起中国人的好奇心,尚无刻意移植之意。

明清之际国人对传教士介绍的西医,开始是采取善意接纳的态度,方以智首倡汇通说,认为西学详于质测而拙于通几。方以智后如金声、汪昂、王清任、王学权、王宏翰等,均接纳西方的"脑主记忆"说,并企图以西方的解剖学补中医《内经》之不足,这些早期汇通派对待西医的态度是取其可取,存其可疑,不排斥,不盲从,可谓是"中学为体,西学为用"在医界的反映。由于明清之际西医的临床治疗技术和效果远不及中医,因此在学术上以及医疗业务上,西医并不能动摇中医的根基。另一方面,当时民族虚无主义思潮尚未抬头,对于我国传统医学,并未采取一概否定的态度。因此,中西医两种学术观点,尚能相互包容,并未形成水火不容的抗争状态。

17 世纪末西方医药开始引起清王朝的注意。1692 年康熙帝患恶性疟疾,诸医束手,适值传教士洪若翰(Fontaney J. d.,1643—1710)收到印尼寄来的一包金鸡纳树皮,他与刘应将此药献呈皇上,张诚(Francois J. Gerbillon,1654—1707)、白晋(Bouvet J.,1656—1730)又进其他西药,康熙服药后痊愈,随即重赏这批传教士,并赐皇城西安门广厦一所——救世堂(北堂)。康熙晚年禁教,直到 19 世纪上半叶,中国仍处于闭关自守的局面,但传教士以传授西学的名义得以继续留在宫廷内。其中有些通医的传教士,如罗德先(慎斋)、樊继训、罗怀忠(子敬)、安泰(治得)、罗启明(曜东)、巴新(懋修)、韩国英(伯督)等继续从事医疗活动。

自洪若翰进呈金鸡纳后,康熙二十六年(1687 年)前后命法国传教士白晋、巴多明(Parrenin P. D.,1665—1741)进宫讲解人体解剖学。他们引用 17 世纪法国著名解剖学家韦尔内(Verney G. J. D.,1648—1703)、戴尼(Dienis)的解剖著作,以及丹麦解剖学家哥本哈根大学教授巴托林(Bartholin T.,1616—1680)的《新的普遍观察》(*Deunicorn Observations Novae*,阿姆斯特丹 1678)等书,编译成满文。书中配备大量插画,作为向康熙讲解人体结构和生理功能的讲义。康熙传旨将讲义及插图整理缮写,装订成册,全书共九卷。白晋先译了 8 章,巴多明续译最后一章,共费时 5 年。[①] 此书采用 17 世纪欧洲进步学者的著作为蓝本,内容反映了哈维的血液循环理论,定名为《钦定格体全录》,即一般医史著作中称之为巴多明满文解剖学著作。当时康熙认为"此书乃特异之书,故不可与普通文籍等量观之,亦不可任一般不学无术之辈滥读此书也",故传谕:"此书不可示诣青年,故书中图形除尔等分任诸员外,不可示诸他人"。该书当时分抄三部,一部藏北京文渊阁,一部藏畅春园,一部藏承德避暑山庄。由于这部书秘藏内阁,不为国人所知,终使中国知识分子与西洋医学失之交臂。(按:这三部抄本在鸦片战争后,一部被英国在华传教医师德贞(Dr Dudgeon,1837—1901)博士所收藏,一部在俄国驻华大使馆被发现,另一部下落不明。)康熙晚年禁教,因此东西方文化与医药的交流处于停滞状态,国人对西方医药的了解只能是吉光片羽,仅仅是西方古典医学的一个模糊的轮廓而已。

三、中西医学文化并存局面的形成

自 18 世纪下半叶开始,清王朝开始走向衰落,西方资本主义却迅速崛起,帝国主义列强纷纷入侵中国领土,清王朝经历了两次鸦片战争、中法战争、中日甲午战争、庚子之难,古老的封建帝国面临割地赔款、丧权辱国的境地,在帝国主义

---

① 马伯英.中国医学文化史:下[M].上海:上海人民出版社,2010:361.

与封建主义双重压迫下,中国沦为半殖民地半封建社会。西方文化与西医随着西方列强的入侵而大量传入中国,并形成了中西医并存的局面。

1. 鸦片战争后教会医学的入侵

18世纪,英美帝国主义以东印度公司为基地,向中国大量倾销鸦片,对我国进行了一系列的掠夺。18世纪初,东印度公司有船医随商船来中国。1779年英国商人团体来华,在广州、澳门两地有英国医师驻在,其中有一个名叫叶赖斯(Abraham Heslie)的医师。当时中国人民绝少有机会接触到西医师,只是在被外国水手打伤的情况下,才有西医为伤者进行治疗。东印度公司的随员发现"只有医学乃系中国人民颇肯信",随后,英国船医皮尔逊(Pearson A.,1780—1874)于1805到1860年间在澳门、广州行医。据报告皮尔逊于1805年春由马尼拉带回牛痘疫苗,于1805年冬至1806年春,为数千华人接种牛痘成功,皮尔逊把种痘术传授给邱熺等人,随后又将种痘工作由城市推广到农村。1805年由皮尔逊口述,由斯当东译成汉文,刊行《新订种痘奇书详悉》小册子。此书出版时间距琴纳试种第一例牛痘时间仅9年。此书后不传,但1817年邱熺所著《引痘略》,以中医理论加以注释,为国人所乐于接受。邱熺又接掌皮尔逊的种痘诊所,为数万人接种,使牛痘术由两广、福建而传至京师乃至全国。

公元1807年,英国伦敦传道会教士马礼逊(Morrison R.,1782—1834)抵达澳门,进入东印度公司工作,他在英国曾学过短期的医学课程,抵广州后又学会了中国语言。马礼逊来华后调查了中国百姓的生活习俗、疾病分类、医疗法及中草药的使用和鉴别,引发了对中医中药的兴趣。1808年东印度公司的外科医生李文斯敦(Livingstone T.,1770—1838)来到中国做皮尔逊的助手,两人合作共同探究中国医药学。1820年他们在澳门设立一诊疗所,聘请当地的老中医与中草药专家到诊所工作。这是近代西医药在我国推广传播的最早据点,也有人认为李文斯敦是最早与中医合作的西方医生。李文斯敦曾对广州地区中国人民的疾病作过调查,报告中显示当地以眼病发病率最高,这份报告影响到后来的传教医师以选择眼科为主要治疗项目。

1827年东印度公司的英国传教医师郭雷枢(Colledge T. R.,1796—1879)来澳门开设一眼科诊所,次年扩大为医院。1832年郭雷枢移居广州另设诊所。1836年郭氏发表《关于任用医生作为对华传教士商榷书》,建议英美教会派遣医生来华用医病的方法辅助传教,以博取中国人民的信任。他的建议得到了教会的重视,从此一大批医学传教士涌入中国,促使西医在中国得到广泛的传播和普及。

裨治文（Bridgman E.C.，1801—1861）是美国派到中国来的第一个传教士，于 1830 年 2 月 25 日到达广州。裨治文又任《中国丛报》的编辑，这是一份在广州出版的英文月刊，代表当时在华的英美商人的意见，它所制造的舆论对当时的英国政府制订政策有一定的影响。裨治文到广州后，在他家里曾收留了几个穷孩子读书，同时传授一些简单的医疗知识。1836 年 9 月 28 日在广州成立"马礼逊教育会"，裨治文任该会秘书。裨治文来华后积极参与一系列政治活动，是中国医药传道会的发起人之一。裨治文曾作为英国商人的代表团成员，与林则徐进行过谈判。裨治文在《中国丛报》（1840 年 1 月）发表的一份报告中宣称："时间已到，中国必须屈服或挫败。"1844 年 2 月美国政府派遣顾盛率军舰抵华时，裨治文与伯驾都是顾盛使团的重要成员，他们直接策划中美《望厦条约》的签订。

伯驾（Parker P.，1804—1888）是美国公理会派遣来华的第一个传教医师。他于 1834 年 12 月 26 日到达广州，随即去新加坡学习中文，并在那里开设了一家小型诊所。1835 年回到广州，11 月 4 日在新豆栏街开设"眼科医局"，除治疗眼疾外，也为病人做切除脓肿、肿瘤等手术。伯驾借助于他的技术及免费医疗，取得了病人的信任，就诊的病人日趋增多。后来他进一步意识到培养中国青年学医的必要性，并要求欧美医学院接受中国留学生。1847 年美国医学家发明乙醚麻醉不到一年时间，伯驾用最新的乙醚麻醉施行外科手术，一方面以此进行试验，另一方面也借此取得病人的信任。开始时伯驾忙于诊务，无暇传教，后来他发现由于医疗上的成功给他带来了尊敬和信任，这对他传教有好处。于是他会同裨治文在来诊的病人中进行传教。后来，由于诊务越加繁忙，美国公理会已难以承担这一责任，于是伯驾会同郭雷枢、裨治文于 1838 年 2 月 21 日，在广州成立"中国医药传道会"，由郭雷枢任会长，伯驾、裨治文为副会长，大鸦片商颠地（Dent L.）为终身董事。这是世界上第一个将医学和传教活动紧密结合的社会组织。这个协会的宗旨是鼓励欧美医务界的人士来华，为中国百姓治病，同时为医院提供经费、药物和人员。同年 4 月，由郭雷枢、伯驾和裨治文三人联名签署一份"宣言"，明确指出：利用医学来"赢得中国人的信任和尊重，它有助于把我们同中国的贸易及其一切往来置于更想往得到的地位"，"医学科学移植于中国可能产生有益的效果，将可以从这个方法搜集情报，这将对传教士和商人都有极高的价值"。从此传教医师的活动不单以东印度公司为基地，而是拥有了一个专门的管理控制调配机构，它促使欧美各派基督教、天主教会派遣传教士来华，并深入中国各地从事医学传教活动。伯驾利用医药不仅在传教上取得了进展，而且在他的政治活动中也获得了成功。1839年正当林则徐在广州焚烧鸦片,中英关系处于极度紧张时,林则徐曾派员要伯驾为他翻译资料,并索取"治疗他疝病的药品"和疝气带。由此可见,伯驾的医局在当时获得了当局的重视。后来伯驾转向政坛,曾作为顾盛使团的成员在中美签订《望厦条约》时发挥了作用,因此被任命为美国驻华的秘书和翻译。1856年被任命为驻华委员,最后升格为公使。博济医院院长嘉惠霖(Cadbury)称赞他说:"在西洋大炮无能为力的时候,他的医刀开辟了中国的大门。"

伯驾的工作后来由嘉约翰(Kerr J. G.,1824—1901)接替,他于1854年来广州传教行医。伯驾的医院在第二次鸦片战争后焚于战火。1858年嘉约翰再度来中国重新组建并修缮了医院。1857年1月开张,取名为"博济医院",这是近代史上在中国最具代表性的教会医院。自中国被迫签订一系列不平等条约后,医学活动随着不平等条约向所开放的城市逐步渗透,于是西方商人、传教士、买办接踵而来。

上海是外国侵略者早已垂涎的地方,第一个到上海传教的是英国传教士麦郝思,他于1843年抵达上海,次年伦敦会把设在舟山的诊所迁至上海。舟山的诊所由传教医师雒魏林(Lockhart W.,又译洛克哈特,1811—1896)负责,因此雒魏林于1844年2月也来到上海,在上海南市开设诊所。他利用侨民的资助,设立基金会,营造了医院大楼,这所医院经多次扩建,最后定名为"仁济医院",这是上海最早的西医院。1861年他又以英国出使的高级医生身份在北京公使馆工作,不久在公使馆旁开设诊所,第一年诊治病人22 144名。1864年雒魏林回国后,英国爱丁堡大学毕业生德贞(Dudgeon J.,1837—1901)接替了他的工作。1865年德贞将医院迁址后重建,称为京都施医院或双旗杆医院,1899年毁于八国联军战火。雒魏林在其所著的《在华教会医师二十年经历之叙述》中主张,行医与传教分离,将西医作为一门完整的科学介绍给中国人民。随后胡美(Hume E. H.,1876—1957)也认为将医学与传教结合可能是一大失误。① 从此有大批专职医生来华从事医疗和教学工作。但是这些医院仍由教会所控制,也由教会出资聘请神职和医务人员管理医院和学校。

2. 教会医学校的设立

早期教会医院和诊所因诊务上的需要,雇佣中国青年作辅助性的工作,培养

---

① 马伯英,高晞,洪中立.中外医学文化交流史:中外医学跨文化传通[M].上海:文汇出版社,1993:422.

这些中国助手学习一些简单的护理和治疗技术。皮尔逊的种痘诊所最早雇佣中国助手协助种痘。伯驾来广州开办眼科医局，因诊务繁忙需要助手协助，他于1837年开办了一个医疗班，招收3名中国青年，用英语教他们西医护理知识和操作技术。关韬是3名学生中最出色的一名，他在伯驾、裨治文的指导下，成为19世纪50年代中国最优秀的眼科和外科医师。1856年中英战争期间，他到福建的清军中任军医，清廷授以"五品顶戴"，因此他又是中国第一个西医军医。马礼逊来中国后，曾设想对中国青年进行西式教育。马礼逊去世后，1836年9月28日成立马礼逊教育会，向英美教育界呼吁派遣教员来华开办医学校。美国耶鲁大学派遣毕业生布朗（Brown S. R.）前来中国，1839年11月4日在澳门开办"马礼逊学堂"，第一批招收6名男生，1846年布朗回国时带3名学生容闳、黄宽和黄胜出国留学。黄胜因病返回香港，容闳和黄宽成为近代中国第一批出洋学习医术的留学生。黄宽在美获麻省曼松学校的学士学位，旋赴英及爱丁堡大学学医，成为中国第一个留英获医学博士学位者。1839年合信（Hobson B., 1816—1873）来广州，在金利埠开设惠爱医院，曾招收生徒传授医术，他极力主张开办医校，但未能实行。黄宽于1857年回国，次年接办惠爱医院，曾在该校亲授4名生徒。黄宽还参与了博济医院的工作，从1862年起又参与了该院培养中国学生的教学工作。1866年博济医院创设南华医学校，黄宽被聘为该校的教席，与嘉约翰、关韬共同负责教学。1877年香港爱丽丝纪念医院开设香港西医书院，校长曼森（Manson P., 1844—1922）希望通过学习，使中国学生能自己动手从事医疗和科学研究工作。第一届两名毕业生中，其中之一是孙中山先生。当时各教会医院纷纷招收中国学生。1843年麦克高文（Mac Gowon D. J.）在宁波眼科诊所，1879年布恩（Boone H. W.）在上海同仁医院，1883年巴克（Park W. H.）在苏州博习医院，1844年司督阁（Christie D.）在奉天盛京施医院，1885年梅滕更（Main D. D.）在杭州广济医院，1885年尼尔（Near J. B.）在登州，相继招收中国生徒。1893年苏雅各在（Skinner J.）古田怀礼医院创设医学班，1887—1896年高似兰（Cousland P. B.）先后在汕头、潮州均招收中国生徒。据1897年尼尔调查，当时教会医院培养的生徒数量很少，在60所教会医院中，有39所兼收生徒，其中有5所招收人数超过10人，其余为2~6人，平均每所4人，已毕业的约300名，肄业生250~300名。这种学徒式的训练方法成效不高，学徒在与主管医师的日常工作接触中，只学到一些非系统的知识与技能，很难算得上是正规的医学教育，而且培养出来的人不能满足医疗上的需要。各在华的教会医院终于认识到联合办校的重要性,许多医院联合成立质量较高的医疗中心,并在这个基础上开办医学校。1886 年在上海成立教会医生的联合组织"中国博医会"。1903 年英、美 6 个教会在北京联合成立"华北教育联盟",1906 年创建协和医学堂。1908 年武汉 3 个教会在汉口组成联合医院,1909 年英国浸礼会和北美长老会在济南成立共和医院,1913 年英、美、加 6 个教会在成都成立协和医院。

早在 1835 年,广州的华侨发起组织"马礼逊教育会",于 1836 年 9 月 28 日在广州举行"马礼逊教育会"成立大会。1839 年 11 月 4 日马礼逊学校在澳门开学,这是近代中国按现代教育体制培养人才的第一所西式学校。

随后,西方教会越加重视教育。他们在创办医院的同时举办医学校,在华的教会大学设置医学系或医学院,或在教会医院的基础上创办医学院和附设护士学校。早在 1866 年,博济医院成立附设南华医学校(又称博济医学校,由嘉约翰主持),成为中国最早的西医教会医学校,1868 年招收 12 名学生,开始只招男生,1879 年招收第一名医科女生。1904 年扩建后改称南华医学院(1917 年由广州博医会接管,1930 年改由广州岭南大学接办,新中国成立后并入广州中山医学院),1914 年该院又成立附设护士学校。从此教会医学校在我国迅速发展起来。继博济医学校后,1884 年杭州成立广济医学校,1887 年香港成立爱丽丝(Alice)纪念医院,并于同年 8 月成立医学校。1886 年南京成立斯密斯纪念医院,1889 年增设斯密斯医院医学校。1890 年济南成立济南医学校。1891 年美国教会在苏州成立苏州女子医学校。1894 年成立苏州医学校(苏州女子医学校并入)。1903 年上海成立大同医学校(1917 年并入齐鲁大学医学院)。1904 年英、美教会在济南成立共和道医学堂。1906 年英、美教会在北京联合创办协和医学堂。1908 年汉口成立大同医学堂,北京成立北京协和女子医学校,广州成立光华医学专门学校,南京成立金陵大学医科,汉口成立协和医学校。1909 年广州成立赫盖脱女子医学专门学校、广东公医专门学校。1910 年南京成立华东协和医学校,福州成立协和医学堂,成都成立华西协和大学,并于 1914 年设立医科。1911 年青岛成立德国医学校。1914 年美国教会在长沙成立湘雅医学专门学校。1924 年美国教会在上海设立女子医学校。据统计,1900 到 1915 年在我国先后建立了 323 所教会医学校。

20 世纪以来,教会大学也纷纷成立医学院。岭南学堂(1916 年定名为岭南大学)于 1910 到 1912 年设医预科(1930 年博济医学校、夏葛医学校并入岭南大学医学院),震旦大学于 1909 年成立医科(该校 1903 年由马相伯创建,后遭耶稣会士排挤打击,1905 年马相伯愤然退出大学院,该校遂由天主教士控制),约翰书院于 1896 年设立医科(1905 年改名为圣约翰大学)。此外,外国人也相继来华创办医学院。1901 年美国人夏葛(Heckett)在广州创建夏葛女子医学校,1907年德国人宝隆(Paulun E.)在上海设立同济医院附设同济德文医学堂,1911 年日本人在奉天设立"南满医学堂"。

西医教育系统的传入,将西方医学理论、医疗技术及医学教育思想和方法引入我国,这在客观上对我国的医学科学和近代医学教育体制的确立具有一定的促进和推动作用。

3. 留学生去海外学医

19 世纪末 20 世纪初,在我国近代史上掀起第一次留学高潮,欧美帝国主义为培养一批为他们服务的知识分子,大力吸引中国学生出国留学。清政府掀起的洋务运动,促使清政府向国外派遣官费留学生。一部分改良主义者和资产阶级革命分子,为了寻求治国救本的道路,也纷纷出国留学。1872 年清政府开始向美国派遣留学生(10~16 岁青少年),每批 30 人,4 年共派出 120 人。清政府原计划这批留学生在美国学习 15 年,因留学生拒绝向清政府派去的学监吴子登行跪拜礼,清廷下令留 10 人外,其余全部遣返国内,分送各衙门差使,其中 8 名进北洋医学堂学医。洋务派代表人物张之洞认为去东洋留学路近省费,且东文易通晓,风俗相近,事半功倍,因此于 1896 年向日本派出首批留学生 13 人。1898 年日本成立一个半官方团体——东亚同文会,提出多向日本派遣留学生的建议,请总理衙门下令各省遴选学生赴日留学。据估计,1905 年在日本的中国留学生人数多达 8 000~10 000 人,1906 年为 7 283 人。《辛丑条约》(1901 年)后,清政府还派遣大批学生到欧洲各国留学。此事引起美国统治集团的注意,1906 年美国伊利诺伊大学校长爱德蒙·詹姆士(Edmund J. James)在呈美国总统西奥多·罗斯福(Theodore Roosevelt)的"备忘录"中提出:"哪一个国家能成功地教育这一代中国青年,哪一个国家便将由于付出的努力而在精神上、知识上和商业的影响上获得最大可能的报偿。"1908 年,美国国会通过罗斯福的咨文,向中国政府声明,将偿付美国庚子赔款的半数作为派遣留学生赴美之用,以后留美学生显著增加。协和医学院洛氏基金会每年派遣中国留学生去美学习,回国后他们活跃在教育界、医院、研究所,组织学会,出版刊物,翻译西医著作,在各个医疗卫生机构中担任重要职务,对我国的医学科学和医疗卫生事业发展有深刻的影响。

4. 国人自办西医学校

鸦片战争后,清王朝推行洋务运动,洋务派主张学习西方的科学技术,并于1862年在北京设同文馆,1867年同文馆开设"科学系"。洋务派要求这所学堂培养出一批能经办实业(如工厂、军械、矿业、铁路、税务等)的洋务人才。当时大多数清廷官员及朝野人士对西医并没有足够的认识,他们并不认为西医与当时自强求富的国策有任何关系。在他们看来,中国传统医学具有明显的优越性,足以与西医抗衡,甚至比西医还优越,并未觉得需要用西医来补充或代替中医。在洋务运动的30多年中,对西医的引进并不重视。因此,清末派出的留学生中,习医者最少,庚子后派出的留学生习医者才逐渐增加。1871年,同文馆曾聘德贞为生理学教席,开设生理学和医学讲座,也曾设立一个医学班,招收少数医科学员,但是,并不是为了培养有实际诊疗能力的医学人才。另外,太医院担心这些学习西医的学生将来会影响他们的利益,因此,这些学生只能听课不准实习。学生们由于没有实践机会,自然也难以掌握西医诊疗技术。因此,同文馆近30年的医学教育,没有培养出职业医生或医学教师,一些聆听了医学讲座的学生,毕业后都参政当官了。①

我国第一所由政府出资兴办的医学堂,是1881年12月15日李鸿章在天津成立的天津医学馆,它附设在养病院内,医馆由马根济(Mackenzie J. K., 1850—1888)主持,学制3年,当时召回留美学生8人就读,后来有6名毕业(1885年),第一名林联辉被授五品顶戴。林联辉和第二名学生徐华清留校任教,其他4名被派往陆军或海军部任军医。1888年马根济去世,养病院由伦敦教会收回,"医学馆"由清政府接管,李鸿章另捐款设立马根济纪念医院。之后,李鸿章筹建规模较大的西式医院。1893年12月8日在天津城外创建天津总医院,医学馆归天津总医院管辖。李鸿章扩建医学馆,于1894年正式成立北洋医学堂,经费由海防经费中支付,由林联辉任总办(校长),学制4年,不分科。教员以英人为多,用英语教材,医院有60张床位供实习使用。1901年李鸿章病逝后由袁世凯任直隶总督。1902年11月24日袁世凯于天津成立北洋军医学堂,任命北洋候补道徐华清为总办,日本二等军医平贺精次郎为总教席(教务长),该校学制4年,每班40人。该校是一所日本式的医学堂,主要聘请日本教席及留日归国的医学生,以日语教学,采用日本教学课程,后迁至北京。据载1907年两广总督岑春煊在广州举办随营医院和医学堂,也聘任日本教师为教席。以上这些军医学堂主

---

① 高晞.京师同文馆的医学讲座[J].中国科技史料,1990,11(4):42.

要是为军阀培养服务军队的军医,并不是为人民健康事业服务的医务人员。

自从西方医学传入中国后,经过几十年的发展,中国知识分子的业务素质和医疗技能也渐趋成熟,因不满教会医学对中国医务人员的歧视与压制,促使他们另立门户,自办医药院校。北洋政府与南京国民政府出于巩固自身政权的需要,也相继成立公立医药院校。1903年京师大学堂增设医学实业馆,1908年武昌设立湖北医学堂。民国以来,北京、直隶、江苏、浙江、广东等省先后设立国立医学专门学校。1912年北京成立国立北京医学专门学校,同年杭州成立浙江省立医药专门学校,苏州成立江苏医学专门学校。1916年保定成立省立直隶医学专门学校。1921年南昌成立江西公立医学专门学校。1926年广州成立国立中山大学医学院。与此同时,我国也相继开办私立医学院校。如1912年张謇在南通创办南通医学专门学校。1919年辽阳成立私立辽阳医学校。1923年沈阳成立私立同善堂医学专门学校。1924年上海成立私立南洋医学院。1926年哈尔滨成立私立哈尔滨医学专门学校,同年上海成立私立东南医科大学等等。中国学者陈垣在广东创办光华医学校等。据1937年教育部统计,全国有公私立医药院校、牙科学校与专修科学校共计33所,其中国立8所,省立8所,私立17所。

5. 西医书籍的译述

随着西医的传入以及培养西医人才的需要,传教士和国人开始进行西医书籍的选译与出版。

合信所翻译的五种医书——《全体新论》(1849)、《博物新编》(1855)、《西医略论》(1857)、《妇婴新说》(1858)、《内科新说》(1858)是最早系统介绍西医基础理论和临床诊治经验的医学著作。与合信齐名的德贞于1873—1895年间在《中西闻见录》《万国公报》等杂志陆续发表一系列介绍西医知识的文章,后结集成册为《西医举隅》(1875北京)、《续西医举隅》、《西医汇抄》、《医理杂说》等书。德贞又编译了《身体骨骼部位及脏腑血脉全图》、《全体通考》(1886)、《全体功用》等解剖生理学专著。《全体通考》是现代西方第一部系统解剖学专著,它给中国医界传达了一种新的人体观念与医学观念。其他如美籍传教医师柯为良(Osgood D. W.)编译的《全体阐微》(1881)也是近代有影响的解剖学著作。此外尚有《全体图说》(1885)、《药性总考》(1876)、《眼科撮要》(1887)、《临症伤科便览》(1887)、《西医外科理法》(英梅滕更译1903)、《体学新编》(1904)、《西医产科新法》等。

美国基督教公理会的传教医师嘉约翰于1854年抵达广州,至1901年8月10日去世,其间在广州主持博济医院达半个世纪之久。为了培训西医人才,他于 1859—1886 间,编译了《西药略释》(1871)、《裹扎新发》(1872)、《皮肤新编》(1874)、《内科阐微》(1873)、《花柳指迷》(1875)、《眼科撮要》(1880)、《割症全书》(1890)、《炎症新论》(1881)、《内科全书》(1883)、《卫生要旨》(1875)、《全体阐微》、《全体通考》、《体用十章》等 34 种医药书籍。合信与嘉约翰的助手中国助理医师尹端模于 1894 年前先后编译《体质穷源》《病理撮要》《医理略述》《儿科撮要》《西医胎产举要》等五种。

又,狄曼(De Van T. T.)最早注意中文医学解剖名词和疾病名称,编《中英文医学辞汇》(1847),使中国人对西医学名词有了初步认识。随后高似兰于 1908 年出版的《高氏医学辞汇》对统一西医的译名也有一定的影响。

近代译介西学的机构有洋务派创办的京师同文馆(1862)和江南制造总局翻译馆。1865 年江南制造总局成立,1867 年内设译书馆。馆内有英、美学者如傅兰雅、伟烈亚力、麦高温、林乐和、金楷理和中国学者华蘅芳、徐寿、赵元益、李善兰等人。翻译的方法多由西方学者口授,中国学者笔述合作完成。该馆出傅兰雅和赵元益合作编译的医书有《西药大成》、《西药大成补编》、《西药大成中西名目表》、《法律医学》、《儒门医学》、《内科理论》、《身体须知》等。另一个译介系统是由教会医师组织的编译机构,如 1886 年组织的博医会,出版博医会报,翻译西医书籍,教会医学校多采用为课本。

近代以个人资力译述日本医书,就其数量之多,所涉范围之广,当推无锡的丁福保(1874—1952)。丁氏于 1910 年在上海成立中西医学研究会,发行《中西医学报》,丁氏 1908—1933 年间,先后翻译日文医书 68 种,并自撰医书多种,共 80 余种。

6. 医学协会团体的成立

各教会医院散布各地,彼此缺乏必要的联系和沟通。1838 年在广州成立的"中国医药传道会",因局隅广东一地,不能承担起分布于全国各地各教派、教会医院的联络任务。因此,经美国传教医师文恒理(Boone H. W.,1839—1925)倡议,于 1886 年在上海成立"中国博医会",试图将分散到全国各地的诸种教会医院和医生组织联合起来,并创办了《博医会报》。这是一个纯学术性团体,其宗旨是促进医学的发展与学术交流,但辛亥革命前博医会不准中国医师入会。1890 年博医会成立名词委员会,1905 年成立编译委员会。《博医会报》早期讨论的主题是教会医院的规模、西医在华发展方向、如何开展医学教育、统一中西医词汇、进行流行病学调查、临床诊疗经验与成果、书刊的翻译出版、学会活动等。1910

年由伍连德倡议,经颜福庆、俞凤宾、伍连德等人筹组,于 1915 年 2 月 5 日在上海成立中华医学会,选举颜福庆为首届会长。中华医学会的宗旨是"巩固医家友谊,尊重医德医权,普及医学卫生,联络华洋医界"。同年 11 月出版《中华医学杂志》(中英文并刊),时有会员 232 人。中国西医师的实力不断壮大与学术水平提高,促使中国博医会与中华医学会于 1932 年合并。1937 年中华医学会第 12 届大会成立了 12 个专业委员会,后来又编辑出版了各专业杂志。中华医学会成为我国西医学的权威性学术团体。

从 19 世纪 60 年代起,美、英、法等国的基督教和天主教各流派纷纷来华创办医院,数十年间,西医院遍布中国各地,凡是有传教士的地方,都有西式诊所和医院。初时这些西式医疗机构尚不足以对中国的医事制度构成多大的冲击。随着各地医院规模的扩大、设备的充实、人员的增加、诊务的开展,特别是在北京、上海、广州、南京、天津等大城市的教会医院将西医的最新发现和发明引入我国,并将临床检查法、麻醉术、无菌手术等诊疗技术应用于临床,西医院的影响日益扩大。另外,医学院校的建立、西医人员的不断增加以及西医书籍的翻译出版,造成了近代我国中西医两种医学体系并存的局面。特别是 20 世纪以来,现代西方医学突飞猛进,在技术水平、社会组织以及体制机构等方面,其势力之强盛,使中医被压缩到城乡一隅,西医在中国的医疗保障体制上逐步取得优势,从而对中国传统医学构成了严重的挑战。

第二章 中西医文化的认识方式比较

恩格斯指出:"人的全部认识是沿着一条错综复杂的曲线发展的。"[1]一般来说,科学认识的发展,可以理解为由未知向已知的发展,但是,人类在认识客观世界过程中,并不是沿着一条简单的直线发展的。人们的认识过程,首先要受到物质生产力水平的限制,另外,也受到生存的时空环境以及各民族的历史文化背景的影响。要了解中西医文化的异同以及中西医对人体和自然界的认识,就必须从东西方民族生存的时空环境以及东西方民族的历史文化背景中去把握,舍此,就无法认识到东西方民族在医学文化上的不同特征。

第一节 中西医文化中的自然观

自然界是人类生命的源泉和生存的空间,人是自然界的产物,人的血肉、四

---

① 马克思,恩格斯.马克思恩格斯选集:第 4 卷[M].北京:人民出版社,1995:337.

肢、头脑以及感官与灵感,都来源于自然界,受到自然力的影响和制约。人类要生存,必然要同自然界打交道;要维持社会秩序,需要有一定的行为规范,要为社会规范寻找根据,又要求助于对自然的认识。从客体上来说,自然界的运动变化,直接或间接地影响着人类的生产活动和意识形态;从主体上来说,人对人与自然的关系以及人类在自然界的位置的认识,受到生产力和科学技术水平的限制,从而决定了各个历史时代人们的行为方式和意识形态。人们是按照对自然界的了解来适应自然,指导自己的行为和活动的。

人体的生命活动与自然界也是密不可分的,自然界的运动变化,会影响人体的生理过程和病理变化;人类要维护自己的健康、防治疾病,必须要认识自然界,了解天人关系和人类在自然界的位置。但是,各个时代、各个民族对于自然界的认识是有差异的,不同的自然观,必然会影响到人们的医学观;不同的医学观则决定了人们对疾病采取防治的态度与方法。

一、自然观与医学文化的关系

探索中华民族的华夏文化与西方民族古希腊文化产生的历史背景,从而认识东西方民族的思想方法、科学技术以及医疗活动的特征,是一个十分有意义的课题。我国有的学者认为,我国古代民族的文化属于大陆型农耕文化;西方民族古希腊文化属于海洋型航海文化。农耕民族对于干旱与洪水往往无力避开与抗争,因此产生了顺应自然的天人合一思想;航海民族为了从事贸易,必须齐心合力对抗海洋风暴,遂产生了战胜自然的天人对抗的观念。[①] 此论确能说明东西方文化差异的部分原因。但是,人们也不能忽视人类文化发展具有某些跨越民族界限的共性。农耕文化天人争抗并不是事事失败,人永远顺从于天,我国古代历史中的大禹治水是人与自然斗争最有代表性的事件,因此在我国古代也曾经产生与天斗、与自然斗的争抗思想。航海文化合力与风暴斗争,也并不一定能每战必胜,因此在古希腊的思想领域里也存在有顺应自然的思想观念。最有代表性的是古希腊时代的神庙医学。由于古代民族都生活在生产力低下、科学技术落后的环境中,对顺从自然力的思想,东西方民族都曾经有一定程度的反映。特别是医学领域中,当时人们对疾病原因的认识十分幼稚,掌握疾病的防治方法非常有限,因此在东西方民族的早期医学观中,顺从自然力的思想曾经一度占有主导地位。古希腊的希波克拉底的医学观在很多方面与我国的《内经》的理论十分相似。待到 16 世纪后,东西方医学才出现分野的局面,显然这已经不能用地理

---

① 何裕民.差异·困惑与选择:中西医学比较研究[M].沈阳:沈阳出版社,1990:110-113.

环境因素来说明了。

古代东西方哲学对人与自然关系的认识尚处于朴素的直观的理解阶段。古代的自然观是把主体和客体、人与自然看成浑然一体。自然和人一样,也是有灵性的,人与自然是统一的、合一的。因此,古代东西方哲学均出现过天人合一的自然观。古代西方哲学的各个流派都未超出人、神、自然浑然一体的天人合一的自然观。中国古代老子哲学中的"天道自然""道法自然"中的自然概念,是把人与道、天、地视为一体,在这个整体中人与自然是并列的。后来,中国哲学进一步提出的"天人合一""天人感应"思想是这一观念的延续与发展。古代哲学家也曾经提出过"人定胜天"的观点,荀子提出"明于天人之分",把自然的天看成是客观存在的世界,他又提出人可以"制天命而用之"的观点,认为人应当发挥主观能动性,去控制和利用自然界。但是,由于当时人们的实践能力尚不能把自然界作为实践与认识的对象加以控制与利用,故上述论点只能停留在直观思辨的限度内,无力冲破天人合一的自然观。

中世纪时期,基督教神学成为统治西方的主导思想,哲学成为神学的婢女,一切科学研究不能超越宗教的范围。圣·奥古斯丁(Saint Augustine)提出自然万物是上帝创造出来的,人也是由上帝所创造并由自然所供养。人只能通过上帝所创造的自然万物来认识上帝。这种理论把神权高举至凌驾于人权和自然力之上,割断了神、人与自然万物的联系。传统的基督教教义认为,上帝给了人统治自然的特权,这种观念又将人凌驾于自然之上,自然成为人类奴役的对象。这种神学自然观,给自然观念加上了宗教的枷锁。基督教教会对自然科学研究进行了空前的摧残,严重地阻碍了人们对自然的认识,加剧了人与自然的对立与冲突。

中世纪时期,中国封建社会却处于蓬勃发展时期,儒、道、释三教对中国的科学技术虽有不同程度的影响,但是儒、道、释从来没有凌驾于科学技术之上,像西方基督教那样对科学技术采取压制与摧残。另外,中国没有因蛮族入侵出现像西方那样的文化"断层",政治体制上始终保持大一统局面,得以使中国古代文化沿着原有的轨道延续。因此中国医药学家循着古典自然观的思想方法进行理论构建与医疗实践,这或许是中国医学传统具有连续性的原因之一。

16世纪,文艺复兴运动使西方人重新发现了人。人文主义者以人作为注意的中心,要求去认识人的肉体与本性,把人权从神权的桎梏下解放出来,他们鼓吹个性解放、个人奋斗。新兴的资产阶级为了发展生产,需要科学技术,同时也需要了解自然,他们从事多方面的考察研究,在天文、航海、地理、机械、力学、农业、动植物等领域里有了一系列发现。17世纪,英国哲学家培根发出了"知识就是力量"的宣言,极力推崇人通过掌握知识而拥有统治自然的能力。笛卡儿(Descartes R.,1596—1650)和牛顿分别建立了人与自然相对立的机械论自然观。机械论自然观认为人与自然是严格按照机械力学的规律运动的,上帝在给出"第一推动力"之后,就不再过问自然界的事。笛卡儿强调人类应成为"自然之主宰和统治者",认为人能够认识自然和控制自然。但是,笛卡儿把灵魂与肉体截然分开,他把人的灵魂交托给上帝,认为人的灵魂是受上帝支配的。这种机械论的自然观,将人与自然、肉体与精神割裂开来。

建立在机械论自然观基础上的医学观,则以法国医生、哲学家拉·梅特里(La Mettrie J. O. de,1709—1751)为代表,他认为:"人的身体是一架钟表,不过这是一架巨大的、极其精细、极其巧妙的钟表","心灵只是一种运动的始基,或者脑子的一个物质的、感性的部分……可以正确地把它视为整个人体机械的一个主要的机括"。最好的医生不过是"对于物理或人体的机械作用更熟悉的那一位"。因此,拉·梅特里认为当钟表"松弛下去的时候,就应当使它重新振作起来;当它衰弱下去的时候,就应当给它增添力量;当它由于用力过度而萎缩下去的时候,就应当松放松放它。真正的医学也就在于此"①。这就是说,一旦影响机械运动的障碍消除了,那么钟表就能获得正常的摆动。从这种机械人体观出发,医学家认为只要把造成疾病的障碍排除了,就能使病人恢复健康。这种机械论的医学观,对当时冲破宗教神学具有一定的进步意义,并且在某些方面对医学发展起过一定的促进作用。但是它将人与自然、局部与整体割裂开来,因此,它也不可能正确把握自然,认识人体的本质与疾病发生发展的规律。

18世纪以来,西方的天人对立的自然观有了进一步发展。当时欧洲各资本主义国家先后兴起了工业革命与技术革新,大大地提高了社会生产力,增强了人们改造自然的能力,人类通过科学技术及工业生产,大规模地开发、利用自然资源,取得了征服自然、改造自然的一个又一个的胜利,在整个地球上建立了以人类为中心的庞大的人工生态体系。于是"人定胜天""人类中心论"成为天人关系的主导理论。这种自然观把人与自然界对立起来,因而自觉不自觉地把自然界当作人类单纯索取的对象,片面地主张剥夺自然、征服自然。整个现代文明是在人统治自然的思想基础上发展起来的。在这种思想指导下的工业发展,导致环

---

① 拉·梅特里.人是机器[M].北京:三联书店,1956:59-60.

境的严重污染、生态平衡的破坏,激化了人与自然的矛盾,恶化了人类生存环境,爆发了全球性的生态危机和环境危机。

美国学者 F. 卡普拉(Capra F.)在《物理学之道》中这样写道:"这些部分可以分割开来的信念,可以说是目前一系列社会、生态与文化危机的主要根源……这种机械观既有益处也有害处。它使经典的物理学和技术获得极为成功的发展,但是又给我们的文明带来了许多恶果。"①

二、"天人合一"的朴素辩证自然观

天人关系历来是哲学史中的一个主题。原始社会人们尚不可能考虑这样一个深奥的命题。殷商时代奴隶主贵族为了要寻找统治人民的理论依据,他们宣称有一个至高无上的神或天帝,天帝是统治自然和社会的主宰,君王自称是天帝赋予了他统治人间的权力。周王朝进一步提高"天帝"这个至高至上神的绝对权威。与此同时,先民们在生产实践以及与自然界的斗争中逐渐积累了一些实际经验,对自然界的一些简单规律、物质现象有了某些朴素的了解。从事农业生产,必须观察天象、制订历法,天文学因此发展起来,可见在统治阶级宣扬天命论的同时,古代朴素的辩证法与唯物论思想也同时开始形成并发展起来。

先秦时代人们所指的天,包含有三种意义:一是指有意志的人格神,即主宰一切的至上神"天帝";二是指自然的天,即是指自然的存在物,或叫自然界和大自然;三是指义理的天,把社会秩序及由此秩序所决定的各种行为规范也看作是一种自然存在,人们又把它叫作天理。因此,先秦时代的天道观中既有神学的概念,也有自然科学(天体运行规律)的内容。先秦时代的哲学家,把人视为自然界的一部分。老子把天地人的一般原则概括为道,并提出:"人法地,地法天,天法道,道法自然。"老子的思想无疑对中国医学理论概念的形成具有深远的影响。

中国古代医学将天、地、人视为一体,他们从天、地、人相关的观点来研究人体的生命活动。《内经》认为人与天地同源于气,人是自然界的一部分,强调"人与天地相应","人以天地之气生,四时之法成"。古代医学认为人生存于天地气交中,因此人的生命活动和自然规律、四时变化是息息相通的。古代哲学家与医学家通过各自的实践,建立了"天人合一""天人相应"的观点。他们把天地视为大宇宙,人体视为小宇宙,大小宇宙息息相通。医家认为:凡自然界有的事物,人亦有相应的器官部位、功能;当天地自然发生变化,人的生理活动亦随之。因此,人们可以通过天地认识人体,亦可以通过人体来认识天地。或以天地自然验

---

① 灌耕.现代物理学与东方神秘主义[M].成都:四川人民出版社,1983:11.

证关于人体的知识，又以人体验证关于天地自然的认识，也就是说天地人具有共同的规律。医家以天地自然现象来推知验证人体的内在规律，这是古典中医认识方法的一个特点。而这一方法的成功运用则证明人与天地自然之间确实存在共性，即"天人合一""天人相应"。

西汉董仲舒的"天人相应"论，发展了神学的天，把天作为宗教崇拜的最高对象。他除了继续肯定君权神授的观点，进一步论证天人感应，还认为天创造人是要人来实现天的意志，认为人世间的一切重大行为，都会感应到天，天会作出相应的反应。他把自然界出现的灾异、祥瑞，说成是天对人君行为得失的反应和谴告，因此，董仲舒把天人关系引向神学唯心论。董仲舒在《春秋繁露》中所述的"人副天数"说，把人说成是天的副本，认为人的模样与天的模样一样。从形体说，人有骨节，天有时数："天以终岁之数成人之身，故小节三百六十六，副日数也；大节十二，副月数也（《人副天数》）。"《内经》的内容与董仲舒的"人副天数"说十分相似，当然"人副天数"说包含有神秘主义成分，但是，其中也包含有直观的、朦胧的科学猜测。根据现代宇宙全息统一论，人体作为宇宙的一部分，它包含着宇宙整体的信息，因此，人不仅适应自然，还反映自然。①

我国古代医学形成于秦汉时代，是与中国古代哲学天道观同时发展起来的。《内经》是把天作为自然物，深刻地阐发了人类同自然界的密切联系，认为顺应自然界的变化是维护身体健康的最好办法和原则。可以这样说，医学实践为天人合一理论提供了重要的现实根据，且医疗实践本身丰富和发展了天人一体（合一）理论。在我国科学思想史中，《内经》是发展了天人关系的唯物主义方向的一部重要著作。

《内经》的天人观，认为人和自然有着统一的本质和属性，人的生命活动受到了自然的规定和影响。《灵枢·顺气一日分为四时篇》写道："春生、夏长、秋收、冬藏，是气之常也，人亦应之。"因此，古代医家强调人的一切活动必须顺应天道，不可逆天行事。《素问·四气调神大论》曰"故阴阳四时者，万物之终始也，死生之本也，逆之则灾害生，从之则苛疾不起"，强调人的饮食起居都要顺应自然，才能保持健康长寿。古代医家从天人合一观出发，建立了独特的生理病理学体系，并将此作为诊断、治疗、养生的原则。

《内经》认为人的生命活动和一年四时、一日昼夜的阴阳消长的周期变化是息息相关的。四时阴阳的盛衰变化，反映了周年阳气的升、浮、沉、降节律，作用

① 台震林.宇宙全息统一论与现代科学［M］.济南：山东人民出版社，1991：5.

于农作物即形成春生、夏长、秋收、冬藏规律,反映在人体脉象上则表现为春弦、夏钩、秋浮、冬石。《内经》将脏腑、营卫、经脉、气血的功能活动和病理变化与四时阴阳消长节律联系起来,提出"人与天地同参,故五脏各以治之"(《素问·咳论》)。《内经》主张人必须按自然界阴阳盛衰和五行生克规律摄生、行事。医生诊病也必须参照自然界阴阳变化给予不同的治疗方法。这种按自然阴阳消长节律来治疗的方法,后来有了进一步的发展,如针灸学上曾创造按阴阳气血流注周期进行针刺取穴的"子午流注"与"灵龟八法"。药物治疗时考虑到季节气候、昼夜阴阳消长变化,分别采取不同的药物和剂量。这是天人合一说在临床治疗学方面的发展。

中医在治疗时还注意到空间地域的差别对人体生理病理的影响。《素问·异法方宜论》所阐释的医生治病应结合地形、水文、气候、地理条件以及各地居民的生活习惯等差异,强调因地制宜地采取不同的治疗方法。《灵枢》中还记载了人体各种体质类型的生理特征及患病倾向,认为医生应根据不同个体的体质差异进行诊疗,同时又认识到不同外邪侵袭对不同体质的人可引起不同的疾病。由此可见,中医治病强调因人、因时、因地制宜地给予不同的治疗方法。

古代医家为了阐发人与自然的关系,创造了一套独特的逻辑框架,医家应用阴阳五行学说,把人体各脏腑与自然界各种事物,运用取类比象的方法,分别归属于五行系统,从而把天、地、人、时间、空间、物性联系起来。《内经》将人体的五脏、五腑、五官、五神、五化等与自然环境的五方、五时、五气、五色、五味、五声等统一在五行的逻辑框架内,它不仅表明人体各部脏器在生理、病理上是相互关联的,而且表明人体脏腑与外界环境在性质、功能上也存在有相应关系,形成了中医学人体内外环境统一整体观。古代医学把人与自然归纳在五行框架内,不无牵强比附的缺点。但是,在那个时代除了应用这一逻辑工具外,别无其他形式可以表达。阴阳五行说在方法论上将中医理论系统化,在当时的历史条件下具有积极的指导意义。总之,古代医学中的天人合一观点,把人体的生理、病理现象置于自然(宇宙)总体中加以考察,也即是把生命活动和人体健康与疾病问题放到最为广阔的时空背景下来考察和认识,这可说是古代朴素辩证法在医学领域中最为精彩的篇章。

关于发病的原因,古代医家也从天人关系出发加以考察。一则是天地变化失常,人体不能适应自然而发病;另是天地变化虽处常态,由于人体失常不能适应自然界而发病。中医认识到疾病的性质和轻重、缓急是内外因相互作用的结果，也即是天人和谐关系的破坏或天人关系失常所造成的。

疾病防治也十分重视人和自然的关系。《内经》认为人体的健康与疾病，均有其客观规律，人们只能顺应它，才有可能治理它，如果违背了天道自然，就没有治理它的可能。故《灵枢·师传篇》说："夫惟顺而已矣！"《素问·阴阳应象大论》谓："故治不法天之纪，不用地之理，则灾害至矣！"这就是说养生治病如果不遵循天地之道，必然会招致灾害。因此，对于天地之间的异常变化，主张"虚邪贼风，避之有时"；另一方面则认为"邪之所凑，其气必虚"，因此十分重视扶正固本，强调机体内部的抗病能力。对五脏疾病的治疗，主要不是直接针对致病因素，而是恢复人体自我调控机制。治疗方法即是根据五行之间的生、克、乘、侮关系，推动脏腑相互作用，调节和理顺脏腑之间的关系，促进、扶助受损脏腑、肢体恢复常态和功能，提高整个系统的自我调控能力。

当然，《内经》也并不只是重视人被动地去顺应自然界，也强调采取积极的行动。如《灵枢·九针十二原》指出："或言久疾之不可取者，非其说也。""病虽久，犹可毕也。言不可治者，未得其术也。"这就是说，任何疾病都是可以防治的，若人们未能取得防治效果，是因为人们尚未掌握防治疾病的方法！孙思邈也主张采取积极的态度与方法，他认为人体患病固然有其客观必然性，但人们只要遵循和运用天地之道，就能愈疾消灾。孙思邈正确对待了自然规律与人的主观能动性问题，主张"以道御之"，"还以天地所生之物以防备之"。故中医在天人关系问题上，既主张顺应天道，又主张利用天地之物战胜之。但是，由于中国的科学技术在长期的封建体制束缚下没有走上现代化的道路，因此，中医的临床诊疗技术受到很大的限制。中医主要把顺应天道作为疗疾养生的主导原则，这正是东西方医学在不同文化背景下出现的差异所在。

中医理论体系中最突出的贡献是在天人关系中发现人体时间节律现象，并用它作为治疗的参考依据。在湖南马王堆汉墓出土的医书中，已记载有因时治疗、摄生的内容。后来在《内经》《伤寒论》《金匮要略》以及唐宋以后的医学著作中，有了进一步的发展。我国古代医籍记载生物节律的内容，并不是通过实验医学证实的，主要是通过宏观的长期观察结合临床医疗实践发现的，虽然还不够精确，但在两千多年前已用来指导养生、治病，这无疑是了不起的创造。

西方学者直到18世纪才发现生物节律现象，如植物叶片存在昼夜节律活动。到了19世纪初，西方学者发现人体的生理功能（如脉搏、体温）存在昼夜周期性活动。19世纪末西方医学家又发现体力、情绪、智力也存在节律周期。20

世纪学者们开始系统研究生物节律改变对人体的健康、疾病以及治疗的影响。1950年在世界科学领域中宣告时间生物学的成立。1978年在美国佛罗里达州的一次国际性学术讨论会上，科学界才正式提出时间治疗学。学者们发现神经、内分泌激素分泌节律与人类睡眠周期、昼夜周期有关，疾病发作与死亡也呈现昼夜节律现象。月亮盈缺与人体变化也存在相关关系。随后医学界兴起了对时间药理学的研究，医生们发现各种药物在昼夜不同时间对人体有不同的毒副作用，药物在不同时间亦有不同的效果反应。这就告诉人们：临床治疗为了减少毒副作用，提高药效，不同的药物应采取不同的给药时间。这些观点早在我国医学文献中有阐述，虽然我国医学文献中有关时间医学的理论与实践还不够精细，有些理论和方法显得固定、刻板、僵化，甚至牵强附会，但毫无疑问的是其基本概念中包含有丰富的、合理的、科学的内容。

近年来我国中医学界掀起了研究时间医学的高潮，整理总结我国古代医学有关天人相应的理论与历代有关时间医学的宝贵经验，并在现代科学的基础上给予整理提高，进而提出时间医学、气象医学、地理医学以及生态医学等新兴学科。

人是大自然发展进化的产物，人体的生命活动以及病理变化，无疑会受到自然节律的影响；人体的生理病理活动必然会反映自然节律的某些周期现象，中国医学中的天人合一与天人感应学说近年来得到了许多科学的证实，从而使古代医学这一老枝又绽发出新的花蕾。

三、"天人对立"的形而上学自然观

16世纪以来，西方人所建立起来的"天人对立"与人类中心的自然观，过分夸大了人的力量，片面地强调征服自然，对自然界进行了掠夺性的开发，因此破坏了人与自然的和谐关系，最终导致了大自然对人类进行无情的报复与惩罚。

生活在地球上的人类和各种各样的生物集团，与生命赖以生存的自然环境，实际上是一个有机的整体。通过物质循环和能量流动，人与生物、空气、水、土壤等环境中的物质发生了密切的联系，共同构成生物—环境复合体，这就是人们所说的生态系统。随着地球上人口数量不断增加，人类活动能力不断增强，特别是人类对自然资源的盲目开发，不仅使资源日益枯竭，同时使生态环境日益恶化。滥伐森林造成土地沙漠化；无节制地消耗水资源导致水的匮乏；大量抽取地下水引起地面下沉。随着工业化的进程推进大量有害污染物排入地球，造成了严重的环境问题和环境灾害。目前每年从城市排出的废水总量为几千亿立方米，固

体废弃物约数十亿吨。有人估计,现代工业和能源消耗大约每 15 年增加一倍,工业废弃物也将逐年增加。如果任其发展,将会造成更为严重的环境问题,如大气中 CO_2 的增加引起全球变暖,矿物燃料的大量燃烧产生烟雾事件,氟氯烃的使用导致臭氧层的破坏,等等。新能源、新技术的广泛应用还导致了新的环境问题,如核危害、电磁辐射、光污染、热污染、太空污染等等。此外,突发性事件诸如油泄漏、有害物质的泄漏等可造成区域性的环境灾难。生态环境的破坏,大面积森林的砍伐,使地球上越来越多的物种面临濒临灭绝的威胁。生态学家指出,目前地球上四分之一的生物正面临灭绝的境地,一切生物群系一旦消灭,它就不可能得到恢复,从而威胁到人类自身的生存。

人类只有一个地球,自然环境遭到破坏,往往造成长期的跨地区危害。从欧洲和北美洲等发达国家排放到大气中的污染物转变成酸雨,正在向世界各地扩散,造成大片森林枯亡。排放到深海和大气中的放射性物质和有机物,危害到与污染源毫无牵连的边远地区的居民健康,在这些地区居民体内竟蓄积了远远超过容许标准的重金属和放射性物质,人们在世界各国的人体内和母乳内也检测到有机氯化合物。[①] 甚至在北极圈的大气中也检测到有机物,在南极洲的企鹅、海豹和北极圈的自然体内,竟发现有滴滴涕、多氯联苯、HCH、氯丹等成分。居住在北极圈的爱斯基摩人的体内也发现与北极熊体内相当的有机物,可见化学污染已扩散到地球的每个角落。环境污染严重地威胁人类自身的生存,人类的癌症发病率大大增加。目前在许多国家,癌症已跃居死亡原因的首位。这些有机物也影响生物体的遗传物质,触发基因突变与染色体畸变,可引起心脑血管病、呼吸系统病、神经系统病、过敏性疾病、灾害病、职业病等等。臭氧层的破坏,不仅使全球变暖,给人类生存环境与农业生产也造成严重的影响。由于紫外辐射量的增加,它将会损害地球陆地和海洋中几乎所有的生物,当然也影响人类的生存,最直接的近期结果是造成更多的皮肤癌和白内障。

早在一百多年前,恩格斯已经告诫人们:"我们不要过分陶醉于我们对自然界的胜利。对于每一次这样的胜利,自然界都报复了我们。每一次胜利,在第一步都确实取得了我们预期的结果,但是在第二步和第三步却有了完全不同的、出乎预料的影响,常常把第一个结果又取消了……因此我们必须时时记住:我们统治自然界,决不像征服者统治异民族一样,决不像站在自然界以外的人一样——相反地,我们连同我们的肉、血和头脑都是属于自然界、存在于自然界的;

---

① 石弘之.地球环境报告[M].北京:中国环境科学出版社,1991:159.

我们对自然界的整个统治,是在于我们比其他一切动物强,能够认识和正确运用自然规律。"①

如果人类继续以征服者的姿态来对待大自然,其后果诚如生态学家所告诫人们的:"如果人们过分地破坏自然世界的生物韵律和条件,就可能会发现他已破坏到了自己生存的基础。"②

"如果人类不能使自己的活动符合于地球本身的规律,那么也必将从根本上改变我们的行星系统。其结果将给我们的生存带来灾难。"詹姆斯·拉伍洛克(James Lovelock)指出:"任何物种破坏了环境,它都将遭到灭亡的命运;……地球并不是故意与人类为敌,但是如果人类无休止地去破坏地球环境,那么人类便将为更适宜于环境的物种所取代……五千年来,科学技术的发展一直在不断增强人类控制和征服自然的能力,今天人类开始懂得,统治自然而不懂得保护自然是一种极危险又荒谬的想法,它将把我们的航船引向冰山,使人类遭到如《冰海沉船》中的'泰坦尼克号'全船覆没一样的悲剧。"③人类应该引以为戒,决不允许使自己走上灭亡之路。

从天人对立自然观基础上建立起来的医学观,认为人类只要彻底了解人体的结构与功能,揭示疾病的原因,就可以针对性地运用一切手段,达到防治疾病,增进人体健康的目的。自16世纪以来,西方医学采取分门别类、各自孤立的研究方法,对人体各个脏器进行逐个分解研究,运用物理学与化学方法对人体的生理病理现象进行了定量实验研究,这种思想方法往往会忽视机体的整体性及机体与环境的统一关系。在疾病的诊疗方面,认为只要找到疾病的原因,就可以针对不同的病因(生物的、物理的、化学的)采取不同的特异性治疗。这种指导思想,导致人们把注意力放到外界的致病原因上,而忽视了机体内在的自控调节功能。

19世纪末20世纪初,西方医学家相继发现了一系列传染病的病原体,但是,某些微生物学家只看到外因对机体的损害,却不注意机体内在因素在发病过程中的作用,以及内外因相互作用、环境因素对微生物和机体的影响等等。由于这种外因论的影响,在临床诊疗工作中,医生往往依赖于药物和手术来消除病灶和祛除病因。药物学家企图研制出具有特殊亲和力、能杀灭特异性病原体的药

---

① 恩格斯.自然辩证法[M].北京:人民出版社,1971:158-159.
② 巴巴拉·沃德,雷内·杜博斯.只有一个地球:对一个小小行星的关怀和维护[M].国外公害资料编译组,译.北京:燃料化学工业出版社,1974:144.
③ 王长沛,陈爱芯,等.人,怎样跨入新世纪:21世纪的教育[M].北京:科学技术文献出版社,1995:16-17.

物来治疗传染病。自从欧立希(Ehrlich P.，1854—1915)发现和发明了砷凡纳明和白喉抗毒素;杜马克(Domagk G.，1895—1964)发明百浪多息与磺胺药;弗莱明(Fleming A.，1881—1955)发现青霉素,人类为治疗细菌性传染病开辟了磺胺类药物与抗生素类药物的新领域。化学疗法和免疫疗法的发明,显著地提高了感染性疾病的治疗效果,在防治人类的传染病方面取得了辉煌的胜利。但是,由此也带来了一种倾向,人们以为依靠这类特效药,就能解决传染病的防治问题,甚而发展到滥用这些药物的地步。

自从人们大量应用磺胺药、抗生素治疗细菌性疾病以来,这些药物对人体发生了原先人们所未曾意料到的毒副作用。青霉素过敏反应可以使病人突然死亡;链霉素、庆大霉素、卡那霉素、新霉素等可造成中毒性耳聋;氯霉素可以抑制造血系统,引起颗粒性细胞减少、血小板减少以及再生障碍性贫血。据文献报道,有近百种药物都可以造成再生障碍性贫血。抗生素应用会干扰人体内的小环境,影响体内正常菌株的生存,而这些与人体伴生的正常菌株对人的生长、发育、维生素合成、物质代谢等起有重要作用,这类正常菌株在人体内形成了生物防御屏障,能抵制其他微生物的入侵。由于滥用抗生素,导致人体内正常菌群关系的失调,某些对抗生素不敏感的细菌或已产生抗药性的细菌却在人体内大量繁殖,从而造成二重感染。有的抗生素可以导致肾损害。人们发现有几百种药物可以引起药疹。又发现抗生素、镇静药、抗抑郁药、抗过敏药、激素、抗疟药、抗糖尿病药均可诱发胎儿畸形。最突出的事件是德国曾使用一种治疗妊娠反应的药物——反应停,该药上市 6 年间,在 17 个国家发现一万多例短肢畸形的婴儿,他们形同海豹,因此被称为海豹怪胎。

20 世纪 40 年代,当磺胺药与抗生素发明时,当时临床应用这类药物对感染性疾病有显著疗效,随着人们的滥用与误用,导致细菌产生抗药性,这类药物的疗效也越来越低,对人体的毒副作用却越来越突出。我国微生态学者康白教授指出:滥用抗生素破坏了机体内部的微生态平衡,抗生素的毒副作用实际上起到了污染机体内部的微生态环境的作用。康白教授称之为菌态污染。① 由于抗生素对人体内环境的污染,它可以干扰遗传密码的传递与翻译,阻碍蛋白质的合成,干扰人体正常细菌的繁殖,影响人体健康细胞的功能,破坏正常的新陈代谢,这是人们原先所未曾意料到的。于是人们不得不继续研制新的抗生素来对付这些致病菌。恩格斯曾经写下这段名言:"在今天的生产方式中,对自然界和社会,

①　康白.向抗生素挑战［M］.健康报,1994-12-22(4).

主要只注意到最初的最显著的结果,然后人们又感到惊奇的是:为达到上述结果而采取的行为所产生的比较远的影响,却完全是另外一回事,在大多数情况下甚至是完全相反的。"①当我们回顾抗生素、磺胺药发明应用以来的这段历史,早先在传染病治疗中所取得的胜利,近年来所出现的一系列困惑,恩格斯的这段文字,无疑是对这段历史最生动的概括。这里需要注意的是,当今世界学者看到化学合成药物对人体的危害,认为天然药物疗效稳定可靠,副作用小,因此也转向应用天然药物。大家知道中药大多是植物、动物类药,性质和平,毒性较小,但中药同样存在不良反应。如果用药不当、病人体质过敏或药量过大,加上药物本身的毒性,那么中药也可能导致不良反应、中毒现象甚至死亡。巴拉塞尔萨斯讲过一句名言:"所有的东西都是毒物,只有适当剂量能防止它们成为毒物。"但也要注意天然药物本身的毒性大小和病人的个体差异,以及用药的得当和剂量的调控,使之发挥更好的作用并防止可能产生的毒副作用。

形而上学的医学观在治疗疾病过程中特别重视局部病灶的切除和病菌的杀灭,在肿瘤治疗过程中,人们特别强调手术根治,合并应用放疗与化疗,着眼于除瘤务必彻底干净。当然早期发现、早期切除,无疑是治癌的最佳方案。但是,当肿瘤病人发展到中晚期时,采用大面积手术切除对机体是一个严重的创伤,在应用放疗与化疗时,会使机体的正常细胞遭到杀伤,从而机体自身的免疫功能也遭到严重破坏。有时肿瘤病人不是死于肿瘤而是死于机体整体状况的衰竭。这种思想方式恰如两军对垒时只知道杀灭敌人而不知道自身军队内部的整顿与建设,最后不是败于敌军而是毁于自身的解体。近年来国内外临床医学家通过大量实践和前瞻性研究,认识到乳癌手术并非切得越多越好,关键是采取手术后的综合治疗,提高机体的免疫功能和整体状况。人们在临床实践中发现,有的病人治疗并不彻底,有的病人可以带癌长期生存,有的病人可以出现肿瘤部分或全部消退,这表明机体内部确实存在一种抗御肿瘤的能力,它使肿瘤抑制在初发阶段而不出现临床症状。肿瘤患者若能保持心情豁达乐观,也能提高机体免疫功能,体内能消灭瘤细胞的杀伤细胞就会增多,也可延长患者的生存机会。可见,应该采取攻补兼施的方针,才是治癌良策。

目前人们终于认识到应促进机体自身的防御、代偿和调节功能,尽量减少药物、手术治疗对人体的负面影响,使机体在主动活动中发挥扶正祛邪的作用。这是治疗疾病恢复人体健康的重要方向。

---

① 恩格斯.自然辩证法[M].北京:人民出版社,1971:161.

近年来人们开始重视自然疗法。自然医药是在国际流行的关于"人类要回到大自然"的思潮影响下形成的医学概念,它已引起当代医学家的重视。1982年3月下旬在日内瓦召开了国际自然医学大会;1987年11月上旬在北京又召开了自然医学国际会议。所谓自然医学,是以自然界存在的东西和人体自身的能力作为基础,也即是利用自然因素来调节和增强人体自然治愈力,以达到祛病强身的目的。自然医学采用天然药物、食物、空气、水、阳光、体操、睡眠、休息、清洁、音乐等方法来治疗疾病,增进健康。我国是自然医药学的发源地,我国对自然医药学不仅有深厚的理论基础,又积累有丰富的经验。我国传统医学除了有大量的中草药资源外,还有气功、针灸、捏脊、推拿、按摩、药膳、刮痧、药浴、食疗等多种疗法,对许多疾病的治疗具有独特的疗效。近年来我国学者对自然医学的理论及自然疗法的经验展开了富有成果的研究,已赢得了国内外医学界的重视。

四、东西方医学观与自然观的评说

西方医学是在"天人对立"的自然观基础上发展起来的,它不再把人类单纯地看作有机自然的构成部分,而把自然界与人类视为各自独立存在的实体。在方法论上启示人们,即可以割裂人与自然、局部与整体的关系,把所要研究的对象从整体的错综复杂的关系中抽取出来进行分门别类的考察,对事物的具体细节给予分析研究。这种研究方法在人类认识史上是完全必要的,对科学发展具有积极的意义。"我们要是不知道这些细节,就看不清总的画面。"这为后来人们了解总的画面积累了许多具体资料,在现代科学体系建立过程中是不可缺少的环节。人们为了对机体各个细节进行研究,认识它本身的特性,首先要力求避开实际过程中各种复杂因素,尽量使所要探讨的事物及其过程以纯化、简化的方式进行。这种研究方法,使近代医学积累了许多新的资料,并分化出近代医学各个分支学科。这种思想方法,使近代医学"只看到它们的存在,看不见它们的产生和灭亡;只看到它们的静止状态,而忘记了它们的运动"①。这就妨碍了人们对实际过程中多因素综合变化的全面认识。

这种形而上学的思想方法,给医学发展带来了负面的影响。医学家为了把握人体和疾病的细节,便把人体从广泛的联系中抽取出来,把人体的局部器官从整体中抽取出来加以分析研究。这种研究方法忽视了机体的统一性,它割断了人体与环境、局部与整体的联系。近代医学在研究人体生理病理活动时,主要是

---

① 　恩格斯.反杜林论[M].北京:人民出版社,1970:18-19.

采取静态的观察与急性实验方法,或对离体器官进行孤立的研究,或用物理、化学方法研究人体"瞬间"的变化。但是人体的新陈代谢是机体的动态生命过程,这种离体的急性实验方法以及在瞬间所测量的数据,割裂了机体与环境的联系,不可能让人们了解到机体的动态生命过程。这种研究方法,使人们习惯于以线性思维来思考事物,对于病因病理的发病机制进行简单化的理解,从而导致在治疗方法上会采用简单的对症疗法和对因疗法;或者只能处理浅表的病因而不可能理解或解决深层次的总体原因。

中国医学立足于"天人合一",由此建立起来的医学观,认为人与天地自然是统一体,人是自然界的一部分,认为人不能违背自然规律,因此强调人必须"法天则地",顺应自然,按照天、地、人及万物固有规律行事。中医认为疾病出现的原因是天人关系失常,是自然界六淫之邪对人体的危害。由于人不能控制、对抗自然界(天),因此中医治疗的主导思想是通过调整机体的内部功能,使内外关系重新取得和谐与平衡。中医防治疾病往往从内因入手,采取扶正祛邪、扶正固本的方法。这种方法在防治疾病方面确能取得一定的效果,但是当外邪过分强烈,单纯调整内因,增强正气,不足以克服外邪时,就不能完全达到防治疾病的效果。由于中医对人体内部细节缺乏了解,因此也不可能完全有效地掌握、控制整体,治疗上缺乏针对性,不能摆脱偶然性,因此带有经验论倾向。在诊治方法上,由于中医没有应用现代化的科学仪器,对人体活动不可能进行定量研究,因此临床诊疗缺乏明确的客观指标,长期以来始终停留在以感官为基础的诊法上。在治疗手段上,主要采用传统的中草药和自然疗法,有一定的局限性。为了使中医这枝古老的医药奇葩能更好地开花结果,发扬光大,我们不能排除应用现代科学技术和医疗仪器作为诊疗工具,采用物理、化学的方法来揭示中医的疗效机制,从中草药中提炼有效成分进行人工合成——这无疑将是中医现代化的一个发展方向。

中西医是在两种不同的医学思想上建立起来的医疗方法,它们具有不同的特征。中医重视整体,倾向于自然的、精神的、心理的、无公害的方法,从调节机体内部的功能入手,通过扶正固本来祛除病邪。中医的治疗要求是:病(人、正气)为本,(医)工为标,标本相对,邪气乃服。中医治病并不要求彻底消灭病邪,主要是发掘和提高人体内在的正气,即以稳定和调节人体内环境来提高抗病能力,因此它是一门追求自我稳态的生态医学。西医重视疾病(外邪),倾向于机体外部的致病因素,通过特异性的对抗疗法来杀灭病菌、祛除病因、切除病灶,从而达到治病的目的。对于这两种医学思想，人们的评价和褒贬态度不一。人们认为中医的防治方法是消极被动的；西医的防治方法是积极主动的。一般人认为西医的治疗方法快捷有效，而中医只能在慢性病的调理和康复上发挥它的特色与作用。

近年来，西医学家发现西医的对抗疗法正在走向误区。由于大量应用抗生素，导致微生物的变异出现了耐药菌株。多元抗药导致有效药物的加速淘汰，抗生性化疗加速病原菌的变异，制造出更多新的病原和新的病种。传染病的疾病谱也在发生转变，过去以细菌性传染病为主，现在正在向病毒性和自体感染性疾病的方向转变。对于机能亢进的病理现象，企图在受体水平上通过相应的受体阻滞剂来纠正病理现象，这种方法因病人需要持续给药，加重了病人对药物的依赖性，即用药剂量越来越大而疗效却越来越低。另外，因受体超敏，纠而不正，加重了病情和机能的抗药性。至于追求直捣病灶的化学疗法，使大量抗原进入人体，导致抗原负荷过重和免疫应答错误，使免疫超敏和自身免疫病大大增加，并进一步发展成免疫缺陷。

近年来兴起的微生态理论促使人们在观念上有了巨大的转变。西医历来把微生物作为病原体，人们立足于寻找病原体，确定其致病性，研究其消灭方法。人们只看到微生物的致病作用而没有看到它的生理作用。其实微生物几乎是与人体共生共存的，微生物参与了人体的生理、生化、病理、药理及其他各方面的功能和结构变化的全过程。从微生态学的观点来看待机体与微生物之间的关系，则必须研究微生物的生态平衡生理作用、生态失调（病理作用）和生态防治。微生态理论认为防病治病的目的，应是"扶正祛邪"，主要是矫正生态失调，保持生态平衡，间接排除病原体。如果机体内的微生态平衡失调了，不致病的细菌也可以致病。根据微生态理论，世界上根本不存在绝对的病原微生物，也不存在绝对的非病原微生物。微生物的病原性取决于宿主、环境及微生物三方面的微生态平衡。正常肠道菌的增加或减少（定量）时可以致病；非肠道菌的侵入（定性）也可致病；当肠道细菌（原在肠道中是非致病菌）转移到呼吸道（定位）时可以致病；而动物正常微生物群转移到人类（定主）也可以致病。因此，微生物的致病性取决于微生态平衡中的定量、定性、定位及定主的转化结果。微生态学者研制成功一系列促菌生长的生态制剂，就是通过一种无毒、无害和安全的蜡样芽孢杆菌，在肠道内消耗氧气的作用来扶植生理性的厌氧菌，间接抑制致病菌。抗生素与生态制剂的作用正好相反，一个是"杀"，一个是"促"："杀"则宁错杀一千"好菌"，不放过一个"坏菌","促"则是促"好菌"抑"坏菌";抗菌是直接消灭病原菌,同时也消灭了生理性的正常菌群,而促菌则是促进生理性的正常菌群,通过生物拮抗,间接消灭病原菌,即中医的"扶正祛邪"的观点。观念的革命必将带来行动的革命。疾病的治疗,防病对策,正面临变革的新时代。[1] 近年来,西方医学对于肿瘤及感染性疾病的治疗也发生了观念上的转变,提出了生物学应答调节剂(BRM)的新概念和新措施。它主要通过机体免疫系统发挥作用,目前已应用于抗癌、抗感染以及免疫缺陷、免疫介导疾病等的防治,乃至用来抗衰老、保健等等,这些生物制剂中有许多来自自然界的物质。[2] 医学发展到今天这个时代,人们通过大量的实践,使中西医的思想观念和治疗方针又重新走到了一起。

如何评价东方的"天人合一"与西方的"天人对立"这两种自然观?

东方哲学的"天人合一"观,其特点是强调宇宙的统一,宇宙被看作是一个不可分割的存在,它永远处在运动之中,是有生命的有机体,同时是精神的,又是物质的。但是,不可否认的是"天人合一"思想是封建社会长期生产力落后和科学技术滞后在思想领域里的反映,既然人类不能变革与控制自然界,那么唯一的对策莫过于顺应自然,处世行事不违背自然的客观规律。这种蔽于天而不知人的观点,反过来又影响人们改造自然的主观能动性,使人们处于消极被动的境地。这对发展生产和科学技术无疑是一种消极的思想观念。老子的小国寡民般"鸡犬之声相闻,老死不相往来"的小农经济,正是这种观念的最典型反映。如果为了求得人与自然的融合与协调,而放弃社会经济的发展,是违背社会发展规律与广大人民要求改善生活的强烈愿望的,这显然是不可取的。

西方的"天人对立"观,主张把人和自然分开,主张为了人的利益利用自然、征服自然和主宰自然,为人类统治自然指明道路和提供手段。这种观念为人们认识自然和改造自然增强了信心、提高了能力,促使人们积极从事变革自然的实践活动,这对促进社会生产力和科学技术的发展,起到了积极的作用。可以这样说,整个现代文明是在人统治自然的思想基础上发展起来的。由于现代科学技术与大工业生产给人类生活带来了巨大的进步并创造了无穷的财富,从而强化了人统治自然的"反自然"观点。这种观点把社会和社会规律绝对化,把人凌驾于自然之上,把社会排除在自然环境之外。人们没有认识到人类生存与社会发展是以地球的生态环境为依托的,地球上的资源也是有限的,决不会永远取之不

---

① 康白. 向抗生素挑战[N]. 健康报: 1994-12-22(4).

② 钱振超. 生物治疗与应答调节剂[N]. 健康报, 1994-11-02(2).

竭、用之不尽的。现代人的一切思想观念都是从人类如何征服自然这个立足点出发的。现代科学教导人们如何统治自然,并提供统治自然的方法和途径;现代经济学把经济增长作为唯一目标,作为社会发展的唯一尺度,把自然环境仅仅看作是获取资源的仓库和存放废物的垃圾箱。现代伦理道德把道德行为局限于人与人的内部,而把人与环境排除在外部,忽视了人与外部自然环境的密切联系。现代文化从各个不同方面不断加剧了人与自然的对立与冲突。由此可见,任何征服自然、掠夺自然和剥削自然的态度,都必然会超越这种客观的空间和界限,破坏人与自然的同盟,最终招致自然对人类的惩罚。但是这并不意味着要人类重新回到原始的农耕社会中去,这是违背社会发展规律的。现代社会经济发展虽然造成了环境污染与生态平衡的破坏,但现代社会创造了大量的物质财富,这对改善人类生活与提高健康水平还是起到了不可磨灭的作用。发展生产并非必然伴随着环境污染,人们在发展生产的同时,也应注意到环境保护。我们不要等待已经发生污染后再采取治理,因为污染后的治理要花费相当长的时间和投入很多的人力和物力。因此环境保护必须坚持预防为主的原则,采取积极的治理和保护措施。

有学者提出:"20世纪最重要的发现是什么?人类终于认识到地球存在极限,地球、人口、生态系统、能源……都存在着极限。也就是说,20世纪的最重要发现不在科学、技术、医学等领域,而是在于对地球自身极限以及这种极限将如何影响人类进化的认识。人类已经走到十字路口,生态的严重破坏已使我们认识到:我们需要发展保持生态平衡和维护我们星球的观念和能力。"①

在医药领域里,人工合成的有机药物在消灭病虫害、防治人类疾病方面作出了巨大的贡献。就以人们应用DDT来消灭传播疾病的昆虫来说,单是对付按蚊这一项,在20世纪40年代末期,就使几百万人免死于疟疾。② 磺胺药与抗生素更是挽救了数以亿计的传染病患者的生命。不可否认,这些人工合成药物也对人体造成一系列毒害作用。今后的方向应该从天人对立的观念转向天人和谐的方向上来。人类要生存,必须在两个生态环境中和谐与共:一是大自然,要保护人类生存的外环境;二是微生态,即是要保持人体内环境的平衡,两者缺一不可。另外,在治疗思想上,祛除病邪不是唯一的良策,单纯采取扶正固本也有其不足方面,应该是祛除病邪与扶正固本有机地结合起来。在医疗方法上,我们不

---

① 王长沛、陈爱苾等.怎样跨入新世纪:21世纪的教育[M].北京:科学技术文献出版社,1995:16.
② G.费伦贝格.环境研究:环境污染问题导论[M].北京:人民卫生出版社,1986:131.

仅仅要采用现代的医疗手段及人工合成的药物,更应该发掘对人体没有危害的中草药资源以及传统医学的自然疗法。总之,我们要用两条腿走路,实行东西方医药的结合,使其两者取长补短,发挥两种医药学的优势,这无疑是今后医学发展的方向。

如何对待东西方文化及中西医这两种医学思想和医疗方法,普利高津(Prigogine,1917—2003)给人们提出了宝贵的意见:"我们正向着新的综合前进,向着新的自然主义前进。这个新的自然主义将把西方的传统带着其对实验的强调和定量的表述,与以自发的自组织世界的观点为中心的中国传统结合起来。"①

当代物理学从研究物质世界来探求事物的本质,越是深入到物质世界,就越意识到所有事物与事件的统一性,而且还懂得了本人及其意识也是这个统一体中的一部分。于是物理学家得出了与东方哲学同样的结论,一个是从外部世界出发,一个是从内部世界出发,殊途同归了。总之,科学的观念逐渐走向一体化的宇宙,其中既包括我们的自然环境,又包括人类自己,这是一个人与自然统一的世界。我们可以从东西方文明的差异互补中引出人与自然必须协调发展的结论。②

第二节　中西医的价值观念

医学是一种社会历史文化现象。文化是指人类社会发展过程中所创造的物质财富和精神财富,其中包括社会意识形态以及与之相适应的制度和组织机构。东西方民族生活在不同的地理环境内,有各自的生产生活方式与经济政治制度,在此基础上产生了与各民族相适应的特定的文化类型。文化的发展具有历史的连续性,它以社会物质生产的发展为基础,并随着社会物质生产的发展而发展。不同的文化类型,支配了各民族的行为方式、思维模式、价值观念和情感态度。中西医作为东西方民族的智慧结晶和实践的产物,中西医学体系的形成与发展必然受文化模式的支配和制约,而文化环境、经济基础、科学技术的发展,又会影响到医学理论的变迁和转变。

一、文化传统与价值观念

在人们创造文化的同时,人类行为的选择不可能超越选择的客观环境。文

---

① 湛垦华,沈小峰,等.普利高津与耗散结构理论[M].西安:陕西人民出版社,1982:221.
② 柳树滋.大自然观:关于绿色道路的哲学思考[M].北京:人民出版社,1993:363.

化传统为具体科学预设了价值取向与发展趋势,并决定了研究者的心态结构、追求目标、思维准则和研究方式。存在决定意识,中华民族与希腊民族所生存的环境也决定了中西医学的价值取向、思维模式、行为规范与发展趋势。中西医两种不同的医学体系实质上是东西方文化差异的反映。

医学作为一门技术科学,医务工作者都置身于特定的文化环境中,不同的文化传统具有不同的价值取向,而文化传统中的价值观念,必然左右着他们的心态与追求目标,思维方法又决定着他们的研究方法与手段。因此,对于同一客观事物(人)的认识和判断,由于认知主体不同的文化心理,不同的文化视角和运用不同的认识手段,就形成了不同的医学理论体系。

1. 中华民族文化传统与价值观念

中华民族生活在亚洲大陆,周围是一个天然的封闭圈,一面临海,其他三面陆路交通极不便利,而内部回旋余地又相当开阔,因此造成一种与外部世界相对隔绝的状态,形成了中华民族的大陆型文化。这种文化系统具有封闭保守的心理定式,滋生了中国人民意识中的"中央观念"。中国人的主体——农民,他们大多与其耕地相联系,胶着而不能动,形成了根深蒂固的"安居乐业""安于现状"的心理趋向,缺乏开拓和进取精神。中医理论体系在两千多年的历史过程中能一以贯之,与中华民族的大陆型文化不无一定的关系。在东亚这个封闭圈中,人们祖祖辈辈在自家的土地上生存繁衍,自然而然地形成了若干血缘中心,以家庭为本位的宗法制度应运而生。土地使中华民族始终保持着家庭的稳定性,也保持着血缘关系和血缘感情的稳定性。这种意识形态经统治阶层加以理论化,形成了一套宗法意识,深刻地影响了中国人的国民性格和文化传统。中医的业医行为即以"上以疗君亲之疾",要事君,要奉亲,要嗣子,作为出发点,即是这种心理状态的典型反映。在医业的继承与人才成长方面,则表现出承启家学,秘不外授,世代相传等特点。就学术领域而言,强调"法先王""尊先王",崇尚先圣和迷信权威,在医界则尊奉《内经》和仲景,绝对服从先师和权威。这种尊重传统的观念,强化了中国历史和文化的延续性,也导致中国人向后看和保守知足、重古轻今的守成倾向,把"信而好古""述而不作"视为至理,从而也消磨了进取和创新精神。中华民族主要奉行以血缘关系为基础的家族制,人类的生殖活动在维系家庭的存在方面起有重要的作用,男女二性引申出阴阳概念。"天地合而万物生,阴阳接而变化起"(《荀子·礼论》),"男女构精,万物化生"(《易传》)。中国独特的阴阳学说,以两性交感作为世界演化的基本方式,以血缘关系作为世界万物间的联系。这种文化意识必然会反映到医学理论体系中来。

中国传统文化重视"形而上学"而蔑视"形而下学"。宋代理学家朱熹曾直截了当地抨击过留意于"器物"之辨的学术倾向,将应用科学技术的发明则视为"奇机淫巧""雕虫小技"。这种"重道轻器""重天理人伦而轻物器之性"的价值观念,影响了我国科学技术的发展,对中医界的影响,则表现为重神轻形的价值取向,从而使《内经》之后的医家,大多注重对机体功能变化(神)的考察,而不重视机体的微观机制和形态结构的研究。因此,中医的理论特征是重功能(气化)而轻结构。中医的藏象学说是"功能单位"而不是形态学的器官构件。中医学的藏象学说、气血津液、经络学说以及理、法、方、药等一整套理论、概念,并不是要求从形态结构和物质实体类给予证明。以元气论为核心的自然观,由此而化生的非结构性整体观,导致中医选择超形态、非实证的方法论,倾向于直觉、顿悟等思维方法,使中医理论表现出浓厚的思辨色彩。本体论上的超形态倾向,必然选择非实证的研究方法,忽略定量分析手段,而依赖于"近取诸身,远取诸物"的归纳类比。这种类比思辨方法,必然排斥实验实证的结构分析,因此在操作方面形成了鲜明的个性化技艺特征,而缺乏对形态结构与功能进行实证的观测分析。古代自然哲学中的阴阳、五行、元气等概念,有其合理性和历史进步意义。然而将其作为实证的精密科学,并用其来说明复杂的人体活动时,这种说理工具的整套概念是超验的,是无法运用实验过程和观察指标给予测评的。中医的思辨方法强调"医者意也",它在说明人体的生理、病理及治疗机制时,省略了具体过程的检验。黑箱方法、援物类比、司外揣内,都是以某种推测来反观过程,或者在头脑中"设计"过程。这种没有客观检验过程而由结果反推出来的理论,是超验的,是不能证伪的,因此也不可能运用实验科学来给予证实的。

中国拥有重义轻利的文化传统,孔子使中华民族赢得了礼仪之邦的盛誉。这种文化传统导致中国社会产生了烦琐的礼仪制度,严格的礼教枷锁造就了中国人的和顺性格,却也磨去了人的个性特点和创造探索精神。它使人们的医疗实践仅仅满足于一种道德上的需求,而缺乏功利方面务实心态。在重义轻利的传统中生存的学者,在"究天人之际,通古今之变"的探求中,重政治伦理的探索。中国的传统观念对自然万物的惊异所引起的哲理探索,又引导他们回到永恒的主题:政治伦理、世道人心、道德践履,无意于自然界的客观事物的研究。这种自然观,即使抽象地、总体上承认了世界的物质性,由于对具体、特殊方面忽略了物质的构成和层次,因此也只能停留在对总体的模糊的认识水平上。由于对事物的细节及过程没有能给予分析研究,因此也就不可能真正把握整体。

中国的封建社会长期以来以儒家经学作为正统的文化主体意识,中国的封建文化传统注重求同,崇尚一统。在政治体制上则形成了大一统的局面,在思想领域里则以儒家思想"定于一尊"。历代封建文人以读经尊古作为处世立命和治学的根本,在学术领域反映为强调"正名""崇同""存异"。因此,正名方法在中国传统文化研究中,包括中医学研究中具有举足轻重的地位。由此中国人民好追求共同的"准绳",以早期先人的认识为尺度,导致人们把早期的学术著作经典化、教条化。在这种观念主导下,中国的学术研究崇尚先圣、崇古贱今、述而不作、恪守经旨、尚同非异,形成了一种保守的求同的思想倾向。具体到中医学术领域表现为,历代医家热衷于"援物比类",这种类比的逻辑即重视事物本身的同一性,使中医学中的"天人相应""天人合一"的观念得到了充分发展。中医对具体病症的特异性考察以及对具体病症的机理分析常常模式化。这正是崇尚求同而蔑视特异性价值观念所造成的。

在中国传统文化中崇尚先圣、崇古贱今的思想指导下,医家们把《内经》《伤寒论》等经典奉为金科玉律。这种尊经意识导致医家从经典中找证据,而不从临床实际出发对疾病现象进行客观的研究。

这种尊经崇古思想的后果是排斥新生事物,从而导致学术僵化,这也是造成中医理论体系的高度稳定性与相对封闭性的原因之一。这种思想必然将新思想、新理论视为离经叛道,或将某些新思想、新理论重新纳入"正统"的轨道上来,这种传统的思维定式阻碍着中医理论体系的发展、概念的更新和方法论的突破。

从经典中还是从客观实践中找根据,这是有关检验真理标准的价值判断。医学是一门实践性很强的科学,因此,医学理论的检验尺度只能是医疗实践。然而,尊经崇古的文化传统促使人们习惯于从经典中寻找根据,这种以经解经的方法,显然对医学科学的发展是不利的。在尊经崇古思想影响下,医家们把大部分精力虚抛于古典医籍的校注、训诂、考证、类编、发微、解惑、问难、心悟等方面,这种从书本到书本的方法,使中医学很少在理论上、技术上和文化研究上获得重大的创新和突破。这种倾向虽不能说已拘束了全部医家,却使相当数量的医家皓首穷经,从疑经错简到章句训诂,力图通过研读医经来阐发古圣先贤的"真谛",这对实践性很强的医学来说,显然不是医学的主流。这种方法是不能证伪的,由于医学家不是从事实出发来判定理论的真伪,因此,错误的东西否定不了,正确的东西也肯定不了。对立的观点都能从经典中找到根据,导致中医学中糟粕与精华并存,使人们难以辨别是非真伪,这也是影响中医学发展的一个原因。迄今中医学的许多理论得到发扬光大,关键问题是今人以科学事实为根据,通过现代科学技术及临床实践给予了证明,从而使中医学的某些理论与技术纳入现代科学技术体系或范畴中来。①

总之,中医理论体系几千年来保持了高度的稳定与凝滞,正是中国传统文化背景的缩影。当今中华民族正在腾飞,文化传统也在发展变化,因此,中医学的创新发展,也将是势在必行。

2. 西方民族文化传统与价值观念

古希腊人民生活于地中海沿岸,海洋对该地区人民的生活影响十分深远,海洋有利于人们通往四方,进行物质文化交流。生活在该地区的民族具有外向型的文化心理特征,使这类文化系统处于一种动态和开放的状态,文化学者称之为海洋型文化。航海民族具有向外扩展的观念,因此在他们的意识领域里很少有中央观念。四元素与四体液学说与中国的五行说相比较,内涵中具有较大的流动性。古希腊人民的长期航海生活导致了家庭的不稳定性,人们没有被土地死死束缚住,这也淡化了人们的血缘感情和家庭、宗族观念。为了要与海上风暴进行战斗,人们不再以血缘关系来确定人与人之间的信赖程度,更多的是以人的诚实、勇敢和才干来确定。海上风暴对航海民族来说是最严峻的挑战。人们必须齐心合力去战胜风暴,这孕育了航海民族与自然进行不断抗争的精神。通过提高技能和改进工具,人们才能在一定程度上战胜它或避开它,遂逐渐产生了天人对立的观念。为了战胜风浪,促使人们对提高技术和改进工具的重视。古代西方航海民族通过贸易和战争获得了大量的财富,战争中俘获了廉价的劳动力——奴隶,经济的繁荣带来了文化的发展,又进一步保障人们有条件去创造更多的精神财富。古希腊时代产生的一大批哲学家,醉心于各种学术研究,形成了各自独立的学派,各派之间在思想的撞击中,思维水平得到了明显的提高。

在生与死的考验过程中锻炼了航海者的智慧、力量与胆略,塑造了他们探索和冒险的精神,因此,西方民族富有竞争意识和进取精神,崇尚标新立异,进而发展形成了天人对立观念。海上航行的流动性使航海者缺乏牢固的家庭观念,故希腊人不愿受过多的约束与制约,崇尚个性自由。这在学术探究中反映为思想比较活跃,无所顾忌,中世纪时期,虽一度受到扭曲、压抑,并以权威崇拜来取代实践作为检验真理的标准,但自文艺复兴后,个人自由又重新获得确认,创新精

---

① 可参阅:何裕民.差异·困惑与选择:中西医学比较研究[M].沈阳:沈阳出版社,1990.

神重新得到抬头,开始重视基础科学的研究。

海洋和内陆的不同文化背景,塑造和孕育了东西方民族不同的性格、气质、价值取向及其思维特征。

西方人重实利的观念,成为一种强有力的激励因素,推动着西方社会包括科学技术与医学的发展。以古希腊为代表的欧洲文化,主要表现出纯粹理性特征。古希腊人认为:古往今来的一切哲理探究,均起源于对自然万物的惊异和好奇。亚里士多德多次强调:"研究哲学是为了求知,不是为了实用。"这种纯粹理性的精神,激发了人们的理性欲求,引导人们倾向于从多元、多层次的角度去开拓自然,不懈地穷尽事物现象内部的构成。希波克拉底坚信疾病服从自然法则,主张对人体进行精微的观察。当医学把结构性整体观作为构建理论的根基时,解剖知识必然决定着医学的发展。

13 世纪,罗吉尔·培根(Roger Bacon,约 1214—约 1292)首先认识到只有实验方法才能给科学以确实性。他告诫世人:证明前人说法的唯一方法只有观察与实验。他认为实验科学胜过各种依靠论证的科学,因为无论推理如何有力,这些科学都不可能提供确定性,除非有实验证明它们的结论。只有实验科学才能决定自然可以造成什么效果,人工可以造成什么效果,欺骗可以造成什么效果。只有它才能告诉我们怎样去判断魔术家的愚妄,正如逻辑可以用来检验论证一样。[①] 17 世纪,弗兰西斯·培根(Francis Bacon,1561—1626)首先意识到实验科学这种新的研究方法的意义,他认为学者传统和工匠传统的方法结合起来,也即是说动脑的与动手的人结合起来,就能产生新的科学原理和新的技术发明。弗兰西斯·培根为人们制定了一种科学的认识方法:经验归纳法。他强调认识要从客观实际出发,从自然界的事实出发。他认为感觉经验是一切知识的源泉,但是,仅仅依靠经验,只能把材料收集起来。他认为人们不应该像蚂蚁只收集,也不可以像蜘蛛只从自己肚中抽丝,而应该像蜜蜂既采集又整理。因此,弗兰西斯·培根认为人们必须在大量事实基础上,通过归纳、分析、比较、观察和实验等方法,使个别事件上升到一般,上升到理论。为了揭示现象之间的因果关系,弗兰西斯·培根强调实验。西方另一个哲学家笛卡儿提出演绎法,认为通过理性的演绎方法就能引出一切可靠的知识。这两种方法对于人类认识世界和改造世界方面发挥了巨大的作用。后世的科学家包括牛顿吸取了这两种方法论,在科学领域里取得了伟大的胜利。

---

① W.C.丹皮尔.科学史及其与哲学和宗教的关系[M].李珩,译.北京:商务印书馆,1975:146-149.

在这里可以明显地看到东西方哲学思想与方法论的差异。西方科学重视实验观察,并把逻辑与数学方法引入科学技术,从而总结物质世界的某些定理与规律。中国的科学研究重于经验、继承和积累,历代著作重于资料的收集与整理,没有把实验和数量分析方法引入到科学研究中来;此外,中国古代作为知识分子的士与工匠分裂,读书人只是从书本上学道理,瞧不起工匠艺人,把他们视为贱民,致使理论与实践脱离,进而反过来又影响了理论自身的发展,未能在理论上获得重大的突破。

近代科学技术发展的特点是实验方法与数学分析方法相结合。实验方法虽然自古有之,中国古代科学技术领域里,也曾经运用过实验方法,但自觉地系统地运用于科学研究,则始于 15 世纪以后的西方科技界。实验水平的提高与实验仪器的发明与改进有密切的关系。资本主义生产力的发展,为科学仪器的改进创造了条件(如望远镜、显微镜、气压计、温度计、抽气机、摆钟等等发明),从而使人们对现象的认识进入到对细节的了解,获得了更多的科学材料,加深了对自然现象的认识。数学方法的引入,使自然科学成为更加严密、精确的体系,从此人们对客观世界的认识,不再局限在感性的经验阶段,而是发现了一系列反映物质世界规律性的定律(如心血管循环的发现等等)。数学分析方法使得工程设计、机器制造更加精密。但是,在近代科学兴起的同时,形而上学与机械唯物论成为这个时代科学的主导思想。分析方法使人们养成一种孤立地、静止地看问题的习惯。这个时期在力学和机械学上获得的巨大成就,导致人们单纯以力学与机械学的观点来解释一切自然现象,形成了形而上学的自然观。这种形而上学自然观又影响了人们对物质世界的正确认识。

总之,东西方文化是在不同的环境及历史背景下产生的,不同的文化意识,导致了不同的价值取向,进而采用不同的方法论,从而产生了东西方不同的医学体系。

二、阴阳平衡与实验数据

中国人的哲学思想和价值观念强调一统、和谐,以和为贵,崇尚不偏不倚的中庸之道。《易传》中明确指出:"一阴一阳之谓道",把阴阳交替、变化、平衡看作是宇宙万物运动的根本规律。《易传》提出:"乾道变化,各正性命,保合太和,乃利贞。"《乾卦·彖传》把太和视为最高的和谐状态。老子的道包含着一分为二和合二而一的内容,《道德经》中这样写道:"道生一,一生二,二生三,三生万物。万物负阴而抱阳,冲气以为和。""冲气"是指阴阳二气交感处于和谐、协调、统一、平衡状态时,才能化生万物。老子认为只有顺应了自然平衡的客观规律,才能使自然和社会合乎规律地正常发展。他告谕人们要懂得自然和社会现象都有一个内在的平衡法则，人们切勿妄自去违背这个法则。《中庸》谓："中也者，天下之大本也；和也者，天下之达道也。致中和，天地位焉，万物育焉。"这里所提出的致中和，把它看成是使天地万物各得其所、各得生生化化的普遍性行为原则。

医和是医学领域里最早倡导平衡论的医家。当医和为晋侯诊病时，他认为晋侯之疾是太近女室，问："女不可近乎？"对曰："节之"。医和随之提出了六气致病说，认为六气太过，四时失序可以引起不同的疾病。医和认为生活起居、房室、饮食以及四时六气要保持平衡，人体才能维持健康状态。

《黄帝内经》系统地阐述了平衡观，他强调人与自然界的阴阳四时要保持相对的平衡，人要顺从自然界的规律而不能违背它，逆之则使人体失去平衡，苛疾因之而起。《素问·生气通天论》提出了中医平衡论的基本观点："阴平阳秘，精神乃治，阴阳离决，精气乃绝。"这即是说，人处于生理状态时，一切都是有序的、和谐的、平衡的、协调的，称之为"平人"，即"健康者"，也即是《内经》所说的阴平阳秘，阴阳匀平。当外界的自然或社会环境发生变化，或者由于受七情等精神因素的刺激，导致脏腑气血功能的失调，阴阳失和，偏离了动态平衡状态，遂引起人体的病理变化。五行学说与阴阳学说结合，用来阐明人体脏腑的生理活动和病理变化，相生相克的关系就是讲的平衡法则，认为要维持事物的平衡，必然是生中有克，克中有生，如果一方失常，必然导致平衡的倾斜。《素问·至真要大论》提出诊疗的原则："谨察阴阳所在而调之，以平为期。"治病的目的是纠正病理因素所造成的不平衡，使之重新恢复平衡状态。《素问·至真要大论》又指出"高者抑之，下者举之，有余者折之，不足者补之"，"以寒治热，以热治寒"；又说"夫气之胜也，微者随之，甚者制之。气之复也，和者平之，暴者夺之。皆随胜气，安之屈伏，无问其数，以平为期，此其道也"。《至真要大论》病机十九条具体分析人体何以失去平衡的原因，并针对这些病因提出了治疗措施。书中提出了一个重要原则："谨守病机，各司其属，有者求之，无者求之，盛者责之，虚者责之，必先五胜，疏其血气，令其条达，而致和平，此之谓也。"用药的原则："寒者热之，热者寒之，微者逆之，甚者从之，坚者削之，客者除之，劳者温之，结者散之，留者攻之，燥者濡之，急者缓之，散者收之，损者温之，逸者行之，惊者平之。"总之，《内经》全书始终贯穿着阴阳平衡这一指导思想。《内经》的平衡论后来在张仲景的《伤寒杂病论》以及各朝代的各家医学著作中得到了进一步的贯彻与发挥。

16世纪，西医走上了生物医学和实验医学的道路，开始采用定量实验方法来研究人体的生理病理活动。意大利的散克托留斯（Sanctorius，1561—1636）首先采取定量实验方法对人体基础代谢进行控制性实验研究。17 世纪哈维从每次心脏搏动所排出的血量，结合解剖学的发现，从结构与功能统一性观点出发，证明血液是循环不息的。生物医学重视实证方法，认为人体的生理活动在结构与功能上有一定的常数，因此每一种疾病都必须并且也可以在器官、细胞或生物大分子上找到可测量的形态和（或）化学变化，都可以确定出生物的和（或）理化的特定原因。西方医学应用物理、化学方法，以还原分析、实验检测的手段，根据检测到的大量理化指标（数据）来诊断疾病的病位、病因、病性、病程，在治疗过程中则根据所检测到的数据来判断治疗效果。随着医学的发展，人们对人体的生理病理活动，从生态环境—群体—机体—系统—器官—组织—细胞—亚细胞—分子—量子等不同层次进行研究，发现了一系列人体活动规律，所掌握的参数或检测到的数据越来越多。19 世纪，学者们认识到要维持生命自身恒定的能力，人体内有一套自我调节装置。法国生理学家伯尔纳（Bernard C.，1813—1878）发现，尽管体外环境发生变化，体内环境仍然保持稳定，他发现机体中重要的内部活动是由各项化学反应的两种复杂平衡作用所执行的，而平衡是维持生命的必要条件。1885 年，比利时生理学家 L. 弗莱德立克（Fredericg L.）宣称："生命体就是这样一种装置，每一种干扰性的影响都可以通过自身激发起代偿性的活动去抵消或者修复这种障碍。越是高等的动物，这种调节装置的种类越多，越完善，也越复杂。它们可以使机体完全不受环境中所发生的种种不利影响和变化的影响。"随后，美国生理学家坎农（Cannon W. B.，1871—1945）提出了内稳态学说，他阐述了维持机体自稳态的 6 个生理因素，指出"机体内生物调节是生理学的中心问题"。内稳态概念是指机体在外界环境变动于一定范围的情况下，致力于保持一种稳定的内环境，各种激素，特别是肾上腺素，在保持内环境稳定中起重要作用。坎农又认识到神经系统可分为两个主要部分：一个部分是对外界环境发生反应；另一部分是对机体内部发生作用，协助保持生命体内部的恒定和稳定状态。他认为机体是一个特别不稳定的物质构成的开放系统。它在进化中获得了对付内外环境变化的自然调节控制能力，一旦这种能力遭到破坏，就导致机体相对稳定性的破坏，这时就导致机体发生疾病。[①]

由上所述，中西医对于人体的平衡态问题取得了一致的认识。但是，西医的稳态学说是建立在大量的实验数据基础上的，中医的阴阳平衡学说是建立在整

---

① W. B. 坎农. 躯体的智慧[M]. 范岳年，魏有仁，译. 北京：商务印书馆，1982：5-9.

体说与模糊概念基础上的。这两种模式对维护人体平衡态究竟有何优劣？无疑，西医对于人体的生理活动及其自控机制是通过实验科学并以一系列的数据给予证实的。但是，随着现代医学的发展，对人体的自我调控机制所掌握的参数越来越多。例如调控人体血压的机制，至少有9套反馈回路组成组合控制系统，它既有压力感受器闭环反馈控制，又有外界对神经精神影响的开环反馈控制；既有肾素—血管紧张素—醛固酮的闭环控制，又有与之为伍的水盐摄入和排出的开环调节。这9套反馈回路从不同层次、多级调控系统来维持血压的适度稳态，如果说仅仅其中某一反馈调控机制发生障碍，人们若掌握这一反馈机制的参数，或许能达到控制血压的目的。然而事实上维持人体平衡态的并不是单因素的线性过程。西医学长期习惯于把对抗性思路作为治疗原则，对每个病人习惯于只着眼于一个环节进行针对性的治疗。事实上任何疾病过程是由多因素、多向量交互作用的结果，是一个多层次互为因果的错综复杂过程，表现出明显的非线性关系。此外，人们不能排除尚有许多迄今未为人们所了解和掌握的调控机制，因此企图掌握全部参数来达到调控人体平衡机制实无可能。对待所检测到的数据也应有一定辩证的评价。现代西医临床医师主要根据所检验到的大量指标来诊断疾病，判断治疗效果。先进的仪器设备所收集到的信息在客观性方面具有明显的优势，有些病理状态是中医四诊法感官所无法观测到的，但是规范、物化的实验数据并非绝对可靠。很多实验室规定的正常值都是经统计学处理后的群体上下限值，个体的差异性往往无法考虑，一部分特殊病人或某些检测方法会出现假阳性或假阴性。一方面，疾病的发展是一个动态过程，实验室一次检测数据只能反映疾病的某一阶段的瞬间变化；另一方面，现代临床医学所应用的诊断指标，很多并不具有高度的特异性，而且有些诊断指标被新的检测方法所取代。因此，借助理化方法所获得的参数并不能完全反映人体内部的病理生理全部过程或真实机制。由此可见，借助于现代仪器设备所检测到的数据并不是绝对可靠的指标。

中医临床诊断是采取谨察阴阳所在而调之。其诊察主要是通过感官来搜集人体的信息（现代临床中医师已广泛运用西医的理化检查来诊治病人），他们根据病人症、病、证的临床体征，把分散孤立的临床表现进行概括综合，构成一个总体形象。中医的辨证概念（八纲、六经、卫生营血、脏腑辨证）都是定性的，因此，他们所掌握的病人的整体动态情况是一种模糊模型，他们对疾病的认识虽不能深入到内部细节及过程，但是他们在某些情况下，把握了病人的总体状况。这种通过感官所获得的信息有严重的缺陷，某些对于西医通过理化检测手段可以证明机体内部的病理状态，如一个隐匿型肾炎患者，检尿有尿蛋白改变而无症状可辨的病人；又如一个症状消失而 GPT 异常的肝炎病人，对中医来说就无症可辨了。在治疗方法上，中医主要采取整体的模糊调控手段来纠正整体的失衡状态。西医因诊断不清而难以下手的病人，中医却能辨证论治。中医是运用由果析"因"的逆推认知方法，并借助于援物比类、司外揣内的思辨方法，把病症与以往有效的经验联系起来，并在治疗过程进行随机调整，因此中医的临诊方法充分显示了它的灵活性与高度的个体化与技艺化。这种方法使人们难以规范与掌握，只能"意会"，因此也使中医学的整个治疗机制不易用实证科学方法给予证实，这与西医临床决策的高度规范化、标准化、逻辑化形成了明显的反差。但是，中医这种整体调控方法也有它的长处。医生治疗的目的是帮助病人的身心重新趋于协调、平衡。以平为期的"平"字，有很大的弹性和运行空间，而且目标是相当明确的，这就有利于人们根据不同对象、不同疾病的具体特点，制定相应的最合理的调治方案。在医疗目标上，近似模糊的自然哲学"以平为期"标准，无疑有其优势，常更可取一些。① 这一体系的特点是主要瞄准十分错综复杂的"人"，倾向于对复杂的"证"作出整体调整。这一治疗体系使多重调控方案的选择和实施有了可能。另外，具有丰富经验的医师可以充分发挥他们的长处，他们可以独具匠心、自出机杼地组合成一个方剂，能应对各患者及其所患之病的具体特点，在复杂病症的治疗中，取得最佳的治疗效果。

中医从整体论出发来调整人体的阴阳平衡。阴阳所指的究竟是什么东西？这些年来中西医结合工作者正在致力于探讨"证"的实质，寻找证的客观指标。人们认为中医的阴阳是对人体生命现象所作的高度概括，但阴阳必然有其物质基础。人们认为阴阳的最基本属性是相互对立，因此就应该寻找在性质上或功能上互相对立的物质，并用数量来表达其多寡或偏胜程度。也就是说，要寻找在体内能起全身性的、广泛的、微量的、能起一定作用的、互相对立的高活性物质。人们终于发现一种物质，这是传递神经冲动信息的被称为"第二信使"的环核苷酸——cAMP（环磷酸腺苷）与 cGMP（环磷酸鸟苷）。这种物质广泛存在于各种组织和细胞之中，作用相反，而且多样化，符合普遍性原则和矛盾性原则。因此，有些学者认为这一物质就是阴阳学说的物质基础：cAMP 代表阴，cGMP 代表阳。但是，随着实验材料和测定数据的积累，人们发现有少数情况两者方向相

---

① 何裕民.中国医学的发展与中国文化的重建(引论).医学与哲学,1995(1)：8-11.

同,强弱不同。当然,要想把 cAMP 和 cGMP 作为阴阳的同义词代入每一种情况,企图把千差万别、千变万化的复杂情况简单化,是不现实的。因此,企图以某种物质作为阴阳的物质基础,并根据这一指标的数值变化来测定阴阳的偏胜,显然是曲解了中医阴阳学说的本质。总之,研究阴阳要从不同层次(器官水平、细胞水平、分子水平)进行研究,避免仅以一对矛盾来简单化地解释整个阴阳。事实上《黄帝内经》早已指出:"且夫阴阳者,有名而无形,故数之可十,离之可百,散之可千,推之可万,此之谓也。"(《灵枢·阴阳系日月篇》)。由此可见,深入探讨不同的阴阳调节模式,不但加深了对阴阳属性以至对阴阳本质的理解,也能促使人们进一步了解机体反馈调节能力的变化,更有利于治疗和了解其疗效机制。

三、唯象医学与实验医学

传统中医诊治疾病,主要是通过望、问、闻、切四诊方法来检查人体内部的病理状态。它认为人体内部的病理状态必然会通过各种表现形式反映到体表外部来,这就是《内经》所说的"有诸内,必形之外"。这种"以表知里"的方法,正是建立在整体论学说基础上的方法论。至于人体内部究竟发生了什么样的物理、化学以及结构上的变化,这不是主要的。中医认为只要考察外部的体征来进行辨证,然后通过种种医疗手段(药物、针灸、推拿、按摩、食疗以及其他种种自然疗法),可以使人体内部的病理状态得到纠正,使失去平衡态的机体重新恢复到正常功能状态。

西方医学自 16 世纪以后,走上了实验医学的道路,采用物理化学及定量分析的方法,认为人体的每一种疾病,都可以在器官、组织、细胞或生物大分子上找到形态结构或生物代谢方面的特定变化,因此人们通过物理学的、化学的方法与手段,能够检测到体内的结构或代谢方面的变化,确定出生物的或物理化学的特定原因。人们可以通过生物的、物理化学的医疗方法与手段来达到治疗疾病的目的。

传统中医的唯象医学方法与现代西方医学的实验医学方法对某些疾病来说,确能达到治病疗疾的作用,但也并不是说中西医方法使所有疾病的医疗问题都迎刃而解了。这两种医学方法各有所长,也各有所短。

首先,中医的这种以外测内的唯象医学方法能否达到祛病除邪的目的?现代科学技术方法论的发展,表明传统中医的唯象方法是与现代控制论中的黑箱方法是相一致的。中医由于历史条件的限制,不可能采取理化方法来提示人体内部的细节,它只能通过四诊法来收集病人的体征,同时借助四诊法来推断人体内部的病理状态,据此作为诊断治疗的依据。这在当时历史条件下确能达到诊疗疾病的目的。即使科学发展到今天,这种古老的方法还能发挥它独特的作用。

根据控制论黑箱方法,人们可以通过外部行为(输入和输出)的分析,来探索系统内部的状态,并通过对系统内部的结构和功能的认识来实现对其控制。医学研究对象主要是人体,人们所遇到的问题往往是不能打开的黑箱,用黑箱方法去研究这些复杂庞大的黑箱问题,的确是一种有效的手段。中医自古以来的研究方法,在思路、内容和形式上与黑箱方法有颇多相似之处。其实西医在某些场合下,也是采用黑箱方法的,如对精神病患者,由于不允许打开头颅,进行直接观测,人们只能通过外部行为反应,来诊断病情。巴甫洛夫在研究条件反射时,也是应用黑箱来推论大脑内部的联系,从而作出理论上的推论,确立了第一信号、第二信号学说及条件反射等大脑两半球的功能学说。

中医通过四诊法进行辨证施治,这实际是一种黑箱方法。考察黑箱就是通过观察和试验来研究黑箱的输入输出关系及动态过程。各种致病因素导致人体功能失调,可视为对人体黑箱的输入,医家从"四诊"所获得的病情资料,则可以认为是"输出",患病人体就是偏离常态的黑箱。医家在辨证施治过程中,无需了解病因实际是什么,也无需了解人体内部究竟发生了什么变化,只要通过人体所表现出来的疾病状态与正常状态的比较,找出偏离的性质和程度(病因在脏或腑、轻重、表里、虚实、邪正……),从而得出中医对该病人状态的认识。中医的证,即是中医临床的诊断模型;中医的脏象是关于脏腑的理想模型;辨证施治中的八纲、六经、六气、营卫气血、三焦、痰饮以及瘀血等等,是关于人体病理状态的模型。这些模型,并不是人体内的真实物理化学过程,但通过它可以把握人体黑箱的运动规律,并据此作为临床诊治的有效手段。中医通过四诊辨证掌握了疾病状态,便可作为调控的根据,在调控过程中,不断把人体经过调控后的状态与正常状态进行比较,决定进一步的控制输入治疗措施,完全不必要理会人体内部实际变化,可通过调控逐步减少或调整偏离状态,最后使之恢复常态。

中医对于方剂药物的认识,同样是采取不打开黑箱的方法。古代对中药方剂的研究,主要是通过药物方剂作用于人体后的反应状态来认识药物、方剂的性味和功能的。中医药物的主要内容——四气五味不是药物的理化概念,而是人体、药物黑箱输出的生物信息概念。古人不管药物的理化性质,把药物、方剂黑箱整个置于人体黑箱中去考察,从人体对它的反应去反推药理作用。中药方剂研究采用了这种黑箱方法,虽然需要千万次反复实践、对比和体验,但由于积数千年的经验,实际上已达到了临床治病的目的。中医对方剂的功效认识是在药物四气五味基础上,以阴阳五行为纲领,依靠疾病的特点配伍,采用黑箱方法,经反复验证而确定下来的。

这种方法存在一定的局限性。由于对人体内部及药物方剂的理化性能没有进行深入的分析和研究,因此中医对人体以及方剂始终保持着直观的猜测和概括笼统的认识。有些方面不得不以假想的联系来填补思维与理论上的空缺。正是由于中医对某些概念理论缺乏简单、明晰、准确的表达方式,临诊时缺乏统一的明确的定量指标,医生们临诊时常会出现意见分歧,治疗过程中疗效有较大的波动,疗效显著的案例缺乏重复性。总之,中医的临诊治疗不能完全摆脱偶然性。

西医的实验医学方法,采取严格的生物的、物理化学的检测手段,在临床诊疗时有明确的指标,因此,当人们通过检测手段掌握一定指标时,一般均能作出明确的诊断,医生间也较易统一意见,治疗效果一般也经得起验证。但是,目前的理化指标是否能揭示机体内部生理病理规律,这些指标是否完美无缺,还是值得商榷的。

实验医学采取分析还原方法。分析法即是从整体向微观层次深入,将人体分解成更小的单元加以研究。近代医学已深入到分子层次,认为很多疾病都可归结为基因的缺陷。对于整体来说,可以从不同层次分解为不同的元件。如果人们将不同层次的所有的元件参数全部掌握了,是否就能达到调控整体的目的?人体是一个巨系统,各层次的元件是无限的,企图掌握全部元件的参数是不可能的,而且是不必要的。机体所以能发挥整体功能,不仅是各个层次无数元件的综合,而且是不同层次相互协调的结果,不同层次不同元件相互关系的参数是更为复杂的生命现象,因此只从分析方法入手,无法检测到全部元件的参数,更无法处理各个层次元件间的错综复杂的协调关系。由此可见,单纯的分析法无法达到控制整体功能的目的。

贝塔朗菲(Bertalanffy, 1901—1972)认识到分析论的缺陷,他认为生物体是一个有机整体,是一个开放系统,生命本质不仅要从生物体各个组成部分去说明,而且要从生物体与环境的相互作用去说明。从一个有机体中分割出来的部分,截然不同于存在于整体中的部分。人们必须从动态中及相互联系中去了解有机整体。生物体是一个开放系统,机体通过不断地与周围环境交换物质、能量、信息的动态过程,以及与环境不断发生相互关系中,来保持自身的统一性、稳定性与有序性。近代科学研究的一个重要趋势是由分析法走向综合归纳方法。

实验医学的另一个还原论观点是认为机体的生命现象都可以用物理化学规律加以说明，人体的一切生理病理活动都可以用物理仪器和化学方法来加以定量检测。恩格斯对还原论早就作过评述："有机生命不能没有机械的、分子的、化学的、热的、电的等等变化一样。但是，这些次要形式的存在并不能把每一次的主要形式的本质包括无遗。"还原方法是研究生命活动的必要方法，但是，不能由此得出结论：认为生命运动"等同于"物理运动和化学运动。整个机体不同层次的理化运动既是同质的，又有质的差别。我们不能把细胞内的理化运动等同于器官内的理化运动，当然亦不能将器官内的理化运动等同于整个机体的生命运动，这里每一个层次上的理化运动都产生了升华，发生了质的飞跃，出现了新质。细胞不能还原为生命大分子，人体亦不等同于细胞的总和。目前，人们已从更广阔的背景，从更高的层次去考察人体的生命活动，人们已从还原论思维方法向综合整体的思维方式转变。

理化运动能否反映生命的某些运动规律？毫无疑问，生命活动包含着理化运动，但是，我们不能把每个时代所认识到的理化运动归结为生命运动的规律，各个时代的物理化学方法只能反映它那个时代人们的认识水平。回顾 17、18 世纪机械力学占统治地位的年代里，人们用机械论的观点来解释一切生命现象，今天看来是十分幼稚可笑的。那么我们今天所认识到的生命活动中的理化现象就能等同于生命运动规律？显然不能。今天我们所掌握的检测方法及物理仪器，只能代表我们今天的认识水平。今天所用的理化检测指标都具有相对性，只能反映人体某些活动现象。目前临床上所采用的理化指标，实际上也不是绝对的，并不具有明确的特异性。例如血清谷丙转氨酶并不是测定肝细胞损伤的唯一指标，凡是能导致组织细胞大量损伤的疾病，均可出现不同程度的转氨酶升高；又如血清淀粉酶并不是诊断急性胰腺炎的唯一指标。临床上原先采用的诊断指标，近年来已被淘汰而被新的诊断指标所代替，这说明人们今天所掌握的某些检测方法和临床指标，只能反映人们某一阶段对某一脏器、细胞等某一层次所认识到的理化现象，人们绝不能把这些检测方法所获得的指标绝对化，等同于人体内部真实的全部过程。随着科学技术的发展，今后其将被更完善的检测方法及诊断指标所取代。

总之，实验医学方法是认识人体生命规律的重要途径，是研究人体生命现象中必不可少的方法，但是，人体是集自然界各种自然运动于一身，由各种运动形式按一定的秩序相互联系组成一个庞大的系统,其复杂程度不亚于自然界和人类社会中存在的任何事物。单纯的分析法容易把人们的注意力引向局部而忽视整体;强调理化指标的绝对性往往会误导人们把相对真理绝对化。人体生命的各种规律,只有在运动与联系中,只有在活体与整体中才能表现出来。实验医学要发展,人们必须在采取分析与综合、局部与整体的有机结合过程中,在历史长河中逐步地揭开人体的生命规律,这就是辩证唯物主义的认识论。

第三节　中西医学对人体生命的不同认识

一、中西医解剖学起源及其归宿

我国古代曾否做过尸体解剖?根据史料记载,结论是肯定的。

我国古代的解剖学,最早记载见于司马迁《扁鹊仓公列传》中所介绍的上古时代名医俞跗。《史记》记载:"(俞跗治病)不以汤液醴洒,镵石挢引,案扤(抚)毒熨,一拨见病之因,因五脏之输,乃割皮解肌,诀脉,结筋,搦髓脑,揲荒爪幕,湔浣肠胃,漱涤五脏,练精易形。"从记载看,俞跗不仅是一个解剖者,而且是一个高明的外科手术者。从司马迁描写的文字来看,俞跗的解剖层次分明:先是割开皮肉,疏通经脉,按摩神经,接着拉开胸腹膜,抓起大网膜,随后洗浣肠胃,漱涤五脏。俞跗是上古传说时代人物,作者的描写可能已加进了西汉时期解剖学知识。

我国古代医学典籍《黄帝内经》可说是最早记载解剖知识的著作,在《灵枢·经水篇》中最早出现"解剖"两字,"若夫八尺之士,皮肉在此,外可度量切循而得之,其死可解剖而视之。其藏之坚脆,腑之大小,谷之多少,脉之长短……皆有大数。"《内经》中的《肠胃篇》《经筋篇》《骨度篇》《脉度篇》等,都有记述解剖学的内容,其中对人体骨骼、部位、脏腑、血管等,均有长度、重量、体积、容量的记载。《灵枢·肠胃篇》记载了口腔至肛门消化道器官的长短、大小、容积、重量,其描述大体是正确的。特别值得指出的是《灵枢》所载的食道与肠管长度的比例为1∶35,与我国解剖学教科书实测相一致。这表明古代先民曾对尸体做过实际测量。

公元16年,王莽时代太医尚方与巧屠曾对翟义党徒王孙庆等的尸体做过解剖,还做过度量五脏,并以竹筳导入脉管,探测其终始。这份由杀戮而制得的早期解剖史料,因年代久远而失传了。

公元1041—1048年,宋朝官员杜杞在杀戮欧希范、蒙干等人时,曾有宜州推官吴简对尸体进行过解剖,并由绘工宋景将尸体所见绘成《欧希范五脏图》。虽然此图已经失传,但在有关资料中尚保留了一部分内容。从所载文字来看,谓肺下有心、肝、胆、脾,胃下有小肠,小肠下有大肠,小肠莹洁无物,大肠含有滓秽。大肠之傍有膀胱……肾有二,一在肝之右微下,一在脾之左微上等等,对肝、肾、心、大网膜等解剖位置和形态的记载基本正确。此外,还记载蒙干生前患咳嗽,肺胆俱黑;欧铨少得目疾,肝有白点。这些有关病理解剖的描述也比较符合实际,这次解剖观察所记载的内容,也有许多错误,如认为喉咙排三窍,主水、食、气,显系错误。还有若干记载纯属臆说,如谓心有窍无窍,有毛没毛,各不相同;肝有一、二、三、四、五叶,也各不一致等等,从上述谬误中,可见当时的尸体解剖,操作过程是十分粗放、仓促的。

北宋杨介所著《存真图》,是杨介根据泗洲处死的犯人尸体解剖绘成的。此图对人体胸、腹、脘内脏的正面与背面、右侧胸、腹腔及其主要血管关系,横膈膜及在其上穿过的血管、消化、泌尿、生殖等系统,都作了较《欧希范五脏图》更为详细正确的描述,可惜此图也亡佚了。然而在后代医学著作如高武的《针灸聚英》、杨继洲的《针灸大成》以及元代孙焕在 1273 年重刊的《玄门脉诀内照图》中,保留了《存真图》的部分资料。

我国解剖史上成就最大的当推清代王清任所著的《医林改错》(1830)。王清任研究解剖学的动机在于"业医诊病,当先明脏腑",否则"本源一错,万虑皆失"。当他研究古代的一些脏腑书籍和图形后,发现里面存在不少矛盾与错误之处,于是他感慨地说:"著书不明脏腑,岂不是痴人说梦;治病不明脏腑,何异于盲子夜行!"由此可见,他研究解剖学的主导思想是十分正确的。王清任在《医林改错》中纠正了古人许多错误,同时他还发现了许多过去医书上从未提到过的重要内容,如腹主动脉、上腔静脉、颈总动脉、肾动脉、肠动脉、幽门括约肌、胆总管、胰脏、十二指肠的入口等,他还发现了视神经,并指出视神经与脑的关系,他又肯定了人的记忆不在心而在脑,这是很大的进步。在没有尸体供他解剖研究时,他曾饲养家畜作比较解剖实验,这是十分可贵的。当然《医林改错》中也存在不少错误,如他误认为"心无血",头面四肢按之跳动者皆是气管等。王清任与其前代相较,无疑是作出较大贡献的学者。但是,他与西方解剖学者的成就相比较,就明显显得粗疏了。王清任的解剖方法是十分粗放的,他在强大的封建礼教压力下,不可能对尸体进行仔细剖割,当时他只能在义塚堆中,根据犬食之余的残缺不全的儿尸进行观察,他仅仅是以棍棒拨弄来观察已经腐败的尸体,不可能对精细结构进行观察研究。因此,《医林改错》所记载的解剖知识,与西方解剖学者所取得的成果是不可相比的。

回顾中国古代解剖学史,中国的尸体解剖虽然起步较早,但始终没有成为一门系统的科学,究其原因有两个方面:一方面,儒家封建礼教的束缚,认为"身体发肤,受之父母,不可毁坏,孝之始也";且刑律规定,不能剖尸验病,把这视作对死者的伤害。如南朝唐赐的事件:唐赐因死前吐了20多条虫子,他的妻儿按照他生前的嘱咐,死后解剖了他的尸体,统治者以"不孝不道之罪"桀杀了母子。从此人们就不敢以身试法。由此可见,封建礼教是阻碍我国解剖学发展的主要原因。另一方面,中国医学的整体论观点,使得医学家没有获取解剖知识的要求。医学家从整体观出发,不必追究人体内部结构上的改变,即使不明脏腑,医生依然可以临诊处方治病。因此,中国的临诊医学不可能成为推动解剖学发展的因素。在方法上,由于封建传统历来轻视生产技艺和实验观察,知识分子习惯于从书本上学习知识,缺乏动手的习惯与能力。中国历史上虽有几次尸体解剖壮举,看来执刀者大都属仵作之流,医者并未亲自剖割。因此留传后世的解剖图都比较粗略,一般仅示脏器分布部位,未对细部进行剖割研究。此外,中国的动物比较解剖始终没有获得发展,是因为动物解剖对读书人来说,更属不屑为的"雕虫小技"。西方早期对人体解剖也受到种种限制,许多学者致力于动物解剖,在动物解剖的基础上,对结构有了比较系统的知识,随后再进行人体解剖,使得解剖学向精细微观发展。但是,在中国的历史典籍中,却很少见到有关动物解剖的资料。总之,在古代封建社会中,中国解剖学在当时的文化与科学背景下,成为一朵不结实的花朵,始终没有形成一门成熟的系统科学。

西方的解剖学是在西方文化背景下形成发展起来的一门科学。

在古希腊时代,希波克拉底的整体论医学,尚未对人体进行分析研究,当时人体解剖学处于萌芽状态。自从德谟克里特建立原子说后,西方科学向结构主义方向发展,解剖学也获得了发展。亚历山大医学成为解剖、生理学发展的摇篮,出现了希洛菲列(Herophilus,前335—前280)和埃拉吉斯塔特(Erasistratus,约前310—前250)两位著名解剖生理学者。希洛菲列发现小肠的起点部分大约有12个指头那样长,故命名为"十二指肠",他还发现并命名了前列腺,研究了眼的结构,描述了睫状体、玻璃状体、视网膜和脉络膜。他还观察了乳糜管和淋巴。他对肝、胰、唾液腺进行了研究,发现了舌骨。希氏首先鉴别了感觉神经和运动神经。他是最早研究脑和脊髓解剖的人,查明了神经和大脑以及脊髓的关系,还查明了神经的经路。他还记述了脑脊膜、第四脑室。迄今解剖学上的"写翻"和

"窦汇"仍以他名字命名。希氏区别了神经和血管,他认为动脉搏动是心脏所致。他是西方最早的脉学家,对心脏搏动引起的动脉节律潮进行了研究。他是当时唯一研究女性解剖学的学者,记述了女性的卵巢和输卵管。埃拉吉斯塔特被人们尊为生理学创始人。他最早进行新陈代谢实验,他给大脑、小脑命名。他认为心脏收缩和舒张是由其内在力量所致。他给三尖瓣命名,记述了半月瓣的功能,描述了室壁之间的腱索,他认为动静脉之间有看不见的管相通。

西方古代医学集大成者、罗马医学家盖仑做了许多动物解剖,并开创了实验生理学之先声。他认为解剖学是医学的基础,解剖学对于医生犹如设计图对于建筑师。由于当时禁止人体解剖,所以盖仑的解剖大多来自动物,他通过猿的解剖发现了许多前所未知的解剖生理知识。他最早发现大脑大静脉、胼胝体、第三和第四脑室等。他区别了脑神经和脊神经,指出前者司感觉,后者司运动。在十二对脑神经中,他区分出了七对脑神经。他还描述了交感神经。他认识到心脏由肌肉构成、血管有内外膜两层。他研究了脉搏,观察到不整脉,并创用收缩期和舒张期二词。盖仑是首先从解剖结构出发研究生理及病理学的学者。他结扎动脉或静脉观察结扎后对脉搏的影响,证明动脉内含血而不是空气,改正了前人的错误。他还作了不同水平切断脊髓的实验以观察各种麻痹。他切断猪的喉返神经发现猪失音,证明了喉返神经的功能。他研究解剖结构,目的是探索各种疾病时器官结构上的改变。他认为"每一功能的变化都与一个器官的损害有关;反之,器官的每一损害结果都使功能发生变化"。他把病理症状建立在局部器官病理变化上。这为后世医学的发展开辟了一条新思路,也为后世西方医学体系的建立奠定了理论基础。

16 世纪维萨里的七大卷《人体之构造》,可说是奠定西方解剖学的一部划时代著作。盖仑的解剖学大多来自动物(猴与猪),维萨里则直接来自人体,他改正了盖仑 200 多处错误。维萨里在该书的最后附有"活体动物解剖",其中记述了许多出色的生理实验。他改正了盖仑有关心脏结构的错误认识,为 17 世纪哈维发现血液循环论奠定了结构基础。总之,现代解剖学教科书中的内容,绝大部分为维萨里所发现。

对照中西医解剖学的发展,可知西方解剖学的发展是思想解放运动的产物。亚历山大时代解剖学的发展,是由于亚历山大托勒密王朝提倡学术自由,大力支持科学发展,允许尸体解剖。自公元 5—15 世纪,由于基督教的黑暗统治,科学技术受到严重的扼制。待到文艺复兴时期,由于生产力的发展需要科学技术,人文主义学者首先起来反对宗教神学,主张个性解放,把人作为思考研究的中心。解剖学正是文艺复兴时代学者达·芬奇、拉斐尔等普遍关心的学科。对比之下,中国长期受到封建思想的束缚,尸体解剖始终属于违禁的行动。另外,西方医学沿着结构功能统一论的观点发展,临床医学家需要从病人的种种病理体征表现来寻找内部器官结构上的改变,因此促使解剖学的发展。这表明西医解剖学的发展,是在西方文化背景及科学技术基础上发展起来的一门科学。两种文化背景的差异导致中西医走上了不同的道路。

二、中西医不同的人体观

1. 中医的人体观

中医的人体观,于古代经典著作《黄帝内经》中已基本概括,后世医家主要是根据《内经》的指导思想从事临床实践的。

整体论是《内经》指导思想的核心部分。

所谓整体论,包含两个内容,一是人体本身各部分互有联系,是一个不可分割的整体;二是人体与所生活的环境(自然的、社会的)密切相关,并且强调人体与自然环境相适应。

《内经》认为人体的各部分都不是孤立的,而是彼此相属、互有联系,这种联系表现在生理病理各个方面,认为脏腑不仅在生理病理方面发生联系,而且脏腑的活动会反映到体表肌肤五窍,并各有对应关系,如心合小肠,主血脉,开窍于舌;肺合大肠,主皮毛,开窍于鼻……《内经》认为五脏六腑的生理病理状况,可以反映到颜面、口、舌、眼、耳等相应位置,故人们通过颜面、口、舌、眼、耳各个部位的考察,可以知道内部脏腑的疾病。《内经》还发现通过寸口脉可以诊察全身疾病。《素问·五脏别论》谓:"气口成寸,以决死生。"这是因为肺主一身之气,气口为手太阴肺经所出之处,又兼"肺朝百脉",聚汇于气口,故通过气口脉象可以反映全身气血之盛衰,脏腑之病变。又如中医谓眼之各部分(五轮八廓)与脏腑的生理病理有联系;近代耳廓相应部位也与内脏的疾病有联系。这种将内部脏腑与体表相应部位相关联的理论,至近代科学技术的发展始为人们所理解。

自从我国学者张颖清提出生物全息律后,中医的大(整体)小(局部)宇宙相应说才找到了科学的根据。张颖清认为生物体每一相对独立部分是整体成比例的缩小,如一片叶子、一个果子,人体手掌五指,都是整个植物或人体的缩影;人体任何一个相对独立部分(手、耳、鼻等等)的穴位的分布恰像一个人的整体的缩影。甚至一个细胞,内含人体全套遗传密码,是人体整体的缩影。张颖清认为这是整个生物结构的基本自然法则。因此,近代临床使用的耳针、鼻针、面针、足针等针灸疗法以及舌诊、寸口脉等,不仅是古代医学整体论的发展与延续,而且也得到生物全息律的证明,表明这种以外测内、以外治内的诊疗方法是有生物学根据的。

整体论思想的另一个内容是天人合一观。它的具体内容是阐释人和天地自然也是统一整体,是息息相关的。《内经》十分重视人和天地自然的联系,认为人必须和自然界统一、和谐。人体的生理活动与四时天气变化是相适应的,它随着四季寒热温凉的变化作出相应的调整。《内经》认为疾病的流行也与季节有关。四时气候变化的正常与否,直接影响人体健康和疾病的流行。《内经》七篇大论中阐释的五运六气学说,可说是把人体的生理病理活动推演到更为广阔的时空背景上来加以发挥的。运气学说已注意到天地万物包括生命体都受大自然气运的影响,它的立论基础高度突出"天道—气化—物候—病候"的关系,强调人体是一个开放的小巨系统,和宇宙大巨系统是息息相通的,并指出人与天体相通于周期节律的相应。[①] 近代气象学家、天文学家、地质学家的研究证明,大小宇宙是息息相通的。如天文学家证明月球、太阳对地球上的生物以及人类生老病死都存在深刻的影响。由此可见,《内经》所阐发的大小宇宙息息相通的理论是有充分客观根据的。

《内经》认为人体健康和疾病,与地理环境也有密切关系。《素问·异法方宜论》指出,各地流行的某些疾病,是由于"地势使然也"。《内经》已明确到各地的地形、水文、气候等地理条件的不同,使得各地居民有不同的生活习惯,进而认识到由于环境和生活习惯的不同,往往会影响到人体健康状况,因而会产生不同的疾病。医生治病应采取因地制宜的方法,才能取得较好的疗效。近人已有医学地理学的专著问世。虽然,《内经》所阐释的内容显得概括、笼统,但它为我国医学地理学的确立提供了基本原则,对后世医学的发展仍有指导意义。

中医人体观另一个特点是朴素辩证观。阴阳五行学说是古代的一种哲学思想,是古人认识和解释客观世界的思想方法和理论武器之一。

所谓阴阳,是人们认识事物的一种方法,是古代人民把复杂事物概括地分为互相对立而又互相统一的阴阳两个方面,是古代的一种朴素辩证法。"五行"是古人认为客观世界是由木、火、土、金、水五种物质构成的;这五种物质并非孤立的,而是相互依存和彼此制约的;古代人通过五行的相生相克关系以说明事物的

---

① 杨力.中医运气学[M].北京:北京科学技术出版社,1995:6.

运动发展变化。古代医学运用阴阳五行学说来解释人体的生理、病理现象,把阴阳对立统一看成是宇宙间万事万物产生、发展、变化的普遍规律,当然,人体的生理病理变化也不例外。《内经》指出阴阳不但互相依存,而且在一定条件下是互相转化的,在正常情况下,人体的阴阳两个方面是平衡的,一旦平衡遭到破坏,人体就会生病。由于阴阳偏盛偏衰,造成各种疾病,从某种意义来说,治病就是调整阴阳,使人体恢复到"阴平阳秘"的健康状态。《内经》运用五行学说的关键不在于金、木、水、火、土五种物质本身,而在于用它们的不同属性和彼此间的生克关系,来分析人的生理病理现象,并以五行作为说理工具,来剖析病因、病理过程。《内经》认为各个脏腑之间的功能要维持平衡,既不能不及,也不能太过,为了防止某一脏腑功能的太过,就必须有所制约,否则就会产生疾病。《内经》所谓的"亢则害,承乃制,制则生化",就是表述这个观点。《内经》常用五行生克来描述疾病的传变并推论生死的说理工具。《内经》中的五行学说,是一种具有东方色彩的、普遍系统论的原始理论,其中包含着一些与现代系统论相一致的基本原则。

中医的人体观,脏腑经络学说也是中医理论中的一大特色。经络学说是西方医学中所未曾论述的内容。经络在人体生理上的作用是运行气血、沟通五脏、六腑、四肢、百骸、九窍、皮毛、筋肉等通路。在病理上是传导病邪,在治疗上是发挥药物性能和感受针石刺激的通络。经络学说不仅是中医生理学的理论基础,更是针灸治疗时循经取穴的治疗依据,许多外感病和内科杂病的辨证论治,离不开脏腑经络学说。

中医的人体观,特别强调精神因素和社会因素对人体的影响。《内经》谓:"得神者昌,失神者亡",把有无健旺的精神看成有无生机的关键。《内经》认为五脏是产生情志活动的物质基础,若五脏发生病变,就会引起不正常的情志反应;反之,精神因素对人体健康与疾病也产生深刻的影响。中医在分析病因、病理时,除了注意外邪的侵袭和人体正气的盛衰外,特别注意人的精神因素和社会因素,认为喜、怒、忧、思、悲、恐、惊等情志活动过度,就会影响气血运行,使人体机能活动失调,因而产生疾病。人的社会地位的改变、生活遭遇的不同,直接影响人的情绪,造成心理上的损害而导致疾病,影响人的健康和寿命,所以《内经》主张控制喜怒忧思等情志,要求节制各种嗜欲,保持心理上的健康。《素问·上古天真论》主张:"恬淡虚无,真气从之,精神内守,病安从来。"故中医治疗除采用药物、针灸疗法外,也注意心理疗法。

中医在两千多年前,形成了整体、综合、系统、矛盾、动态的人体观,它指出了人体生命活动以及人与自然的相互关系,它勾画了一个朴素的人体的总的画面。由于它没有对人体的内部细节以及人与自然相互关系进行具体的研究,因此,它对人体的认识未能向纵深方向发展,这有待今后以现代科学方法给予进一步阐发和提高。

2. 西医的人体观

古希腊希波克拉底的人体观是以整体论作为指导思想,由于他对人体没有进行分析研究,因此他所掌握的人体图景仍是笼统的,且由于对细节缺乏了解,因此也不能很好地把握整体,指导临诊医疗实践。

15 世纪以后,文艺复兴时代的科学家不再满足于对人体的思辨的笼统的解释,开始对人体进行分析研究。16 世纪维萨里首先进行人的尸体解剖,真实地描述人体的构造。17 世纪意大利的莫干尼首先系统地描述了正常器官和病理器官在解剖学上的不同表现。法国医生比沙把人体组织分为 21 种,在组织结构上追究疾病所在的部位。19 世纪魏尔啸找到了疾病时细胞层次上的变化,确立了细胞病理学。这种探求人体结构的研究,容易把人体各部分和各过程孤立起来,使人们只"看到一个一个的事物,忘了它们相互间的联系;看到它们的存在,忘了它们的产生和消失;看到他们的静止,忘了它们的运动"①。这种研究方法,虽然对局部细节的认识较之前有了更多的了解,但是人们却把整体的联系和发展给忽视了。

17 世纪以后,由于物理学的进展,特别是机械力学的进步,人们试图用机械论来解释人体现象。英国的哈维根据维萨里的发现,把心脏比作水泵,阐释了血液循环学说。意大利的波累利(Borelli G. A.,1608—1679)企图彻底应用机械原理来研究肌肉和消化功能。笛卡儿用机械力学来说明人体的各种现象。法国医生拉·美特里发表《人是机器》(1748),认为人和动物的区别只不过多了几个齿轮和几根弹簧。这些类比无疑是牵强附会的。这种把人体当作机械系统的观点,不能解释事物的多样性,也不可能引导医学揭示复杂的生命运动和内在联系。

18、19 世纪,随着自然科学特别是化学的发展,人们试图揭示人体的物质代谢和能量代谢的规律。迈尔(Mayer J. R.,1814—1878)推论人体所摄入的食物中所含的化学能可以转化为热能,赫尔姆霍茨则相信所有自然现象(包括生物)

---

① 马克思,恩格斯.马克思恩格斯选集:第三卷[M].北京:人民出版社,1995:360.

都可以转化为物理现象,并第一次给出了能量守恒的数学公式。人们从解剖结构进而研究人体内部的能量转化问题,探讨人体内的同化、异化、催化等新陈代谢等生化过程,对生命现象及其活动本质有了进一步的理解。

近代医学对人体的理解,由结构到功能,由物质到能量,分析越来越加深入,可是在总体上仍未摆脱机械论的影响。当时,人们认为,只要将人体分解部分的知识加起来就是整体的认识,了解了有机体的具体的理化过程,就可以掌握它的整体效应。这种认识显然没有摆脱形而上学机械论的思维框架。

19世纪后半叶开始,西方医学开始对人体的活动作整体水平的综合研究。伯尔纳试图从生物化学角度来研究机体的整体统一性,认为生理过程是身体各部分相互联系、相互制约的整体作用过程。坎农提出"内稳态"概念,他用大量的实验论证了机体是许多对立物质过程的统一体,健康是这些对立过程的统一,机体呈稳态状态;疾病则是统一性的破坏,表现为稳态的破坏。加拿大的塞里(Selye H.,1907—1982)从内分泌角度揭示人体存在着整体调节机能。巴甫洛夫证明人体是在大脑皮层统率下进行的整体活动。这个时期人们由分析研究转向分析与综合相结合的研究。

进入20世纪特别是50年代以来,人们对人体各层次的对立统一关系的认识日渐深化,从而又推动了在整体水平上的系统综合。人体能以一个整体在自然界中生存,并能在迅速变化的外环境中保持稳定,神经系统和体液系统在调节与控制系统中起了重要的作用。20世纪维纳(Wiener N.,1894—1964)用控制原理来研究人体的调节活动,认为人体的各种功能调节是一种带有反馈回路的闭环控制系统。在人体的调节控制过程中,存在着物质和能量的转换。正常人体的各种生命现象,如新陈代谢、生长、遗传、运动、感觉、思维意识等,都有其信息传递、处理和反馈的过程。以普里高津为首的布鲁塞尔学派提出了耗散结构理论,认为系统在远离平衡态时,其热力学性质与平衡态、近平衡态有着重大的原则区别。他们在概括性质极不相同的系统的进化过程中,认为不管是化学、物理、生物甚至社会系统,只要是在开放条件下,当进入远离平衡态非线性区,且系统中某一参量变化达到一定值时,通过涨落系统就可以发生突变,由原来的无序状态变为有序的新结构。

人们对人体进行深入分析和系统综合研究,逐步认识到人体不仅是一个复杂的大系统,而且是从属于环境这个更大系统的组合部分。人类是在与环境保持动态平衡中生存和发展的。环境包括自然环境和社会环境,人们为了自己的生存和发展,不断开发和利用自然物资,也不断发展和改造社会结构,同时也在改变和发展着自己本身。

20 世纪 20 年代贝塔朗菲强调要把机体作为一个整体系统来考察,他认为生物的基本特征是组织,对各个部分和各过程进行研究的方法,不能完整地描述生命现象。他把生命的本质归纳为以下四点:一、整体性。生命是一种复杂结构的整体,这个整体是一种开放系统,生命的本质不仅是人机体各组成成分的相互作用,而且要从机体与环境的相互作用中说明,系统理论是把整体理解为整体、部分、环境三者的辩证统一。二、动态结构。有机体是以其组成物质的不断变化为自身的存在条件,这种动态结构具有自我调节性。三、能动性。机体是一种能够主动实现维持生存的内在要求的能动系统,而不是只对外界刺激作出被动的反应。四、组织等级性。生命现象表现在机体组织所有层次和整合之上。要研究它就必须在不同层次上加以研究,人体的科学知识是由微观、宏观不同层次的知识组合成的。

自然科学特别是生物学、医学的进步和系统理论的出现和发展,为人们从总体上认识人体提供了有价值的科学材料和科学思想。人们从分析与综合的水平上来研究生命的特征,特别着重于各层次之间、各层次内部各组分之间、各组分及各层次与人体整体之间,人体作为整体与人所处环境之间的相互联系和相互作用,以及由此而引起的变化与发展,并从这些关系和变化中来把握人体的特征和本质。

迄今人们所知的人体观,可归纳为以下四个特点和内容:

①人体是具有多层次结构的统一整体;②人体是矛盾运动的自动控制系统;③人体是各种自然运动形式的统一体,它集自然界机械的、物理的、化学的、生物的各种运动于一身;④人体是一个开放的复杂的巨系统,人体整体及其内部的子系统,分别与外在环境不断地进行物质、能量、信息的交换。①

现代自然科学的发展,加速了人们对人体的认识,正如恩格斯所指出的那样:"我们现在不仅能够指出自然界中各个领域内的过程之间的联系,而且总的来说也能指出各个领域之间的联系了,这样,我们就能够依靠经验自然科学本身所提供的事实,以近乎系统的形式描绘出一幅自然界联系的清晰图画。"②

当代生命科学已依靠对人体的认识描绘出一幅比较清晰的图画,但是,迄今

---

① 彭瑞骢.医学辩证法[M].北京:人民卫生出版社,1992:27-46.

② 马克思,恩格斯.马克思恩格斯选集:第四卷[M].北京:人民出版社,1972:241-242.

临床医学却仍以生物医学模式作为指导思想,主要采取分析的方法从事诊疗工作。因此,临床医学家仍未摆脱分析还原论思想的框架,这是影响当代医学发展的主要思想障碍。

三、藏象与脏器

中医的藏象与西医的脏器具有截然不同的内涵,如果用西医解剖学上的脏器概念去理解中医的藏象,就会曲解中医藏象的实质。

中医的藏象是否包含有解剖学中脏器的实体? 在中医早期解剖学发展史中,古代人民对解剖所见的某些脏器并加以确认命名时,中医所指的五脏六腑包含有解剖学器官的内容。但是,从中医的理论体系及临床实践来说,中医的藏象学说却摆脱了器官实体的内涵,成为一个完全不同于西医脏器的一个独特的概念。

藏象学说是中医理论体系的核心之一。藏象所指的究竟是什么?《内经》的藏象学说是根据粗略的解剖观察和功能的外在表现而提出来的。但是,自《内经》提出藏象概念后,在中医学术发展史中,医家在实践过程中对藏象的认识也是在不断的发展中逐步深化的。唐王冰曰:"象,谓所见于外可阅者也。"明代张景岳给了藏象一个比较明确的定义:"脏,藏也……象,现象也。藏居于内,形见于外,故曰藏象。"① 至 20 世纪 50 年代,《中医学概论》谓藏象"是指人体内各个脏器所表现于体外的各种现象……并不是指脏器的本身,而是指体内脏器所表现于体外的各种现象";"也就是在人体表面的各种生理病理现象,都可以根据它的特点,把它归纳到各个不同脏器的作用范围。"②"藏象"一词,本身具有由外在信息(象)推知内在情况(藏)的方法论含义,也即是中医习用的司外揣内的方法。

藏象学说所指的脏腑,即五脏六腑所指的外在的表现,即是指人体外部的五窍、肢节、皮毛,认为这些是五脏的外候,是五脏功能在体表的反映,所谓"视其外应,以知内脏",人们可以根据这些组织反映的活动,来推断内在脏腑的功能。五脏之间存在相互滋生、相互制约关系,把人体各种组织的功能构成一个整体,使生命运动处于平衡协调状态。不仅如此,脏腑的功能活动与四时存在一定的对应关系,五脏之气在四时变化中也各有主司。中医根据五脏功能的特色及其适应四时变化的关系来认识脏腑的生理病理活动。

总的来说,中医对脏腑的认识,不是一个解剖生理概念,而是将脏腑活动放在大自然的时空背景下来综合概括人体的生理病理活动。医生通过外在的体征

---

① 张景岳.类经[M].北京:人民卫生出版社,1965:33.

② 南京中医学院.中医学概论[M].2 版.北京:人民卫生出版社,1959:53.

表现,不仅仅拘泥于认识内部哪个具体脏器结构上发生了哪些变化,而是通过它去了解机体的整体状态。人体外部的病理表现,是人体内部机能异常时输出的信息,它能反映人体内部脏腑的病理状态。中医对这些病理信息进行分析研究(临床症状),并通过各种治疗手段,来达到纠正人体内部脏腑的病理状态,使之重新恢复到生理状态。

中医的藏象学说还包含有更深一层的含义。因为藏象学说不仅是临诊治疗的认识论,更具有方法论的指导意义。中医根据藏象学说的理论指导,作为临诊应用方药及针灸取穴的依据。例如当人们观察到人在外感风寒时,出现恶寒发热等表证,以致毛孔不能开放(肺主皮毛),汗液不得透泄,这时常伴见肺的证候,如咳嗽、喘息、吐痰等,治疗通过宣肺解表,使肺的证候和恶寒发热等表证一并治愈,从而悟到肺与皮毛的关系,总结出肺具有外合皮毛的功能。又如当病人脾胃消化不良时,常见肌肉消瘦,这是气血不能濡润肌肉,通过调理脾胃,资助气血化源,能使肌肉丰满;再如当患者骨骼受到损伤,用补肾方法治疗,能使骨折加速愈合,这样确立和验证脾主肌肉、肾主骨的理论。又如藏象学说认为脾主运化,主升清;胃主受纳,主降浊,因此中医临诊治疗时,认为脾气要升,胃气要降。这种有关脏腑升降的理论与方药升降的认识是在统一的理论框架中构建的。这里不仅仅建立了主从二维关系,其中介入了方药的应用,以此来反证并验证其主从关系。离开了临诊实践就不可能获得对藏象真实的认识。这种认识类似于通过三棱镜折射后反映的事物之间的关系,三棱镜后的图像及其真实面目则难以看清。因此,人们对人体内在的客观过程以及方药的治疗机制,虽然无法直接获知,但可以通过折射的画面来诊治调控人体。长期以来,中医就是通过这种理论思维来临诊处方。离开了藏象学说,临诊处方用药就失去了准绳;而方药的功效也只能通过藏象的实践检验才能反映出来。由此可见,中医的藏象学说,不仅仅是机体内部与体表外部之间病理生理学上的二维联系,更重要的是有方药参与的三维关系。这种通过三棱折射所呈现的画面,人们没有能看到事物的真实面目,其中所构建的联系,难免有许多假想的成分,这种虚假与真实混杂、精华与糟粕并存的内容,需要人们在今后临床实践与科学研究过程中加以鉴别。

西医的脏器是解剖学上的实体,西医的生理学与病理学是在结构与功能统一论的思想指导下建立起来的。16世纪维塞里在解剖学上的一系列发现,使人们在器官层次上了解人体的构造。17世纪哈维就是在维塞里对心脏结构认识的基础上提出了血液循环学说。18世纪莫干尼从事尸体解剖,发现死亡病人器官异常变化,从而确立了"病灶"概念,认为每一疾病都有它相应的病变器官与局部损伤部位。这就从正常的结构功能基础上进入病理状态时结构与功能的改变。西医的临床诊断就是以结构功能统一论为依据的,病人的一系列临床症状,通过一系列的理化检查,最后落实在某一脏器、某种组织细胞结构上的改变。西医的疾病分类的主要依据是解剖结构、病灶位置、病理变化以及致病原因。

西方医学从宏观层次深入微观层次,从器官—组织—细胞—分子—基因,始终沿着结构功能统一论的指导思想发展。西方医学从各个层次考察人体的生理病理活动。西医认为,人体一定的结构必然表现出一定的功能活动,结构决定功能的特性。正常结构是正常生理活动的基础;结构上的改变导致功能上的障碍。人们不仅可以从结构来认知器官的生理功能,还能从结构上的病变来测定功能的异常改变。另外,人们也能从功能的异常改变(症状)来推测结构上的变化。结构论使西医在疾病诊断治疗上有明确的针对性,有时确能起到立竿见影的效果。但是,结构论也给人们带来某些片面的认识。结构论往往导致局部论,促使人们越来越关注局部形态(结构)与功能改变,忽视整体功能正常的全身性反应。西方医学通过物理、化学检测手段来测定内脏器官的特定病灶与位置,通过理化与生物学方法来确定特定病因。治疗上或采用外科手术切除病灶;或采用特异性药物来消除理化病因;或用特定的抗生素、磺胺药消灭特异的致病菌。西医对于那些找不到特异性病理改变或全身性功能紊乱的疾病就显得无能为力了;此外,对于原因不明的疾病或众多复杂病因造成的疾病也会束手无策了,往往无法采取针对性的治疗方法。虽然现代医学已开始重视人体的整体特性,但临床医学家在诊疗疾病时,往往仍以上述思想方法进行操作,而这种方法论给医家带来了一定的局限性。

第三章　对中医理论体系的再认识

中西医文化的撞击实际包含着中医文化与西方医学文化之间的交锋、交流以及比较和交融等几个方面。由于时代和科学技术的发展变化,中西医文化的撞击在内容和形式上呈现出阶段性和长期性的特点。其中对中医理论体系科学与否的争论,自西医进入以来一直延续至今,从未停息。近些年来,社会上刮起一股取消中医的浪潮,其中最令人震惊的言论认为,中医不科学。他们认为"科学只有一种,真理只有一个",医学科学也应该只有一种,现代医学(西医)才是真正的科学医学。这种观点有相当大的市场。一般群众也认为中医理论模糊不清,说理玄乎;西医理论精确明白,有根有据,有一系列实验数据作为依据。否定中医者中还有一批著名的学者、院士,他们也坚持这样的论点。同时,社会上还有一些欺世盗名之徒,他们既不懂中医,也不懂西医,或许略知皮毛,却到处写文章、作报告,在社会上瞎起哄,高喊要废除中医,企图将中医逐出我国医疗体制。一批著名的中医学家对此表示十分的气愤。因此,如何在更广阔的视野运用现代科学的发展观念来论证中医是什么样的科学,说明中医合乎科学原理,是研究中西医文化撞击的题中应有之义,也为在当代推进中医义化复兴打下一个极为重要的基础。

第一节 现代的科学观

一、现代科学的认识与追求

自 17 世纪以来,伽利略、牛顿所建立起来的经典力学取得了一系列的成就,经典力学成为现代科学的基石,因此科学家们深信经典力学具有普遍真理的意义。普遍真理是放之四海而皆准的,是指导实践且不随时间、地点的改变而改变的原则。拉普拉斯(Laplace P. S.,1749—1827)认为,宇宙就像一个时钟,按确定的、必然的规律运转,如果人们能确知宇宙的一切初始条件,他就可以根据宇宙规律去准确推测宇宙的过去与将来任何时刻存在的状态。现代科学追求预测的准确性,因为只有准确的预测才能指导无误的技术操作。现代科学家深信,普遍知识可以用数学语言表达,利用物理的基本原理来加以说明。

现代科学认为,最重要的是认识事物的途径,认清构成事物的基本单元,只要把构成事物的基本单元认识清楚了,就把这个事物的本来面目认识清楚了。一旦认清了基本粒子、场这些东西,也就认清了整个宇宙。现代医学家认为:一旦我们认清了人体的基本构成单元———基因,也便认清了人体的全部奥秘,就能掌握生命的规律;而一旦人们认清了人体的生理、病理现象,也就掌握了生、老、病、死的规律。

现代科学家深信,最理想的知识就是把一切知识都奠定在物理学的基础上,知识的统一论与还原论是相互依存的。根据还原论的观点,物理学是最精确、最真实的理论知识。过去认为各自独立的学科,最后可以汇合于物理学,成为一种统一的学科。人体的生命科学,最后也能还原并统一在物理定律内。世界上有多种分离的科学,它们最终会逐步联合统一起来,由科学统一论自然能推导出一个结论:只有一种科学,不可能有多种科学,凡不能纳入科学体系的话语系统都是谬误,而不能纳入真正科学体系的话语系统则是"伪科学"。人们把上述的这种认识称之为本质主义的科学观,这种本质主义的科学观至今仍处于主导地位。

根据还原论的观点,人类思维活动的基本理论应是心理学,而心理学应该奠定在神经生理学的基础上,神经生理学可奠定在生物学的基础上,生物学则可奠定在化学的基础上,化学最终奠定在物理学的基础上。然而还原论者面临着无法克服的困惑:神经生理学决不能穷尽对人的一切行为的说明,且人类约定的社会文化活动,永远不能被归结为神经生理过程,因而不可能被归结为物理过程。事实上生态学也不再恪守还原论教条,现代科学家终于发现生态学最初的原则就是整体主义,而整体论方法与还原论方法是对立的两极,要了解自然,了解社会,了解人体,还原论并不是唯一的途径,于是整体论又重新登上了历史舞台。

1944年,薛定谔(Schrodinger E. R. J. A.,1887—1961)在《生命是什么》(*what is life?*)一书中写道:"关于生命物质的结构,我们一定会发现,它的工作方式是无法归结为物理学的普通定律的。这不是由于是否存在'新的力'在支配着生命有机体内单个原子的行为,而仅因为它的构造同迄今在物理实验室中研究过的任何东西都不一样。"①

薛定谔的分析激发了人们对开放系统深入的理论研究,从而出现了一系列的科学,如系统论、信息论、协同论、突变论、耗散结构论、超循环论、混沌理论等一批"横断"学科,这些不同研究方向进而融合为今天被称之为"复杂系统"的跨学科理论。到了20世纪70年代,人们逐渐发现以往的传统科学观存在着一定的片面性,甚至会严重地误导人类文明。20世纪下半叶,上述这些新兴学科的发展,代表着不同于本质主义的科学观。以库恩(Kuhn T. S.,1922—1996)为代表的一批学者,认为科学没有一成不变的本质,科学的内容、方法和形而上学的预设,都将随着历史的演变而不断演变的,人们把这种新兴的科学观称之为非本质主义的科学。② 当然这种界定是否合理,可以讨论,但是这些学科的出现,促使人们认识到传统的科学观不能自居为唯一的科学真理。

二、生态的复杂性研究与新的科学观念

生态学的崛起是因为,它不像物理学专注于世界的"结构描述",生态学研究

---

① 埃尔温·薛定谔.生命是什么[M].罗来鸥,罗辽复,译.长沙:湖南科学技术出版社,2007:75.

② 吴彤.多样性的科学形象:从复杂性研究视野看科学[M]//成素梅,张怡,杨小明,等.转型中的科学哲学.北京:科学出版社,2011:17-23.

生物之间以及生物与环境的互动关系。当代全球性的生态危机正日益威胁着地球上物种的生存与人类的生存。生态学知识实际上是与物理学不同的知识体系。人不能以外在生态系统的方法来研究生态系统,因为人就生活在生态系统之中,人类的科学技术、经济活动对生态系统的干预,超过了生态系统的承受力,现代工业文明恰恰是造成生态危机的主要原因。还原论的科学观长期忽视了这一基本规律,它所派生的技术,指导着人们在具体的物质生态过程中进行精确的、高效率的操作,却全然不顾这种操作、干预对生态系统造成的严重破坏。以还原论为基本方法的现代科学,加上一味追求强大控制力的技术,给生态系统造成了强大的破坏,从而给人类自身的生存带来了极大的威胁与灾难。

多少年来,人们一直认为世界上只有一种科学,到了 20 世纪 70 年代,人们对复杂事物的研究逐步深入以后,发现这种科学观有相当的片面性与局限性,目前人们在复杂性研究中,已经提出了数十种复杂性概念(如生长复杂性,气候复杂性……),其中还有许多无法量化的复杂性概念,这些概念从抽象到比拟,并不在一个层次上,也不可相互替代和还原,这使得复杂性研究至今无法按照在还原论的基础主义的意愿上进行统一。无疑,复杂性科学是一门尚在发展中的科学,是不成熟的科学。但是,人们发现,在复杂事物面前,是无法进行统一的,这并不是人类能力之所限,而是复杂性研究的事物本性使然,表明了面对复杂性世界的多样性,复杂性概念是不可能统一的。复杂性概念的非统一性,既表现了各个学科的非统一性,而且也表现了一个学科内部的非统一性。[1][2]

近年来,随着对复杂性研究的深入,人们更加深了这方面的认识。例如,从事复杂性的科学哲学研究的资深哲学家雷舍尔(Rescher N. , 1928—   ),从复杂性科学的哲学研究,提出了科学认知的局限性,再次证明了科学的非完美性。他在《复杂性:一种哲学概观》一书中,从几个方面充分论证了完美科学理论的不可能性、不完备性,他提出在这个充满复杂的世界里,自然科学提供给我们的只是不够完美的实在图景,普利高津对自然规律之时间性论述,证明自然不是永恒不变的定在,生生不息的自然奥秘本身并不是一个公理体系,我们绝不能把全部自然奥秘当做一个不变的逻辑体系,因此欲求一个统一的知识注定是不能成功的。[3]

美国逻辑学家、哲学家苏珊·哈克(Susan Haack,1945—)对还原论做过较

---

①　卢风.两种科学观:本质主义的与非本质主义的[C].郑州 2008 中国科协防灾减灾论坛.

②　成素梅,张怡,杨小明,等.转型中的科学哲学[M].北京:科学出版社,2011:3-16.

③　尼古拉斯·雷舍尔.复杂性:一种哲学概观[M].吴彤,译.上海:科技教育出版社,2007.

为细致的分析和批判。最雄心勃勃的还原论想把人文科学和社会科学最终奠定在物理学的基础之上。这种研究进路力图把人的意识活动归结为大脑神经元的物理运动。哈克严正质疑这种研究进路,认为人的意识活动尽管与其他动物的意识有相似之处,但有信念和目标却是人的独特之处。哈克指出,尽管神经科学有一些重要的成功,但试图把人的信念和目标归结为神经生理过程的想法只是梦想。

因此,研究复杂科学的学者认为,"正因为科学并非在一个内在一致的逻辑体系内不断积累,所以,可以有多种不同的科学知识,即有多种不同的科学"。生态学知识实际上是与物理学知识不同的知识,也可以说生态学是和物理学不同的科学。中医理论是和西医理论根本不同的,也可以说中医与西医是不同的医疗科学。只有放弃了知识统一论,我们才能培养谦逊的宽容精神和学习态度。因为知识统一论支持排他的独断论。狂热的知识统一论者总认为自己钟爱的理论才是唯一的真理体系,他们最容易以真理垄断者自居,而强烈排斥任何与之意见不合者。他们如果"宽容"他人,那也是居高临下的宽容,是真理垄断者对"糊涂人"的宽容。而摒弃了知识统一论,我们会自然产生对人之有限性的自觉,我们会认识到任何理论体系都不是完全的真理,不仅暂时不是完全的真理,而且永远不会成为完全的真理。西医可以从中医那里获得启示,中医亦可以从西医那里获得启示,西医可以承认中医也是科学,它只是不同于西医的科学。

复杂系统理论专门研究大量相互作用的自主体的典型集体行为,认为它们只能进行相关的集体运动,因而以"集群"(Swarm)为特征。金融市场行为有时像集群,而人体的各种脏器之间的关联也可作为一种集群之间的关联来理解。社会的功能是由构成它的网络之间的相互作用确定的,通过它们逐步演化和重构,社会能自我调整以适应环境的变化。那些已形成的社会网络集群通常会有一个层级组织,在一个复杂的有层级组织的系统中,它们通过相互协调来完成某些特定的任务时,为了采取恰当的行动,必须同时执行许多相关联的任务,其中有些任务需要一个粗略的抽象来形成现实世界的一个轮廓,并能扩展至反映它们的内部结构。大脑的最高功能包含对抽象概念进行理性和非理性的处理。这些概念形成语义网(Semantic nets),该网络描述和预测的不仅是外部物质世界的现象,还有其他个体行为和反应。人们以这种抽象的观点来分析各种生物和社会系统的特征。①

---

① 亚历山大·S.米哈依洛夫,维拉·凯伦布尔.从细胞到社会:复杂协调运动的模型[M].葛蔚,韩靖,主译.北京:化学工业出版社,2006:207-211.

中医脏腑之间的生克制约关系,实际上也是以"集群"来概括人体内部相互作用的集体行为,中医通过生克制约关系来说明人体的生理病理活动,不要认为α、β、γ是科学的符号,木、火、土、金、水是玄学迷信,五行生克理论目的是为了阐明人体内部的相互关系。五脏六腑不是一种有形的解剖结构上的关系,而是一个人体的抽象轮廓。中医理论中的命门、三焦以及病理证候中的种种概念,例如有关痰、瘀血等概念(痰并不是现代医学中所述的呼吸系统的分泌物,瘀血不仅仅局限在血液循环障碍等现代病理现象),它们实质上是一个高度概括、抽象的概念,意在概括人体生理病理现象的轮廓。中医常用的一些概念,我们可以引用复杂科学家应用的"语义网"来说明之,而不是还原论者所述的形态结构上的术语。

三、中医理论体系与非本质主义科学理论相吻合

以上花这么多笔墨来讨论传统的科学观(本质主义科学)与新兴科学(非本质主义科学)的崛起,其原因在于现代西医基本上是在现代传统科学观的基础上发展起来的,现代西医属于实验生物医学,这个医学的最终目标是要在还原论的思想指导下来探讨生命的本质。现代生物医学模式认为:人体的每一种疾病都具有相应器官、细胞或生物大分子的形态和/或理化改变,都有确定的生物和/或理化的原因并找到相应的治疗手段。生物医学模式建立在分析还原论的思维方法基础上。历来人们头脑里的所谓科学,即是前面所述的本质主义科学,而站在这个角度来评价中医,难免使众多科学家认为中医不科学;如果从现代新兴的非本质主义科学来认识、评价中医,我们将会有一个全新的认识,将会发现中医的理论体系和思想方法与非本质主义科学的理论与方法在许多方面有所谓的相似与吻合。

第二节　黑箱—灰箱—白箱

一、关于黑箱理论、灰色系统理论和白箱

什么叫黑箱?即人们对某一事物或系统所掌握的信息很不确定,所知道的数据很少的事物。所谓白箱,那就是该事物、系统所掌握的信息确定,数据完整的事物。什么叫灰箱,无疑是对该事物或系统所掌握的信息或数据处于"黑""白"之间。灰色系统,是 20 世纪 70 年代才由我国学者邓聚龙教授所总结出来的理论。随着现代科学的发展,对于某些事物或系统需要进行评判或掌控,需要掌握大量的信息。然而,由于进入信息化社会,人们所掌握的信息不完全、不确

定，面对这样的事物，如何描述、认识、处理、对待我们周围日益增多的信息？纷繁博大的宇宙，错综复杂的大自然，机理万千的社会，给人以朦胧、不确定的感觉，使人难以穷尽这样一个现实。灰色系统理论即是针对既无经验，数据又少的不确定性问题所找到的一种新方法。①

灰色系统理论是一种研究少数据、贫信息不确定性问题的新方法。该理论以"部分信息已知，部分信息未知"的"小样本""贫信息"不确定性系统为研究对象，主要通过对"部分"已知信息的生成、开发，提取有价值的信息，实现对系统运行行为、演化规律的正确描述和有效监控。现实世界中普遍存在的"小样本""贫信息"不确定性系统，为灰色系统理论提供了十分丰富的研究资源。②

张仲景的六经辨证以及温病的卫气营血、三焦辨证，可说是中医古典的灰色系统。现代的灰色系统由于信息、数据十分庞大，所以采取的是数学方法；中医的辨证概念所包含的信息高度简约，所以古代医家采取经验分析的方法。

人们在处理调控某一客体时，往往采取黑箱的方法。由于客体事物是复杂的，在人们认识的一定阶段，对于任何客体总有许多情况是我们还不够了解的，任何客体也总有许多变化是我们还不能控制的，面对这样的客体，人们往往采取黑箱方法来进行调控。所谓黑箱方法，即是当我们（主体）对某一事物或系统（客体）没有任何了解（认识）时，我们对这个事物或系统施加（输入）一种作用或影响，以观察这个事物或系统（客体）的反应与变化（可观察变量），人们通过客体的反馈来认识客体。这种主客体之间的反馈耦合，都可以用可观察变量和可控制变量来描述。控制论学者指出，认识客体黑箱有两种方法，一种叫不打开黑箱的方法，一种叫打开黑箱的方法。不打开黑箱的方法就是不影响原有客体（黑箱）的结构，通过对黑箱外部的输入、输出变量的研究，得出关于黑箱内部情况的推理，来探求黑箱内部的活动规律。打开黑箱的方法则要通过一定的手段对客体（黑箱）进行观察和控制黑箱内部的结构。这只是认识的一个阶段，因为原来那个被我们打开的黑箱，随后又出现了一批新的变量，对人们来说，又出现了更进一步的新的黑箱，客观事物的黑箱是永远不会完结的。

巴甫洛夫研究大脑高级中枢神经活动的规律，他是采取不打开黑箱的方法，当时他几乎不知道大脑内部的结构及其复杂的机制，他通过输入及输出的反应，来推测大脑活动规律，揭示动物神经活动的反射特性，并提出第一信号系统与第

① 邓聚龙.灰理论基础［M］.武汉：华中科技大学出版社，2002：1-2.
② 刘思锋，谢乃明，等.灰色系统理论及其应用［M］.4版.北京：科学出版社，2008：2.

二信号系统以示人与动物的区别。这种研究方法被称为行为主义取向。他所创造的第一、第二信号系统,并不是结构或功能方面的术语,是一种认识论、认知心理学的概念。他的条件反射学说也不是还原论方面的物理学概念,可见并不是所有的生命现象都可以用还原论理论来阐释的。对于人体某些生命活动,并不是唯有打开黑箱才能发现其规律性的,一旦打开黑箱,严重干扰了机体的结构与功能,反而得不到对人体生命现象的认知。比如医学家采取的离体器官的方法,以及中医的经络现象,是不可能从尸体或离体器官获得的。

我们通过对遗传学史的回顾,了解到人们通过黑箱方法逐步揭开遗传的物质基础,表明黑箱方法在认识事物过程中,每深入一步,就又出现了新的黑箱,永远不会完结。19 世纪 60 年代,奥地利神父孟德尔(Mendel G. J.,1822—1884)用豌豆做实验,他把不同性状的豌豆,其中包括茎的长短、种子与花的颜色、豆荚的形状、种子的圆与皱等性状开展杂交实验,这些性状在后代均有规律地保留下来,他根据几代群体的生长规律,最后认为决定生物体性状的是由某种"因子"所控制的。但是,孟德尔对这种"因子"究竟是什么东西,仍然是不清楚。孟德尔所使用的是不打开黑箱的方法。20 世纪初,生物学家发现决定遗传的物质与细胞内的染色体有联系。后来摩尔根(Morgan T. H.,1866—1945)通过果蝇实验,认为生物遗传特性与细胞内染色体上的位点(基因)有关。到了 1899 年,丹麦的约翰逊首先提出用"基因"一词来代替孟德尔的遗传因子。1953 年,沃森(Watson J. D.,1928—)与克里克(Crick F. H. C.,1976—2004)揭示了 DNA的结构,生物学家认识到 DNA 上贮存着遗传信息,这些特定的信息规定某种蛋白质的合成,核苷酸序列与氨基酸序列存在着特定的关系,从而人们终于认识到 DNA 是遗传物质,基因是核苷酸上的一定碱基序列。20 世纪末,人类基因组图谱的测序工作,使人们对生命的遗传有了进一步的认识,但是,还有一系列工作(黑箱)有待进一步的深入,可见事情并不到此终结。

我国著名学者陈平教授对中医发表过一篇发人深思的评论。他从事多门科学的研究,对物理、化学、气象、工程都做过研究,唯一碰到滑铁卢的是中医——他发现中医的思维方法和分析科学格格不入,完全是不同类型的科学。为此他这样写道:"中国人的运气不太好,一上来就是处理复杂的生物和化学现象,从复杂到复杂,只好讲哲学与辩证法,难以搞定量分析、模型实验,方法上很难进步,所以总靠主观内心去'悟'。西方人却幸运地从简单的问题开始,从简单到复杂,所以你看西方的原子论的发展,最早从希腊的原子论开始,到化学元素论,原子、分子、遗传基因等。"①

西方医学走的是实验分析还原论道路,虽然它揭示了人体的结构、功能活动的一些现象,但是这些理论上的进展,并没有解决临床的实际问题。西方人遭到种种疾病的磨难,西方医生却束手无策,直到19世纪末20世纪初,西方医学解决了输血、麻醉、消毒方法,发明了磺胺与抗生素,发现了一系列致病的病原体,才对现代的某些传染病以及病灶明确的外科病掌握了有效的治疗方法。当然,近年来这些新发现也出现了种种医疗上的弊端,另当别论。

二、黑箱理论与中医理论、方法

两千多年前建立的中医理论体系与实践方法,今天看来既是幸运的,又是不幸的。因为人体是一个极其复杂的巨系统,当时要求中医沿着分析、实验方法进行人体研究与临床实践,当然是不可能的。中医只能从实际出发,即采取当时人们的思维模式,采取形象思维、取类比象等方法。中医诊病,选择了一种司外揣内的方法,如《灵枢·本藏》中指出:"视其外应,以知其内脏,则知所病矣。"中医认为脏腑虽深藏不见,但其功能状况却表现于体表五官、脉象和舌象等方面,医生通过望、闻、问、切四诊方法来了解人体内部的病机。也就是说,中医不是用西医的方法,把人体内部脏器的病理变化以及物理化学变化都弄清楚了再解决病人的实际问题。司外揣内,这实际上属于现代控制论的黑箱方法。这正是我国学者金观涛、华国凡指出的:"现代科学的某些思想往往在今天我们能够以精确的方式表达之前,就被我们的祖先注意过,有的甚至被认真地研究过。"②

黑箱方法虽是现代控制论家总结出来的方法,但不仅古代中医曾采取这种方法来诊治、认识疾病,而且现代科学家尚在应用之,甚至今后科学家也可以通过运用它以发掘未曾打开的黑箱的内部机密。

张仲景的《伤寒杂病论》是古代巧妙采用黑箱方法的典范,它使脉证、方、药三者统一在同一的框架内,建立起辨证论治的方法,使中国人民在两千多年前就掌握了一种治病的方法。

中医辨证可以分为八纲辨证、脏腑辨证、六经辨证、卫气营血辨证、气血津液辨证以及六气病因等不同模型。今举六气病因说来讨论。六气是指风、寒、暑、湿、燥、火,但不能把六气致病说单纯理解为自然气候致病因素,六气致病说既包

① 陈平.从生物复杂性到经济复杂性[M]//秦银河,文德功,陈晓红.医学人文讲坛.北京:清华大学出版社,2008:72.
② 金观涛,华国凡.控制论与科学方法论[M].北京:新星出版社,2005:4.

含有病因、病理的内容，又是临床证候概念，还是治疗原则。

要了解中医辨证论治方法，必须要了解证的实质。中医认为证乃是人体疾病的外在表现，也即是说证是机体的反应状态，是机体患病时所表现的一种特征，证也反映疾病发展过程中某一阶段的病理变化，证是中医对疾病的病因、病机、病位、病性、病势的概括。

某些医学家曾经试图寻找证的特异性诊断指标，例如，测定尿中17-羟皮质类固醇降低作为肾阳虚的特异性指标，后来人们在脾阳虚证和胃阴虚证的病人中也发现相同的指标变化，因此，试图通过一种指标作为某种证候的指征，无异于刻舟求剑。研究表明，在人体发生病证时，在许多方面实验指标均发生变化。这种企图用现代生物医学思路来硬套东方医学的思维，其结果是南辕北辙，是无法统一的。其实人体的证候是机体的整体反应，不是单一指标就能概括证的实质的。这些以中医证为名义的实验研究，都不可能揭示证的本质，并不是真正意义上的中医研究。

其实证是中医家对人体疾病机体反应状态经过高度概括的思维模型，是主体意识中所形成的直观映像，是一种观念建构的抽象概念。巴甫洛夫所创立的第一、第二信号系统以及条件反射学说，也不是神经生理学中的物理化学概念。上述两种思维似乎有异曲同工之妙。我国中医学家邱鸿钟教授认为：中医的证更需要从现象学的认识论、逻辑学、认知心理学和文化人类学的角度去加以研究。[1] 此论颇有见地。

三、黑箱理论与中医方药

再谈中医的方药问题。

关于药物的作用，中医主要也是从临床实践中来的。中药、方剂的分类与证候的分类实际上包含在统一的框架内，它与证候分类相对应，不了解中医的阴阳表里寒热虚实等证候，就无法应用方药立法处方。中药中的升、降、浮、沉，并不是药物的理化性能，而是这些药物对人体的作用。升是上升，降是下降，浮有发散，沉有渗利，故升浮药都主上行而外向，具有升提、发散、祛风、疏泄、温里等作用；沉降药具有向下向内，具有潜阳，降逆、收敛、渗利、泻下的作用。

关于方剂分类，一般分为补益、解表、涌吐、表里双解、和解、理气、理血、祛风、泻下、清暑、利湿、润燥、清热泻火、祛痰、止咳平喘、芳香开窍、安神镇惊、温里回阳、消导、收涩、驱虫、明目以及痈疡、经产、急救等。方剂是在临床辨证确立证

---

① 邱鸿钟.中医的科学思维与认识论［M］.北京：科学出版社，2011：44-50.

候以后,在治法的指导下选择合适的药物组成。方从法出,法可统方,以治法指导组方,只有治法正确,才能使方剂药物选择得合理与准确。

中医应用汤剂治疗,一服汤剂包含多种药物,每种药物内含多种(化学)成分,而多种药物组成的方剂,包含更多的成分,不仅各种药物之间会发生复杂的理化反应(加工、炮制、水煎、酒浸……),当它进入人体后的代谢吸收过程及其治疗机制,更是一个复杂的过程。现代西药大多运用有机合成药物,其分子结构明确,通过动物实验、临床试验,基本上可以掌握药物的药理作用、治疗功效、毒副作用。而中医的一服方剂,内含成分实在太复杂了,现代医药尚不足以揭示方剂的治疗机制。20 世纪 70 年代我国医学家从青蒿中提取到的青蒿素,证明它是治疗疟疾的特效药。此后,有些医药工作者试图从方剂中提取有效的单体。青蒿素的发现方法,并不是研究中医中药的唯一途径,方剂的疗效是一个复杂的过程,如果认为中医的疗效完全是方剂中某一单体的作用,而不从方剂总体来研究临床疗效,将会否定中医的理论及辨证论治的中医特色,从而将走上废医存药的道路。

中药治疗对人体的作用过程中,不仅客体方药是一个黑箱,而且作为主体的人,也是一个黑箱,更是一个复杂的过程。中医药家提倡因人(体质、年龄、性别、饮食、生活方式)、因地(不同地域、风俗习惯)、因时(四时气候变化、昼夜生物节律)等,根据个体化原则进行辨证施治。我国中医学家王琦教授将人体的体质分为 9 种类型,这种体质上的差异,根据人类学的研究,几千年来,并未发生多大变化,表明人体的体质差异古已有之。不同的体质对某些致病因素有不同的易感性,对某些疾病有着易罹性、倾向性,不同体质的人对药物的吸收、代谢也有差异性,因此医生要根据不同病人的个体差异,为纠正机体的偏颇体质,制定不同的防治原则,选择相应的治疗、预防、养生方法。

近年来医学界又出现了一门新的学科——微生态学,其让人们知道人体生活在一个复杂的微生态世界中,人体内存在着一个庞大的微生态系统,人体内生存着多达 500 万亿～1 000 万亿个细菌(人体所有的细胞数量为 100 万亿),细菌种类多达数百种甚至数千种,体内的细菌与人体的生理病理活动有密切的关系,人体需要依赖细菌分解吸收食物、抵御入侵细菌、调节免疫系统。人体消化道的细菌所产生的酶,对碳水化合物、蛋白质、脂类的消化吸收起着重要的作用。但是各人体内的菌群数量存在着差异,正是这些差异使不同的个体出现不同的生理状态与病理变化。肠道内细菌菌群失调,将会影响消化吸收。口服中药制剂,进入肠道时,将使肠道内的微生态系统发生复杂的变化。例如,大黄、番泻叶、芍药、甘草等经肠道内细菌的分解,将一些具有药理作用的药物前体加以转化,使其发挥作用。不同的中药对肠道内细菌可以产生不同的作用,如健脾益气、扶正固本的四君子汤,可促进肠道内的双歧杆菌的生长,使其恢复到正常水平。由于各个个体肠道内菌群数量的差异,所以个体对药物的代谢吸收、排泄存在差异。①

由上所述,由于个体存在千变万化的差异,人体内外环境的复杂变化,方药进入人体,因此现代医学分析还原方法并不能揭示其全部机制。古代医学家当然不可能知道如此复杂的内外两大巨系统的状况,但他们却另觅先机,从整体论出发,从总体上把握、调控这两大巨系统,形成了中医独特的理论体系与辨证论治临床方法。

张仲景的《伤寒杂病论》创造性地归纳总结了在他以前医药学的经验,以黑箱方法把人体与方药这两大复杂系统纳入一个框架内,确立了辨证(针对机体)论治(针对方药应用治疗)的方法,拯救了无数先民的生命,使得中华民族繁衍昌盛,实可谓功不可没。

中医的辨证即考察人体的种种反应状态,医生面对病人不必追究病人体内究竟发生了什么样的变化,即辨别人体偏离正常状态的性质与程度。阴阳表里、寒热虚实等证是中医诊断的模型,中医的藏象学说是脏腑的抽象模型;八纲、六经以及后来温病家的卫气营血、三焦、痰饮、瘀血等证,是人体的病理模型;传经、越经、直中、新感、伏邪是病理过程模型。

张仲景在《伤寒杂病论》中发明了以方名证、以药名证的辨证论治方法,《伤寒杂病论》方可分为 12 类,如桂枝汤类、麻黄汤类、葛根汤类、柴胡汤类、四逆汤类、理中汤类等等。这就是说,病人出现了这类主证,医生即应用这类方剂,都能达到满意的疗效。张仲景的发明大大丰富和概括了中医的临证经验。《伤寒杂病论》中的桂枝汤证,只要方药与证相对应,见其证,用其方。张仲景还发明了以药名证,例如黄芪证、柴胡证、桂枝证,这类药证来源于大量的临床实践,反映了药物与疾病之间的联系。病人的证与所用的方药,实质上两者都是黑箱。黄煌教授在《中医十大类方》一书中指出:桂枝是中医"证"的药,而不是"病"的药,因此我们不能以西医的病来套用中医的药。对于古代医者,在尚未掌握现代科学方法以前,这的确是一种非常聪明的临床方法。

---

① 请参阅以下两书相关内容:姜良铎.赵长琦.中医药与微生态学[M].北京:化学工业出版社,2008;李亦德.走进微生态世界——微生态知识百问[M].上海:上海科学技术出版社,2002.

现代中医家在临诊时,始终在采取黑箱方法。当病人来求诊时,医生开出处方供病人服用,病人用药后出现种种表现,或改善、或无效、或有效,医生根据病人的反馈,来重新调整方药以及剂量,通过多次调整,取得实际疗效。因此,医生临诊,并不固守一方。清代名医徐灵胎说:"方之治病有定,而病之变迁无定,知其一定之治,随其病之千变万化,而应用不爽。"关键是辨证明确。有瘀血则活血化瘀,肝郁气滞则疏肝理气。可见中医是辨证,西医是辨病,中医根据证的变化来治病,西医是根据病来治疗。西医面对病人,同一种病,出现不同的情况,始终采取某种特效药,当然西医在临床时,因病人出现不同的情况也采取对症疗法,但中西医两者的基本思路是不同的。

回顾西方医学史,西方医家在希波克拉底与盖仑时代,也运用植物、动物、矿物药治病,但是他们始终没有找到有效的方法。他们把许多动植物药搅拌在一起,达数十乃至百种之多,称之为"解毒舐剂"。病人服药后毫无效果,在万般无奈之下,他们在药物中掺入了种种杂物,甚至把乌龟血、鳄鱼粪、木乃伊粉加入药剂中。西方医生经常采取的放血疗法、烧灼疗法,都被后世抛弃了。据史籍记载,直到19世纪,当时著名生理学者巴纳德在药房当学徒,药房里还把这种"解毒舐剂"供病家作为治病的"良药"。

唯一可以称道的是17世纪40年代从秘鲁引入的治疗疟疾的金鸡纳树皮,这是西方人发现的最满意的治疟药。17世纪,西方传教士把该药引进供康熙治疟而获效。另一植物药是从杨柳树皮提炼出来的水杨基酸,希波克拉底和盖仑曾用其来治疗发热与止痛。1838年皮里亚从柳树皮中离析到水杨酸了,1893年拜耳药厂合成乙酰水杨酸衍生物,即今日临床普遍使用的阿司匹林,成为历史上最著名的抗炎退烧镇痛药。近年来又用来治疗心脏病及作为抗凝血药。除此以外,西方医药史上用来治病的药物乏善可陈。

现代黑箱方法是半白半黑的"灰箱"方法,"系统识别"也保留了黑箱方法的主要特征。黑箱方法具有简单易行、不破坏系统整体机制,而仅从确定客体输入、输出变量之间的关系来描述客体规律和特征的优点,因此,它对复杂系统的考察研究,就显得特别有效和重要。

第三节　模糊性、精确性、复杂性

一、中医理论与模糊性思辨方法

中医理论体系中最为人非议的是理论概念模糊,例如,三焦、命门、精气神等等,由于这些概念内涵不明,外延不清,很难与当代世界上通行的科学概念沟通,无法归入世界统一的科学范畴。另外,古典医籍以及医生临诊对病人症状的表述,如潮热、尿多、苔薄、便溏、口臭等,并不是通过现代测量手段给出的具体数值,其他如两目干涩、口干苦、脘胀、两胁不适、头重、目眩、肢体困重、舌色红等都是凭个体感觉认定,不同的医生认定的结果也不完全相同,其他如脉沉、脉濡、脉滑、脉弦等脉象,几乎都凭医生意会,有很大的主观性,而且不同医生认定的结果也不完全相同。中医的这些概念及临症对病人的描述,都具有含义不确切、边界不清晰的模糊性。然而,自古以来中医对这些概念以及临诊经验,却能运用自如,得心应手,解决了许多临床诊治问题。老中医认为对这些概念的理解以及临诊经验,绝非从书本上所能获得,要通过师徒之间的口耳相传。凡此种种,概念模糊、临床诊疗不能量化,被认为是中医最大的缺点。

关于模糊性问题,既有它的局限性,也有它独特的不可取代性。盖模糊性认识是人类认识事物的重要思维方法,在日常生活中以及对客观世界的认识过程中,人们迄今还普遍采用这种思维方法。自从现代计算机问世以来,人们也发现了模糊思维是人类认识世界不可替代的方法。

人们对客观事物的认识,往往只要对同一类事物的几个实例加以识别,即可认识全体。例如,当母亲教给孩子识别狗,母亲只需让孩子看几次狗,无需给孩子讲解狗的集合的内涵与外延,孩子就能从总体上认识狗这一动物的全体,这是人类思考感知事物的特点,当然狗的概念是精确的,但母亲教给孩子认识狗的方法是模糊的,说明模糊方法不但灵活、简捷,而且是不可缺少的。

又如中医切脉诊治,厨师烹调用料,工人操纵炉温等实际工作,考虑诸因素却以权重关系为基本原则,采取模糊综合评判,却能恰到好处地把握分寸。又如一个3岁小孩能在人群中毫不费力地认出自己的母亲,因为他/她具备对母亲外貌特征的模糊信息进行识别和判决的能力。尽管当今应用计算机进行图像识别用于警方破案,但迄今任何先进的计算机都比不上3岁小孩的识别能力。又如人们要使一辆汽车停在停车场的两辆汽车之间,用计算机控制的无人驾驶汽车却远不似驾驶员的人工控制能力。为什么电脑不似人脑?因为这些都是模糊问题,而人的模糊分析能力远胜于计算机的能力。

中医临床诊治疾病,几乎都采取模糊思辨来判断病人的状况,他们在诊察病人时,并不是通过现代测试手段给出的具体数值进行判断的。他们对病人主诉具有不确定性、对检查所获得的病人体征,也具有不确定性与模糊性,医生正是通过模糊综合评判,总结这种"意会"体验经验。中医的脉象,据文献记载有 24 种(王叔和《脉经》)乃至 27 种(李时珍《濒湖脉学》)之多。医生在此方寸之间,难道能将 27 中脉象都辨识出来吗?其实医生通过望闻问切四诊,对病人总体作了考察。切脉虽是四诊之一,但医生只能模糊评判,诚如中医典籍所记载的"指下难明,胸中了了"。医生对病人的病情,已有基本的判断了。在自然界中,特别是中医领域中,很多现象、很多概念无法用传统的数学语言表达,而自然语言的模糊性,使其反映概括的表现力更为丰富。因此,中医在临诊过程中,模糊方法获得了广泛的应用与发挥。①

中医的模糊方法,在模糊数学诞生之前就已客观存在,只不过没有用规范的形式、更没用数学形式来表达。中医随时随地遇到大量的模糊现象、模糊事物,特别是有经验的老中医,他们在看病时,模糊现象、模糊事物就进入他的头脑,对此,他进行模糊分析,随即出现了模糊概念,并进行模糊识别,通过模糊推理,便作出模糊诊断,进行模糊决策,给出治疗方案。在治疗过程中,根据病人实际情况对方案修改调整,实行模糊控制。对于疗效评价,则分别对病人治疗前后的各种症状体征进行模糊综合评判。模糊理论、模糊方法、模糊技术正是最合适的描述手段。

人类对物质世界的认识,通过信息接收、思维分析和语言表达这一系列基本环节,人们认识活动的有效性、多样性、深刻性,并非单纯来自明晰、精确的认识形式和语言表达方式。事实上各种模糊思维形式和语言表达,在人们交往活动和知识交流中,更具有广泛、完美和高效的特征。它们不仅节约了信息传递过程,使人们之间能彼此迅速沟通,而且能够有效地引起对方表象的集合,赋予认识或表达的丰富性和生动性。

在科学领域中,人们的思维也不只是循着严格、明晰的道路前进的。人们面对大自然的众多信息,对许多对象的客观属性、特征的认识是很难用"是"或"非"这样二维判断来描述的。事实上,一个医生在临诊实践过程中,面对一个病人下诊断结论时,几乎都带有模糊特征,都是用模糊语言来表述的。科学家在进行创造性活动中,更是经常应用模糊思维进行思考,例如科学直观模型就是一种模糊性模型,虽然科学家对于对象的综合认识是模糊不精确的,但是,这种模糊认识却能帮助人们简洁明了地从整体把握对象,使理论具体化,使科学解释的逻辑过程大大被简化。科学家这种直觉的思维创造能力,在认识过程中具有重大的意

---

① 朱训生,等.中医模糊方法导论[M].上海:上海交通大学出版社,2008:1-11.

义。可见,在人类的认识领域中,非定量、模糊和不确定的认识形式在思维活动中,并非是一种例外的思维过程,往往是一种常规的思维活动。

模糊数学创始人札德(Zadeh L. A.,1921—2017)原是美国著名的控制论专家,他在20世纪从事工程控制论研究。1965年前,札德的工作集中在系统理论和决策分析方面的研究,由于长期活跃于复杂的系统科学领域,他对复杂性、精确性与明晰性之间的矛盾有了充分的了解,这些矛盾尖锐地反映在复杂系统中,困扰着人们,并激励着人们去思考、去解决。在系统科学和人工智能的研究领域中,人们已清醒地认识到:复杂性必然带来模糊性,为了研究复杂系统,特别是人的推理起重要作用的人文系统,必须放弃人们传统的对于精确性的崇拜,放弃不现实的精确性标准,而去接受和承认模糊性,研究模糊性。札德指出:"当系统的复杂性日益增长时,我们作出系统特性的精确而有意义的描述能力将相应降低,直到达到这样一个阈值(即限度),一旦超过它,精确性与有意义性将变成两个相互排斥的特性。"这被称之为"互克性原理"。事实上,随着客观对象复杂性程度的上升,人们能够精确描述它的能力是下降的,复杂程度越高,有意义的精确化能力便越低,从而表明系统所具有的模糊性越大。在许多场合下,过分的精确反而模糊,适当的模糊反而精确,因此对于复杂系统而言,模糊分析、模糊方法是个很好的方法。①

多少年来,"不精确""模糊"成为批判中医缺乏数学或逻辑训练的同义词而遭到蔑视,然而,通过研究人脑的思维机制和现实认识过程,人们终于发现,模糊思维是理解人类智能和人工智能区别的关键之一。它不是人类思维的负担而是巨大的财富。恩格斯在《反杜林论》中曾经指出,人类思维的本性是至上的,其实这种本性就是模糊化思维所体现的人脑智能特性,即人类思维通过模糊整合活动,使心理的东西超出生理的东西,把有限刺激感应转化为在质和量上都表现为无限的思维能力的客观机制,这就是说,以较低的精度,换来相当高的可靠程度。这表明模糊思维并不是人类的弱项,恰恰是人类思维的强项。

二、东西方传统思维方式的特征,对确定性、精确性或模糊性的追求

再考察东西方人思维发展的经历与思维的特征。

古希腊时代的科学理论中,自然科学成为整个时代知识的代表。当时希腊人还不可能对自然界进行深入的研究,而只能从表面和总体来把握对象世界。

---

① 关于模糊分析方法,可参阅:马骥良,金井平.模糊数学的创始人札德的科学思想和方法[M].西安:陕西师范大学出版社,1992.

古希腊的哲学家和科学家大多认为,人们只要回答出纷繁复杂的自然现象背后统一的基础是什么,即把握了客体,认识的任务就算实现了。这种由思辨模糊综合的自然观支配着希腊人的认识,因此,希腊人对物质世界的认识,只能提供模糊化的世界图景。另外,由于社会生产力和科学的不发达,对希腊人来说,理性的方法并没有上升到系统化,人们对各种直接观察到的事物,总是弥漫着理性思辨色彩,但是希腊人思辨的全部目的就在于说明各种表象、经验材料和观察事实。希腊哲学的主题集中在关于世界本原即本体论问题上。他们试图以较简单的过程去说明物理世界中各种错综复杂的现象。古希腊原子论的创始人留波基(Leucippus)和德谟克里特的认识论,企图从更基本层次上的相互作用来解释宏观运动的现象,这就成为日后科学认识活动中还原论思维模式的渊源。

西方民族的思维方式以逻辑分析为主要特征,注重认识的细节,因而对事物的认识以确定其性质、构成要素为形式,沿着经验主义和唯理主义的道路发展,对客体的认识追求其确定性与精确性,排斥思维中的不确定性和模糊性,成为西方认识理论的主要传统。以中国为代表的东方民族的思维方式,则具有直观综合的基本特征,比较注重从整体方面来把握对象。因此,其认识论中的模糊色彩就比较突出。东西方民族思维的这些不同特征,不仅深刻地影响了本民族理论思维和科学文化的发展,而且很大程度上成为东方民族思维的楷模。

如果人们对知识一味追求精确性的理解,对现实的认识就会走向另一极端。其实,人们应用的大多数术语,都具有一定的模糊性,通常使用的概念和原理都带有一定的模糊性,人们应用的自然语言都具有模糊的思维特征。因此,绝对排斥和否定不确定的模糊思维,也就否定了任何哲学思维本身。

如果说追求确定性、精确性是西方传统思维方式的主要特征,那么作为东方民族典型代表的中国传统思维方式,则长期以来保持着较浓厚的模糊特征。有人认为西方文化以细节分析为其主要特征,东方文化结构以整体综合见长。我们从许多方面可以察见东西方语言、思维的不同特征。东方人突出的是从整体到个别来表述;西方人突出的是从个别向整体表述。在文字语言结构上,中国文字是由整体象形文字发展而来的会意文字,具有书画同源的特点。西方文字则是由个体字母组成的拼音文字,其句法对主谓关系、修饰关系成分之间的性、数、格和时态,往往有较严格的语法要求。但是,中国的文字具有兼容性与普适性,中文通过几个文字即能组成新的含义,能反映不同的认知对象。西方每出现一新事物,即要编制一套新词来说明之。因此,西方的字典越编越厚,出现了各种学科的专业名词。中文却通过文字的重新组合反映了不同的新概念。一部500页的西文书,翻译成中文,篇幅明显缩小,反映出中西方文字不同的表述方式。

在中华民族的精神文化和意识结构中,从整体出发的综合观占据主导地位,而这种整体综合观在考察事物时,通常忽略细节和成分分析,往往提供的是关于对象的模糊整体图景。中国传统思维方式的形成,具有深刻的独特的历史原因。中医传统的藏象学说就是关于人体脏器生理病理功能相互反馈调节的模糊化模型,其特点是不注重人体结构和部分功能的把握,人们对人体生理病理的认识,始终关注对人体的整体把握,缺乏定量实验分析。由于这种认识方式,可能对一切现象作本质意义的解释,且缺乏向精确思维模式的转化,所以它只能提供笼统的概括结论。由于中医药的对象和处理方法都存在着模糊性,临床上往往因为医生经验的不同,认识有所差异,而且也因为没有明确的标准,往往会出现不同的诊断结果,这在很大程度上阻碍了中医药的发展。因此模糊论具有两面性,应对它作正确的评价与对待。

从自然观来看,中国民族思维崇尚自然界的整体性以及事物之间的内在关系的有机自然观,在"天人感应""天人合一"以及大一统思想支配下,人们对自然的认识,始终保持着直观猜测和朦胧意识的特点,因此对事物的认识是以模糊方式来表述,缺乏对事实材料的分析和验证,因此中国医学始终不能转入以实验分析的方法来解释人体现象。中国古代朴素的自然观,虽然对人体的生理病理现象作出许多天才的猜测,但是也出现了许多主观推理、猜测的错误。这种笼统的整体的自然观,只能为人们提供一幅模糊的图景,它所提出的道、气观,为中国哲学提供的物质结构,也只能是一幅抽象笼统的图案。

中医的临诊实践由于历史的原因,具有比较抽象的特点,这一方面是由于缺乏精密的测量工具(仪器)和分析手段;另一方面,由于封建礼教的约束,未能开展深入细微的尸体解剖,进行人体结构研究以及病灶定位。正是这些限制,导致中医从病人的整体即宏观表象、病理的转变、四时的变化、六淫七情的侵侮、营卫气血的盛衰诸方面揣度其发病机理,经千百年来众多医学家的经验总结,形成了一套独特的辨证论治的方法论体系。对于古代医家而言,他只能利用他所能直接观察到的事物和能直接感觉到的体验,同自己无数次的临诊实践经历结合起来,进行类比取象总结规律,因此,中医理论具有富于思辨的特点。故中医辨证常是一种语言表述方式,极为灵活,对于同一类型的思想可以用极不相同的语言来表述。中医的辨证论治,立方遣药,讲究逻辑推理(模糊推理),用语义表达,因而常给人以模糊的令人难以捉摸的感觉,这给研究者或沟通者带来很大的困难。中医的这些特点,在如今信息处理的众多方法中,应用模糊数学方法得到了较好的处理,这又使中医被引入到现代科学方法论系统内,获得了新的发展。①

关于类比取象方法,这种功能恰恰是现代计算机不具备的,是人类思维特有的能力。类比是在两个表面不同的事物之间发现抽象的相似性的能力,这个能力渗透到了智能的几乎所有方面。人们在各种层面上都能很好地认识到两种事物和情形之间的类似之处,让各种概念从一种情形流畅地"滑到"另一种情形,这些例子揭示了人类思想这种独一无二的能力。②

模糊性与精确性往往与复杂性问题相联系。复杂科学是近三四十年中形成的,其灵感主要来自对生命和社会现象的观察,其中主要来自生命科学与医学。

我国研究复杂问题的学者陈平教授指出:现代科学的前沿有三个极:一个是极大,就是天体物理,比如黑洞、大爆炸;第二个是极小,就是基本粒子;第三个是极为复杂。研究极大主要用整体方法,例如场论和几何理论;研究极小主要是分析方法,研究极复杂就得在分析的基础上整合,比前两者还要难。③ 20 世纪,基础物理学和还原论对解释极大和极小取得了巨大的成就,但是在对于接近人类尺度的复杂现象的解释上,却显得极端的无奈。

在经济领域里,人们在力图满足自己的物质需要过程中,通过无数个人的买卖行为,无意识地将自己组成到某种经济体制中,在这种情况下,这些无穷无尽的相互作用,使每个系统作为一个整体产生了自发性的自组织。生命科学领域可说是世界上最复杂的问题。波音飞机有 600 万个零件,而人体一个细胞就有 30 亿个核苷酸,人体大约由 50 万亿~100 万亿个细胞组成,每一秒钟内神经系统都要发出 100 万个以上的神经冲动,指挥人体活动。基因在一个不断发展的胚胎中将自己组成不同的人体细胞。人体的生理变化、代谢与自我平衡过程更是奥妙无穷。医学研究对象不是生物学意义的疾病,而是社会学意义的病人,因此医学的使命不仅仅是维持细胞或人体的正常活动,实际上,医学问题不仅是生命科学所能涵盖的,人类的疾病不仅是细胞学上的平衡失调,而且涉及生理、心理、社会、环境等方面的问题。如果进一步来讨论,医疗体制的问题更涉及社会、经济等宏观问题,这更是微观(细胞、分子、基因)与宏观(社会、体制、经济)交叉

① 粟载福,等.模糊数学与医学[M].重庆:科学技术文献出版社重庆分社,1989:231.
② 梅拉妮·米歇尔.复杂[M].唐璐,译.长沙:湖南科学技术出版社,2011:234-235.
③ 陈平.从生物的复杂性到经济的复杂性[M]//秦银河,文德功,陈晓红.医学人文讲坛.北京:清华大学出版社,2008:68-119.

的复杂问题。

这些复杂的、具有自组织的系统是可以自我调整的，在这种自我调整中，它们试图将所发生的一切转化为对自己有利。人类的大脑经常在组织和重组它几十亿个神经联系，以吸取经验，使物种为在不断变化的环境中更好地生存而进化。每一个这样的自我组织、自我调整的复杂系统都具有某种动力，这种动力使它们与计算机集成电路块这些复杂物体有着本质的区别。复杂性系统具有将秩序和混沌融入某种特殊平衡的能力，能够自发地调整使自己得以生存。近几十年来，在神经网络、生态平衡、人工智能和混沌理论这样一些领域内所取得的成果，使人们掌握并建立这个复杂理论框架的数学工具。①

生物学和经济学之所以比物理学复杂，就是因为它们是多变量系统，人们从中才总结出复杂科学不同于其他科学的特点。

在复杂世界中，人脑是最独特的一个复杂系统。人脑平均重仅 1 350 克，体积只有 1 000 立方厘米左右，但它包含了 100 亿～150 亿个神经细胞和 9 000 万个辅助细胞，从结构上来看，人脑的"部件"比大型电子计算机多了一万倍，而且每个神经元（细胞）又与大约 1 000 个其他神经细胞相联系，其复杂程度相当于数以万计的计算机联系在一起。人脑这种大型复杂结构，为其复杂的功能奠定了坚实的物质基础，为其低精度而较高可靠性的模糊化思维提供了可能。人脑神经元的组合结构是多通路、多方面的，功能活动是多水平、多层次的。其活动规律复杂，这为人脑多值模糊思维提供了生理物质条件。人脑能同时处理多源信息，所以它能依靠精确度较低的通信方式，适应于经验性运转，这种复杂而优越的信息处理结构，确保了人类思维能在浩瀚的信息海洋中，沿着各种不确定的航线，达到可靠结论的彼岸。相反，电子计算机的硬件结构固定，依靠线性序列对信息以快脉冲形式进行串行加工，其信息源和通路都近乎唯一，当然在其可靠性、灵活性上远不及人脑。就人脑处理信息的"活性"功能而言，人脑能利用模糊识别适宜地过滤信息。人脑并不细致地加工全部收到的信息，而是根据目的或控制要求，通过模糊识别，择取那些正确的、有效的、最主要的材料，输入有意义的信息，以此来弥补信息处理过程中低速运算的不足，人脑的特长在于依靠最少量的模糊信息，运用模糊概念进行模糊推理，做出各种灵活的反映和得出足够近似程度的可靠结论，人类认识的灵活性、可塑性、适应性、可靠性等，主要归因于

① 米歇尔·沃尔德罗普.复杂：诞生于秩序与混沌边缘的科学[M].陈玲，译.北京：三联书店，1998：1-6.

人脑模糊思维同态模型的"韧性"。总之,人脑智能的能动性、创造性、灵活性、可靠性和稳定性等等,无不与思维的模糊性机制密切相关。

当人们面对复杂的事物时,在理性探索过程中,人们试图首先采用简化解,即采用理性经济的方法论原则,"首先努力取得最简解",其后,当这些简化解不再发挥作用时,当这些解决方案被进一步的发现所排除(或补充),人们则朝着更复杂的方面运动。事物总是要平稳发展,除非成长了的经验逐渐动摇了过于简化的解。雷舍尔在其《复杂性——一种哲学概观》中写道:"总之,我们总想找到最经济的理论——适应性调节装置来说明当前可用经验之最大容量……于是,经济学与简单性就成为归纳性推理的最重要的指示:用最简单、最经济的方法解决你的认知问题。"随后,他又进一步写道:"一般而言,在全部的归纳探索中,尤其是科学探索中,我们总是寻求某种最简单、最少复杂方式的、适合我们已有经验(实验和观察)数据的方式来获得描述性的说明和解释性的说明。若手边已有简单方式可以完成认知任务,复杂方式也可以,傻瓜才会采用后种方式。"①

根据研究复杂问题的学者的意见,并非复杂问题都得采用烦琐的方法去破解,我们总是寻求用最简单、最少复杂方式去破解它。在处理社会经济这个复杂问题时,并不是要把每一次商品交换中的数据全部弄到手,而是掌握经济中最基本的统计数据来进行宏观调控。在这里,我们对照中医典籍中所记述的人体得病时的证,如张仲景在《伤寒论》中记述热性病的六经病证,他把凡属发热、实证、兴奋、亢进、脉浮等归属阳证;凡属发寒、虚证、抑制、衰退、脉沉等归属为阴证,如此简约的病证对西医来说,实在难以理解,但是张仲景所确立的辨证论治方法一直是历代医家诊治疾病的方法,迄今中医家仍以此指导临床实践。随着后世医家在实践中又有新发现,温病学家进一步发现了卫气营血、三焦等辨证概念。可见中医所采用的原则与当代研究复杂问题的学者的观点是一致的。现代医学发现的疾病越来越多,诊断治疗的方法越来越复杂。临床上要进行无数物理、生化、细菌学等方面的检验,从大量的检测数据中来诊断疾病。因此现代医学的教科书需不断更新,书本也越来越厚。《伤寒论》全书3万多字,主要记载热病的证,病有千万种,而机体反应性——证,基本反应古今变化不大。由此可见中西医是两种不同的体系,两者对疾病的认识方法、诊治方法是截然不同的。

三、关于基因及对疾病治疗的优势与局限

生命科学可说是现代复杂科学的"催生婆",它的出现正是由于人们在研

---

① 尼古拉斯·雷舍尔.复杂性:一种哲学概观[M].吴彤,译.上海:上海科技教育出版社,2007:71-75.

究生命现象时，处处碰到许多现代传统科学所无法解释的问题。近十年来，最令人瞩目的莫过于基因组所取得的一系列新发现。2000 年 6 月 26 日，科学家宣布人类完成了基因组测序工作，随后要测定遗传基因在序列中的定位及其功能以及基因之间的相互作用和关系。基因组的发现有许多出人意料的事，原先认为人类是生物界最高级生命，基因组应该较其他生物的基因数量为多，让人震惊的是 2002 年完成的水稻基因有 4.6 万～5.5 万个基因，而人类的基因只有 3 万多个。又发现洋葱细胞的 DNA 的长度，5 倍于人类细胞，而郁金香的 DNA 长度为人类的 10 倍。为什么低级生物的基因组比人类的还多。学者们认为，低级生物的基因功能单一，基因的协同功能比较差，植物体内蛋白质的多样性，主要依赖多种基因来复制。但是人类的基因具有多功能特性，基因的核苷酸可以重新组合搭配，通过基因选择性切割，可以制造多种蛋白质，因此人类 3 万多个基因却能制造 40 多万甚至更多种蛋白质。一方面，由于人类基因具有多功能性，要完成一个生物学反应，只要通过一个或少数基因即能完成；另一方面，人类不是靠"自我开发"新基因来获取新功能，而是通过重新编排或扩充已有可靠资源来达到创新。另一个发现是人类的基因组只占 30 亿核苷酸序列的 2% 的空间，而 98% 为非编码序列（即不复制蛋白质），科学家一度把它们称之为"垃圾"。最近，科学家发现，这些非编码序列（垃圾）区域有 80% 都与调控蛋白质的形成以及在哪里产生作用有关，这些非编码序列起有打开或关闭的"开关"作用。[1]

　　基因组的测序及其功能定位，为解释生命现象和疾病发生机制提供了新的可能性。世界上每个人的基因并不完全相同，每个人的基因都存在着差异，反映了个体之间的差异性，这些差异决定了各个人的健康状况、疾病的易感性，甚至还决定人的寿命与性格特征等等。由于每个人的基因组中或多或少含有脆弱或不正常的基因，从而决定各个个体对疾病的易感性，甚至决定某些人的发病情况。例如先天性遗传病即是基因的异常结构决定的。现已发现由致病基因引起的遗传病有 6 000 多种，它们被称为单基因病。其他如恶性肿瘤、心脑血管病、糖尿病、风湿病、免疫性疾病等为多基因病。另外还有由病原微生物入侵人体的疾病，如艾滋病、乙型肝炎、结核病等。科学家通过研究发现，不论单基因或多基因病，在发病过程中实际上涉及很多基因。医学家发现有 2.6 万多个基因与心血管系统疾病有关，约占人类基因组的 3/4。

---

① 科学家揭开"垃圾"DNA 之谜[N].参考消息，2012-09-07(7).

基因组研究所取得的一系列进展，使现代医学认识到，很多重大疾病的发生与发展，都与基因的结构功能异常有关，从而导致医学家企图在基因的水平上对疾病进行诊断和治疗，因此出现了基因诊断、基因治疗的新趋势。基因诊断找出了致病基因，基因治疗的目的就是纠正基因结构和功能的缺陷，以及由病原微生物基因的侵袭造成的基因缺陷。基因治疗的方法就是将外源基因导入患者细胞内，或对缺陷基因修补或置换，以达到治疗的目的。另一种基因治疗方法着眼于阻断和破坏致病基因的"复制""转录"和"翻译"，不让这些致病基因表述。到目前为止，想把正常基因导入人体，困难很大。因为要想把基因导入，缺乏理想载体与理想的靶细胞，且导入基因的表达目前尚无法控制，这些导入基因能否正常地发挥作用，均难以预料，有的甚至适得其反，造成严重的不良后果。要求每个靶细胞只整合一个拷贝的基因，同时应有相当比例细胞导入的基因得到表达，要做到这些，存在许多困难。例如，科学家早在 1989 年就发现单基因病囊性纤维变性的致病基因，但至今仍然没有人可以运用药物手段来纠正这一基因缺陷，而对于多基因病，难度就更大了。例如，心血管病几乎有 3/4 的基因发生异常，这些基因病变是长期以来与人类生存环境、生活习惯以及所受的文化教育不同的原因所致的基因病变，因此企图通过一种手段或少数药物来治疗，几乎是不可能的。许多人体易感病涉及许多基因，每个人都至少带有 5～10 个可能在适当环境中发病的基因，要纠正这么多基因缺陷，绝不像焊接水管或调动扑克牌那么简单。临床实践证明，人体中生物大分子基因不是孤立的，它处于多重关系网中，如果不能有效地调节和控制这些关系网，就不可能有效地调节控制分子和基因。

目前的基因治疗常用的基因导入法，都有一个共同不足之处，即导入受体细胞的目的基因片段和目的基因片段整合到受体细胞基因的效率不高。病毒载体导入法被认为是最有前途的基因转移技术，一般都使用反转录病毒和腺病毒作载体，反转录酶虽具有将基因整合到宿主细胞基因组的能力，但是它自身含有病毒蛋白和癌基因，有使宿主细胞感染病毒和癌变的危险。反转录病毒的缺点是转移效率低，癌病毒所携带或产生的病毒蛋白可诱发机体局部炎性反应及全身免疫反应，安全性难以预料。如果该基因一旦被插入到错误的位置上，其后果将不堪设想，当插入位置附近的基因功能受到严重的干扰，甚至可产生癌症或其他疾病。又，作为载体的病毒会不会重组出新的传染性病毒？面对这些风险，很多人一直认为对基因治疗应该持谨慎的态度。当人们对多基因病的基础知识知之不足时,企图用基因疗法来治疗多基因病,切不可对之抱过高的期望。人们千万不要抱盲目乐观的态度,认为基因治疗能解决所有的临床治疗问题。①

回顾魏尔啸创立细胞病理学,医学家企图从细胞层次来解决疾病的诊治问题,细胞病理学统领医学一百年,根据细胞病理学,既然细胞的病理变化是疾病的原因,那么只要祛除局部的病变细胞,或用物理、化学或生物学的方法消除致病因素,就能达到治疗的目的,焉知局部病变是整个机体的病理反应,仅仅消除局部病变,不改变整体状态,并不能从根本上解决机体的疾病。因此,在细胞的病理变化是疾病产生的原因这样的思想指导下,医生往往会滥施刀割,给机体造成严重的创伤,或滥用抗生素,致使体内菌群失调。对于肿瘤病人,一味强调手术切除,过度应用放疗与化疗,企图对肿瘤细胞斩尽杀绝,导致病人遭到严重的创伤,最后不是死于病,而是死于过度医疗。到了 20 世纪下半叶,医界已看到这种思想方法的片面性,开始审视局部论的局限性,从整体论来考察疾病的诊治问题。

我国著名的抗瘤医家汤钊猷院士在他的《消灭与改造并举》一书中写道:"近百年的抗癌,主要目标是'消灭'肿瘤,应该说取得了长足进展,但距离攻克癌症还有很大的距离。早诊早治虽较大幅度提高了疗效,但要再进一步提高就十分困难。看来光靠'消灭'不够,还要考虑'改造',包括对残癌的改造,使之'改邪归正,带瘤生存',也包括对机体的改造,使之提高自身的抗癌能力。""近年来,笔者还有感于东西方思维的不同,说不定这些不同就是发展有中国特色抗癌之路的关键。……美国学者写的文章说'东亚人更倾向于整体思维,西方人更善于分析',认为'谁把握了东西方两种世界观的长处,谁就会在 21 世纪获得最大的成功'。作为东方人的一员,不也值得去思考吗?"②

由上所述,可见从细胞、基因这种微观层次来认识人体的生命现象,并据此来考察疾病、指导疾病的防治,有其一定的局限性。中医从整体论出发,重视扶正祛邪,调动机体自身的抗病能力。东西方医学思想各有所长,如果充分发挥中西医长处,将会取得更大的成果,现代医家已深刻地认识到这点了。

四、对中医理论体系科学性的评价

最后来谈谈中医究竟是什么样性质的科学。当然,中医不属于前述的"本质主义科学"。许多否定中医的人即是从实验生物医学的立场来否定中医。那么,

① 张慰丰.关于人类基因组解读计划的某些思考.医学与哲学,2002,23(11):28-30.
② 汤钊猷.消灭与改造并举:院士抗癌新观点[M].上海:上海科学技术出版社,2011:前言.

中医是否属于前述的"非本质主义科学"？事实上，现代"非本质主义科学"包含更广泛、更深层次的科学内涵，我们不能说中医已登堂入室，已达到现代非本质主义科学的高度了。几千年前，古代医家为解决实际问题，他面临的是这样一个复杂的巨系统，必须有一种认识论与方法论来指导他们的行动。"人同此心，心同此理"，模糊思辨、黑箱方法虽为现代科学家发明创造，但模糊思辨是人类通常采用的一种思辨方法；黑箱方法是与实验分析方法相对应的方法，古代人虽未采用这个术语，却早已实践之。古代医家巧妙地应用这种思辨与方法来解决实际问题，并取得了很好的效果。

一方面，由于中医是在长期的封建时代形成发展起来的医学体系，它受到历史条件的限制，不可避免地打上了时代的烙印。另一方面，它不可能进行人体解剖及物理化学的实验分析方法，对人体的结构与生理功能缺乏了解，在中医古典医籍中记载有不少封建迷信以及令人非议的非科学的事例与内容。王一方在《医学是科学吗》记述了一个典型的事例：在《针灸大成》中记载有难以让人接受的说法，谓中医应用针灸来纠正胎位，认为胎儿把手伸到娘的肠子上去，抓着了娘的肠子，说医生扎针，扎在胎儿的虎口上，孩子一松手，胎位就过来了。如何看待？作者认为"我们不能因为这个理论是荒谬的，就说中医正胎位是伪科学"。实际上它是一种解释工具，不能因为它理论上不能够完全符合现代科学，就否定它的实践性或者有效性。[①] 我们不能因为这些材料来否定中医，在倾倒污水时切莫把婴儿也倒掉了。

时下社会上出现了一批自封的"神医""中医大师"或"养生专家"，他们假借发扬中医学术之名，著书立说，搬弄中医术语，声称能包治百病，专治癌症；他们假借中医中药、经络、按摩、药膳食疗、气功武术，甚至吹嘘某种药物、食物或方法具有神奇功效，能延年益寿，包治百病，借此来蒙骗群众，诈骗钱财。这是一批社会渣滓，绝不能代表真正的正统的中医。不幸的是，某些知识界人士也误认为他们是中医，因而指责中医不科学；另有一些别有用心的人，借此来否定中医。奉劝善良的人们，要明辨是非，提高鉴别能力，切莫上当，还中医一个清白，认真对待数千年来中医留传下来的宝贵遗产，千万不可轻忽。

如何给中医下一个定义，在人类知识圈里标定一个位置？中医一部分内容在自然科学里面，一部分内容在人文科学里面，王一方认为它还有一部分是玄学。我们不能否定中医有玄学的成分，但现代科学里也有不可知的东西，中医跟

---

① 王一方.医学是科学吗[M].桂林：广西师范大学出版社，2008：34.

现代医学存在交集。中医学里面有一个人文化的趋势,也有一个科学化的趋势,还有一个社会化的趋势。现代科学里面,同样存在人文化、社会化、科学化并举的内容。王一方认为"中医不是科学,也不是伪科学,而是'如科学'"。① 作者认为现代科学出现了许多交叉学科,我们不能以现代传统科学或本质主义科学的概念来给中医下一个定义,现代科学应包含有文化或人文的内容,特别是医学,众多学者认为医学是"人学"。前已述及,中医学中包含有现代"非本质主义科学"的内涵。或许可给它一个"准科学"的定义。是否合适,可供共议。这是一个难题,非哪个人说了算的。

通过中西医文化的讨论,对中西医这两种医学体系应有一个全面的认识与评价。现代西医无疑是属于本质主义的科学范围,西医强调还原论思想,采用微观分析的方法,从器官—组织—细胞—分子—基因的道路越分越细,现代医学分科也越来越细,医疗的针对性很强,重视局部病灶,强调祛除病邪,但现代医学体系内欠缺人文精神(当今提出的生物、心理、社会医学模式,正是企图纠正这方面的偏向)。我国的中医始终重视、贯彻整体论思想,在"天人合一"的思想指导下,把人作为宇宙的一分子,把人体活动置于时空领域中(时间医学),医疗的目的是调动机体自身的抗病能力(扶正祛邪),重视机体的反映状态(证),贯彻人文精神。这两种医学体系各具特色,人们切不可采取自我独尊的态度,企图以一家消灭另一家。对待这两种医学,应采取兼容并包的态度。唯有各自发扬各家的特色,通过东西方文化、中西医两种思想的撞击,才能产生新的火花。随着现代科学技术的发展,医学由分析时代向系统时代转变,中医的智慧将不断被激活,并在新的时代条件下实现新的升华和飞跃,为创立与生态文明相适应的系统时代的新医学而做出应有的努力,为推进人类的健康事业的进一步发展而做出应有的贡献,为推动人类文明的进步和发展而发挥应有的影响和作用。

本文原收录于《中西医文化的撞击》(南京出版社,2013 年)第一章、第二章及第十章,其中第十章本人根据控制论、模糊论、黑箱学说、灰色系统、复杂科学等现代新科学观,对中医的学术体系进行了探讨,发表中西医学界所未发的见解。因此,此次文集收录这三章,并进行修订调整,以《中西医历史理论体系比较研究》为题,使学界了解本人的学术思想。

(整理:姜海婷 审校:张纲)

① 王一方.医学是科学吗[M].桂林:广西师范大学出版社,2008:35.

名师业绩风范录

　　南京医科大学是国人自办的最早的医学院校之一,当年也是一所颇具特色的学校。1934年,学校创办时名为江苏省立医政学院,不仅培养临床医生,还培养医学行政管理人才,招收青壮年中医师,学习现代医疗防疫知识,首开中西医结合培养之先河,另外还招收师范学校毕业生,以培养医学教育人才。学校当局认为作为医生与卫生人才必须懂得人文科学,因此聘请陈邦贤来校开设医学史课程,聘请马季洪老先生讲授语文课,这种教育理念与教育体制,在当时来说可谓医学教育领域中的创举。

　　建校之初,为提高学校地位、声誉,学校广纳各方人才,聘请一批刚从国外留学归来的学者来校执教,如邵象伊、许本谦、郭锡麟等。抗战时期,北方的知名教授纷纷南下,学校即把从北平南下的颜守民、陈友浩等教授聘来学校,还吸纳南京、上海、浙江等地的其他名师,一时间名家荟萃,成为国内师资实力最为雄厚的医学院校之一。得益于名师传导,南医大各学科群星璀璨,人才辈出。

　　笔者于新中国成立初入学,后来长期在母校从事医史学教学研究。上学时正当新旧交替之际,当时许多名师正在学校执教,得以聆听教诲;部分名师虽调离他校,其业绩仍时有所闻。70周年校庆之际,本人撰写了《名师业绩风范录》。今值80周年校庆,本人已年逾八旬,如不将所知论述下来,或许从此湮没无闻。特此对原文中一些贡献卓越的名师略加补充介绍,供学校记之史籍,以告勉后学,勿忘先师。

　　【寄生虫学科】　洪式间教授(1894—1955)是我校最负盛名的教授,出生于浙江乐清,1913—1917年,在北京医学专门学校求学,毕业后留校任助教。1920—1922年,被学校派往德国柏林市立医院进修,初修病理学,后改攻寄生虫学。1923年回国后,在北京医学专门学校任教,并曾一度兼任校长。1924—1925年再次受派赴德美等国考察。1936年,洪式间从北平转去南通学院任医科主任。抗战时期,南通学院医科与江苏医学院合并,洪式间转任江苏医学院教授,一直担任寄生虫学教授和寄生虫研究所所长,直到新中国成立,于1951年调任浙江卫生厅厅长、浙江卫生实验院院长。据史集记载,1946年曾应聘兼任台湾大学热带医学研究所所长。1948年11月,国民政府教育部部长无理电令台大校长陆志鸿辞职,他对此极端气愤,认为"乱命"不能从,遂自动提出辞职。不待批准,即回江苏医学院,此事反映了他的坚贞气节。

洪式间毕生致力医学教育和科研事业。早在1922年他就在德国病理解剖和生理学杂志上发表了基础膜染色法。1926年,在德国《热带病学杂志》发表的汉堡盖玻片钩虫卵计数法,为国内外病理界和寄生虫界所采用。1929年,他在热带病研究所刊物上发表的《肖山人肠内之各种姜片虫》,对姜片虫的形态作了深入研究,纠正了过去认为姜片虫许多种别的错误认识,引起了国内外学术界的重视,并记载入教科书作为定论。1929年9月,日本九州医学会邀请他去日做关于姜片虫的学术演讲,随后九州大学寄赠了医学博士学位证书给他。

早期的寄生虫学附属于病理学,因此洪式间早年留学德国时即兼修了这两门科学。20世纪20年代,他编著《病理学总论》和《病理学各论》,这是国内最早的也是当时最完整的病理学专著。在他倡议下,后来寄生虫学从病理学中分出来成为一门独立的学科。1928年,他自筹经费,在杭州创办了热带病研究所,是我国成立最早的寄生虫学的科研机构。1942年,他又创办了寄生虫研究所,足见洪式间是我国寄生虫学的创始人。洪式间早年从事疟疾、钩虫病、肺吸虫病的研究,并发表论文40余篇。据说学校在北碚时,他挑了货郎担深入农村,研究当地流行的"积水病",证明它原来就是钩虫病,并在当时当地开展了防治工作。

新中国成立后,浙江成立卫生实验院。1951年,他组织了一部分人员和器材,在浙江诸暨三环畈建立了血吸虫病防治实验区,这是我国成立最早的寄生虫病现场试点。洪式间也是在我国最早招收寄生虫学研究生的。分别于1946年、1947年毕业的他的学生赵慰先、王培信后来也成为我国寄生虫学的著名学者。当年他研究所的实验技术员杨复曦也成为出色的寄生虫学专家,1958年调往徐州医学院担任寄生虫学主要负责人。

洪式间调去浙江后,我校寄生虫学科由赵慰先教授长期主持。赵慰先教授(1917—1997)生于江苏扬州市,1942年在国立江苏医学院本科毕业,1943年为洪式间的研究生。1946年获医学硕士学位。1948年,去英国伦敦大学卫生热带病学院热带病卫生班学习,获英国皇家外科学会和内科学会联合颁发的卫生和热带病学证书,并成为英国皇家卫生热带病学会会员。1949年,赴美国参观国家卫生研究院、疾病控制中心等单位,11 月回国。新中国成立后,在江苏医学院任寄生虫学副教授。1951 年,任寄生虫学教研室主任。1978 年,晋升教授。

新中国成立后,我国人民面临血吸虫病的严重威胁。赵慰先一直紧密结合血吸虫病的防治,努力开展科学研究和人才培养。1950—1951 年,江浙两省解放军部队因水上练兵引起了血吸虫病急性感染,他两次率领江苏医学院部分师生到部队驻地为解放军开展防治工作。1951 年夏,在湖北省卫生厅的领导下,他率领湖北医学院一个年级的学生,到黄陂县滠口血吸虫病流行区进行流行病调查。多年来,他与同事们一道深入流行区现场,调查水网、丘陵、芦滩等不同地区的血吸虫病流行情况和流行因素,研究不同地形、地貌的钉螺生态和灭螺方法。1952 年,他在国内首先报道了钉螺越冬的现场调查和实验室观察。1953 年,他在国内发表论文,系统阐述了"钉螺的生殖和发育"。1954 年,他根据宁镇山区钉螺和血吸虫病人分布特点,提出丘陵山区血吸虫病人和钉螺的分布具有沿水系开展和被山脉隔离的特点。1956 年,他通过深入观察钉螺在河沟沿岸的纵深分布,提出了"一年中新老钉螺在现场环境中交替的动态过程";他还通过对长江潮汛的观察,提出了"钉螺随水流扩散"的观点。他根据在安徽贵池地区、镇江芦区的钉螺分布和水的易感性调查,证实了在一个地区或地点存在易感地带。这些研究成果大大丰富了钉螺的生态学资料,从而为不同地区不同条件下的灭螺措施提供了重要参考依据。

1973 年,赵慰先组织教研室同志,开始从事血吸虫免疫诊断的研究,应用对流免疫电泳,检测血吸虫病人的血清抗体和反向间接血凝试验检测血清中循环抗原,这是国内较早建立的方法。1978 年,他开始研究日本血吸虫可溶性虫卵抗原的分析和主要血清学抗原的分离,有关日本血吸虫童虫相关抗原对虫卵肉芽肿形成的致敏作用,以及应用日本血吸虫相关抗原间接血凝试验进行血清流行病学调查。这些都是在国内具有开创性的。

在赵慰先教授的领导下,南京医学院寄生虫教研室的老师在科研上取得了一系列成果。如对湖沼、丘陵等不同地区血吸虫病流行病学研究;对钉螺的繁殖、越冬和扩散的生态调查;将流免疫电泳和反向间接血凝试验用于诊断血吸虫病;对日本血吸虫卵抗原的分析;在江苏宜兴发现肺吸虫病的流行区;中华按蚊染色体图形的研究;等等。1985 年,南京医学院寄生虫学科被评为江苏省重点学科。

赵慰先在培养年轻一代教师上倾注了大量心血,他放手让青年人上讲台,亲自审阅青年教师的讲稿,细致地帮助修改,有时还亲自示教。他在指导青年教师进行科研方面可谓呕心沥血,当他们有所成就写成论文交他审阅时,他总是把自己的名字划去。他鼓励和支持有一定学术水平的年轻人参加全国性的学术会议,积极帮助年轻教师争取出国进修的机会。1981年,他主动辞去教研室主任的职务,为年轻人的锻炼成长开辟道路。在他担任寄生虫教研室主任的30年中,在他的指导下,年轻的教师集体或个人共发表论文140余篇,先后有10人晋升为教授或副教授,建成寄生虫教研室老师的梯队,出现了一大批专家,其中有沈一平、杨炳贵、胡介堂、韩范、冯兰湘、丁绍铎、张兆松、叶炳辉、吴观陵等。叶炳辉于1970年建立的我国中华按蚊唾腺染色体图,填补了国内的空白,现被称为"叶炳辉分段法"。吴观陵曾任学校副校长、江苏省人民医院院长。

赵慰先的教学也富有特色,他讲课条理清晰,逻辑性特强,课堂讲授时边板书边画图,口到、字到、画到,一气呵成,师生们无不钦佩他的教学水平之高超。"文化大革命"期间,他遭到严重的冲击与迫害,受到种种人格污辱和残酷批斗,他仍忍辱负重,沉着应对,还总是为他人着想。笔者爱人参加血防回宁分娩,此时运动矛头已从老人转向年轻人,我被限制不让去车站接人,赵教授得知后,代我去车站相迎,此事虽小,终生难忘。

【公共卫生学】 邵象伊教授(1909—1990)生于浙江杭州,早年毕业于浙江省立医药专门学校。1929—1930年,留学日本东京帝国大学医学部专攻内科学。他思想超前,认为要增进广大人民身体健康,必须坚持以预防为主的方针。于是,他冲破轻视防疫的传统习惯势力,于1937—1939年赴德国柏林大学卫生学院学习,毅然由学临床医学专业改为攻读公共卫生学专业,并以优异成绩获得博士学位。

回国后,邵象伊在江苏医学院任教。他积极筹建卫生系,对开办卫生学专业,培养预防医学人才,做出了很大努力,是我国最早从事卫生学的专家,在国内外颇有声望。他掌握英、德、俄、日等多种外文。20世纪60年代初,邵象伊曾主编我国第一部高等医学院《卫生学总论》教材,这部材料中的理论、观点迄今仍为预防医学界所肯定,并作为公共卫生学的指导思想。1984年,邵象伊又主编了我国第一部《卫生学词典》,同时他又参与了《中国医学百科全书·环境卫生学》分册的编写工作。

邵象伊身材修长,步履稳健,颇具学者风度,他博览群书,凡图书馆内藏书,有关历史、哲学、文学几乎无所不读。新中国成立初期,为学习马列主义,他直接阅读德文版马克思的《资本论》，为了学习苏联的巴甫洛夫学说，他直接阅读俄文版的巴甫洛夫原著。

新中国成立前夕，当时政府欲将学校南迁，邵象伊作为进步教授的代表会同当时进步学生——地下党组织成员马凤楼、戴汉民等反对学校南迁，使得江苏医学院完整地保留下来回到人民手中，被学生尊称"邵民主"。新中国成立前解放军渡江前夕，校长胡定安外逃美国，学校处于真空状态，留校师生选邵象伊为院务委员会主任委员。新中国成立后，1952年，人民政府正式任命他为第一任江苏医学院院长。邵先生为学校的发展和新中国医学人才培养作出了卓越贡献。

新中国成立后，进行了院系调整，为了发展晋察冀地区的医疗卫生事业，特别是为了山西地区发展工业的需要，1955年，国家从江苏医学院卫生系抽调以邵象伊为首的一批老师，包括欧阳㑇官、陈家震、蒋慧权、谈行健、徐躬文等，到山西医学院（现山西医科大学）建公共卫生系，原江苏医学院卫生系一、二年级120多名学生也随同前往继续学习。邵先生可谓桃李满天下，由他培养的学生马凤楼、戴汉民、谈行健、徐躬文、叶本法、陈家震等都成为卫生学界的著名教授与领导骨干。1999年，山西医科大学建校80周年，学校为了表彰邵象伊对山西医科大学发展所作的贡献，在校园中树立了汉白玉邵象伊教授半身像以示纪念。

【儿科学】 颜守民教授（1898—1991）不仅是我校儿科学的创始人，也是我国儿科事业的开拓者。1898年生于浙江温岭县，1916年考入国立北京医学专门学校，1920年毕业留校任内科医师。1924年，留学德国柏林大学，在儿科学知名教授切尔尼（Czerny）和芬克尔斯坦（Finkelstein）门下专修儿科学。1926年年底回国，在北平大学医学院任教，在我国创办儿科教研室编写儿科学教材，建立儿科病房，开设儿科门诊，在当时国立医学院中属首创之举。

1930年，他受聘北平大学医学院儿科教授兼儿科主任，除从事儿科教学医疗外，还以很大一部分的精力从事科研工作，于1938年中华医学杂志第三期发表论文，证明上皮性初乳小体与白细胞性初乳小体二者均存在初乳内，澄清了医学界的争论，这是儿科学史上最早发表的有关初乳小体的论文。当时，河北境内黑热病猖獗，他对黑热病的诊断、治疗及中间媒介中华白蛉的生态做了深入的了解。20世纪30年代初，他引用高田氏反应进行黑热病人血清试验，为黑热病提出了新的诊断方法。1933年，他兼任京师传染病医院医务主任，就3 000例住院传染病进行了分析统计，为了解当地传染病流行情况提供了宝贵资料。在此期间，他还发表了《北平的白蛉热》《淋巴细胞Azur颗粒》等论文。

"七七事变"发生后,平津沦陷,他为了不当日寇的顺民,1937年冬,冒险奔赴陕北汉中,任西北联合大学医学院儿科教授,在偏远的农村,因陋就简建立起教室、门诊部和病房,在敌机轰炸下坚持教学和医疗工作。1941年,他任江苏医学院特约讲座,去四川北碚校区讲学;1945年抗战胜利后,他去东北任沈阳医学院儿科学教授。1946年,江苏医学院从重庆北碚迁回镇江,颜守民教授是浙江人,他习惯生活于南方的水土,因此1947年颜老回到南方任江苏医学院儿科教授。来校后,颜先生积极筹建儿科教研室,扩充儿科门诊室和病房。在镇江解放前夕,他坚定站在进步学生一边,反对迁校,保护学校。

新中国成立后,他以极大的热诚投入儿童卫生保健。1951年,于《中华儿科杂志》发表《进行性肌营养不良症的一种稀见病症》,为该病的临床分型增加了新的材料。随后于1952年又发表《我们在镇江所见的流行性乙型脑炎病例的分析》,对镇江乙脑的流行季节、临床表现、病程经过和预后等进行系统的分析。50年代,颜老又编著了《小儿解剖生理概要》(江苏人民出版社1959年版)和《小儿体表病态诊断学》(江苏人民出版社1961年版)。前书评述小儿解剖生理特点,后书为诊治小儿疾病提供了丰富的临床经验。

1956年,颜守民被任命为江苏医学院院长。1957年,学校迁来南京后改名为南京医学院。颜守民继续担任南京医学院院长。在此期间,颜老仍不废儿科业务,在他领导下,1963年创立了肾脏病研究小组,建立儿科实验室。1966年,进一步建立儿科研究室,重点开展小儿肾病的研究。1978年,接受卫生部"小儿肾炎和肾病的防治研究"课题。此时颜老已80岁高龄,仍参与了大量工作。1977年在南京和1981年在广州召开两次全国性小儿肾病学术会议,颜老主持南京会议。小儿肾病研究室先后发表论文30余篇。颜老著名的论文有:《肾病综合征类固醇疗法中的生理生化反应》《从不同角度分类肾炎》《蛋白尿》《抗利尿激素的水平衡调节》《肾小球微血管壁滤过机理的新发展》等。颜老把小儿肾炎和肾病的研究作为重点课题,培养人才,组织学科梯队,招收儿科肾病研究生。颜老任教达65年之久,桃李遍天下,为我国儿科学发展作出了巨大的贡献。1991年10月10日逝世,享年94岁。

笔者作为颜老的授业学生,对其为人与学问了解一二。他具有浙江人特有的气质,身材不高,约167厘米,乡音浓重,年长时出行步态缓慢,一手提黑色布袋,另一手持一把雨伞,既可挡风雨烈日,又可作手杖,俨然一和蔼慈祥的老人,与人对面相逢,会意点头微笑,但从不与人握手言谈。他倡导学术民主、平易近人、生活简朴,当群众遇上困难时,常解囊相助。他是典型的读书人,一辈子喜欢上图书馆。传闻新婚之夜,他这个新郎官不见了,结果在图书馆被发现了。颜老讲课风格独特,发音很慢,一字一句照本宣读,讲到高兴时,也会嘿嘿微笑,并以右手掌背拍左手之掌面,然学生仰慕颜老的学问与声望,从不敢懈怠,无不全神贯注,句句记之笔下。1955 年,笔者直接在颜老领导下的儿科病房当实习医生,可谓受益匪浅。颜老要求严格,经管病儿的"三大常规"、电解质平衡检测等全部要求实习医师自己操作。颜老一周固定查房一次,平时会不时来病房巡察,并考问下级医师。所以大家每收一个患儿都充分了解病情,大量查阅资料,以应对颜老的考问。对于达不到要求的年轻医师,颜老不会大声呵斥,但他那长眉下熠熠闪光的眼神向你扫来就给人以极大的压力,促使你不得不认真学习与工作。

颜老一生谨言慎行、宠辱不惊。20 世纪 60 年代"文化大革命"期间,全体师生在工、军宣队领导下,下放东台弶港、六合八百公社搞斗、批、改。当时医疗队收到一个中毒性肺炎的病危儿童,颜老认为较难挽救,不意在工农兵学员的"处理"下,病儿幸运地转危为安。工、军宣队以此为事例,证明工农兵学员胜过资产阶级学术权威,颜老对此保持缄默。他朴实的作风与严谨的治学态度,在潜移默化中影响了几代南医学子。

钱倩教授是颜老的传人,系江苏省儿童保健中心的创始人。1946 年毕业于江苏医学院,曾协助颜老培养一支儿科骨干队伍、创建儿科实验室和抗生素临床研究室。1989 年,应卫生部妇幼司之邀,参与编写国内第一本《儿童保健学》。钱倩后有姜新猷教授为儿科负责人,姜教授对儿科肾病进行长期研究,成果丰厚、卓越。杨运昌教授从湘雅医学院毕业分来我校工作,他对生化及水电解质平衡有较深的造诣。50 年代在儿科首先开展头皮针输液,对儿科提高临床疗效、降低死亡率有贡献。陈荣华教授 90 年代曾任南京医科大学副校长、校长兼党委书记。

【人体解剖学】 最早由王仲侨、陈友浩教授主持,后由姜同喻教授负责。王仲侨 1931 年毕业于北京大学医学院,毕业后赴德国柏林大学和耶拿大学留学,1934 年回国,即任江苏医学院解剖学教授。他为学院建立了解剖学基地。当时解剖学领域缺乏教材,他首先编写了几十万字的人体解剖学讲义,制作了大量的人体标本。抗战时期经费匮乏,他自费创立人体体质调查测量队,组织师生对4000 多名国人进行调查,发表了一系列论文。1941 年,他被教育部聘为人体解剖学名词审查委员会委员,审查了《人体解剖学名词》一书。1956 年,他参加编写全国高等医药院校的《人体解剖学》教材；后又编写了《解剖法 100 条》等书。

陈友浩教授 1919 年毕业于国立北京医学专门学校，历任北京医科大学、国立京师大学医科、国立西北联合大学医科、国立河北大学医科等校教授。1938 年起，任江苏医学院解剖学主任、教授，并曾任本校教务长、总务长、代理院务等职，又兼任上海军医大学解剖学主任、教授。1956 年，被评为一级教授。陈先生善于教学，授课时边讲边在黑板上作图，且两手并举，左右开弓，画作逼真，学生无不叹服。陈先生所编解剖学讲义，内容精详，迄今所知的解剖学结构及名词几乎包罗无遗。陈先生不仅关心学生的学习，且关心学生的生活，视学生为儿女。

姜同喻教授（1917—2007），本人较为熟识。1941 年毕业于江苏医学院医本科，后留校，在解剖学教研室任教，是我国解剖学界颇有名望的教授。1946—1962 年，历任湖北医学院、浙江大学医学院、江苏医学院、南京医学院解剖学讲师、副教授。1962 年，晋升为解剖学教授。

他在医学院读书期间就对解剖学产生了深厚的兴趣。留校任教初期，他白天协助教学，晚上攻读解剖学专著，并潜留实验室解剖尸体。在导师指导下，完成了《解剖学实习指导》论文。随后，他又去复旦进修统计学、拉丁文和人体测量技术等，为以后的工作打下坚实的基础。其后，又与王仲侨教授合作，组织学生成立人体测量调查队，系统研究我国人体脏器表面积，先后发表论文多篇。1945 年，参加解剖学名词审定工作，对人体解剖学教学和医学名词的标准化起了较大的作用。在长期的教学和实践工作中，姜同喻立志创造我国的局部解剖学的学术体系，用中国人自己的资料写出中国自编教材。他不辞辛苦，深入调查研究，动手制作标本，潜心科学研究。1954 年，他创造了人体"层次解剖法"，同时编印出版了《连续层次解剖图谱》（江苏科学技术出版社 1981 年版），系统介绍了层次解剖方法、标本规格和局部解剖观念，使局部解剖教学、科研和体质调查的标本一体化、规格化，大大提高了教学效果。至今他的"层次解剖法"还在高等医学院校得到普遍的推广和应用。1955 年，他用"层次解剖八拆法"制作标本，绘成了中国人的《人体解剖学图谱》（人民卫生出版社 1961 年版）。这部图谱多次再版，总印数达数十万册。1959 年，姜同喻参编全国《人体解剖学》统编教材的部分章节，这是用中国人自己的资料编写的第一本《人体解剖学》教材。因出色的工作，1956 年他被评为全国劳动模范并受邀出席全国社会主义建设积极分子大会。

姜同喻在我校的教授队伍中可说是另类人物，皮肤黝黑，脸型狭长呈马脸，有历史文献中朱元璋之外表。他不修边幅，平时穿着褪色的中山装，足蹬布鞋或草绿色军人球鞋,操苏北盐城口音。20世纪60年代,上海医学院在国际饭店召开解剖学学术年会,教授们大都衣冠楚楚,招待员恭敬如仪,引领入厅,而姜同喻还是和平时一样打扮,被阻挡在大门之外。结果是上医的教授出来恭请才得以进入。他一生除了钻研解剖学,没有任何嗜好,既不嗜烟酒美食,也从不下棋打牌。一开口三句话不离本行。晚年退休后,他因不知如何打发时间,竟主动去张家港的一家人体模型工厂打工,不取分文,与工人一般生活,吃住在车间。平时常常烧饼用开水泡泡当主餐,可谓典型的苦行僧生活。他超凡脱俗,不追求物质享受,一辈子钟情解剖事业,得享天年,以90岁高龄仙逝。

【传染病学】 许本谦教授(1908—1969)生于安徽省歙县。1936年毕业于同济大学医学院,同年赴德国汉堡大学深造,从事热带病的研究,并以优异的成绩获得博士学位。1939年毕业后,他婉言谢绝了导师的热情挽留,放弃了在德国的高薪与优越的工作条件,毅然回到正处于抗日战争中的祖国。回国后,他接受当时国立江苏医学院的聘任,任内科学教授,对传染病、热带病进行长期的研究。1950年,他主动报名参加医疗队,为中国人民解放军防治血吸虫病。1952年,他参加赴朝慰问团,代表祖国人民慰问抗美援朝的中国人民志愿军。1954年,任江苏医学院附属医院副院长。1956年,任南京医学院副院长,兼科研部主任和传染病教研室主任,同时兼任卫生部血吸虫病研究委员会委员及《中华内科杂志》编委。

许本谦科研作风严谨,对工作精益求精,一贯"严肃认真,努力工作",成为全院的楷模,他对热带病的研究有较深的造诣。新中国成立初期,在《内科杂志》《中华医学杂志》《中华内科杂志》等国内主要医学期刊先后发表《丝虫病之海群生治疗临床观察》《日本血吸虫病合并伤寒症》《槟榔治疗短小膜壳绦虫病》《丝虫病73例临床观察》等多篇论文,总结了对丝虫病、血吸虫病和绦虫病的防治经验,他首创用海群生长程疗法治疗丝虫病,该药迄今仍作为首选药物。在临床上他首先发现江苏省有马来丝虫的流行,这对当时绦虫病的防治有重要的指导作用。对晚期血吸虫病的治疗,他在国内较早提出采用组织疗法、溶血疗法与酒石酸锑钾合并治疗。50年代,国内治疗绦虫病的药物尚需国外进口,于是许本谦积极探索中药的驱虫效果,根据本草和中医典籍的记载,他在江苏首先应用槟榔治疗短小膜壳绦虫病取得成功(1953年)。这种方法费用少,反应小,疗效好,为中草药治疗寄生虫病的研究首开先河。许本谦还根据国内外热带病、传染病的发展趋势,进行了有关病毒性肝炎、流行性出血热的研究,并较早地提出了感染和免疫的研究理论。在许本谦那个年代,寄生虫病与感染性疾病是危害我国人民健康的最主要病种,他始终站在医学的前沿努力探索和奋斗。

许本谦是南京医学院传染病教研室的创始人,为南京医学院传染病学教研室的建立和发展花费了大量心血。当年尚无全国统编教材,他亲自主编传染病学讲义,参加集体备课和试讲,积极筹建临床实验室,添置仪器设备,妥善安排教学内容,明确组织分工,保证了教学工作的顺利进行。

许本谦是我校最具有独立人格与魅力的一位教授。他气度非凡,上唇留有德式短须,举止端庄,语言沉稳,令人肃然起敬。当年本人在内科传染病房做实习医师,许本谦来病房查房时,身后跟随一大批医师,虽非千军万马,可谓气势如虹。他在询问病人情况的过程中考核医师工作状况。在严师的督促下,各级医师在医疗上从未敢有丝毫的懈怠与疏忽,因此培养了一批具有许氏学风的梯队。他的精湛医术获得病人高度的信任,即使他开的 APC,人称"许氏 APC",也不啻是一服高度有效的心理安慰剂。不幸的是在"文化大革命"中,他虽然未被列入批斗对象,但仍承受很大的压力,在内外交困的情况下,不幸于 1969 年病逝,享年只有 61 岁。

传染病教研室后由陈钟英教授(1918—2011)主持。陈教授 1944 年毕业于本校,在传染病的教学、临床、科研等领域均有出色的贡献。早在 1953 年编印出版了新中国第一本《内科处方手册》(上海宏文书局),随后修订增益成《临床药物手册》,多次再版印刷,发行达 50 余万册,几乎成为临床医师人手一册的必备书。陈教授先后主编、参编的书多达 22 种。20 世纪 50 年代出版的著作有《发热的诊断与治疗》《腹泻的诊断与治疗》等。80 年代参加全国统编教材《传染病学》(人民卫生出版社 1980 年版)的编写工作。90 年代又著《陈钟英五十年临床会诊札记》。陈教授是我校首先采用中西医结合疗法治疗传染病的学者,70 年代成功创制苦黄注射液治疗乙肝。

陈钟英教授医德高尚,有口皆碑。她的教学也颇有特色,她的普通话虽带有常熟口音,但她发音清晰,语言生动,表情丰富,课堂师生互动气氛十分活跃。凡听过她的课者可谓终生难忘。陈钟英还是一位十分坚强的女性,她的先生陈少伯教授在 50 年代的政治运动中作为"白专道路"代表遭无情打击而自戕。陈钟英教授克服心灵的巨大悲痛,埋头苦干,独自在医疗、教学、科研上做出了一系列成就,终于在政治上也获得众多荣誉,曾任第三、第五届省人大代表及第六、第七届全国政协委员,在我校的老师队伍中不愧为女中豪杰。

【外科学】 早年我校有四大知名教授。刘燕公教授(1907—2000)是我校任职时间最长的一位名师,生于山东诸城县,幼年读过私塾,学过中医。1932年毕业于北平大学医学院,同年9月,到日本东京帝国大学医学部留学。1937年6月回国,适值抗日战争爆发,他出于爱国热忱,出任当时军区署临时第六重伤医院外科主任,为抢救抗日军民生命做了大量工作。1941年转到医学教育界,先后在江苏医学院、南京医学院任外科学教授、外科教研室主任兼附院外科主任。1950年起,历任教务长、副院长、院学术委员会副主任委员。1983年后,任南京医学院顾问,兼任《南京医学院学报》主编、《江苏医药》杂志副主编、《中华外科杂志》编委、中华医学会江苏分会理事、外科学分会主任委员等职。他还是日本外科学会会员。

刘燕公从1959年起,领导有关休克的实验研究,并参加了《休克的综合治疗》一书的部分编写工作,该书对休克的发病机理、诊断指征和治疗措施做了比较详尽的阐述,在当时深受读者的欢迎。1960年,他担任江苏省心血管病研究组组长,组织南京军区南京总医院、南京医学院和南京市鼓楼医院协作攻关,对深低温麻醉进行动物实验和临床应用,获得了大量数据,对当时开展心内直视手术起了很大的促进作用。他在出血性休克应用氯丙嗪低温的实验研究中,证明氯丙嗪配合低温不仅对控制出血性休克效果显著,而且证明在休克早期应用疗效更好。这个结论得到了医学界的重视,并被广泛应用。为了解决基层单位血源的困难,他对自体输血问题做了深入研究,得出了安全、经济的方案。

刘燕公对人才高度重视,为了提高骨科的医疗教学水平,一手策划聘请侯纯之教授来院,使本院骨科医疗教研登上一个新台阶。他为青年才俊、1951届毕业生王一镗提供医疗、科研一切条件,还保送他前往北京进修。刘燕公对待工作极端认真负责。1964年他年近花甲,还亲自率领医疗队去血吸虫病严重流行的昆山县,在简陋的条件下,克服困难,为晚期血吸虫病人成功施行了巨脾切除手术120例,还为当地卫生院培训了一批外科医生。80岁高龄时仍积极参加省政府组织的社会调查,了解省内医药卫生人员的培养和医学院校、医院改革的情况,提出了不少积极建议。他还奔走于京、沪、杭等地,努力促进学术交流,组织医学讲习组去各地讲学,为江苏省医务人员的科技水平的提高起了积极的作用。

王历畇教授是国内泌尿外科的权威。1929年毕业于北京协和医学院,获博士学位,后在北京协和医院、南京中央医院任职。1934—1935年,赴美入斯坦福大学医学院进修泌尿外科。回国后,历任南京中央医院泌尿科主任,贵阳中央医院泌尿科主任兼国立湘雅医院名誉教授,重庆中央医院外科主任、副院长兼国立上海医学院名誉教授。40年代后期,任江苏医学院外科主任及附属医院院长。新中国成立后,调往浙江医学院任附属医院院长。1953年,调北京医院任外科主任。王历畔教授早在1964年提出用女性激素治疗前列腺肥大症。他一生著述宏富,著有《尿路结石之预防和防治》《输尿管结石的处理》,与人合著的有《泌尿外科学》,合作编译的有《外科生理学》等。他对癌症、性病、计划生育均有研究;他又是中国老年医学的先导,为北京医院老年病研究所奠定了基础。王历畔教授医德高尚,治学严谨,医疗作风严肃认真,对青年医师要求严格,言传身教,一丝不苟。王历畔教授早年在重庆为周恩来同志重整右臂骨折,并为其他中共同志治病,又因长期订阅《新华日报》,被重庆中央医院解聘。来江苏医学院任职后,对医院、学校的医疗、教学均有贡献。泌尿外科后由刘正确教授主持。刘教授1941年毕业于江苏医学院,毕生后在江苏医学院、南京医学院工作。抗美援朝时,被派往朝鲜任医疗队副队长,不仅在救治伤病员方面作出了贡献,而且积累了丰富的救伤外科经验,后专攻泌尿外科,对计划生育以及棉酚避孕的研究贡献颇多。

吴公良是我校的兼职教授,他是国内最著名的胸腔外科专家。1927年考入国立北平大学医学院,1933年毕业后入北京协和医院工作,早年吴公良即表现勤奋好学、工作一丝不苟的作风。在他实习期间,当时的大文豪刘半农发热住院,一时难下诊断,吴公良在显微镜下找到了螺旋体,终于确诊他患了回归热。1936年,吴公良在南京中央医院任外科医师。抗战爆发后医院迁至成都,他曾经担任中央、齐鲁、华西3个大学联合医院外科住院总医师,他出色的工作为当时的外科专家董秉奇教授所赏识,推荐他任广西省立医院外科教授兼主任。1947年,吴公良赴美,在圣路易市华盛顿大学医学院进修胸心外科。1948年回国,在中央医院创设胸外科,历任南京军区南京总医院胸外科主任、大外科主任、副院长等职。1951年,吴公良发表《支气管外科解剖学》《血管造影术》等论文,1954年编译出版了欧菲厚的《肺截除术之技术》一书,对新中国成立初期普及胸外科知识起到了积极的作用。1957年,在南京军区对部队开展肺结核的防治工作,共历时3年。在此期间他不仅治疗了大量肺结核患者,同时也培训了一大批胸外科人才。当时他编写了《肺结核防治手册》,影响很大。吴公良热心医学教育,在江苏医学院年代,他经常(从南京)来镇江授课,学校迁南京后,他来校兼课更方便了。1950年,他主编《外科学报》,这是新中国成立初期的第一本外科杂志;1952年,该杂志移交北京中华医学会,更名为《中华外科杂志》,他继续任编委。1958年,他又兼任《解放军医学杂志》编委和副主编(1982年)。1956年吴公良对晚期战伤中的肺化脓症及损毁肺作了深入研究。他先后编写了《野战外科技术手册》《战伤治疗原则》。1979年,与人合编《野战外科学》。1957年,他组织对心脏大血管外科的研究工作,开展逆行性主动脉造影术,在控制性低温、低血压麻醉下进行主动脉缩窄症和主动脉瘤切除手术,他是国内心血管外科的先驱者之一。

侯纯之教授是我校外科学有影响的专家,早年毕业于齐鲁大学,获博士学位,毕业后留齐鲁大学附属医院工作,又任山东省立医学专科学校外科教授。1948年,赴英国伦敦大学进修。1949年,回国任齐鲁大学医学院外科学教授。后来我校任外科学教授,他是我校骨科的创建者,对骨科的医疗、教学、科研作出了贡献。

【皮肤病学】 郭锡麟教授(1908—1980),山东诸城人。1932年毕业丁北平大学医院。1934年留学日本,在东京帝国大学医学院专攻皮肤性病学。1937年抗日战争全面爆发,他出于爱国热忱,毅然返回祖国。随后,他来到江苏医学院,受聘担任皮肤科教授、附属医院皮肤科主任。在抗日战争的艰苦环境下,积极从事医疗和教学工作,筹组皮肤科教研室。新中国成立以后他继续担任江苏医学院、南京医学院皮肤科教授、教研室主任、附属医院皮肤科主任,还兼任中华医学会江苏分会皮肤科学会主任委员、《中华皮肤科杂志》编委。

郭锡麟有强烈的事业心和责任感。20世纪40年代前后,雅司病在苏北地区广泛流行,郭锡麟在国内较早开展该病研究,于1947年首先赴江苏淮阴地区进行系统的调查研究,提出了雅司病的临床诊断及其与梅毒疹的鉴别诊断。他在1947年第15届中华医学会年会的大会上做了《淮阴雅司病发疹之初步报告》的学术报告,受到与会者的好评。1951年,他主编的《皮肤科学》,贯彻了少而精的原则,突出了常见痛、多发病的基本理论和基本技能,被列为南京医学院本科教材。1959年主编《皮肤病图谱》一书,由江苏人民出版社出版,这是第一部采用我国自己病例资料的图谱,对学生学习和指导临床医师起了重要的作用。60年代,他还致力于接触性皮炎的研究,并赴新疆等地进行讲学。

郭锡麟待人诚恳,工作认真负责,对来诊所求治的患者总要进行详细检查,对青年医师书写的病历都要逐字逐句修改,而且在门诊亲自带教,教书育人,一丝不苟。郭锡麟为提高教学质量,千方百计改进教具,绘画图表,皮肤科自制的各种皮肤病的蜡像模具十分逼真,皮疹的色彩、毛孔栩栩如生。

郭老这位名师也带出了许多高徒。1954年江苏医学院毕业的赵辨,毕业后分配到皮肤科作为郭老的助手,继续发扬郭老严谨治学、认真教学、医疗的优良作风,成为我国皮肤科学的著名学者。赵辨在20世纪50年代即从事麻风病的防治。由于他在防治麻风病方面作出的贡献,2002年获得马海德奖。二十世纪七八十年代,他主编了《临床皮肤病学》,成为皮肤病学科的一部重要参考书,他还创办了《临床皮肤科杂志》。进入21世纪,他又完成了一部图文并茂的大型参考书《中国临床皮肤病学》,得到了皮肤科学界一致推崇。他还担任《中国皮肤性病杂志》《中国麻风皮肤病杂志》《中国中西医结合皮肤性病杂志》《中华皮肤科杂志》等杂志的顾问、编委或特约编委。获得首届"中国皮肤科医师杰出贡献奖""中国医师协会第三届中国医师奖"。

【生物化学】 曹元宇教授(1898—1988)出生于安徽歙县雄村的书香门第,藏书万卷。父亲辅钦先生是清代的拔贡,在家庭熏陶下,不到10岁已读完四书五经、《老子》《庄子》等古典著作。12岁以前在故乡读私塾,12岁随父移居苏州,进入新学堂接受现代科技文化教育。18岁进入苏州工业专科学校。1920年,考取公费留学日本,入东京工业大学化工系学习,与著名数学家苏步青同在该校学习。

曹元宇1925年毕业后在日本工作一年,1926年回国,先在南京工业专科学校任教至1927年,后在中央大学首开化学史课程。1934—1941年,在杭州医药专科学校(今浙江大学医学院前身)任教。抗战期间,学校内迁,他先后在英士大学医学院、浙江大学龙泉分校、北洋工学院任教。1946—1949年,在上海染织专科学校任教。1949年,赴镇江江苏医学院任教。1956年,学校迁宁后,任学校生化教研室主任。"文化大革命"后,任医药史教研室主任。1988年5月22日逝世,享年90岁。

曹元宇终身从教,1932年8月,中国化学会在南京成立,他是45位发起人之一,1933年,化学学会创刊《中国化学学会会志》,又出版《中国化学摘要》,他是负责摘录刊物最多的一位学者。从1933—1950年长达17年担当该刊摘录的任务,为国人了解国内外化学及医药学进展作出了贡献。1937年,上海商务印书馆出版他的力作《定量分析化学》(上、下册),此书系早年在中央大学应教学需要编写的教材,出版后又为各大学广泛采用,直到1954年又出了第8版。

曹元宇是我国最早从《道藏》中研究炼丹术的学者,他从5 300多卷《正统道藏》中,筛选出有关道家炼丹术的文献一两百种,研究古代炼丹家的炼丹设备。于1933年《科学》杂志上发表了一篇题为《中国古代金丹家的设备和方法》的论文,这是研究中国炼丹术的开创性文章。随后他于1935年在《学艺》杂志上发表《葛洪以前之金丹史略》,这两篇文章对中国炼丹术的仪器、炼丹术的起源及炼丹家的情况做了深入的研究和介绍,且配了不少插图。1935年,又发表了《陶隐士和他的著述》。这些文章发表后立即引起国内外的重视。英国著名科学史家李约瑟(Joseph Needham)和美国著名科学家席文(Sivin)在他们的著作中均引用过曹元宇的文章。我国著名化学史家、中国科学院学部委员袁翰青认为:"曹元宇是我国研究炼丹术在国内发表著作最早而且有一定成就的学者,文章内容丰富,考证精细,并且用近代化学知识来说明,具有相当创造性的见解。"北京大学赵匡华教授在他主编的《中国科学技术史·化学卷》中写道:"曹元宇可以说是当代化学史家中第一位把中国化学史研究深入到实验设备方面的学者,做出了开创性的工作。"曹元宇的文章使世界科学史家认识到中国人在化学上的贡献和地位。

曹元宇教授的另一部力作是1979年出版的《中国化学史话》,时年曹老已81岁高龄。这虽是一本300多页的小册子,内容却涉及无机化学、有机化学、生物化学以及近代化学传入等方面的问题,此书在江苏科学技术出版社出版,初版发行13 500册,不久即销售一空,1985年出修订版。日本学者木田茂夫、山畸昶把此书译成日文,1990年由东京棠华房出版。曹老晚年又参与《中国大百科全书·化学卷》的编纂工作,他作为副主编,为此书倾注了许多精力。

曹元宇早年阅读了大量的中医书籍,一生从未放弃中医药研究,曾获南京国民政府的中医师执照。他倾注大量心血研究《神农本草经》,此书成书于后汉年代,原本早已佚失,它的内容已融入历代刊刻的本草书中,由于转辗传抄、益损,后世各本草书中的文字互有出入,所录经文常有歧义。曹老根据各种辑本,经过搜剔爬梳,反复校勘,历时30余年,于1987年辑注出版《本草经》,由上海科学技术出版社出版,使这部佚亡千年之祖国医学遗产为今所用。晚年,曹元宇参加了《中药大辞典》的编辑工作,他有深厚的国学及中医药功底,对保证这部书的学术水平起到了重要作用。

曹元宇是一位多才多艺的学者,他对书法、绘画、诗词也深有造诣,与徐悲鸿、潘天寿、张大千、林散之都有交往。在中央大学执教时,课余师从徐悲鸿学素描达四年之久。新中国成立后,经徐悲鸿推荐,齐白石将曹元宇收为晚年弟子,徐悲鸿、潘天寿曾劝他舍科学而入艺术界，然因不忍抛弃致力多年的化学尤其是中国化学史而作罢。他画风高雅，笔法苍劲，被誉为新安十大画家之一，他的画作曾在北京、香港、天津、南京等诗画展览会上展出。早年他还曾是江苏省的优秀足球运动员，当学生在运动场上踢足球时，他也会临场来一脚。他是中国科学社和中华学艺社的永久社员，中国化学会的永久会员，化学工程学会会员，中国科学技术史学会名誉理事，美协、文联会员。曹元宇从事教学工作60多年，可谓桃李满天下，他一生不嗜烟酒，衣着朴素，用膳简单，晚年自号"黄山老民"。

【医史学】 陈邦贤教授（1889—1976）出身于江苏省盐城沙沟镇的诗书门第，3岁随父迁居江苏宝应县，早年便博览群书，举凡古代诗书、历算、英语等科均有涉猎。13岁开始学习中医，后入江苏省简易师范，1909年毕业。

当时江苏的儒学大师丁福保名重一时，在中西医方面有较高的造诣，而且在训诂、文字、佛学、考古等方面也有较深的研究。丁氏编著有《说文解字诂林》《佛学大辞典》《古泉大辞典》等，他又翻译介绍日本明治维新以后西方医药学书籍达160余种之多。1910年丁福保在上海创办《中西医学报》及新医学函授社。陈邦贤投书拜师，追随丁福保学医，深得丁氏垂爱。在丁氏的指导下，开始对中国医学史发生兴趣。

1914年，陈氏倡导成立我国历史上第一个医史研究会。经过十多年的资料积累及分析研究，陈邦贤于1919年著成我国第一部《中国医学史》，由上海医学书局出版，此书深得伍连德赞赏并作序，认为"洵为空前之杰作矣"。1929年，南京国民政府卫生部召开的第一届中央卫生委员会上，余云岫提出"废止旧医以扫除医事卫生之障碍案"，提议废止中医。陈邦贤联合扬州、镇江两地医药家，认为中医不能废弃，并编撰《中国疾病史》，以沟通与加强中西医之间的理解、联系。1924年，陈邦贤出席日本东京召开的第六次远东热带病学会，陈氏发表题为"中国脚气病史"的学术论文，陈氏在会上颂扬祖国医学悠久的历史，介绍祖国医学对疾病的认识与成就。

1934年，陈果夫创办江苏省立医政学院，特聘陈邦贤为医学史教授。在此期间，他对自己的代表作《中国医学史》进行修订与增益，完成第二部《中国医学史》，当时作为"中国文化史丛书"于商务印书馆出版（1936年）。此书一经出版立即引起日本学界重视。日本人山本成之助将此书译成日文《支那医学史》出版。时隔70年，2006年，团结出版社再版陈邦贤的这部《中国医学史》。

抗日战争期间，陈邦贤内迁重庆，先后任教育部医学教育委员会编辑委员兼中医专门委员会主任兼秘书。1942—1949年,任编译馆编审等职务,在艰苦环境下,继续坚持研究。抗日战争胜利后,陈邦贤重新回到镇江,于1945—1952年再次兼任江苏医学院医学史教授。新中国成立后,1949—1952年,任江苏省镇江人民政府卫生科科长及苏南卫生建设委员会委员兼秘书长、教育科长。1952—1954年,任苏州医士学校副校长。1954年,卫生部筹建中医研究院(今中国中医科学院),同年被调至中央卫生研究院中国医药研究所医史研究室。1955年,转至中医研究院医史研究室任副主任。1956年,教育部、卫生部有关人士感觉到医学史很重要,但专业研究人员很少,各医学院校没有开设医学史课程的老师.,于是委托中医研究院医史研究室及北京医学院医史教研室开设医学史高级师资进修班,由陈邦贤、李涛两位教授负责讲学,陈邦贤对培养这批人员可谓呕心沥血,付出了辛勤的劳动,发挥了很大的作用,这批学员,无不铭记陈老的为人与教导。

陈邦贤在中医研究院工作期间,又精心修订了他的代表作,完成了第三部《中国医学史》,1957年由商务印书馆出版。在此期间他又完成了《二十六史医学史料汇编》《十三经医学史料汇编》《诸子集成医学史料汇编》。陈邦贤一生论著甚丰,发表论文近百篇,除3部《中国医学史》外,还有《清代三百年医学学术之鸟瞰》《中国医学人名志》《中外医事年表》《栖霞新志》《中国疾病史稿》《中医医药志》等10余部著作。李约瑟的《中国科学技术史》多次引述陈老的著作,二十世纪五六十年代李氏多次访问中国,每次来华必来陈老的研究室访问论学。

陈邦贤1951年在镇江江苏医学院担任医学史教授,当时以正教授头衔来任课的教师并不多。当他一进课堂,学生们发现他是一个土老头,圆脸大耳,手上夹着黑布包扎的讲稿,讲话带有镇江口音,大出意外。然而得知他是中国第一本《中国医学史》的作者,又是当地卫生科的负责人(当时没有卫生局,仅设科长),认为这老头不可小觑。陈邦贤拙于讲演,但学生们仍能全神贯注听他——道来。笔者就是其班上的一个学员,对他尊敬有加,当时作为课代表不时向他请教,不料1956年北京主办高级医史师资班,被陈老点名去京学习,从此也走上医学史教学研究之路。在学习期间得到恩师各方面的关心照顾,星期日常常被招至家中,款待酒饭。1957年师资班结业时,本可留京,但被江苏医学院的教务长刘燕公指名要回,本人遂回母校工作服务至今,为我国医学史研究发展尽了绵薄之力。

2011年,在卫生部国家中医药管理局主持下,经中华医药学院、中国中医科学院等 10 个单位的评选,陈邦贤被选为《中华中医昆仑》传记人物。2014 年,恰值陈邦贤倡导成立的医史研究会 100 周年,学会在太原举行隆重集会,纪念表彰陈邦贤的学术成就与功绩。

【生理学】 早年曾由朱鹤年、方怀时、葛志恒等教授执教。朱鹤年先生系我国老一辈神经生理学家和心理生理学家。青年时代参加五四运动,1926 年毕业于复旦大学生物系。旋留学芝加哥大学攻读生理解剖学,1929 年获硕士学位。继而入康奈尔大学研究神经生理学,获博士学位。曾在中央研究院、河南大学、湘雅医学院等校任教。在芝加哥大学留学期间,发现下丘脑旁核神经细胞具有神经分泌现象,因此他是神经内分泌功能的最早发现者。1932 年,赴欧洲考察,引进和使用第一台脑立体定向仪,回国后与卢于道合作进行中脑和前脑血管运动中枢研究。1945—1949 年,在江苏医学院任生理学主任、教授。1949 年后,调上海第二军医大学工作。晚年研究针刺镇痛,在中脑发现"怒叫中枢",开展神经肽研究。方怀时 1937 年毕业于浙江省立医药专门学校,1952 年获日本名古屋大学医学博士学位,曾在国立北平大学医学院生理系工作。曾研究中国人红绿色盲率及进行人体生理试验等。后在台湾大学医学院任生理学教授、院长。葛志恒 1942 年毕业于江苏医学院,1948 年赴加州大学进修,朱、葛两先生曾合作研究大脑皮层的自主神经中枢及内分泌腺割除后组织之变化。葛先生从 20 世纪 50—90 年代在我校执教生理学,他讲课深入浅出,循循善诱,颇获学生好评,对我校的生理学教学起有举足轻重的作用。

【药理学】 早年由徐佐夏教授主持。徐先生 1917 年毕业于国立北京医学专门学校,1920—1921 年,留学德国,在柏林大学任药理研究员。1924 年,任北平大学医学院药理学教授。随后,任西北联合大学医学院教授兼院长。抗战时,任江苏医学院药理学教授兼副院长。1951 年,调山东大学医学院任院长。1956 年,任青岛医学院院长。徐先生毕生致力于药学研究,专长药理学、药用植物学、毒理学。一生有多种译著。《药理学》乃根据艾霍兹(Fritz Eichholz)所著《药理学》译编而成,是新中国成立初期药理学的重要参考书。《毒理学》系根据德国毒理学家 Fuhner(菲酒)等的著作译成,成为广大医务工作者预防和治疗毒物中毒的重要参考书。此外,还著有《处方学》《简明药理学实习》《植物疗法》等书。徐佐夏是一位德高望重的学者、积极的社会活动家。他学识渊博,作风正派,联系群众,平易近人,生活简朴,谦虚谨慎,具有良好的学风,是江苏医学院药理学教研室的创始人。药理学教研室是我校最早授予博士学位点的单位。徐佐夏后药理教研室人才辈出,先后有朱鼐、郑友夑、李德兴、马允慰、刘天培、饶曼人、张银娣等。

【组织胚胎学】　最早由蒋加年教授主持,蒋先生1940年毕业于我校,曾去江西省立医科大学任职。早年即发表了一系列科研成果,著有《赣南人头骨126具测量报告》《主动脉弓之异常分支三例》《神经组织之块染法》《制作骨骼标本的经济办法》等论文。回校后一直在组织胚胎教研室工作,是我校组织胚胎学科的创始人。蒋先生教学认真负责,为了搞好教学,他收集了胚胎发育的各期标本,亲手制作胚胎发育蜡制模型,使学生将抽象难懂的胚胎发育过程了然于胸,是我校最早推行形象教学的教师。蒋先生主编的《组织胚胎学图谱》(人民卫生出版社1958年版)出版后立即赢得兄弟院校的好评,纷纷选作教材。

【病理学】　最早由金泽忠教授主持,金先生毕业于国立中山大学医学院。1946年,赴美考察。历任国立中山大学病理研究所、广西军医学校、广西医学院、南宁省立医院、国立山东大学医学院等校教授。1939年起,任我校病理学教授。金先生讲课幽默风趣,主编的病理学讲义颇获师生好评。50年代初,调青岛医学院任主任。随后由高达教授主持教研室。高先生1941年毕业于本校,曾在上海医学院病理学研究所和中山大学病理研究所进修。高先生教学认真,待人和蔼,与上海医学院教师合编《病理学图谱》,参编《动脉粥样硬化与冠心病》,以上两书在病理学界均获好评。

【微生物学】　早年有屠宝琦、汪美先教授执教。屠宝琦教授1923年毕业于北京国立医学专门学校。1925年赴日本东京帝国大学进修,1930年再次赴日于东京传染病研究所进修。回国后于浙江医药专科学校任教。1938—1939年,于江苏医学院从事微生物教学研究工作。1939—1946年,在福建医学院任教。1946年,江苏医学院迁回镇江后,又转回我校任教。新中国成立后,调浙江医学院任微生物学教研室主任教授,并兼任浙江热带病研究所研究员、浙江省卫生实验院院长等职。屠宝琦教授为人诚恳,谦虚谨慎,讲课一丝不苟,重视科学研究。汪美先也是我国著名的微生物学家,1936年毕业于国立河南大学医学院。后留学日本专攻细菌学。抗战期间,江苏医学院迁四川北碚,1940—1944年,在我校任教。抗战胜利后,去上海生物制品厂工作,兼任南通医学院教授。他曾编写《简明细菌学》《简明细菌学检验法》,并参加《秦氏细菌学》的翻译工作。1951年,响应政府号召,去西安任第四军医大学微生物学教研室的教学研究工作。

汪美先后,我院微生物教研室由陈少伯、金锦仁两位教授负责。陈少伯

1940年毕业于我校,曾在前军医学校血清学研究所从事研究工作。1947年,赴美进修,于斯坦福大学细菌部研究细菌学、免疫学、病毒学。陈少伯教授勤学敏思,具学者风度,著《医用细菌学》(上、中、下三册)、《实用细菌学检验法》等。前书为国人所著的最早细菌学专著,获学术界广泛好评,被当时各院校作为重要参考书与教材。陈少伯发表论文多篇,有《狂犬病之培养问题》《中国人血型检定统计报告》《应用公鸡制备诊断血清》《伤寒疫苗预防接种方法之研究》《血型与输血》《输血浆之理论与实际》等。他讲课深入浅出,条理清晰,是学生们崇拜的偶像。当年受邀去南通医学院讲学,立即震慑通医的师生们,学生们听课后竟要追随陈少伯转到江苏医学院来,可见其学识与为人。陈少伯先生为我国微生物学界的杰出人才。金锦仁先生1942年毕业于我校,专门从事微菌学研究。1957年,由上海医学院调来我院的周瑶玺教授为硕学之士,广阅中外书刊,又通文史哲,主编《医用免疫学》(中国科学技术出版社,1993年、1995年、1998年、2002年先后出版四版)、《病毒免疫学》(人民卫生出版社1988年版),迄今仍被各院校采用。

【生物学】 最早由姚荷生教授负责。姚先生是一个文理兼通的学者,早年毕业于清华大学,曾参加一二·九学生运动,曾任镇江市《大众日报》主编。姚先生教学认真负责,条理清楚,深入浅出,深得学生们好评,曾任学校教务长、南京医学院副院长。著有《人类遗传和遗传疾病》(1979)、《神州游踪》(1988)等著作。

【内科诊断学】 早年有两位老师任教,物理诊断科有汤培元教授执教,汤先生1940年毕业于江苏医学院,毕业后即在内科从事内科临床教学工作,当时尚没有现代化的诊断仪器,视、触、叩、听是物理诊断最基本的方法。汤老师讲授细致入微,形象生动,语言抑扬顿挫,条分缕析,听课者如沐春风,能一下子抓获学生的兴趣与注意力。他手把手地教学生听心脏各个瓣膜的杂音,肺部的各种呼吸音,叩击心脏的大小、触摸腹部脏器及肝脏的大小与硬度,学生们课后相互在身上检查实践的场景至今历历在目。只可惜汤先生在20世纪50年代政治运动中含冤自戕,英年早逝。另一位化学诊断老师叫邓树来。邓先生1947年毕业于我校。当时化验检查项目远少于现在,但三大常规是实习医师必须掌握的技术,邓先生教学认真负责,一般学生进入临床实习,基本上都能熟练地操作三大常规的检查。邓先生后来调去徐州医学院。

【心脏科】 最早由丁尔乾、王敬良、马文珠等人创设,丁尔乾1940年毕业于本校,毕业后一度在外单位工作。1942年,返院于内科任职。当时心脏科还未独立分科,至1952年始在江苏医学院附属医院内科成立心脏科专业组,由丁尔乾教授负责。1971 年,心脏专业设病床 15 张,王敬良、马文珠为专业组负责人。1984 年,马文珠任心脏科主任。心脏科独立成为一个病区,病床增至 45 张。1985 年,心脏内科及研究室人员增至 38 人。1993 年 10 月,心血管研究室升格为心血管研究所,王敬良任所长,马文珠任副所长。1981 年,心脏科获批为硕士学位授予单位;1986 年,又获批为博士学位授予单位。心脏科参与编写《内科实习指导手册》;王敬良等编著《简明诊断学》(1962),主译《心脏病的诊断和治疗》(1979),主编《诊断学基础》(1982),参加编写中、英文版《中国现代医学》(1985);马文珠编著《心脏病的诊断与治疗》(1979)。1989 年,国家教委授予王敬良教授"全国教学系统劳动模范"称号;人事部授予马文珠教授国家级"有突出贡献的中青年专家"称号。

【神经、精神病学科】 我校在国内也是领先的学科,先后有王慰曾、陶国泰、侯熙德等教授。王慰曾 1936 年毕业于山东齐鲁大学医学院,获博士学位。早在学校内迁北碚期间,即来我院任教,抗战胜利后继续担任我校神经病学教授。1948 年赴美进修。得悉国内解放战争取得胜利的消息,于 1949 年乘上由旧金山开往上海的最后一班轮船返国。新中国成立后,他任南京精神病防治院(即现今的脑科医院)院长兼南京医学院神经病学教授、教研室主任。新中国成立后,我国神经学科新创,在他的指导下,于 1949—1950 年即开展气脑造影、脑电图等特殊检查,当时在全国均属首例。1949 年,他在国内首先发现格林-巴利综合征。50 年代初,他首先发现两例"婴儿型家族性黑蒙性痴呆",从而知道历史上曾有一批犹太人移居中国,与中国人通婚,致使这种遗传性疾病潜在于国人遗传基因中。他发表的论文有《中枢神经系统原发性肉瘤》《原发性脑膜成黑色素细胞瘤之临床病理观察》《急性一氧化碳中毒的神经系统后发症》《精神病院的设计问题》等,均属国内首次报道。南京神经精神病防治医院是国内长江以南最著名的专科医院。在王慰曾教授领导下,为我国培养了一大批这方面的专家。陶国泰教授是我院精神病学教授,早年毕业于中央大学医学院,曾在中央大学医学院、华西大学医学院任职。曾赴美留学,任美国加利福尼亚大学精神病研究院医师。新中国成立后,任华东精神病防治院主任医师,兼任江苏医学院精神病学教授。陶教授斯文儒雅,是典型的知识分子风格,在精神病学界有很高的学术地位,尤擅儿童心理、精神障碍方面的知识。世界卫生组织在南京设立儿童心理中心,由陶教授主持。陶教授是儿童孤独症的著名专家,80 岁高龄还主编《走出孤独的世界》(人民卫生出版社 2000 年版)。80 年代后,神经病学由侯熙德教授主持,著有《神经病学》,是这个领域的一部名著。

【消化科】 肝脏病领域的著名学者孙宏训教授1954年毕业于江苏医学院,是许本谦教授50年代招收的研究生,长期从事内科消化病的临床医疗、教学、研究工作。在繁忙的工作之余,他夜以继日地潜心著述,独立撰写了一系列高水平的著作。早在1950年即编写《肝硬化》(上海科学技术出版社,1959、1963年多次印刷),是国内最早的肝硬化著作。随后,出版《实用肝脏病学》(上海科学技术出版社1963年版),篇幅达70万字,主编《临床生物化学进展》(江苏科学技术出版社1983年版)。80年代,他参考了千余种国内外文献,结合自己的临床经验,完成100余万字的《肝脏病学》巨著(江苏科学技术出版社1990年版)。另发表论文30余篇,他是国内最早报道转氨酶诊断肝炎的学者。

【呼吸科】 创始人为杨玉教授。1949年毕业于江苏医学院。他对肺部疑难杂症的诊治及呼吸衰竭的抢救积累有丰富的经验。先后承担过有关结核病、矽肺、慢性阻塞性肺病、过敏性肺部疾病、肺β-受体功能调节及新药临床药理等课题的研究。先后出版了《实用结核病防治学》《慢性气管炎肺气肿及其医疗体育》《新药临床应用指南》等专著30余本,发表有关呼吸病及新药等论文300余篇。在国内领先的研究成果有:异烟肼的临床药理及其代谢类型的研究,指导研究生建立嗜碱性粒细胞组胺释放试验,首先报道中国大陆豚草花粉过敏症,发现石菖蒲的主要成分α-细辛醚的平喘作用,白三烯的高压液相分析及其实验研究等。杨玉教授医德高尚,对病人不分尊卑、亲疏、贫富,一视同仁。他生活俭朴,待人诚恳,为人正直。

【内分泌科】 由张忠邦教授开创。张忠邦教授1945年毕业于震旦大学医学院(上海第二医学院前身),后在南京市工人医院任职,抗美援朝时参加赴朝医疗队。1956年,江苏医学院迁来南京,张忠邦任医学系副主任。1957年,在江苏省人民医院创设内分泌科。张忠邦长期从事内分泌学的医疗、教学、科研。他主编的《甲状腺疾病》一书受到国内外学者的好评。1979年,在全国第一次糖尿病会议上,张忠邦被推选为华东地区糖尿病协作组副组长。1978年,他招收内分泌硕士研究生。1986年,被批准为博士研究生导师。先后担任中华医学会内科学会委员、内分泌学会常委和甲状腺学术组组长。又任《中华医学杂志》和《中华内分泌代谢杂志》编委、《国外医学内分泌分册杂志》顾问。1961年编著的《脑垂体前叶功能减退症》及1962年编写的《激素的临床应用》两书,是国内最早的内分泌专著。他的水利尿试验及甲状腺抑制试验,已成为常规诊断垂体—肾上腺皮质功能和甲状腺功能亢进的方法。内分泌科后由陈家伟教授主持,陈教授也是国内著名的学者,在教学科研上成果卓著。

【神经外科】 我校该科的创建者是侯金镐教授。他1949年毕业于江苏医学院。1952年于北京协和医院进修整形外科,1953年赴天津医学院参加卫生部委办的首届神经外科学习班。1954年返院不久,即为感染了脑型肺吸虫病的抗美援朝志愿军进行手术治疗,为12名患者切除病灶,手术全部成功。1954年以来,担任神经外科学教学工作,深受师生们的好评。在完成繁忙的医疗、教学工作外,在科研上他也取得丰硕成果,对听神经瘤的早期诊断及手术治疗(经内耳道显微手术摘取3毫米的微小肿瘤)取得了成功,获江苏省科技进步二等奖。1980年,日本友人佐佐木先生突发脑出血,侯教授经手术挽救了日本友人的生命,获得了日本医学界的高度评价。侯金镐教授发表论文30余篇。参加编写专著2部,他是江苏省率先建立神经外科的学者。侯金镐教授医德高尚,平易近人,富有奉献精神,在神经外科领域内享有崇高的声誉,是中华医学会理事、中华神经外科学会常务委员、《中华神经精神科杂志》编委。1981—1983年,任南京医学院副院长。

【妇产科】 早年由何碧辉教授任主任,何碧辉是我国著名的妇产科学家,与北京协和医学院的林巧稚教授同为我国妇产科泰斗,因而有"南何北林"之称。1932年毕业于北京协和医学院。1944年,赴美国约翰·霍普金斯大学及密执安大学进修妇产科1年。1945年回国后,曾任江苏医学院与南京中央医院妇产科主任。1949年后,历任华东军区医院妇产科主任、南京军区南京总医院副院长等职。何教授重视理论联系实际,有丰富的临床经验,医术精湛,治学严谨。50年代曾参与编写《病理产科学》。1959年主编《妇产科学》。

【耳鼻喉科】 早年由胡懋廉、姜泗长等教授主持。胡懋廉早年毕业于北平国立医学专门学校,曾在协和医院任职。1931年,被选送美国哈佛大学进修,获医学博士学位。回国后曾担任南京中央医院代理院长、耳鼻喉科主任。40年代,曾任江苏医学院附属医院耳鼻喉科主任。新中国成立后,调上海医学院任耳鼻喉科医院院长及上海第一医学院副院长。胡懋廉在耳鼻喉理论和治疗技术上有很多发展、建树。姜泗长也是我国著名的耳鼻喉科专家,也曾来江苏医学院任教兼耳鼻喉科教研室主任。1959年,调任北京解放军总医院副院长。他在学术上卓有贡献,早在1950年首先成功地施行内耳开窗治疗耳硬化症,并改进了顶盖造窗术且在局麻下手术获得成功。1962年,又首次开展镫骨切除术,主编《耳鼻咽喉科学》。姜泗长后耳鼻喉科由翁瀛教授负责。后有张振声教授60—70年代由中央卫生部两度派往坦桑尼亚桑给巴尔(1968—1971;1974—1977)任援桑医疗队队长,为支援第三世界的医疗卫生事业作出了贡献。80—90年代,张振声教授任南京医科大学党委书记(1983—1988)及校长兼书记(1988—1998)。

【眼科】 最早聘任的特约教授是姜辛曼。姜辛曼早年毕业于江苏公立医学专门学校。1944—1945年,赴美考察,专攻眼科,历任北京协和医院、南京中央医院、国立上海医学院、国立湘雅医学院、国立贵阳医学院、南京中央医院、国立浙江大学医学院等院校的眼科主任。新中国成立后我院聘李泰钧教授来校主持眼科,于1952年举办了眼科系专业班,培养了一批眼科专家,其中有陆绵绵、施殿雄等。眼科教研室另有两位教授:蔡丰英1947年于本校毕业;俞自萍毕业于国立英士大学医学院,主编的《色盲检查图》发行数十万册,成为国人体检、征兵时检查色盲的必备用书。

【放射科】 早年由蒋寿鹤教授任主任。蒋先生为人和善,温文尔雅,有君子风度,后调徐州医学院任院长。随后由王钟祺、魏宝清教授主持。魏宝清教授后调江苏省肿瘤医院,是我省放射治疗的专家。王钟祺曾任江苏省人民医院副院长。

【整形外科】 创始人为尹立乔教授。尹立乔教授1954年毕业于江苏医学院,1956年由国家公派赴苏留学,在苏联的中央创伤矫形研究所颌面整形外科学习。1959年返校,在我校首创整形外科,于附院开辟了30张床位的诊科。"文化大革命"后,整形科与烫伤科合并为整烫科,医疗工作转向烫伤。但尹立乔教授仍坚持整形外科的研究,并编写了一系列著作:《颌面损伤》(上海人民出版社1974年版);《整形外科基本技术》(江苏科学技术出版社1985年版);《美容与健康》(上海科技教育出版社1999年版)。参编《中国现代医学》整形外科章(人民卫生出版社1985年版)、《口腔颌面外科手术图解》(江苏科学技术出版社1995年版)及《临床药物手册》等著作。1984—1988年,尹立乔任学院院长。

【康复医学】 周士枋教授是我校康复医学的创始人。1955年,周士枋参加了首届医疗体育或运动医学高级师资班。周士枋在康复医学界辛勤耕耘半个世纪,是我国疾病急性期进行康复治疗的开拓者,对肺叶切除患者进行康复治疗,使病人很好地恢复并减少了并发症。周士枋又从事慢性支气管炎的康复治疗,前后历时10年,也取得了很好的成绩。周士坊还对心血管病的康复治疗最早进行运动试验,收治1万多病例,也取得了很好的效果。他主编《实用康复医学》

（东南大学出版社 1990 年、1998 年版）、《慢性气管炎肺气肿及其医疗体育》（江苏科学技术出版社 1978 年版），参编《医学百科全书》（康复医学部分/副主编）；《中国大百科全书·体育卷》医疗体育章的主编。他是卫生部康复医学学科科研委员会的委员，中国残疾人联合会康复协会的副理事长，康复医学会的副会长，运动医学会副主席、副主任委员。

【急诊医学】　为王一镗教授创设。他 1952 年毕业于本校，后留校在外科任职。1957—1959 年，派赴北京阜外医院进修胸心外科，师从吴英恺院士。1959 年，主编《休克的综合治疗》。1960 年回校后，参与刘燕公教授主持的休克的发病机理、诊断、治疗的研究，在当时开展心内直视手术，是江苏省最早进行心脏手术的医生。20 世纪 80 年代，主攻急诊医学领域，作出了杰出贡献，是中华医学会急诊外科的主任委员。先后主编《实用急诊医学》《急诊医学》《心肺脑复苏》《急诊外科学》《实用急诊手册》《袖珍临床急救手册》等。2002 年，他在国内首先开办急诊医学专业，并使该专业成为我校最有特色的专业。1999 年，当选美国急诊医学会理事。2005 年，获颁该学会"推动和发展国际急诊医学工作杰出成就奖"。2011 年，创建我国灾难医学分会，任名誉主委。近年来，主编出版 200 万字的《灾难医学理论与实践》和 300 万字的《王一镗急诊医学》两本巨著。被遴选为《中华医学百科全书·灾难医学》分卷主编。

【数理化学科】　一向不为医学院校所重视。但是我校早年教数学与物理学的竟是国内名师。仲光然先生是鼎鼎大名的东吴大学的名教授，早年翻译《三 S 平面几何》，此书是新中国成立前后高中必读的教科书，几乎人手一册，风靡全国。教授物理学的吴璧城先生是国内清华大学资深的名教授，是我国九三学社的创始人之一。当时他已届 70 岁高龄，从北京告老回乡来到镇江，于苏医任教。化学早年由黄衡禄教授执教，后有魏福嘉教授讲有机化学，徐如愿先生讲无机化学与分析化学。魏福嘉先生曾留学日本，是化学界的前辈，他讲课时一口浙江乡音，但条理清晰。徐如愿先生当时的职称虽然为讲师头衔，但他讲课时，全神贯注，声音高朗，层次分明，深入浅出，使大多数学生当堂领会所讲内容。1962 年从南京药科大学调来我校的丁绪亮教授出生于化学世家，1937 年毕业于安徽大学化学系。1949—1960 年，在南京药科大学任教。1962 年后，负责化学教研室工作。1955 年，编著药学专业用的《物理化学与胶体化学》教材。1957 年，主编统编教材《分析化学》（上、下册）。1982 年，编著《对称性与络合物》。1983—1990 年，主编卫生部统编教材《基础化学》。1990 年，主编检验专业用的《无机化学》。1972年起,从事中草药研究,负责编写《中药大辞典》及《中药大辞典》日文版的增订编辑工作;参加《中药大辞典中药分册》及《中国医学百科全书中药分册》的编写工作(均为副主编)。1989年,又参加《中华本草》(副主编)的编写工作,历经10年,于1999年完成。2001年,又主编《近代中药学大辞典》。

【外语学科】 由丁厚恩教授负责,丁先生系国立东南大学外语系毕业,曾在江苏省立农业学校、江苏省立教育学院、省立镇江中学、省立上海中学、京江中学等校任英文教员。丁教授体型微胖,圆脸大耳,戴银丝眼镜,教学十分负责,有口皆碑。德语教授黄胜白,原名黄鸣鹄,是我国化学界著名的黄氏三兄弟之长。因不服外国人对国人的傲慢与歧视,改名黄胜白。1914年毕业于同济大学医科,1917年在南通医学院任教。1918年在同济大学任教。1919年创办上海同德医学院。1930年起任江苏省立医院医务长,江苏省立助产学校教务长,并为江苏61县平民产院的创办人。1937年赴日本考察访问。抗日战争时曾任浙江抗日救护总队队长。1948年任江苏医学院教授兼德语教授。新中国成立后历任苏南行署卫生处主任秘书、华东卫生部医教处副处长、医务生活社社长、中华医学会副秘书长、人民卫生出版社副总编辑,1957年起任江苏省植物研究所研究员。黄胜白早在1918年即创办《医药学》杂志,是这个领域里国人创办的最早的一种杂志,他又主编《家医》一书,此书是新中国成立前后家庭必备的医药指南,发行了几十万册。他一生致力于药物学与本草学的研究。晚年在江苏植物研究所研究本草学,发表多种著作与论文,其中最著名的一部《本草学》(与陈重明合著),蜚声国内外。他虽然在学校执教德语,由于他原本是医药界的名流,又是精通医药的专家,视年青学子为知己,因而与学生相处十分融洽。

【政治课】 新中国成立后主讲教师有3位:魏善钊、张格伟、王传鼎。张格伟、王传鼎教政治经济学。张格伟早年在国立北平大学法学院肄业,随后于日本京都帝国大学文学部毕业。曾任国立社会教育学院教授、公立文化教学院教授,译有《英国产业革命史论》《黑格尔哲学及其发展》。特别要提到的是魏善钊,他出身沐阳望族,早年与惠浴宇(新中国成立初为苏北行署主任,"文化大革命"前为江苏省省长)同学。魏善钊早年留学日本专攻化学。1929年参加革命。1950年,从苏南行署调来江苏医学院任副院长、政治教授兼生活辅导处主任。他为学生讲授社会发展史,使新中国成立初期入学的学生懂得了辩证唯物主义。魏善钊对知识分子生活上给予关心,工作学习上给予支持。由于他曾经留学日本这段历史,在延安整风运动时就被隔离审查。在"左倾"思潮盛行的年代,在历次运动中都遭到批判。但是他对江苏医学院、南京医学院的建设与发展立下了不朽的功绩。在他的努力下,学校从镇江迁到南京,从勘察选址到校园建设,一砖一瓦,他事事亲力亲为,始有今日南医之规模。他在"文化大革命"中虽遭到残酷的迫害,仍矢志不移,鞠躬尽瘁,在被批斗之余,继续为学校呕心沥血地工作,晚年抱病筹建学校图书馆,对学校的发展功不可没。

【体育课】 新中国成立初期由厉鼎禹教授负责。厉先生 1935 年毕业于苏州体育专科学校,先后在江苏省扬州中学、国立汉民中学、江苏省立教育学院等校执教体育。1951 年,从江苏省扬州中学调来江苏医学院,从此我校始有体育教学。厉先生教学认真负责,长期从事体育教学工作,且对体育理论作过研究,曾出版专著及协编论著 10 余种。新中国成立后,出版的专著有《运动卫生》(江苏人民出版社 1954 年版)、主编《体育基础理论》(高等教育出版社 1991 年版)、主编《中国传统健身法》(江苏科学技术出版社 1997—2000 年版)。1982 年他发表《体育社会学略谈》,是中国社会学体育社会学的开创者,系中国社会学会体育社会学专业委员会主任委员,他又创办并主编《江苏高校体育杂志》。他是体育与卫生相结合一元论的力行者。1992 年被评为全国高等学校优秀体育教师。

回顾建校 80 年的历史,可谓名师荟萃,硕果累累。饮水不忘凿井人,南京医科大学得有今日之辉煌,与先贤们的工作是分不开的。长江后浪推前浪,今后的南医将会取得更大的成果,出现更多的名师。这正是先贤们对后学者的深切期望。

(作者申明:由于掌握资料有限,名师记述难免疏漏与不足,谨此表示歉意)
本文收录于陈琪、沈洪兵主编的《南京医科大学校史(1934—2014)》(南京大学出版社,2014 版),第 693-712 页。

(整理:潘依琳　校对:彭澜)

南京医科大学变迁史之回顾

悠悠岁月，江苏省立医政学院自 1934 年创办以来，迄今已 80 个春秋，今日南京医科大学之辉煌与当年创办年代相比，不论从校园规模、学科建设，还是师生之数量，已不可同日而语了。抚今忆昔，才能体会到今日学校之巨变。

从校址建设而言，历经多次变迁，建校初校址设立在镇江，当年创办人系国民政府"四大家族"之陈果夫。当时南京系国民政府之首都，陈果夫为江苏省政府主席，镇江为江苏省政府所在地，江苏省立医政学院选址在镇江，这是顺理成章的事。

从江苏省立医政学院到南京医科大学 80 年的过程中，校址曾经多次变迁。1934 年镇江校舍基本竣工。1937 年秋，日寇侵犯我国，上海战事爆发，战局危及镇江。1937 年 11 月 23 日，当时学校负责人胡定安召集学校人员，宣布奉命西迁，共赴国难。1938 年 8 月 9 日，江苏医政学院内迁至湖南沅陵，南通学院也因战事内迁沅陵，因两校经费无着，经教育部呈国防会议通过，两院合并。经改组定名为国立江苏医学院。据原卫生系欧阳壬官教授生前特告笔者，因此事经他亲历，并有具体时日，国立江苏医学院之名在两校合并前已确立，并非在两院合并后才改名。不久，日寇进犯长沙，沅陵靠近前方。1938 年 12 月，师生被迫撤离沅陵，移至贵阳，借贵阳达德学校之校舍继续上课。1939 年 1 月 15 日，胡定安在贵阳正式就任国立江苏医学院院长。1939 年 2 月 4 日，敌机轰炸贵阳，学院决定由贵阳迁往重庆。1939 年 3 月 23 日，院址勘定，确定重庆北碚地方医院为校舍。1939 年 5 月，学院在北碚正式开课，自 1939 年学院驻于重庆北碚，前后历时 7 年。

据校史资料记载，北碚校园高踞山巅，俯瞰长江，四周冈陵起伏，校园处于绿草环抱之中，绿荫夹道并缀以园艺，校园环境幽静，景色秀美。学院本部有 3 层楼建筑一幢，1 000 余平方米，楼内有大小房间 60 间，教室、办公室均位于其中，另建有大礼堂，男、女生宿舍，图书馆，仪器、药品储藏室各 1 幢，教授宿舍 3 幢，动物饲养室及平房多间。附属医院设在青碚路旁的祖湾,占地约 5 亩。1940 年 1 月 4 日,在市区中山路建立公共卫生事务所,一座 3 层楼房作为公共卫生示范及学生公共卫生实习场所。1942 年在院本部附近的鸠工创办了医科研究所寄生虫学部。同年又创办附设高级护士职业学校,先定址在北碚何家嘴,有房舍 12 间,后在附属医院附近的祖湾新建校舍 1 座,占地约 1 亩。这些设置在抗战年代来说,办学条件较之其他内迁学校,可谓是得天独厚矣!

抗战胜利后,1946 年 9 月,学院从重庆北碚迁回镇江原址,这期间学院又处于一个动荡的年代,国民党发动内战,政治腐败,民不聊生。1949 年 1 月淮海战役后,国民党军队彻底溃败。当时政府企图将学校南迁,经进步教授邵象伊、洪式闾以及地下党组织成员马凤楼、戴汉民等组织的反迁校斗争,终于保留了学校。1949 年 5 月镇江市军管会正式接管学校,得使江苏医学院回到人民手中。

1934 年江苏医政学院成立时,院址设在镇江新北门外之北固山麓,濒临长江江边,占地 274 亩,学校在镇江经营 3 年,已初具规模,当时建教学实验楼 3 幢,男女宿舍 5 幢,办公室及平房 13 幢,计有房屋百余间,并建有附属医院大楼 1 幢。抗战胜利后重返镇江原址,先后又新建教授住宅 24 座,教职工宿舍 12 座(均为平房),教室 1 座,附属医院医师住宅 1 座,女生宿舍 1 座。3 幢教学楼是砖瓦结构的二层楼房,其中 1 幢是附属护士学校,1 幢为基础教研室与实验室用房(其中包括化学、生化教研室,生理、组织胚胎、微生物等教学实验室)。病理解剖教学实验室是位居北侧一层砖瓦结构平房,解剖教学实验室则在篮球场南侧的平房,图书馆阅览室是近百平方的砖瓦结构平房,当年号称的"寄生虫研究所"是几十平方米的 2 间实验室。学生上课的教室均是砖瓦结构的平房,大饭厅系竹木结构的草棚,内有饭桌和少数条凳(学生大多站着用膳或带回宿舍)。在 1953—1954 年,又盖了 1 间阶梯教室与 1 幢 3 层楼的学生宿舍(今镇江校舍已荡然无存,仅存此幢 3 层楼房,现为江苏大学医学院的附院所在地)。

当年镇江虽非我国文化重镇,新中国成立初期仅有 20 万人口,却无车马之喧嚣,学校离长江边仅一箭之地,学生下午放学漫步,江边是论学交谊、谈情说爱之好地方。登北固山麓览甘露寺古迹,极目远眺,江天一色,心胸顿时开阔,人与自然融为一体,乃陶冶浩然之气之胜地耳!学校门前的苏医湖(今已填没),是垂钓静思的好去处,每当节假日,从湖中打捞起活蹦乱跳的青鲤鱼,加上食堂自养的大肥猪,一起杀猪吃鱼、上台表演节目,留下美好而难忘的回忆。

按当年镇江学校的建筑标准来说,可谓是十分简陋。"山不在高,有仙则名",按原清华大学梅贻琦校长的话语:"所谓大学者非谓有大楼之谓也,有大师之谓也。"当年江苏医学院的师资实力,除北京、上海、南京外,可谓是国内实力最为雄厚的一所医学院校了。

当年江苏医学院可谓名师云集,抗战期间,时局动荡,北方名教授纷纷南下,江苏医学院聘任了北平、南京、上海、浙江等地的教授来校任教。其中有的是当时的权威人物,新中国成立后调任均是院长级人物。洪式闾1952年调浙江任浙江卫生厅厅长、浙江卫生实验院院长、浙江医学院院长。徐佐夏1951年调任山东大学医学院院长,1952年任青岛医学院首任院长。王历畊、胡懋廉、姜泗长调北京,是北京医院和中央保健局的专家。

由于江苏医学院(南京医学院)师资力量雄厚,新中国成立后,曾多次调配教师支援外校。

1955年院系调整时,公共卫生系邵象伊、欧阳壬官、陈家震、蒋慧权、谈行健、徐躬文等调往山西太原。山西医学院成立公共卫生系,邵象伊任山西医学院院长。(欧阳壬官于1960年调回南京医学院公共卫生系任教。陈家震于1983年调回任江苏省卫生厅厅长,1988年任南京医学院党委书记,1990年任江苏省人大教科文卫委员会主任。)

1956年曹夕冲调兰州医学院,金泽忠调山东医学院,李学滋调河北医学院。

1958年徐州成立医学院,调蒋寿鹤(放射科),张方庆(外科),王平宇(解剖),邓树采(内科),朱耀德(病理),刘凝慧(生理),杨复曦、赵秀琴(寄生虫),任孝衡(生化),郝锡宏(组胚),曹宗离(微生物),张大和(病生),刘素琳、高步月(公卫),柏实杰(儿科),朱祖慈(五官科)等,支援徐州医学院,蒋寿鹤先任副院长,后王平宇任院长。

可见当年的江苏医学院(南京医学院)对我国的医学教育事业曾发挥巨大的作用。

新中国成立后,江苏医学院有了巨大的发展。1949年新中国成立初期,当时江苏省分为苏南、苏北两个行署,苏南行署在无锡,1952年学校受苏南行署管辖,一度动议学校迁往无锡。随后苏南、苏北两行署合并为江苏省,南京成为江苏省省会。1951年南京大学医学院改制成为军医大学,搬到西安成立第四军医大学,因此,当年考虑学校迁南京。1954、1955年当时的院领导魏善钊院长到南京考察选址。当时选中两块地址:一处选在清凉山旁今河海大学的空旷地,面积很大,大有施展余地,但地处偏僻(当年该地区非常荒凉,交通十分不便);另一处选在汉中路五台山南麓今南京医科大学所在地。当年汉中路绝非今日之交通要道,出汉中门几近农村,在汉中路上尚见有菜园地,但它距南京市中心新街口只有一站路,靠上海路口为金陵神学院,现今的党委楼、行政楼原均为金陵神学院的产业(按:在今口腔医院大楼地基上尚有一小楼,建口腔医院时被拆除)。现今的友谊医院、先知楼地块,原为南京市第五中学分部,有3幢日式平房,从汉中路进入一小巷称左所巷。在金陵神学院与五中分部的其他空地,当时为种植茉莉花农的园圃。五中分部的西侧为一高坡,称虎贲仓,上面居住有近百户的棚户。现今的牌楼巷原为一条小巷,牌楼巷至拉萨路永庆巷交会口之西侧,为南京棉毛纺织厂的厂址,现学校西门旁是棉毛纺织厂的职工宿舍。魏善钊最后选中汉中路五台山这块地。他认为医学院校今后要面向市民,方便患者看病,清凉山旁这块地不便于患者看病,遂放弃了该地。后来成为华东水利学院之校址(当年院系调整,将上海交大、同济等校的水利、水文系合并,组成华东水利学院迁来南京)。

魏善钊当时选五台山这块地对南医后来的生存发展有决定性的影响。二十世纪五六十年代,毛泽东认为,大学不一定办在城市,医学校要培养农民养得起的赤脚医生,因此五六十年代,学校实行开门办学,大量师生下放农村,为农民防病治病。今天回顾来看,当年魏善钊的选址是英明的决策。当年规划中把虎贲仓、南京棉毛纺织厂都规划在南医校区范围内,既符合当时办学的方向——面向农村,还容学校再建楼堂馆所。虎贲仓原计划在上面盖图书馆,要搬迁100多户棚户,经费从何处来。棉花纺织厂当时只要20万,就可以把厂址拿下来。当时领导却申请不到这笔钱,眼睁睁地看着这两块宝地落到他人之手。20世纪60年代在"文化大革命"前,经魏善钊去卫生部奔走,从卫生部申请到5 000万巨款,准备在现今的口腔医院、眼科医院这块地基建第二附院(按:当时省工人医院已划归南医作第一附院),这笔巨款已拨到江苏省卫生厅。1965年"六二六"指示下达,狠批卫生部为城市老爷卫生部,这5 000万就不可能再建为城市老爷服务的大医院了。这笔巨款随即分发到下面化整为零,烟消云散了,建南医二附院的规划又落空了。因此,五六十年代的南医,处于仅图生存的局面。

江苏医学院1957年从镇江搬来南京,当时教学大楼(今2号楼)尚未盖起来,教学活动基本上在江苏省工人医院内进行。在工人医院的高坡上盖一草棚,上课都在草棚内进行,左所巷的五中分部之3座平房,其中2座作为公共卫生系的办公场所,另一座平房作为外科总论动物实验用房。当时偌大的校园,仅有卫生系的 2 位教师张慰丰与叶本法居住在其中一间居室内,可谓是南医大发展的见证人,目睹 2 号楼一砖一瓦从平地上盖起来。今日南医五台校区的建成,笔者对此既感到惊喜,又有所遗憾。虎贲仓未拿下来成了现今的怡景花园;南京棉毛纺织厂未拿下来,现今仅取得一小块即今日之学生公寓。

1976 年 10 月"四人帮"彻底垮台,特别是 1978 年 12 月党的十一届三中全会以后,我国进入了新的历史发展时期,邓小平执行改革开放政策,我国经济获得了迅猛发展,我国的教育事业也有长足的进步,高等教育进入了一个大发展时期,知识分子的处境得到了前所未有的改善。国家尊重知识,尊重人才。南医大的形势也越来越好,学校建设、学科发展、师生数量,获得前所未有的发展。

学校自镇江迁宁至 20 世纪 60 年代初期,经过几年的基本建设,学校房屋总建筑面积达 44 000 平方米,1 幢 4 层教学主楼(2 号楼)面积达 15 000 平方米,是当时南京建筑面积最大的教学楼。当时把南京医士学校的实验楼 2 400 平方米划归南医使用(现今该区已成为教职工的宿舍区,即 19 号大院)。50 年代初,于峨嵋岭百步坡建教授宿舍 3 幢,50—80 年代,在百步坡及原南京医士学校原址,相继建教师职工宿舍 20 余幢,大大地缓解并改善了教职工的居住条件,促进了学校教学、科研工作的开展。

"文化大革命"结束以后,学校建设更是突飞猛进,1993—2003 年,是我校历史上建设和发展最快的时期之一。1982 年新建 1 号教学楼 13 438 平方米,1992 年新建 3 号教学楼 3 015 平方米。1987—1991 年动物房及动物实验室二次扩建达 764.5 平方米。至 2003 年五台校区新增房屋面积达 88 944.57 平方米,学生宿舍新增面积 12 733 平方米。1993 年建成口腔医院大楼面积达 12 844 平方米,1999 年建成 5 967 平方米的图书馆大楼,2000 年新建 2 067 平方米的动物中心大楼。2002 年建成 21 层 21 000 平方米的综合大楼(先知楼),2000 年购置牌楼巷 47 号南京棉毛纺织厂厂房改造成学生宿舍(西苑学生宿舍)5 606 平方米。体育用房经多次改建与扩建,建成 2 000 平方米的体育馆,目前五台校区体育用房及运动场地总面积达 18 132 平方米,迄今五台校区教学面积达 96 000 平方米。

21 世纪以后,学校又进入一个新的发展时期,学校开辟了江宁新校区,地处天元东路,南依方山,北靠东山镇,紧临宁杭高速公路的南京二环路交汇口,占地面积约 2 000 亩,其中学校用地 1 470 亩,附属医院用地 300 亩。江宁校区规划总建筑面积为 32.5 万平方米,江宁校区一期工程于 2002 年 11 月开工,一期总面积近 7.2 万平方米,主要建成约 33 400 平方米的综合教学楼,4 000 平方米的解剖楼,3 幢学生公寓 25 572 平方米,6 000 平方米的学生食堂,2 200 平方米的大学生活动中心。2003 年 11 月开始二期工程,建成 1.6 万平方米的图书馆,1.4 万平方米的康达教学楼,近 4 万平方米的 4 幢学生公寓。2011 年又完成公共卫生楼、药学楼及体育馆建设,至 2014 年又完成总面积达 10 万平方米的行政楼与教学楼以及 25 271 平方米的医药动物实验基地。江宁新校区成为规模宏大、高楼林立的现代化的医科大学新校区。

二十世纪三四十年代毕业的校友,大多已经仙游了;新中国成立初,50 年代毕业校友已届耄耋之年了。喜看今日之南医,感到无比的喜悦与兴奋。今日之南医,期望能出众多的大师,在学生中培养更多的精英,为我国的医疗卫生事业作出更大的贡献。

本文发表于《南京医科大学学报(社会科学版)》2014 年第 3 期,第 177-181 页

(整理:潘依琳　校对:彭澜)

我校最早儿科班史事回顾

　　新中国成立前,医学院校培养医学生是不分系科专业的,统称医学系。毕业后进入社会,根据社会需要,个人机遇、兴趣、特长,分别从事各科临床工作。当时,临床医学尚未分化,一般分为内、外、妇、儿、五官、皮肤、精神、神经等科。后来内科中又分出传染病科;外科分为腹腔外科、胸腔外科,少数医院有脑外科。新中国成立后,当时学习苏联医学教育体制,在医学院校中开始推行分科重点制。根据苏联的医学教育,认为儿科疾病从生理、病理以及发病机制与成人不同,故应设立儿科系,重点培养儿科专业医师。因此我国在二十世纪五十年代也设立儿科系培养儿科医生。后来医学教育家一度对分科教育有不同的看法,认为医学教育不宜分科太早,入学后应该进行通科教育,打好基础,培养知识面广、动手能力强的医学生,毕业后根据工作需要再专业化。这两种教育体系,各有利弊,通科教育的思想一度占上风,医学院一度停办儿科专业。事后逐步暴露出问题。由于儿科医师工作累、风险高(儿科发病凶险、死亡率高)、待遇低(收入远不及其他科室),因此医疗领域中出现儿科医师严重匮乏的情况。医学教育界认为应恢复儿科专业,加速培养儿科医师,同时认为应提高儿科医师的待遇,以改变这种局面。21世纪后,中国进入老龄化时代,人口政策从只准生一胎改为提倡生二胎,我国将面临婴幼儿出生潮,儿科医师严重不足,不仅影响医疗卫生事业的发展,而且会出现一系列的社会问题。我校医疗系的培养模式,也经历了这场起伏的过程。

　　据史籍记载,1959年2月,经江苏省卫生厅、高教厅批准成立儿科系,然而,我校在此之前的1953年即举办首届儿科专业。1951年进校的一批学生(120人),进校时不分专业,进入2年医学基础课的学习;1953年,受苏联医学教育的影响,推行分科重点培养,在1951年入学的学生中,分内、外、儿三个专业,学员自动报名,学校领导进行内部调整,120个学生中,分到外科专业的有39人,内科专业的41人,儿科专业的40人。

新中国成立初,当时的时代背景与 21 世纪完全不同,推行计划经济,1949 年、1950 年干部中尚进行供给制,按干部级别分别给予不同等级的待遇。50 年代的学生选读儿科专业,既不考虑儿科医生的劳累问题,也不计较待遇问题,他们考虑的是为人民服务。当年临床医师的待遇,1953 年、1954 年的毕业生,第一年试用期工资 66 元,第二年转正为 73 元;1956 年的毕业生,第一年试用期为 59 元,第二年转正为 66 元;1957 年的毕业生,第一年试用期为 53 元,第二年转正为 59 元,一拿就是 20 多年。直到 80 年代,始有评职称、加工资的事。新中国成立初的 50 年代,医疗领域中从未有医闹问题,医生是受人尊敬的职业,打、杀医生之事闻所未闻。

当年选读儿科的学生,也是冲着颜老(颜守民)这位大专家的名望,知道他是原北平大学医学院儿科的主任、教授,治学严谨,学问渊博,如此敬业的大学者,是学生仰慕的老师。

新中国成立初期,国是初立,百废待兴,国家尚未编出医学教育的统一教材。因此当年进校的学生,多数课程多由教授口授,学生记笔记。少数课程由学校自编讲义下发给学生。有些课程尚能在图书馆借到中文版的参考书。当时学校的课程如生物学、生理学、病理学等均由老师讲授,学生记笔记。解剖学有陈友浩教授自编的讲义,从外表看十分简陋,主要是文字描述,没有插图。陈友浩教授讲课时,边讲边在黑板上,用红、蓝、白粉笔描绘解剖图,给人以深刻的印象。多年后翻阅当年的讲义,发现内容精详,对比后来出版的大部头解剖学参考书,陈编的讲义,内容几乎包罗无遗。微生物学陈少伯教授编著的《医用细菌学》(上、中、下三册),更是国人自编的精品参考书。另有魏福嘉自编的有机化学讲义,徐如顾自编的无机化学、分析化学,内容精要实用,颇受学生好评。

1953 年分班后,儿科专业的学生,除学习一般的内、外、妇、儿、公共卫生、皮肤、精神神经等学科外,重点学习儿科专业知识,绝大多数课程由颜老亲授,其余由钱倩老师讲授。当时没有一部儿科学参考书。据载诸福棠的《实用儿科学》1943 年初版,当时已经绝版,1955 年始出修订版,但儿科班的学生已结束课堂学习,转到临床实习阶段了。因此儿科班的学习,学员提早赶到课堂,如临战场,全神贯注,埋头记笔记,抬头观察颜老的神态。颜老讲课,一口浙江乡音,照本宣读自编的手稿,的、了、吗、你,一字不漏,神态端庄,内容绝无异趣野闻、穿插小故事。颜老讲到高兴时也会嘿嘿微笑。回忆当年讲课者与听课者,可谓师生身心交融,心灵相通,这种场景,迄今无从再现。这是对事业的执着,对学习的专注才有的师生一体的精神共鸣。

关于这班学生毕业后的去向，绝大多数同学服从祖国分配，分到了天南海北各个医疗单位、教学单位，从事医疗、教学工作，在工作岗位上勤勤恳恳，为祖国人民的健康、儿童的保健工作作出了各自的贡献，其中有不少同学取得突出的成绩。但是也有部分同学在历次政治运动中遭到了打击，特别是在"文化大革命"中历经坎坷，有的甚至失去了工作。其中特别有两位（隐名），在"文化大革命"期间，既不是由于政治历史问题，又不是现行问题，被一些鸡毛蒜皮的小事吓怕，一时想不开而自戕了。我们无不为他（她）们的离世深表惋惜。

今将有史可据，在工作事业上作出贡献的部分同学的业绩介绍于下。当然也有不少同学的事迹因未掌握材料，未能一一介绍，特表歉意。

张德俊　他是儿科班上被尊为老大哥的学员，在新中国成立前入学，是地下党组织成员，参加反迁校活动，保护学校有功的进步学生。曾因结核病而病休，住在当年江苏医学院大门旁的十三间病休宿舍内。后来进入儿科班学习。张德俊学习勤奋，工作一丝不苟，为人正派、诚恳。1956年毕业后直接分配到北京中华医学会，任中华儿科杂志编辑，由于工作极端认真负责，后来晋升为中华医学杂志外文版的负责编辑，这是代表我国医学水平的最重要的一本杂志，当年中华医学会将此重任交给他负责，足可反映领导对他的信任与器重。

20世纪50年代，北京的卫生部、中华医学会对江苏医学院毕业的学生特别信任，50年代毕业的学生，每一年都有分到北京卫生领导机构工作的。1954年毕业的廖有谋，毕业分配到卫生部担任卫生部部长的秘书。五六十年代毕业生有多位在中华医学会杂志编辑部工作，因此当年的南京医学院在中华医学会、中华医学杂志具有相当的影响与发言权。"文化大革命"后，廖有谋从卫生部转到中华医学会，担任中华医学杂志各学科系列杂志编辑出版的总负责人（杂志出版部主任）。

王兆铭　他也是早二年入学的学生，曾担任中级医士学校的病理教师，后来转到儿科班。1956年毕业时被指名担任颜守民教授的助手，协助颜老对死亡婴儿进行病理学研究，当时认为被分配到了最优的工作岗位上。王兆铭也是一位学习努力、工作认真负责的学生。可惜他工作时间不长，50余岁即出现帕金森病症状，明显影响了他工作能力的发挥，长年卧床病休，1991年退休，2009年病逝。

顾可梁　他是班上一位突出的学生，他父亲是上海同济大学工学院的院长，早年留学德国，娶了一位德国夫人，因此顾可梁从外表和个性具有典型的日耳曼民族的容貌与体型。由于他出身于高知家庭，加上父母的不同血统，他在学生时代即掌握了德、英两国外文,曾经在班上开办个小小的德文培训班。毕业时被分配到沈阳医学院第一附属医院医疗系儿科教研组。后来又回到镇江江滨医院(此时江苏医学院已迁入南京,改名为南京医学院)。他一度回德国定居工作,最后他又回到镇江医学院江滨医院工作,专任化验科主任,由于他对临床化验有特殊的偏爱与研究,因此镇江医学院曾开办医学化验系,培养临床化验的医学生。后来他一度担任镇江医学院的副院长,可谓专业上有成就的一位专家。

韩玉崑 毕业后被分配到沈阳医学院(后改名为中国医科大学)附属第二医院儿科教研组,他终生在该单位儿科教研组工作,并专门从事新生儿研究,成为国内儿科新生儿方面的专家。

吴康衡 毕业后被分配到四川成都中医学院(后改为成都中医药大学),一直从事中西医结合治疗儿科病的研究工作,后来成为成都中医药大学儿科系博导。

潘丽瑶 是从香港考入江苏医学院最早的港澳生,从作风、讲话一看便和当年的内地学生不同,是典型的港澳外来生。毕业后分到北京儿童医院,不久即返港,最后成为香港大资本家陶氏的夫人。南京的金陵饭店即是陶氏(兄弟)投资筹建的,陶氏(兄弟)又投资苏州工业园区,因此她在香港、苏州均有住宅。据告,金陵饭店专门留一套房供陶氏兄弟来宁居住。她对1956届毕业的同学举办同学会均有赞助,她与老同学相处,没有半点富婆的架子,视同学为兄妹,颇获同学的好评。

林瀚秀 毕业后被分配在学院生理教研组,与病理教研组丁祖则结为伉俪,终生在学院生理教研组工作,退休后随儿子移居美国休斯敦。

张慰丰 是这个班上的异类学生,他用一半时间攻读医学,另一半时间广阅文、史、哲类书。暑假仅用几天回上海家中省亲,绝大多数时间留在学校,广阅图书馆藏书。医学方面除学习整理笔记与讲义,也阅读医学类中文参考书,并直接阅读当时的显学巴甫洛夫的原著(中文译本)。文、史、哲类,阅读艾思奇的《大众哲学》,恩格斯的《反杜林论》《自然辩证法》,列宁的《哲学笔记》等,并直接阅读黑格尔的《小逻辑》《历史哲学》以及康德的《纯粹理性批判》等。当时校内教政治经济学、哲学的张格伟教授十分惊奇,认为"哲学系的学生都读不透的书,你居然能看下来"。文学类除苏俄的名著,还广泛阅读欧美作家的作品,大学5年就读了几百种文、史、哲方面的书籍,打开了他的知识视野,他头脑里思考的问题与一般医学生不同。第五年生产实习留在学校附属医院在颜老的指导下进行儿科临床学习。毕业时又出乎意料地被北京中医研究院的陈邦贤教授直接指名去北京参加医学史高级师资班。1956年正值毛主席提出"百花齐放、百家争鸣"的双百方针,北京的学术空气十分活跃。当时中医学院校尚未成立,因此每一个西医院校委派一个教师进京学习。卫生部对该班十分重视,开班时当年的卫生部部长李德全亲临班级主持讲话。这个班当时聘请了国内最著名的大师级教授来讲课。中西医学请北京中西医学界著名学者作各种专题报告,哲学请冯友兰、张岱年、周辅成等教授讲中国哲学史,历史地理学等请北大的侯仁之教授讲课,化学史请中科院的袁翰青教授,考古人类学请北京猿人发现人裴文中教授,医疗保健史请当年留学苏联回国的钱信忠副部长(后为部长)。中西医学史由李涛、陈邦贤等亲授。当年参加这个班的学员,其中多位已是副教授、主任级的,或是学校教务部门的负责人。这次学习极大地提高了学员们的思想境界与学术水平。课程结束后提倡读万卷书,行万里路,学员分南北两路参观考察历史古迹、革命圣地(延安)。医学史师资班结业后,学员们返回各自单位,即碰上反右运动,有的学员被打成右派。医学史中因中国医学史与发扬祖国医学遗产有关,得以保留;西方医学史被批为宣扬"封资修",不再受重视,因此这批学员大多未能在学术上发挥作用,有的年龄熬不到头就作古了。

张慰丰去北京参加师资班后,于 1957 年回宁,被安排到卫生系保健组织教研组工作,先后担任中外医学史、中医学概论、自然辩证法、医学辩证法、医学伦理学、现代科技革命与马克思主义、科技哲学等课程的教学工作。江苏医学院时代,在中医系担任中国医学史的教学工作。80 年代后期,张慰丰被卫生部领导发现,当时医学院校由卫生部管辖,卫生部医教司朱潮司长邀约张慰丰共同研究总结 40 年来医学教育的历史经验,经数年努力,完成了《中外医学教育史》(此书获全国优秀教育理论著作奖)、《新中国医学教育史》(此书获全国优秀医史文献图书金奖)、《自然科学史纲要》(卫生部干部学习班参考书)等 3 部著作。当年又被北京医科大学党委书记彭瑞骢器重,受邀协助彭瑞骢整理《医学辩证法》《医学未来学》两书的定稿工作。1991 年被北京医科大学聘为兼职教授;2000 年又被聘为北京医科大学文史研究中心研究员。随后又被卫生部聘为《中国医学百科全书·医学史》副主编;卫生部陈敏章主编的《中国医学通史》编委。2013 年被国家清史编纂委员会聘为《清史·医学卫生志》主审。2013 年主编出版《中西医文化的撞击》。2017 年出版的一部 600 多万字的《世界科学家大辞典》,张慰丰教授为全书编委会副主任、医学卷主编。他先后主编、参编 18 部书籍,由于接受了国家、社会的一系列任务,他自己计划中的两部大书未能完成,虽有遗憾,自觉未虚度此生。张慰丰教授于 1994 年获国务院特殊津贴,2000 年获吴孟超突出贡献奖,2000 年被全国首届医学发展高峰论坛授予"医学人文突出贡献奖"。

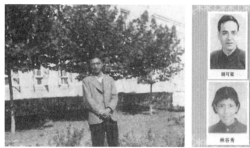
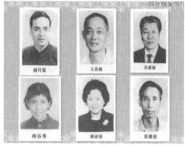

20 世纪 50 年代张慰丰在江苏医学院实习期间留影及儿科班部分同学影像

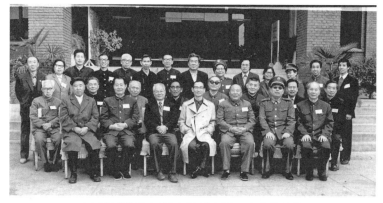

《中国医学通史》编审委员会第一次全体会议

1987 年 10 月 23 日摄于北京国务院招待所

历史已经翻过了这一页,50 年代的这代人(儿科班学生们)已迈入耄耋之年,近年几乎近一半人谢世,现存的也已是白发苍苍、老眼昏花的老人,有的甚至已是阿尔茨海默病患者。他们是我校最早的儿科专业的学生,虽历经沧桑,但无愧此生,他们为我国的医疗保健事业特别是儿科医疗曾经作过重要的贡献,今特以此文回顾这批老年儿科校友,教育后辈传承我校儿科事业光荣传统,大力发展我校儿科事业,并以志纪念。

本文收录于 2019 年南京医科大学儿科系成立六十周年纪念文集《传承》,第50-56 页。

(整理:姜海婷 审校:张纲)

对中医理论体系的再认识——中医新解

中医是科学吗？这个问题争论已久。

现代科学家认为，世界上只有一种科学，凡属现代各种各样科学，最后都可以用数学语言表达，都可以用物理学的基本原理加以说明（还原论）。中医的理论与方法无法纳入现代科学体系，因此众多传统科学家怀疑中医的科学性，或认为中医不属于现代世界上普遍承认的科学。

现代西医自 16 世纪以来，沿着结构主义道路（器官、组织细胞、分子、基因），应用化学和物理的原理，采用实验分析方法，对生命及生理、病理现象，在还原论角度上取得了一系列的突破。有人由此认为，现代人们所知的西医，才是唯一的医学科学。

到了 20 世纪 70 年代，产生了一系列新兴科学，特别是许多交叉科学。现代学者对复杂事物进行深入研究后，发现世界上很多事物是无法量化的，也无法按照还原论进行统一。在生命科学领域里，特别是在人类的认知行为、意识活动等方面，人们不能从单个神经细胞的突触层面或从庞大的神经网络，来破解抽象思维、情感、创造性是如何产生的。这是还原论学者的无法逾越的障碍。近代生态学崛起，而生态学知识实际上是与物理学不同的知识体系，因为人就生活在生态系统中，人类的科学技术、经济活动会对生态系统产生干预，故不能以外在生态系统的方法来研究生态系统。现代科学家发现，生态学的原则就是整体主义，还原论无法说明生态问题，人们也无法应用单纯的物理化学方法来调控人类生存的生态环境。

现代学者把传统科学家划定的科学称为"本质主义科学"，将目前新兴的、交叉的、综合的、复杂性科学称为"非本质主义科学"。

中医自来就立足于整体论，面对的是复杂系统问题，它不可能用还原论的观点来解释面临的一系列问题，它只能用模糊的、抽象的语言来总结、概括它的理论与方法。中国医学家不可能把人体以及方药问题通过实验分析的方法都弄清楚了再来治病。中国古代医学家采取了形象思维、司外揣内、取类比象等方法，在临诊的实践中总结出一套理法方药与辨证论治方法，在临诊医疗上取得了相应的疗效。

东西方民族的思维特征存在差异：西方文化以细节分析为其主要特征，东方文化则以整体综合见长。中医在考察事物时，通常忽略细节和成分分析，往往提供的是关于对象的模糊整体图景，中医通常运用模糊的、抽象的概念、术语来概括它的方法。按照传统科学家的观点，它是不能纳入本质主义科学范畴的。

中医的理论与西医的理论是不同的知识体系，中医的脏腑学说并不是解剖学的形态结构概念，而是一幅人体的抽象轮廓。现代研究复杂系统的学者专门研究事物之间的相互作用及其集体行为，中医脏腑之间的生克关系与复杂理论的"集群"（swarm）概念相吻合，是一种集群之间的关联。中医通过五行生克制约关系来说明人体的生理病理活动。不要认为 α、β、γ 一类就是科学符号，而木、火、土、金、水是玄学迷信，五行生克目的是为了阐明人体内部的相互关系，中医有关痰、瘀血等概念，并不是现代医学所述的呼吸器官的分泌物；瘀血不仅仅局限在血液循环障碍等现代病理现象，它实际上是高度概括的抽象概念，意在概括人体病理状态的"集群"失衡态。

什么是中医的证？证，乃是人体疾病的外在表现，即机体的反应状态。中医辨证，即是辨别人体偏离正常状态的性质与程度。阴阳表里寒热虚实，是中医的诊断模型；藏象学说是脏腑的抽象模型，八纲、六经以及卫气营血、三焦、痰饮、瘀血是人体的病理模型；传经、越经、直中、新感、伏邪是病理过程模型。中医的证是对疾病的病因、病机、病位、病性、病势的概括，是中医认识疾病的直观印象，是中医对人体疾病反应状态高度概括的思维模型，用现代复杂科学的概念则可称之为"语义网"（semantic nets）。

20 世纪 70 年代，我国学者邓聚龙教授提出灰色系统理论。灰色系统理论是一种研究少数据、贫信息、不确定性问题的新方法，主要是通过对"部分"已知的信息的生成开发，提取有价值的信息，实现对系统运行行为、演化规律的正确描述和有效监控。张仲景的六经辨证以及温病的卫气营血、三焦辨证，可说是中医古典的灰色系统，中医的辨证概念所包含的信息高度简约，古代医家是采取经验分析的方法来调控人体这个灰色系统的。

中医的司外揣内的方法，即是通过外在的表现去推测内部变化，中医根据不同的证（脏腑辨证、八纲辨证、六经辨证、卫气营血辨证和六气等）采取不同的治疗手段,以调控体内失衡的态势,达到"以平为期"。这实际上类似现代控制论的黑箱方法,人们不必追究疾病时体内究竟发生了哪些变化,这实际上是一个黑箱;中医应用的方药,内含多种成分,当方药进入人体内经历的那些代谢吸收过程及其治疗机制也是一个黑箱。中医的方药不是一个理化概念,它的治疗作用是从临床实践中来的,中药的升降浮沉并不是药物的理化性能,而是这些药物对人体的作用。中医将证候分类与药物、方剂分类统一在同一个框架内。张仲景发明了以方名证,以药名证,把人体的黑箱与药方的黑箱相互对应,总结了一套临床诊疗方法,达到了实际的治疗效果,即辨证论治。

从整体论出发,不打开黑箱的方法是古今学者都曾经应用过的。整体是一个复杂系统,人体的生命活动并不是打开黑箱就能发现机制的,一旦打开黑箱,将严重干扰机体的功能,反而得不到对人体生命现象的认知。医学家采取离体器官或尸体的方法是不可能获得中医的经络现象的。巴甫洛夫研究动物的中枢神经活动规律,即是不打开黑箱的方法。当时他几乎不知道大脑内部的结构及其运行机制,他通过输入及输出的反应来推测大脑活动规律,提出第一信号、第二信号及条件反射学说,这并不是结构功能方面的术语,是一种认识论、认知心理学的概念。他的条件反射学说,也不是还原论方面的物理学概念。奥地利学者弗洛伊德对人类意识展开研究时所创用的一系列概念,更不是结构主义的物理学概念,而是一种纯思辨的图画,与中医所应用的概念几乎有异曲同工之妙,甚至更具有玄学的意义。

中医理论概念模糊,临床诊疗不能量化。这些概念很难与当代世界上通行的科学概念沟通,无法归入世界统一的科学范畴,这是中医遭到非议的痛点。

关于模糊性,既有它的局限性,也有它独特的不可取代性。模糊性认识是人类认识事物的重要思维方法,直到现代计算机问世,人们才发现模糊思维是人类认识世界不可代替的方法。中医临床诊疗病人,几乎都采取模糊思维来判断病人的状况,医生正是通过模糊(如:对病人主诉的不确定性,对检查所获的病人体征的模糊性)来综合评判总结这种"意会"的体验经验。中医经过模糊分析,形成模糊概念,再通过模糊推理,作出模糊诊断,进行模糊决策,给出治疗方案。事实上,一个临床医师(包括中西医)在临床实践过程中,面对一个病人下诊断结论时,几乎都带有模糊特征,都用模糊语言表达。可见,在人类认识领域中,非定量、模糊和不确定性的认识形式,在思维活动中,并非是一种例外的思维过程,往往是一种常规的思维活动。

模糊数学创始人札德(Zadeh L. A.)对复杂性、精确性和明晰性之间的矛盾有充分的了解,指出复杂性必然带来模糊性,随着客观对象复杂性程度的上升,人们能够精确描述的能力是下降的,复杂程度越高,有意义的精确化能力越低,在许多场合,过分精确反而模糊。因此,对于复杂系统而言,模糊分析方法是个很好的方法。

据研究复杂问题的学者指出,人们面对复杂事物,首先试图采用简化解,即采用理性经济的方法论原则。研究复杂问题的学者认为,并非复杂问题一般都得采用烦琐的方法来破解。张仲景在《伤寒论》中提出的六经辨证,温病学派的卫气营血、三焦辨证概念等,中医采取如此简约的方法来指导临床实践,这与现代研究复杂问题的学者的观点与方法是一致的。

模糊性思维方法是人脑特有的功能。人脑是一个最独特的复杂系统,其复杂程度相当于数以万计的计算机联系在一起。人脑神经元的组合结构是多通路、多方面的,功能活动是多水平、多层次的,这为人脑多值模糊思维提供了物质条件。人脑能同时处理多源信息,所以它能依靠精确度较低的通信方式,适应于经验性运转,这种复杂而优越的信息处理结构,保证了人类思维沿着各种不确定的航线达到可靠的结论。相反,电子计算机的硬件结构固定,依靠线性序列对信息以快脉冲形式进行串行加工,其信息源和通路都近乎唯一,其可靠性、灵活性远不及人脑。人脑的特长在于依靠少量的模糊信息,运用模糊概念进行模糊推理,做出各种灵活反应和得出近似程度的可靠结论。总之,人脑的智能的能动性、创造性、可靠性和稳定性,无不与思维模糊性机制密切相关。这表明模糊思维恰恰是人类思维的强项,并不是人类的弱项。

关于中医取类比象方法,这种功能恰恰是现代计算机不具备的,这是人类思维特有的能力。类比是在两个表面不同的事物之间发现抽象的相似性的能力,这个能力渗透到智能的所有方面。人们在各种层面上都能很好地认识到两种事物之间的类似之处,让各种概念从一种情况流畅地联系到另一种情况。这些例子揭示了人类思想这种独一无二的能力。中医运用取类比象的方法在概括理论、指导临诊方面发挥很好的作用。

中医的整体模糊论也存在两面性。中医的模糊思维,临床诊疗不能量化,难免会产生主观臆断或猜测,给人难以捉摸的感觉。临床上往往因医生经验不同、认识有所差异,对于同一病人会出现不同的结论,提出不同的治疗方案,从而给学习者或沟通者带来困惑,这在很大程度上影响了人们对中医的信任度。

西方医学早期走的也是整体论道路。16世纪以前,由于人体解剖学尚未成熟,现代物理、化学的体系尚未形成,他们也用植物、动物、矿物药治病,但是他们始终没有找到相对有效的方法。他们把许多动植物药搅拌在一起,达数十百种之多,称之为"解毒舐剂",病人服后毫无效果。19世纪,当时著名的生理学家巴纳德在药房当学徒,药房里还把这种"解毒舐剂"供病人作为治病的"良药"。直到19世纪末20世纪初,西方医学解决了输血、麻醉、消毒方法,发明了磺胺与抗生素,发现了一系列致病的病原体,西方医学才对某些传染病以及病灶明确的外科病,掌握了有效治疗方法。

16世纪以来,西方医学沿着生物医学道路取得了一系列的成果。20世纪后现代生命科学对基因密码的破译,为解释生命现象和疾病的发生机制提供了新的可能,使现代医学认识到很多疾病的发生发展都与基因的结构功能异常有关,从而认为,人类最终能解决生老病死的问题。自从魏尔啸(Virchow R.L.K.)创立细胞病理学,医学家企图从细胞层次来解决疾病的诊治问题,认为只要祛除局部的病变细胞,或用物理、化学或生物学方法消除致病因素,就能解决医疗上的一切疾病。但是,100多年的历史证明,细胞病理学并没有解决临床上的一切诊治问题。到了20世纪下半叶,医界已认识到这种思想的片面性,开始审视局部论的局限性。现代医学提出生物、心理、社会、环境医学模式,即认识到生物医学的局部论与还原论的局限性。医学研究的对象不是生物学意义的疾病,而是社会学意义的病人。医学问题不仅仅是生命科学所能涵盖的,人类的疾病不仅仅是细胞、基因组方面的问题,还涉及生理、心理、社会、环境等方面的问题,如果再进一步讨论医疗体制问题,更涉及社会、经济、管理等一系列问题,这是微观(细胞、分子和基因等)与宏观(社会、经济和体制等)交叉的复杂题。

基因组密码的破译,从技术层面来看,对疾病的诊疗的确解决了很多问题,取得了前所未有的进展。但是,即使在技术层面来看,基因诊断和基因治疗尚存在许多问题需要解决。目前,对单基因的疾病治疗,尚有许多疾病未能攻克,对多基因病来说,治疗难度就更大了。现代医学家发现,人类有2.6万多个基因与心血管系统有关,占人类所有基因的3/4,而这些基因的病变是长期以来与人类生存环境、生活习惯以及所受的文化教育不同等原因所导致的病变,因此企图通过一种手段或少数药物来治疗这些疾病几乎是不可能的。许多人体易感病将涉及许多基因。人体有30亿个核苷酸,要纠正这么多基因缺陷,绝不像焊接水管或调动扑克牌那么简单。而且当今流行的传染病的防治,更与国家的体制、领导决策等方面存在密切的关系。

整体论与局部论是调控人体的两种方法或途径。中医古典思维方法所总结的中医理论具有科学内涵，在临床实践中总结的辨证论治和理法方药，确能起到治病救人的作用。

中西医是在不同历史与文化背景下产生的两种医学体系，各有所长，也各有所短。对待这两种医学，采取兼容并包的态度，必将促进我国的传统医学为人类健康事业发展作出更大的贡献。

在这次抗击新冠肺炎疫情中，以中医药为代表的传统医学，注重维护整体平衡，增强自身的抵抗力和修复力，在新冠肺炎患者救治中彰显了独特的优势，发挥了重要的作用。我国实行中西医结合，先后推出八版新冠肺炎诊疗方案，选出"三药三方"等中医药有效方药，形成覆盖预防、治疗和康复全过程的中医药治疗方案，临床观察总有效率达到90%以上。由此证明，中医药是我国珍贵的科学宝藏，我们必须给予发扬光大，让其在新的时代条件下实现新的升华和飞跃。

本文刊登于《光明网》2021-04-07。

（整理：张纲　张笑容　审校：姜海婷）

1956 年首届医学史高级师资班回忆录

1949 年新中国成立后,经过一系列的政治运动,知识分子完成思想改造,毛泽东主席于 1956 年提出"百花齐放、百家争鸣"的"双百方针",广大人民群众认为中国从此开始进入经济建设、文化建设时代。为了提高师资水平,扩大师资队伍,全国举办了一系列各门学科的师资班。医学史高级师资班即是当年举办的其中一个师资班。医学史师资班与毛主席提出的发扬祖国医学遗产这一指示也有密切关系。举办医学史师资班,对弘扬祖国医学遗产,向国内外介绍祖国医学的伟大成就,培养医学史人才,提高人民对祖国医学的认识,具有重要意义。

当时医学院校归卫生部领导,当年卫生部委托北京医学院医史教研室的李涛与中医研究院医史研究室的陈邦贤主持医学史高级师资班的教学任务。李涛教授为北京医学院医史教研组主任,兼任中医研究院医史研究室主任,陈邦贤为中医研究院医史研究室副主任。卫生部对举办医学史师资班特别重视。从全国各医学院抽调一批教师来京参加这个班的学习(按:当时中医学校尚未成立,正处于筹备阶段。因此,这个班的学员主要来自西医院校)。1956 年 9 月这个班开班时,新中国第一任卫生部部长李德全及医教司司长季钟朴亲临这个班的开学典礼,并作了讲话(按:这是其他师资班所没有的经历),可见卫生部对这个班的重视。

医学史高级师资班来自全国各省市的医学院,共计 33 名学员。名单如下:

(附各学员的职务与近似年龄供参考)

医学史高级师资班信息表

序号	姓名	性别	单位及职务	年龄
1	沈育民	女	广州中山医学院副教授	50 余岁
2	杨柏如	男	云南昆明医学院附属医院医师、讲师	40 岁左右
3	金凤寿	男	延边大学医学院	30 岁左右
4	杜养志	男	湖南医学院卫生教研组助教	30 岁不到
5	王正敏	男	上海医学院	20 余岁

（续表）

序号	姓名	性别	单位及职务	年龄
6	许醇文	男	广西医学院卫生教研室	30岁不到
7	陈维养	女	中医研究院科研处 （陈可冀的爱人，后为《中国中西医结合杂志》常务副主编）	30岁不到
8	喻青如	男	江西医学院教务科科长	40余岁
9	刘星元	男	兰州医学院中医科主任	50余岁
10	田效诚	男	天津医学院附属医院中医科主任	50余岁
11	居　新	男	福建医学院院长办公室	30余岁
12	王有生	男	大连医学院	40岁左右
13	陈希镕	女	沈阳医学院	30余岁
14	刘佐田	男	沈阳医学院	30余岁
15	成桂仁	女	北京医学院药学系药事组织教研组讲师	40岁不到
16	彭先导	男	中南同济医学院	20余岁
17	姚警钟	男	河北医学院教务科科长 后为《中国医学物理学杂志》主编	40余岁
18	张慰丰	男	江苏医学院卫生教研组	20余岁
19	孔淑贞	女	西安医学院卫生教研组	30岁不到
20	方以正	男	贵阳医学院附院中医科主任	50余岁
21	郭兴国	男	军委后勤卫生部	30余岁
22	饶　瑞	男	军委卫生部出版科科长	50岁左右
23	龚　纯	女	西安第四军医大学卫生统计教研组讲师	30岁左右
24	邢德刚	男	吉林医科大学卫生教研组讲师	40岁左右
25	王均乐	男	山东医学院保健组织教研组	30岁左右
26	张　炎	男	苏州医学院法医副教授,后为中医科主任	50余岁
27	张梦麟	男	青岛医学院卫生学教研组	30岁左右
28	郑　戈	男	河南医学院卫生学教研组	40岁左右
29	郭成圩	男	四川医学院卫生教研组	40余岁
30	刘资儒	男	湖北医学院保健组织教研组	30余岁
31	徐少承	男	安徽医学院	30岁不到
32	焦登鳌	男	浙江医学院	30余岁
33	妠元翼	男	哈尔滨医学院	30余岁

注：根据个人笔记记录整理

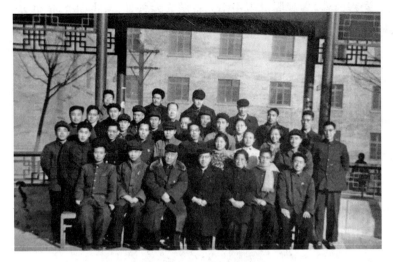

全国医学史高级师资班合影
(中座者为李涛教授,李涛右侧为裴文中教授)

当年为办好这个班,聘请了在京的国内最著名的大师级学者、教授等鸿儒硕学来班为学员讲课,作学术报告。其中,有王重民(北大图书馆系主任)的图书馆学、侯仁之(北大著名教授)的历史地理学、钱宝琮(中国科学院)的中国历法史、袁翰青(中国科学院学部委员)的中国化学史、裴文中(北京猿人发现者)的中国考古学史、向达(北大著名教授)的中国与西方、叶应聪(中国著名科技史家)的中国物理学史,还有冯友兰、张岱年、周辅成、邓艾民(北京大学哲学系的著名教授)的从先秦到近代的中国哲学史,孟庆裕(中宣部)的从遗传学看百家争鸣,龚育之(中宣部科技处处长,后为毛选修订注释的权威学者之一)的关于认识论的几个问题。

中医课请中医研究院陈苏生、龙柏坚讲《内经》,于道济讲《伤寒论》,谢仲墨讲《金匮要略》,魏如恕讲针灸史,朱颜讲本草学,朱琏讲针灸学。医学科学请北医李光荫讲医学统计学,郑麟蕃讲中国口腔史,赵燏黄讲本草史,卫生部副部长钱信忠讲医疗保健史。

医学史课程:陈邦贤讲原始社会、先秦、魏晋南北朝、隋唐时代;李涛讲埃及、美索不达米亚、宋、金、元、明、清、近百年;马堪温讲希腊、罗马时代;程之范讲印度医学史,皮肤科学史,封建主义、资本主义、无产阶级时代医学史;张炎(医史班学员)讲中医外科学史、法医学史;龚纯(医史班学员)讲清代医学制度。

结合课程内容,参观周口店房山北京猿人发现地、考古研究所、古天文馆、同仁堂、故宫、雍和宫等地。

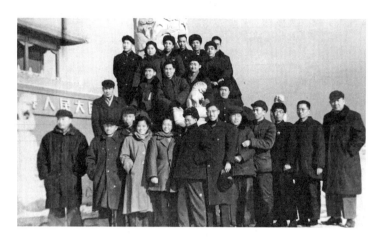

1957 年 1 月 15 日医史高级师资进修班学员摄于北京天安门前

（左起）

第一排：姚警钟（河北）、王均乐（山东）、郑戈（河南）、沈育民（广州）、成桂仁（北京）、张梦麟（青岛）、张慰丰（南京）、焦登鳌（浙江）、郭兴国（重庆）、喻青如（江西）、方以正（贵阳）、田效诚（天津）

第二排：姒元翼（哈尔滨）、许醇文（广西）、杜养志（湖南）、居新（福建）、郭成圩（四川）

第三排：金凤寿（延边）、孔淑贞（西安）、徐少承（安徽）、饶瑞（军委）、刘星元（兰州）、刘资儒（湖北）、杨柏如（昆明）

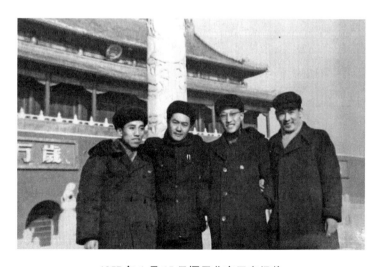

1957 年 1 月 15 日摄于北京天安门前

　　左起：徐少承（安徽医学院）、郭成圩（四川医学院）、张慰丰（江苏医学院）、姒元翼（哈尔滨医学院）

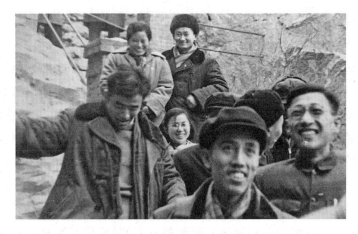

1956 年 11 月 20 日摄于周口店龙云山

注：站在最后的为居新（男）与沈育民（女），前列右为张慰丰，中间为徐少承，左为许醇文（男），戴眼镜的女性为陈维养。张慰丰与徐少承中间回头的是饶瑞。

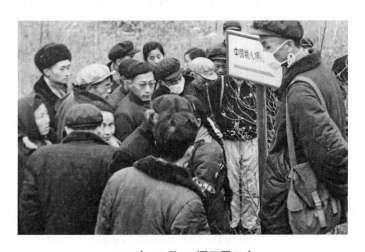

1956 年 11 月 20 摄于周口店

注：图中为张慰丰，其身后戴帽者为王正敏，张慰丰前侧的两位女性，右为陈希镕、左为孔淑贞。王正敏背后为居新，站在最后的为沈育民。

当年，冯友兰来班讲中国哲学史、先秦时代，轰动了中医研究院，院内人员均来听讲，改在大礼堂讲课。冯友兰高坐讲台，严肃端庄，长髯飘飘，出口成章，令人肃然起敬，给人以终生难忘的印象。

张岱年讲课，不疾不徐，一板一眼，侃侃而谈，他那木讷规正的风格，是典型的古典派学者的气质，令人尊敬。他于 28 岁时即著成一部 60 万字的《中国哲学大纲》，这是一部高水平著作，至今仍是中国哲学专业的必读书目。逝世时胡锦涛主席参加了他的追悼会，这是给他最大的尊荣。

李涛颇具学者风度，一口北京话，他是当年医学界公认的权威，是《中华医学杂志》的总编辑。在《中华医学杂志》发表一系列医学史论著，蜚声国内外。他的学术观点不容人有所异议，更莫论批评、批判。李涛早年接受的是系统的西医教育，他虽然阅读研究大量的中医典籍，但对中医的学术观点，在50年代的认识毕竟有所局限（郑金生在有关李涛的评传中也有所指出）。20世纪50年代，绝大多数西医都不认可中医的理论。当年，李涛在课堂上讲中医伤寒论、六经辨证，认为只要一支体温表即可取而代之。因此，引起班上听课学员的异议。李涛以权威的态度责令学员们分别站起来诵读他发表的《明代医学的成就》并给予解释。他要求学员们须再坐10年冷板凳，认认真真苦读后方可再发议论。可见李涛的权威作风。然而，李涛在医史班课程尚未结束时，在1957年4月意外发生脑出血卧床不起，因此，他避开了1957年的反右运动。1959年逝世，享年58岁。

陈邦贤是谨小慎微的老人。他是农工民主党人士，政治上表现十分积极，每次政治学习，他在小组学习总是第一个发言，政府对他颇为重用。新中国成立初期，被聘为镇江市卫生科科长（相当于今日的卫生局局长），1952年调任苏州医士学校副校长，1954年调京任职中央卫生研究院，旋即任中医研究院医史研究室副主任。"文化大革命"期间遭受冲击，有大字报说他是胡定安的红人。为此，笔者曾写一份材料为其澄清，证明当年江苏医政学院为提高学校的学术水平，特聘请了当年国内许多著名教授来校任教，陈老并非是胡定安的红人。且陈老是因为撰写第一部《中国医学史》被聘为教授的。1969年，陈邦贤81岁时被下放到南京，寓居女儿家中客厅，以布幕相隔，搭床暂居，生活十分困难。笔者曾数度拜访问疾。据云李约瑟访华到京时，曾指名要会见陈老，1972年中医研究院重新把他调回北京，1976年病逝，享年88岁。

程之范老师是医史界跨代的受人尊敬的学者，作风正派，治学严谨，待人厚道，善与人相处，肯定中医学术体系，能团结中西医界的学者，从不以长者自居，与同道相处真诚。与中医研究院李经纬相处融洽，在工作中，他们二人始终处于团结合作、相互支持的局面，在编撰《中国医学百科全书·医学史》分卷时，李经纬因任职中医研究院，作为主编列名在前，医史卷首条应由其撰写，但初撰条目未能通过，后改由笔者撰写，程老师进行审校，一稿通过。在署名顺序上，仍由李

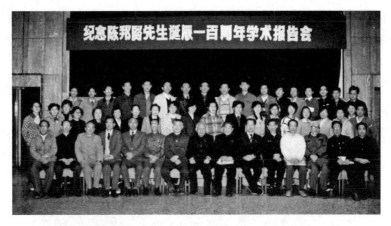

纪念陈邦贤先生诞辰一百周年与会学者合影

列名在前,笔者居中,程殿后,可见程之范处理得当,为人谦逊(此事可经郑金生证明)。程之范在学术上的贡献为学界所公认,而且在人品道德上为人所敬仰。

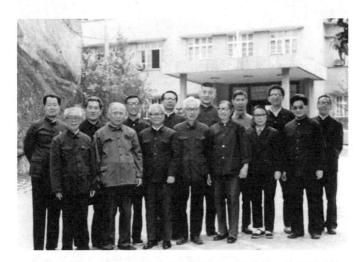

1984年3月《中国医学百科全书·医学史》分卷第二次编委会议

(左起)

后排:李经纬、姒元翼、张慰丰、蔡景峰、程之范、傅维康、郑金生、余瀛鳌

前排:范行准、陈海峰、邓铁涛、俞慎初、邓老夫人、刘素慧、阮芳赋

笔者在1951年即成为陈邦贤先生的学生,时任医史课的课代表。1956年开办医学史师资班,陈老指名笔者赴京参加师资班学习,而且档案、户口都调到中医研究院,指名留京工作,但因江苏医学院坚持让笔者回校工作而未成事。在京学习期间,笔者又成为李涛的学生。1957年返宁后,寒暑假回沪探亲,经常拜

访王吉民先生（按：当时傅维康尚未毕业）。王吉民曾与当时上海医学院颜福庆院长谈妥，欲调笔者至上海医学院工作，此事也未成。笔者与医史界三位元老均有师生之谊，从不自诩。由于笔者所处单位以及当年的处境，一无经费，二无人员，又需承担多门课程的教学任务，因此，在工作上所取得的成就不及一些同辈。后来，笔者将当年陈邦贤所赠的1919年首版《中国医学史》转赠李经纬，示意其继承了陈老的学术体系。

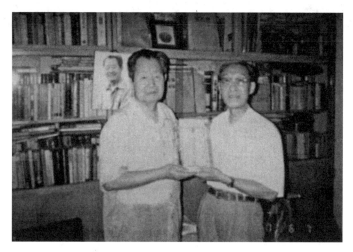

笔者将陈邦贤教授《中国医学史》第一版著作赠送给李经纬教授

笔者与程之范老师相处合作，始终协调、愉快，相互间的学术观点完全一致。在编撰《中国医学百科全书·医学史》卷过程中，完成了西医部分的主要工作。笔者又协助北医党委书记彭瑞骢完成《医学辩证法》首版及《医学未来学》的定稿工作。北医也曾打算调笔者赴京工作，此事也未成。后来北医聘笔者为医史教研室的兼职教授、医史研究中心的研究员。程之范老师提名笔者为医史学会副主任委员，但由于个人学校处境上的困难，不能胜任这个任务而坚辞，遂改任常委。程之范老师又推荐笔者为中国科技史学会的理事，可见他对笔者的器重与信任。因工作需要，笔者配合程之范老师在西医史方面做了不少工作，最后尝试用现代科学观阐释、比较研究中西医的学术体系，这是医史界同道所未涉及的领域。

这个班的教学为培养我国首批医史师资打下了良好的基础。医史班结业后，原计划留下龚纯、姒元翼及笔者等人，但由于20世纪50年代人事去留由党政领导决定，不允许自由流动，留人的计划未能实现。龙伯坚曾提出一个方案：

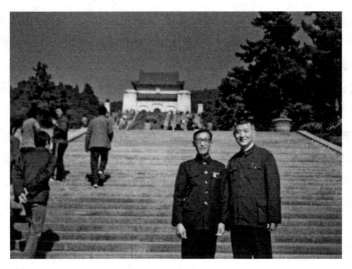

1986 年 11 月 4 日笔者与程之范于南京中山陵合影

有教学任务时可回校任教,其他时间在京从事研究工作,但由于种种原因,最终此事未成。后从西学中班留下李经纬、蔡景峰、余瀛鳌三人,成为医史文献研究所的主力军。

医史班学习结束后,原计划去中国各地参观历史文物,后因经费削减,改分南北两路参观学习,由学员自选参加哪一路。北路由马堪温带队,笔者参加北路,由北京出发,参观洛阳(皇城遗址、白马寺、周公庙)、西安(碑林、博物馆)、耀县(药王庙、孙思邈古迹)、铜川、黄帝陵、延安(革命根据地各处)。

医史班前后经过大半年的学习(1956 年 9 月—1957 年 5 月,前后经历 8 个月)。当年毛主席提出"双百方针",学术界、文化界的气氛显得十分活跃、放松。讲课的老师思想开放(但没有任何反党、反政府的言论),学员们深受教益。学员们之间相处也十分真诚、融洽,可以说,这是所有学员人生中最充实、最美好、终身怀念的年代。学员们白天听各位大师、专家所作的精彩学术报告,课余或晚间去天桥、大栅栏、王府井欣赏民间艺人的文艺表演。当时天桥民间艺人还是摆地摊进行技艺表演,京韵大鼓、山东快书、武技杂耍等,悉皆可见。电影院设在大棚中,不分场次,中间随时进场,亦可随时出场。

当时北京街道上呈现着一片繁荣祥和的景象,商店内物品丰富,糖果、糕点不限量,王府井百货大楼糖果柜台的师傅,以一把抓即能代秤供应。东安市场、琉璃厂的旧书店、旧书摊可以买到明清时代或新中国成立前的珍贵版本。笔者在东安市场旧书铺买到近 20 册书,其中包括:日文版的《世界大思想全集》、富士川游的《日本医学史》、小川鼎三的《世界医学史》（按：上两书系沈阳"南满医科大学"的藏书），富士川游的书已经送给南中医的黄煌教授（现存于南京医科大学图书馆慰丰书斋），还有陈邦贤的《支那医学史》日文版、丁福保从日文翻译过来的一套医学丛书（可惜在"文化大革命"中作为"四旧"处理掉了）、顾谦吉翻译的《人与医学》（胡适作序）以及胡适最早的《中国哲学史》版本等。

20世纪五十年代，面临书荒，国外进口的图书除了极少量的技术类专著外，几乎不进口医学人文类的图书。国内有关医学史的著作，除了陈邦贤的商务印书馆出版的《中国医学史》、彼得洛夫的《医学史》（苏联翻译本）、李涛的《医学史纲》（该书除少数院校图书馆收藏外，很多院校没有该书）外，南医图书馆还收藏范行准的多本著作，南医图书馆还收藏卡斯蒂廖尼等多种国外英文版图书，而其他院校根本没有这类藏书。

可惜医史班1957年结业后，各学员刚回到原单位，七月份即开展反右运动。有的学员回去后即被打成"右派分子"。随后的年代中，开展了一系列的政治运动，医学史教学内容被认为是宣扬"封资修"，遭到了批判。就笔者所知，福建医学院的居新被打成右派。浙江医学院的焦德螯在医史班经常讲的一句戏语，"成绩是主要的，缺点是难免的"，回校后，他因这句戏语被打成"右派"。其他学员由于相距较远，信息不通，还有何人被打成"右派"就不可知了。

自反右后，中国医学史由于发扬祖国医学遗产尚可保留，外国医学史被批为崇洋媚外，根本不允许讲授。笔者被安排至中医教研室讲述中医学概论，兼讲中国医学史，其他绝大多数学员纷纷改行，原来中医出身的年长的学员们仍回中医科作临床工作；原来搞行政的大多继续从事行政工作；原来是卫生教研组、保健组织教研组的学员，大多数从事原专业工作，或许兼教一些医学史课程，但不从事医学史的研究撰述工作。龚纯回西安后，除从事统计学工作外，仍坚持医学史研究，并有专著问世。31位学员中，笔者与姒元翼、龚纯、郭成圩等四五人，在医史研究工作上均有专著出版。笔者因年轻，且坚持工作数十年，因此在医史领域撰写的著作较其他学员稍多。

医学史师资班是60多年前的事情了，凭借当年的日记与回忆，将想到的事件记录于上，以供后人参考。然本人亦已临鲐背之年，记忆与精力大不似前，所述人事难免错误与遗漏，非有意忽视，还望同道多加谅解与指正。

（整理：姜海婷　审校：张纲）

笔耕不辍:

张慰丰出版著作及公开发表文章清单

（以公开出版年份排序）

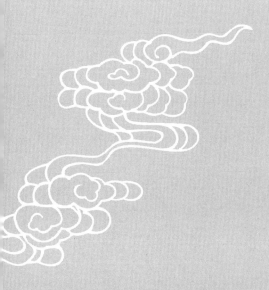

出版著作

1980 年　《鉴真东渡》（合著，中华书局）

1982 年　《医药史话》（合著，上海科学技术出版社）

1984 年　《中国医学史》（协编，人民卫生出版社）

1984 年　《自然科学史纲要》（编著，黑龙江科学技术出版社）

1983 年　《医学辩证法试用教材》（参编，医学与哲学杂志社）

1985 年　《医学辩证法》（参编，人民卫生出版社）

1987 年　《中国医学百科全书·医学史》（副主编，上海科学技术出版社）

1988 年　《中外医学教育史》（参编，上海医科大学出版社）

1988 年　《医史学》（副主编，湖北科学技术出版社）

1990 年　《新中国医学教育史》（合著，北京医科大学、中国协和医科大学联合出版社）

1990 年　《中华民国文化史》（撰稿人，吉林文史出版社）

1992 年　《医学小百科：医史》（参编，天津科学技术出版社）

1992 年　《医学未来学：医学走向未来》（主审，湖北科学技术出版社）

2003 年　《科学技术学》（参编，江苏科学技术出版社）

2013 年　《中西医文化的撞击》（主编，南京出版社）

2015 年　《宗教与医学》（审定，中国国际文化出版社）

2017 年　《世界科学家大辞典·医学部分》（主编，上海交通大学出版社）

2023 年　《张慰丰医学史文集》（著作，东南大学出版社）

公开发表文章

说明：本部分材料以作者名为关键词检索数据库而得，并结合张慰丰教授本人提供的素材进行梳理。

［1］张慰丰.中医学方法论与阴阳学说的探讨［J］.南京市第一医学院学报，1959（1）：7-15.

［2］张慰丰.节气的探讨［J］.江苏中医药杂志，1961（6）：2-4.

［3］张慰丰，马堪温.人体解剖学革新者维萨里的生平和业绩：纪念维萨里诞生450周年和逝世400周年［J］.科学史集刊，1965（8）：1-14.

［4］张慰丰.其他天体上有否生命存在［J］.科学普及资料，1974（10）：12-14.

［5］张慰丰，徐上池.省革委会召开中西医结合和针麻研究工作会议［J］.江苏医药，1975（1）：80.

［6］张慰丰.生命物质中不对称结构问题［J］.国外科技动态，1975（8）：52-55.

［7］张慰丰.继承发扬祖国医学遗产积极开展医史研究［J］.（本文为单册，未知收录情况），1978.

［8］张慰丰.试论中西医结合临床科研工作中的某些问题［J］.江苏医药，1978，4（4）：24-29.

［9］张慰丰.鉴真与中日医药交流［J］.江苏医药（中医分册），1979（3）：33-35.

［10］张慰丰.开展医史研究工作的刍议［J］.上海中医药杂志.1979，13（3）：41-42.

［11］张慰丰.祖国医学关于流行病学的记述［M］//耿贯一.流行病学：上册.北京：人民卫生出版社，1979：347-357.

［12］张慰丰.人与自然学说探讨［J］.新中医，1980，12（1）：8-11.

［13］贾静涛，张慰丰.云梦秦简与医学、法医学［J］.中华医史杂志.1980，10（1）：15-20.

[14] 张慰丰.再探扁鹊之活动年代与事迹[J].江苏中医杂志,1981(1)：58-59.

[15] 张慰丰.早期西洋医学传入史略[J].中华医史杂志,1981,11(1)：1-5.

[16] 张慰丰.未来人口质量及其对策：计划生育、优生学、伦理学[J].南京医学院学报,1982,2(3)：37-38.

[17] 李经纬,张慰丰,程之范.中国医学百科全书：医学史[M].上海：上海科学技术出版社,1982：1-3

[18] 张慰丰.切脉的演变[M]//傅维康,张慰丰,王慧芳,等.医药史话.上海：上海科学技术出版社,1982：52-63.

[19] 张慰丰.《黄帝内经》与希波克拉底[G]//中国医史文献研究所建所论文集.北京：中国医史文献研究所,1982：78-80.

[20] 张慰丰.人口统计学和生物统计学史略[J].中华医史杂志,1983,13(2)：74-78.

[21] 张慰丰.从麦斯麦术到催眠术[J].医学与哲学,1984(8)：44-46.

[22] 张慰丰.东西方医学方法论辨析[J].医学与哲学,1985,6(11)：1-5.

[23] 张慰丰.显微镜发明史略[J].中华医史杂志,1985,15(2)：99-103.

[24] 张慰丰.吴有性与伏拉卡斯托罗[C].黄山：中华医学会第六届全国医学史学术讨论会,1986.

[25] 张慰丰.中华民国卫生行政与医药机构概略[C].泰安：中华医学会第八届全国医史学术会议,1988.

[26] 张慰丰.延年益寿的一项对策[J].祝您健康,1988(4)：10-11.

[27] 朱潮,张慰丰."6·26指示"出台的前前后后[J].健康报,1989(25)：1.

[28] 黄煌,张慰丰.中西医结合局面开创的历史回顾[J].南京中医学院学报,1989(3)：47-50.

[29] 张慰丰.人脑自我认识的沿革[J].医学与哲学,1989,10(6)：9-13.

[30] 张慰丰.人类的寿命[J].祝您健康,1989(3)：6-7.

[31] 张慰丰.在我国能实施安乐死吗?[J].祝您健康,1989(1)：4-5.

[32] 张慰丰.中国医学史研究的开拓者：陈邦贤[J].中华医史杂志,1990,20(1)：2-6.

[33] 张慰丰.黄宽传略[J].中华医史杂志,1992,22(4)：214-216.

[34] 张慰丰.疾病与寿命古今谈[J].祝您健康,1992(4)：9-10.

[35] 张慰丰.奇妙的魔棍：中国的筷文化[J].科学大众(中学版),1994(5)：

13-13.

[36] 张慰丰.红薯是理想的营养保健食品[J].科学大众(中学版),1994(6)：45-45.

[37] 王晓燕,张慰丰.中国古代哲学与医学的融合：阴阳生命观[J].南京中医学院学报,1994,10(3)：6-8.

[38] 张慰丰.医学向何处去？[J].医学与哲学,1996,17(10)：508-511.

[39] 张慰丰.麻醉的历程[J].祝您健康,1996(10)：26-28.

[40] 张慰丰.欧立希："化疗"的开创者[J].祝您健康,1996(11)：38.

[41] 张慰丰.开展医学文化史的研究[J].中华医史杂志,1997,27(4)：193-194.

[42] 张慰丰.杜马克与磺胺药[J].祝您健康,1997(8)：30-31.

[43] 张慰丰.发现青霉素[J].祝您健康,1997(1)：36-37.

[44] 张慰丰.辨证新论[J].江苏中医,1998,19(3)：3-6.

[45] 唐文,谢松龄,庞康利,达建,陈亚新,卢建华,张慰丰.我国医学人文社会学科发展现状与探讨[J].医学与哲学,1998,19(6)：294-297.

[46] 范刚启,吴旭,张慰丰.实现中医思维模式的转变[J].山东中医药大学学报,1999,23(4)：166-168.

[47]《医学辩证法概论》序(张慰丰教授为南京医科大学刘虹教授书籍所作序,南京出版社 2000 年版)

[48] 张慰丰.医药的起源[J].中华医史杂志,2000,30(1)：48-51.

[49] 张慰丰.喜读《江苏省志·卫生志》有感[J].江苏地方志,2001(2)：9-11.

[50] 沈历宗,吴文溪,张慰丰.人类肿瘤基因治疗的伦理问题[J].南京医科大学学报(社会科学版),2001,1(2)：139-142.

[51] 范萍,张慰丰.乳腺癌遗传基因的医学伦理学思考[J].南京医科大学学报(社会科学版),2001,1(3)：162-163.

[52] 张慰丰.优生学发展述评[J].南京医科大学学报(社会科学版),2001,1(1)：54-58.

[53] 张慰丰.人牛大战：疯牛病——切不可掉以轻心[J].祝您健康,2001(4)：6-7.

[54] 张慰丰.关于人类基因组解读计划的某些思考[J].医学与哲学,2002,23(11)：28-30.

[55] 张慰丰.生殖技术革命及其疑难[M]//丁长青.科学技术学.南京：江苏科

学技术出版社.2003.

[56] 张慰丰.克隆技术的伦理争论[M]//丁长青.科学技术学.南京：江苏科学技术出版社.2003.

[57] 张慰丰.人类基因组计划[M]//丁长青.科学技术学.南京：江苏科学技术出版社.2003.

[58] 张慰丰.半世情谊半世文缘[J].江苏中医药,2006,38(10)：53.

[59] 冯炜权,张之沧,张慰丰,等."训练学研究动向与茅鹏学术研究"南京座谈会侧记专家发言[J].体育与科学,2006,27(4)：1-7.

[60] 张慰丰.学贯中西　融汇古今：喜读《医药文化随笔》[J].江苏中医药,2006,39(10)：53-54.

[61] 张慰丰.书海观潮　一部不该遗忘的巨著：王吉民、伍连德合著英文《中国医史》再版影印本评介[N].健康报,2009-07-16.

[62] 陶乃煌,张慰丰,刘虹.三十年回顾：医学人文学科的复兴[J].医学与哲学(人文社会医学版),2009,30(11)：79-81.

[63] 张慰丰.略论医学人文学科的复兴[N].南京医科大学学报,2010-01-10(2).

[64] 张慰丰.艾滋病：人类面临的严重挑战[N].南京医科大学报,2011-11-30.

[65] 张慰丰.梅毒让1492年法国远征军崩溃瓦解?[N].金陵晚报,2012.06.25.

[66] 张慰丰.我国医史士林60载回顾[J].中华医史杂志,2012,42(3)：172-175.

[67] 张慰丰.深度阅读亟待加强[N].南京医科大学报,2013-11-30(4).

[68] 张慰丰.中西医文化的撞击[M].南京：南京出版社,2013.

[69] 张慰丰.中国医学史研究的开拓者：陈邦贤[G]//[出版地不详]："医史研究会"百年纪念文集,2014：344-349.

[70] 张慰丰.名师业绩风范录[M]//陈琪,沈洪兵.南京医科大学校史(1934—2014).南京：南京大学出版社,2014.

[71] 张慰丰.南京医科大学变迁史之回顾[J].南京医科大学学报(社会科学版),2014(3)：177-181.

[72] 张慰丰.南京医科大学最早儿科班史事回顾[G]//传承(南京医科大学儿科系成立六十周年纪念文集).南京：南京医科大学儿科学院,2019：50-56.

［73］张慰丰.对中医理论体系的再认识：中医新解［N］.光明网.2021-04-07.

［74］张慰丰.半世情谊终生文缘：为纪念程之范百岁诞辰而作［J］.中华医史杂志,2022,52(5)：265-266.

高山仰止：

他人眼中的张慰丰教授

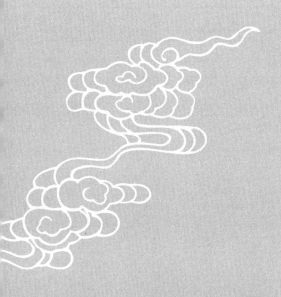

淡泊名利　博学儒雅

——访医学史、自然辩证法教研室张慰丰教授

如果把张教授的家称为书的海洋，那一点也不为过，这位风度翩翩的老教授与书打了一辈子的交道。他站在那里，仰望着头顶的灿烂星空，思考着心中的道德法则。

读书破万卷

中学时代的张教授就对文史学有着浓厚的兴趣，上大学时因为想学一点技术性强的专业便选择了学医。

念大学期间，张教授从未放弃自己的爱好，除了完成繁重的医学课程外，将剩余时间全部用在了读历史、文学、哲学书上。从恩格斯的《反杜林论》《自然辩证法》到艾思奇的《大众哲学》，从巴甫洛夫到黑格尔，仅仅大学五年就读了几百种文史哲方面的名著。大学期间每次假期他只回家一星期，其余的时间都在学校里看书，连外出排队的时候也不忘捧本书看，可以说是分秒必争。

当时学校里有位留学日本的教授，主攻古典哲学，张教授碰到他时和他谈到康德的《纯粹理性批判》，这位教授非常惊讶，他说："连哲学系的学生都读不透的书，你居然能看下来！"回顾难忘的大学读书时光，张教授感慨地说："大学时代要读三类书：一是专业书，二是与专业相关的自然科学类书籍，三是政治历史哲学类书籍。这些书让人深入哲学的层次看待医学问题，从人性的角度思考医生的行为和道德。"

执着三十年

1956年大学毕业后，因为实习期间的一件事，张教授坚决从儿科转到了医学人文方面。"我看到两个外科医生用码表记录手术时间，用来比较谁技术精湛及速度，但手术很粗野，病人很痛苦，这件事深深震动了我。我感到十分惊讶。

在人身上做手术,怎么能用码表来衡量技术呢？这样一点也不为病人考虑！医生不仅仅要医术精湛,思想品德、人文素养更要过硬。医学院要培养大师级的老师,大师不仅要有技术,基础知识扎实,同时还要有深厚的人文底蕴,这样才叫大师级的老师。"经过这件事,张教授的努力方向转向了医学人文。

当时国内的医学是生物医学模式,医学生们学习的内容包括数理类、技术类和马列主义。张教授认识到做医生仅仅有技术是远远不够的,还要有道德、有爱心,有深厚的人文素养。当时全国的医学院校没有什么人文学科,只有一门学科牵涉到人文,那就是医学史。后来卫生部出面,由北京医学院和北京中医研究院(中国中医科学院)办医学史高级师资班,张教授被陈邦贤教授提名上这个班。"这个学科是国内第一个医学人文学科,请的是北京大学一流的专家学者来讲课,主讲哲学的是冯友兰与张岱年教授,主讲人类考古学的是北京猿人发现者裴文中教授,主讲医疗保健的是后来的卫生部部长钱信忠教授。"当时所有国内医学人文学科、医学交叉学科的专家几乎都被请来。为期一年的学习,对张教授产生了很大影响。

从 20 世纪 80 年代开始,张教授才真正开始做学问。他惋惜这已耽误的二十几年时光,但是近 30 年来张教授的努力与成果就已经为医学、为科技的发展作出了不朽的贡献。做学问是孤独的,它不仅需要淡泊名利的品质,更需要一颗执着的心。30 年来,张教授不遗余力地推行"生物—心理—社会医学"模式,却遭受到同行教师的非议,坐了二十几年的"冷板凳"。30 年来的努力付出,如今学界乃至社会都认识到新的医学模式的重要性,2009 年在北京召开的首届医学发展高峰论坛上,张慰丰教授被授予"医学人文突出贡献奖"。

在学校里,张教授对学生谆谆教诲,用自己的思想影响着后辈。徐耀初副校长评价说:"张老师一个人培养了好几代学生。"回到家,张教授一心潜入书海之中,在医学、自然科学、哲学、历史等领域中研究。《自然科学史纲要》《新中国医学教育史》《医学未来学》凝聚着他没日没夜的辛劳;由《鉴真东渡》《宗教与医学》可见,他的研究涉及方方面面;张教授还与时俱进,对基因组、宇宙研究也颇有见地。2010 年《参考消息》4 月 9 日刊中报道"日本学者发现生命源于宇宙新证据"一文中,显示构成地球生命的基础材料氨基酸来自宇宙空间,而这一发现张教授早在 35 年前(当时正值"文化大革命""四人帮"横行时代)就已经阐述于《生命物质中不对称结构问题》一文中,指出生命物质组成蛋白质氨基酸的左旋结构及其光学活性源于宇宙中的圆形极光照射的影响,这不得不让人佩服。张教授专心著述,他担任杂志的编辑,出版了几十本著作,发表 50 余篇论文,研究领域甚广。现在张教授仍然精神矍铄、笔耕不辍,他正在写《医学进化论》,将医学的整个发展历程娓娓道来,目前已经完成了近三分之一,这部巨著将又是医学研究的一笔宝贵财富。

心中的道德

温家宝总理在多种场合反复提到德国哲学家康德《实践理性批判》里的话:"有两种东西,我对它们的思考越是深沉和持久,它们在我心灵中唤起的惊奇和敬畏就会日新月异、不断增长,这就是我头顶的灿烂星空和心中的道德法则。"康德的书,张教授早在 20 世纪 50 年代就已经读过,这句话也是他一直在思考的问题。他说:"天上的星空不仅是让人们欣赏,更是要人思考生活在世界上、在宇宙中的地位,对人类应该持有什么样的态度,对国家、对人民应该作什么贡献。人类最终往何处去,地球上生态环境遭破坏后对人类社会造成什么后果,这些问题都是要思考的。天上的星空就是从宏观的角度看待人生问题,人怎么样看待世界,怎么样应对这个世界。"对于人心中的道德定律,张教授说,作为一个医生,不应该光看自我、个体的我,还要考虑作为一个医生怎样为人类的医学作贡献的问题。张教授认为:对医学不能仅从个别器官而要从整体以及群体的角度来思考。

新的医学分科越分越细,医生要学会以整体论的视角考虑个别器官的变化。作为一个专科医生怎样和其他学科的知识联系,应考虑医学怎样和社会经济、法律、道德相联系,很多医生缺乏这个意识,所以往往局限在自己的领域里。张教授主张作为一名医生,不仅仅要掌握本门学科的知识,还要掌握整个医学的其他方面的知识,掌握人文科学的知识,这样才能成为真正有水平的医生。医学生不仅要读医学书,还要读科学、政治各个方面的书,这样才能开阔眼界,从更广的角度审视医生这个职业,把自己同医学、社会联系起来,这样思想素质才能提高。

勉励医学生

谈及何以在 50 年前就对医学、医学人文有如此的思考,张教授笑言:"这都是从书中引发出来的。"

为此,张教授鼓励医学生要多读书。"只有多读书,才能多思考。思考的高度上去了,才会有崇高的思想境界,才会有远大的人生目标。"对于医学生来说,除了专业书以外，文学、历史等方面的书都要看，它们是风向标，能指导我们认知人生的方向。"我不主张清教徒式的生活，但是要明确人生的奋斗目标，明确以后要朝着这个方向多看书多思考。就拿外科手术来说，要时时刻刻想到外科在整个医学领域中的地位，自己在医学中的地位，作为外科医生怎么样为整个医学事业的发展作出贡献。这些都与自身的人文素质的高度相关，因此对医学生的人文素养的培养十分重要。"

环顾家里一柜子一柜子排列得整整齐齐的书，张教授说这些书以后都将留给学校，希望年轻人能够从这些书中有所收获，在读书中确立人生目标，能够为医学、为国家作贡献。"如果年轻人能够在书中看到他思考的问题，在这个领域中走得更远，我将十分欣慰。"张教授现在仍然不断地在买书、看书，他也希望同学们能多读书，多思考，跳出条条框框，解放思想。

做人要知足，做事要知不足，做学问要不知足。

张慰丰

本文选自 2011 年 2 月江苏科学技术出版社出版的南京医科大学人文素质教育丛书《资深教授谈成才——献给医学生的特别礼物》，第 172-180 页。作者：朱士双

学海无涯"乐"作舟

——记退休教授张慰丰的书香人生

"我这段时间在修订《中西医文化的撞击》一书,马上可以交稿了",最近,年届 80 的退休老教授张慰丰为了这本书,已经历时数月天天写到凌晨过后。

张老拿出数页手稿,指着"中医是科学吗?——对中医理论体系的重新认识"这一章节告诉记者,"此书十多年前就已完成了初稿,现在要修订出版,这一章是新增的,我运用现代控制论、系统论、模糊论、黑箱理论等来审视中医,有我独到的思考"。

A4 纸上蓝色钢笔墨水字迹密密麻麻,纤小细致,一张纸写满千余字。

双眼都曾做过白内障手术的张慰丰,自 2001 年退休以来,几乎从没放下手中的笔,累计著述新作 60 余万字,并延续着藏书、读书、借书、赠书的习惯,乐此不疲。

不惜工本　大量藏书

《灰理论基础》《从细胞到社会》……为写《中西医文化的撞击》一书,张老的床上分门别类摞着各种需要的参考资料,让这个本来就摆满了书报资料的家显得更加拥挤凌乱。

峨嵋岭大院 19 号,103 平方米的屋子,3 个房间,"环顾皆书也",卧室一整面墙是 2 米多高的落地书架,顶柜、衣柜、床头柜上下角落,到处都堆满了书。为取放在高处的书,张老家还备有攀爬的梯子。

"这是介绍人类基因组的书,这是批判伪科学的书,这是探讨中医存亡的书……我家很多珍版书目甚至连南医大图书馆、中国中医研究院、北大医学部可能都没有。"捧起一本本心爱之物,张老如数家珍。张老被公认是"南医藏书第一人",在张老总量超万册的藏书中,题材涉及医学、哲学、天文、考古、历史、心理学等多个领域,尤以医学人文类书籍最多最全面,毕竟张老是研究医学史的专家。

张老从年轻时就开始藏书。几十年来是南京各家书店的常客,有空就喜欢逛书店,了解社科、科技类新书的出版动态。他每月花在买书上的钱少则数百、多则上千元,在新华书店、大众书局、万象、先锋、凤凰书城都办有购书卡,"新华书店总店对公服务部为我开设了唯一的私人户头,购书可直奔六楼"。张老对此颇为得意。

逛得久了,书店知道张老是出了名的爱书之人,也熟悉了他的口味,相关书目到了给他留着,暂时缺货帮他搜寻,书买多了专程送货上门。有时为了求购一本书,张老到处找人帮忙搜集,常常花在邮费上的钱和书价相差无几。

2009 年,张老在几位医政学院老师见证下,立下一份书面遗嘱,表示在他百年之后,将把家中大部分藏书转赠母校。

博览群书　乐享其中

"我们大院里就数你老张最勤快,累不累啊?"邻居加几十年的南医老同事戴汉民教授很佩服年近八旬的张慰丰仍能每天读书写作十几个小时,比年轻人还要精力旺盛,孜孜不倦。张老自己说:"我每天 6 点前起床,看电视,上午读报 3～4 小时,下午看专业书 3～4 小时,晚上写书写到凌晨一两点,累了就趴书桌上打个盹。"

张老在书海浸润,一泡就是 60 年,勤奋读书已成为他数万个日夜的生活习惯,书籍就是他的生命寄托。"读书、写文章、做学问对我来说是一种享受。读书让我吸收新知,产生新的思考,精神升华,心情会感觉更愉快,就不是一种负担。"

20 世纪 50 年代张慰丰就读于江苏医学院(南医大前身)医学系时,一边学习繁重的医学课程,一边用课外时间大量阅读历史、文学、哲学书。"我和学校其他医学生关注的不一样",张老从恩格斯的《自然辩证法》读到艾思奇的《大众哲学》,从巴甫洛夫学说读到屠格涅夫、巴尔扎克的小说。每次放假只回家一周,其余时间都在学校,连马路上排队都不忘看书,可谓分秒必争,学医之外共读了几百本文史哲名著。张慰丰回忆,"当时学校里有位留学日本的教授,专业是古典哲学。有次遇到他聊起康德的《纯粹理性批判》,这位教授惊讶地说连哲学系的学生都读不透的书,你居然能看下来!"

张慰丰推崇"十字形"知识结构,"医学不仅是自然科学,还是人学,要求我们了解人,了解人性。学习更多其他学科知识有助于全面认识人,形成科学研究的思想方法。现代医学生往往用全部精力学专业,而文化欠缺,思维狭窄。很多专科医生也缺乏和社会、经济、法律、道德相联系的意识,局限于自己的领域。我们既要专,也要广。广博的知识有助于我们在某一领域'专'下去"。

张老习惯边读边在书上写批语札记,他还爱剪报,把资料夹在相关书页中,以供今后研究治学之用。面对浩如烟海的藏书,使用起来,没有电脑检索概念的张慰丰仍然胸有成竹,"我买书前就对相关领域里的书目有着全盘了解。书买来后每本我都会大体浏览一下章节、目录和主题。以后到真正用书、写书时,我再仔细逐页去寻找需要的材料"。

"张老师的知识面非常宽,他不仅精通中西方医学史,而且对自然科学史也非常熟悉。"南中医博导黄煌教授称赞他是"医学大儒"。

赠人书籍　手有余香

退休后的张慰丰"退而不休",被医政学院返聘为青年教师导师,同时兼任康达学院教学督导。每每遇到他熟悉的青年教师和朋友学生,总会关切地询问:"你最近在看什么书,研究哪方面的问题?"过后,张老就会主动给你荐书或悄悄从家里或专程上书店给你挑几本书送来,这是他习惯的做法。

"我喜欢和有事业心、爱读书的人交朋友。"张老说。从学校领导到学院青年教师到他授课的研究生,都曾收到过张老的赠书,数量无法计算。和张老师同一教研室的刘虹老师就收到上百本。有一次,张老带康达学院一位年轻老师到先锋书店找寻有关医疗保险的参考书,叫他"随便挑,我买单",一次就送出300多元书。

张老的家和藏书几十年来也面向全校师生无私开放,甚至南大、南中医、北大的同行学者也慕名而来找书、查资料。当年他给研究生上课时,也常常留两节课邀请学生到家中看书、评书,大家围坐客厅,倒一杯茶,遨游书海,畅谈学术,临走时每人各取所需借几本参阅。

张老说:"知识不能只让自己独享,还要传授给别人,共同分享,让它发挥最大作用。"

"张老师对我们年轻老师十分关心,乐于帮助我们,常常急人所急,雪中送炭。"同教研室的老师刘虹、夏媛媛对此深有感触、得益匪浅。夏老师在写作《医学的10大重要进程》一书时,关于"医学模式的演变"一章缺少材料,她遍寻各处,都找不到参考书,张慰丰得知后,在家里搜寻了两三天,找出好几本参考书籍,其中还有一本早年出版、发行量极少的《医学模式》专著,让夏老师如获至宝。

笔耕不辍　壮心不已

读书、写书是张慰丰退休后的全部精神支撑。两年前老伴突发心脏病去世，对他打击不小，现在书就是张老的唯一伴侣。在张老的日程表里，从来没有外出旅游、逛公园等消遣，即使在美国的女儿多次邀请他出国看看，他也回绝了："我觉得自己剩下的时间有限，出去玩太浪费了，还是愿意看书写书。"

去年，张慰丰被聘为正重修的《清史·医药卫生志》主审，该书是国家重大的古籍整理出版项目，共有来自高校、科研机构和文博系统的200多名学者参加。写书人写到关于"中医上的舌诊如何传到西方"时，网络上找不到合适的论证资料，张老利用藏书提供了很好的援助。该卫生志历经张老两次审读，提出修改意见数万字。为其打印手稿的夏媛媛老师十分敬佩他的严谨："张老师审读十分细致，小到标点符号，翻译不规范的国外人名地名，都逐一校正。遇有疑惑，必翻遍家中相关图书，以求证实。"去年，张慰丰曾为《金陵晚报》撰写"医学史话"专栏，仅写"艾滋病病毒从何而来"一篇就查阅了几十本书籍。

近期，张老多个参编的书同时开工，"我主编的《世界科学家大辞典·医学部分》已经写了几十万字，总体篇幅有600万字，是个浩大的工程。前段时间还在写有关医学进化史的书，我的心愿是完成100万字的这本《医学进化论》作为传世之作。"谈起写书计划，张老有着比年轻人还要旺盛的劲头，"趁着我还能动笔，头脑还没糊涂，我要工作一辈子"。

张老也殷殷期望未来的医生们，多读书、读好书，他始终认为："医生不仅要掌握本专业学科的知识，还要掌握医学整体知识，尤其不能忽略人文社会学科知识。医学生不仅要读医学书，还要读科学、政治、哲学各方面的书，这样才能开阔眼界，将来从更广的角度审视医生这个职业，把自己同医学、社会联系起来，全面提升素质。"

本文首发于南京医科大学报2012年10月20日第4版；《健康报》2013年5月3日以《"书痴"张慰丰》为题转载。

作者：陈昊　姜海婷　陈亚新

张慰丰：读万卷书的医学史大家

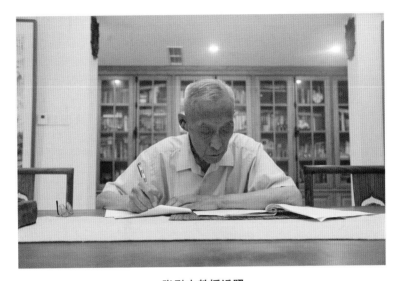

张慰丰教授近照

2019 年初夏，我们怀着崇敬、紧张的心情来到张老家中。环顾四周，藏书、匾额、木桌、紫砂壶……古香浓郁。"噔，噔"几声，张慰丰老先生从楼上缓缓走下来，他满头银发，身形瘦削，却精神矍铄。张老师唤我们坐下，为我们煮上一壶茶，在清冽茶香中我们一起聆听他的别样人生经历。

（以下主要依据张慰丰教授口述整理）

我的家庭和大学：爱读书的少年郎

我的父亲是中国最早从事保险事业的元老级人物之一，曾在中国船王董浩云（香港特别行政区首任特首董建华之父）的子公司"中国航运保险公司"担任高级职务。从小就受教导要学习一门有真才实学的技术科学，这对我后来报考医学有一定的影响。我自小在上海斯盛小学、斯盛中学读书。

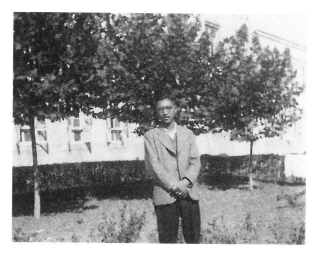

江苏医学院实习期间的张慰丰

　　我是新中国成立初的1951年考入江苏医学院的,当时医疗专业120人,一开始没有分系的说法。上大学时没有教科书,新中国成立以前的书基本不用了。当时上课是老师讲,我们记笔记。课后去图书馆看参考书和原版书。我暑假基本在校,一个星期回上海看看家里,然后返校读书。哲学方面的书看得多,同时也阅读了大量的历史、文学著作。我看康德《纯粹理性批判》、恩格斯的《自然辩证法》《反杜林论》,还有黑格尔、培根、费尔巴哈的哲学著作。我碰到学校教哲学的张格伟教授。他很惊奇,说这些哲学书籍连北大哲学系的学生都很难读懂。1952—1953年,学校不允许看原版书,将外文书全部封闭起来。我大学一到五年级,一半时间读医学类书,一半时间读文史哲书。当时其他学生大多是看专业课程讲义。

　　到三年级时,我们开始分三个专业方向:儿科、内科、外科。让我们学生自己填志愿,我知道我们学校颜守民教授是国内儿科界很有名的人物,因仰慕颜老的学问,我当时选了儿科。1955—1956年到医院去实习,当时很多同学到外校实习了,留在本校实习的是王兆铭和我。王兆铭后留校担任病理师资。

我的人生转折:北京医学史高级师资班

　　我对文史兴趣浓厚,在中学时就喜爱读书,看了好多小说,如《西游记》《红楼梦》《封神榜》等,还有郭沫若等现代作家的文学著作。大学实习时没有想到要转行。在实习时看到有耳鼻喉科医生,给病人做扁桃体切除手术,动作很快,从治

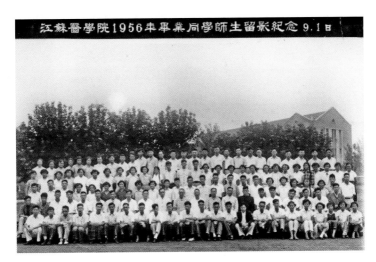

江苏医学院 1956 届毕业照

疗上看没有问题，但是病人很痛苦，因此感受到当时有些医务工作者缺乏人文素养，注重技术，治疗粗暴，忽视了对病人的人文关怀。医学是针对人的，是人学。我跟其他人体会不一样，更强调医生提高人文素养的重要性。

我本来对文史类就比较感兴趣，陈邦贤先生 1951 年到江苏医学院任教，教授医学史。我当时是这门课的课代表。陈教授是中国撰写《中国医学史》的第一人，这也是中国科技史的第一本书，校史馆有收藏。没想到，1956 年陈邦贤教授点名我到北京参加全国医学史高级师资班学习。这个师资班是卫生部委托北京医学院和中医研究院合办的。我到北京去，户口档案都到北京了。卫生部对这个师资班十分重视，开班时当年的卫生部部长李德全亲临班级主持讲话。这个班当时聘请了国内最著名的大师级教授来讲课。中西医学请北京中西医学界著名学者作各种专题报告，哲学请冯友兰、张岱年、周辅成等教授讲中国哲学史，历史地理学请北大的侯仁之教授讲课，化学史请中科院的袁翰青教授，考古人类学请北京猿人发现人裴文中教授，医疗保健史请当年苏联留学回国的钱信忠副部长（后为部长）。中西医学史由李涛、陈邦贤等亲授。

当时北京学术气氛很活跃，百家争鸣，百花齐放。我在北京买书，看到好书就买，买到最后，吃饭的钱都没有了。一年学习临结束，北京中医研究院（现中国中医科学院）陈邦贤等决定留我在北京，但当时人事去留由组织决定，南医希望我返校，于是我服从组织安排返回了南医。

我的研究生涯：寂寞而又充实的医学史领域

1957年开始反右，有些学员回校后被打成"右派"。等到"文革"结束，他们恢复工作时，人已经五十几岁，事业上没能有所建树。那个年代不敢讲授西方的学说，如果讲外国医学史，就是崇洋媚外。所以我不能开设医学史课，我进了中医教研室，讲述中国医学史等课程。

医学史不太受人重视，做医学史研究要甘于寂寞，习惯坐冷板凳。我不去计较荣誉得失，安心做学问。医学史最重要的是要有图书，我没有经费，只好自掏腰包去买书。当时南医魏善钊书记，是知识分子出身，特别欣赏我。还有原卫生部医学教育司朱潮司长后来也是我的好友，认为我是认认真真做学问的人。

医学史研究别有洞天。我认为医学史分为两个领域：一个是医学内史，一个是医学外史。医学内史专门研究医学技术领域；医学外史专门研究医学与文化、经济、哲学、社会学、政治等有关领域。到了21世纪以后，医学史开始向医学外史发展。其实目前医学内史还没有搞透。有好多医学史家，一般只研究一个人、一本书。我不反对，这个需要有专人来研究。但医学史家应该站在更高的高度，从宏观的角度，跟人类发展的历史联系起来。提高到这个高度，更能知道医学将往哪个方面发展。

我跟医学史界的几位巨头都有密切接触，如陈邦贤（我校医学史创始人）、李

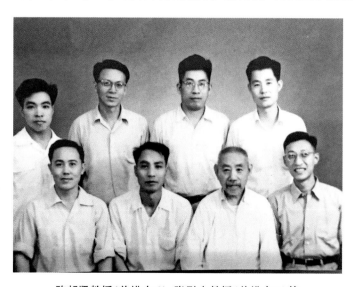

陈邦贤教授（前排右 2）、张慰丰教授（前排右 1）等

涛(北京医科大学教授)、王吉民(上海中医学院教授)。现在医学史领域有三派：一个是李涛派,传人程之范、张大庆；一个是陈邦贤派,传人李经纬、蔡景峰；还有一个就是王吉民派,传人傅维康。我对名利看得淡薄。当年陈邦贤教授将《中国医学史》(1919年第一版)送给了我,隐含传他衣钵的意思。我考虑到当时北京李经纬教授所在的学科力量较之南医强大,我主动将这本书转赠给李经纬教授。后来全国选医史学会副会长,多人提名我担任,我怕承担不了这个责任,便推辞了这个职务,推北京李经纬教授为副会长。

人家以为我搞医学史,就是钻研古董书,实际上古今中外的自然科学知识我都关心。做学问不能囿于当前,而要站在历史的高度,思考自己做出的学问是否能经历漫长岁月的洗礼。如我撰写《关于人类基因组解读计划的某些思考》这篇文章,针对"基因问题搞清楚就能解决医学一切问题"这个观点进行冷静思考和论述。过去细胞病理学认为找到致病的病原体,切除病变器官,就能消除疾病。实际上并没能完全消除疾病。在撰写《对中医理论体系的再认识——中医新解》一文时,我用系统论、控制论、模糊哲学等多种理论来论证中医理论体系。

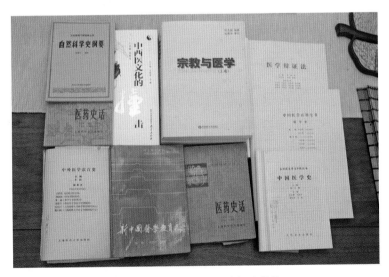

张慰丰教授主编、参编的部分著作

我的为人信条：不卑不亢不傲

我认为，人不要把自己看得太高。在医学领域中只能掌握很狭小的领域的知识，个人的业务成就是历史时代造就的，不是一个人所能左右的。现在的临床医生属于专家型人才，业务专业书看得很多，应该再多读一些人文方面的书籍，提升人文素养。有些主任医生有一股傲气，我觉得不必这样。我参加学术会议，哪怕是我组织的会议，照相合影时我喜欢站到后面。我认为不居功自傲，不卑不亢不傲才是妥当。要保持公正，待人要诚恳。

我在参编《医学大百科》《世界科学家大辞典》《清史·医学卫生志》等著作时，与医学史界其他同志合作愉快，从不会为署名先后、付出多少而争执。我认为做人做学问，"德"字为先。

做人做事眼界要看远，应该从历史的高度看待事物的进展，看中国发展前途，不要看一时一地的评价。当事情发生后，我会考虑今后会有什么影响和评价。我对喜欢读书的年轻人特别支持，喜欢赠书给年轻人，给年轻人买书送书。我也给校长、教授送书。我认为年轻人要多读书，不能只读几本书，要广泛阅读，读书之后便会"找书"了。我平时处理完日常生活琐事，所有的时间都花在读书上，在床边也放很多书籍，方便查阅。

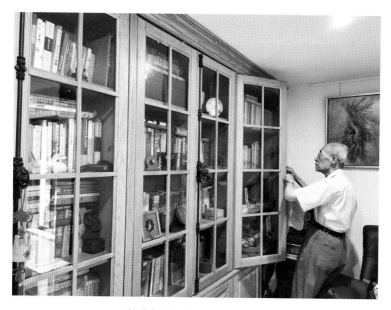

张慰丰教授在家中查阅书籍

对医学模式发展、医学教育史研究的贡献

我这辈子在医学史界做了一些工作，我也对整个医学教育、医学模式转变出了一些力。1981 年 12 月底在南京召开医学辩证法学术讨论会，讨论医学模式的演进。我是大会秘书长。我是生物—心理—社会医学模式的发起人之一，现在这个新的医学模式已被写进教科书里。

1990 年卫生部医学教育司司长朱潮和我合著的《新中国医学教育史》出版，这本书是对新中国成立后 40 年的医学教育进行的一次历史性总结，曾获 1991 年全国首届优秀教育理论著作奖，现在很多医学教育研究人员还在引用这本书。这本书是代表国家写的。写医学教育史，卫生部具有权威性。这本书参考了当时卫生部很多内部材料。我对有些政策动向也很敏感，当时卫生部王斌、贺诚的中医政策出了问题，毛主席批判他们。我注意到《健康报》上登载的批判文章，我将材料裁剪下来留存。朱潮司长考察看中了我的才、德、学、识。当时"文革"刚结束，"四人帮"刚垮台不久，政治上斗争还是激烈的，一方支持改革开放，一方支持走老路。我在新旧交替的历史阶段写这本书，考虑了 30 年、50 年以后的留存价值，我排除了左、右的思想干扰，把握了历史性发展方向。现在看来，这本书还有保留价值。

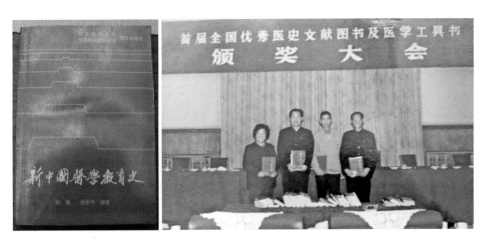

《新中国医学教育史》荣获首届全国优秀医史文献图书及医学工具书金奖

(张慰丰，右 1)

采访结束，我们的心久久不能平静。做学问难，做一辈子学问更难。张慰丰教授几十年如一日，他用行动和风骨书写出厚重精彩的"人"字。在医学史寂寞

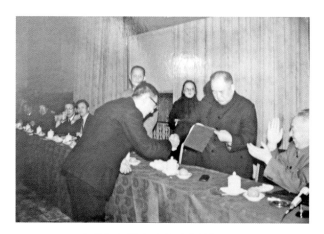

有关领导同志为张慰丰教授颁奖

的道路上踟蹰前行，他就是我们后辈的灯塔，闪耀出沉静而又夺目的光芒。

本文选自 2019 年南京医科大学儿科系成立六十周年纪念文集《传承》，第172-180 页

　　史料提供：张慰丰

　　撰稿：陈雨晨　朱昕宇　单　晨　孙　敏

　　摄影：王秋忆

　　审稿：法晓艳　夏媛媛

承前启后：

藏书捐赠母校自述及内容概况

藏书捐赠母校自述及内容概况

"'纵浪大化中，不喜亦不惧。应尽便须尽，无复独多虑。'人是自然的造物，最后要回归自然的怀抱。参透了生死，才是人生最高境界。生活在人世，要为人多做好事，为社会多作贡献，然各人能力有大小，机遇有差异，只要尽力而为，也就安心了。

愚一生就学于南医，工作于母校，先后任教多门课程。自幼即有志于学，数十年来虽小有所成，但距离自己预定的目标，相距乃大矣！一生嗜书、读书、写书，乃个人之爱好、终身之追求。本人不嗜烟酒，囊中稍有余款，即购图书入箧中。所收集之图书，涉及各个门类、各个专业领域。惜生命有限，吾未能完成计划中之著述。为了能让这批图书发挥更大的作用，让后学能够从中汲取养料，为学术事业继续结出果实，特留言将所藏图书奉献给母校图书馆。"

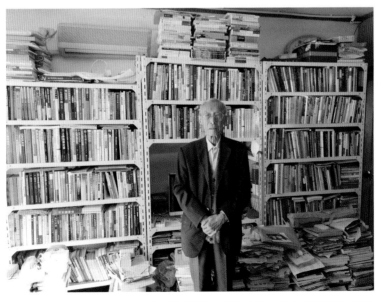

2019 年 11 月 8 日，藏书整理搬运前，张慰丰教授于峨嵋岭旧宅卧室书架留念（姜海婷　摄）

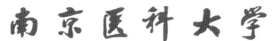

附：有关藏书内容简介：（思考什么问题，决定你会读什么书）

本人所藏书在数量上不可能超过北京中国中医科学院中医文献研究所、北京大学医学部医史研究中心，因为他们有国家单位的专拨经费，但在个人藏书的品种及特色上，可能独步医史界。

有关基因组的藏书有百余种之多，内容不仅涉及生理、病理、遗传等问题，而且又涉及到心理、行为、人格等问题（当年在读博士生来我家借书，认为在数量、质量、品种上超过图书馆所藏）。

有关生态、环境、生物多样性、内容涉及到人类生存、气候变化、生物进化以及法律、伦理等问题（当年南京师范大学生态环境研究所来本人家中借书，仅提供部分图书，他们就打一本专著，他们在八十年代成立研究所，本人在五十年代就关心这些问题，收藏这类图书）。

有关传染病史的藏书有百余种是研究传染病、流行病史的宝贵资料。

有关中外医学史专著达数百种之多，有的图书可能是国内仅存的藏书。

有关天文学、宇宙论的藏书有数百种，有些是图书馆所没有的藏书。

有的藏书如系统论、控制论、灰色系统、黑箱问题、复杂问题等这些均属交叉边缘学科的资料，有的图书可能是图书馆没有的。

有的图书是国内最早的版本，有的图书是当年王吉民先生将中华医学会的复本赠本人（按：中华医学会最早成立于上海，新中国成立后迁至北京），有的图书是书作者亲笔签名（如陈邦贤、陈海峰、朱潮等人）这些藏书已成文物。

其它有中西医问题、医疗体制改革、肿瘤、艾滋病、克隆问题、器官移植、免疫学、生殖医学、人口问题、心理学、人类学、考古学、伪科学、转基因食品、安乐死、生与死等藏书，有些图书可能是图书馆所无的。

有关历史、哲学、宗教类藏书，有的是商务印书馆最早的版本。

其它有关科学年鉴、高级科普名著，都是书类中的精品。

还有许多藏书不一一例入。

张慰丰教授手书有关藏书内容简介（2019 年 10 月 22 日）

注：在南京医科大学各级领导关心和大力支持下，在江宁校区图书馆四楼言德堂内特设"慰丰书斋"，张慰丰教授亲自参与，在其家属张缨、张纲及马克思主义学院、图书馆有关人员的密切协作下，其个人毕生藏书搬迁集中陈列工作于 2019 年 11 月初启动，历时 2 个月，整理藏书 24 000 余册，涉及医学、政治、哲学、文学、历史等多个方面。2020 年 10 月 17 日，正式对外开放，供在校师生学习研究。

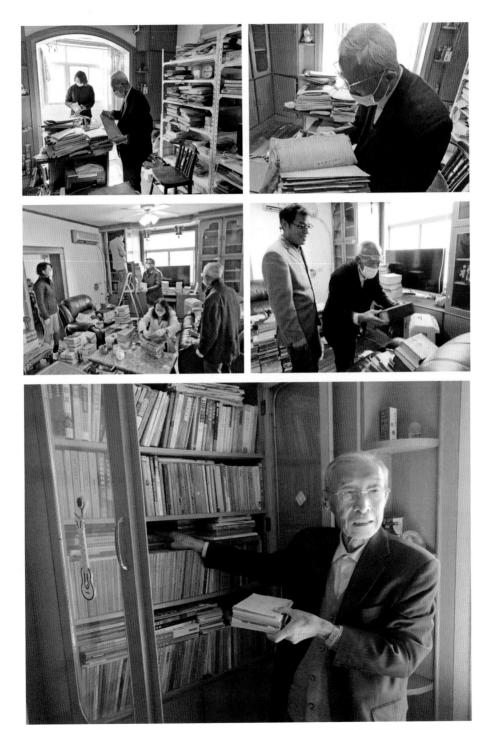

2019 年 12 月 11 日，张慰丰教授于旧宅整理书籍，并讲解每一本藏书背后的故事（姜海婷　摄）

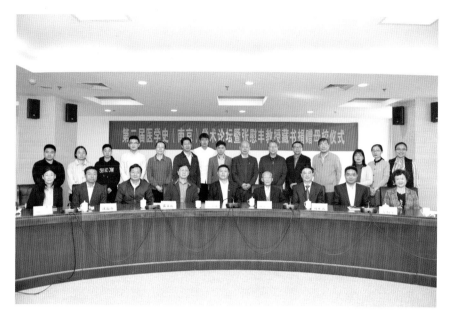

2020 年 10 月 17 日，第二届医学史（南京）学术论坛暨张慰丰教授藏书捐赠母校仪式于南京医科大学图书馆五楼会议室举行（南京医科大学信网中心　提供）

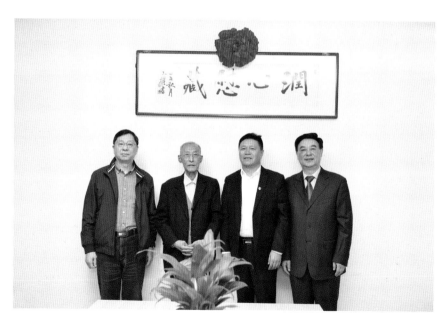

2020 年 10 月 17 日，慰丰书斋揭幕（姜海婷　摄）
（左起：张大庆、张慰丰、石金楼、周亚夫）

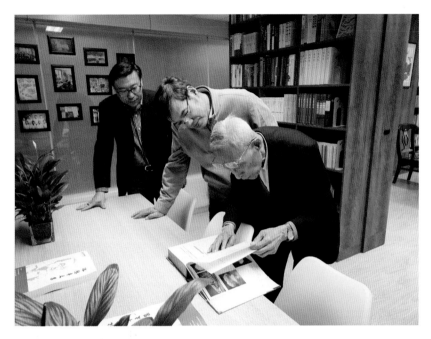

张慰丰教授于书斋为来访者讲述藏书内容（姜海婷　摄）

（左起：张纲、刘虹、张慰丰）

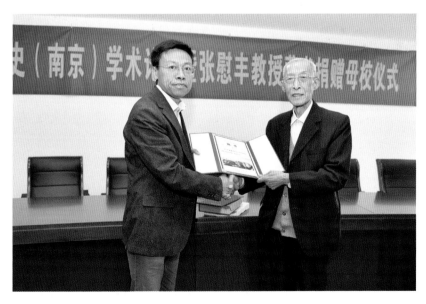

2020 年 10 月，张慰丰教授获聘"南京医科大学图书馆阅读推广荣誉顾问"
（姜海婷　摄）

（左起：陈勇、张慰丰）